孙宝惠

中药鉴定经验图典

主编◎郑玉光　孙宝惠

U0264884

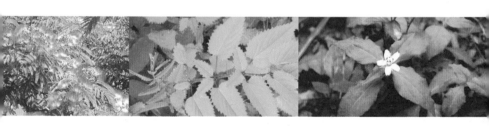

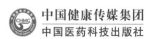

中国健康传媒集团

中国医药科技出版社

内 容 提 要

本书对孙宝惠的学术经验做了深入挖掘和整理，详细总结了 144 味常见常用中药的传统经验鉴别，从本草考证、来源、植物形态、采收加工、性状鉴别、规格等级、显微鉴别、理化鉴别、伪劣品等方面对每味中药进行了深入论述。本书内容丰富，贴合当前市场实际，既适合从事中药材种植、经营及中药资源开发的相关专业人员参考，也适合广大中医药爱好者阅读学习。

图书在版编目（CIP）数据

孙宝惠中药鉴定经验图典 / 郑玉光，孙宝惠主编 . — 北京：中国医药科技出版社，2023.8

ISBN 978-7-5214-1325-0

Ⅰ.①孙…　Ⅱ.①郑…②孙…　Ⅲ.①中药鉴定学—图集

Ⅳ.① R282.5-64

中国版本图书馆 CIP 数据核字（2019）第 182288 号

美术编辑　陈君杞

版式设计　也　在

出版　**中国健康传媒集团** | 中国医药科技出版社

地址　北京市海淀区文慧园北路甲 22 号

邮编　100082

电话　发行：010-62227427　邮购：010-62236938

网址　www.cmstp.com

规格　880×1230mm $^1/_{32}$

印张　18 $^5/_8$

字数　517 千字

版次　2023 年 8 月第 1 版

印次　2023 年 8 月第 1 次印刷

印刷　三河市万龙印装有限公司

经销　全国各地新华书店

书号　ISBN 978-7-5214-1325-0

定价　**98.00 元**

获取新书信息、投稿、为图书纠错，请扫码联系我们。

编 委 会

主　编　郑玉光　孙宝惠

副主编　侯芳洁　郑　倩　相聪坤

编　委（按姓氏笔画排序）

马亚玲　王振江　木盼盼　任亚岚

刘灵芝　刘爱朋　齐兰婷　孙广振

苏　畅　李　昌　李新蕊　杨靖雯

何　培　宋军娜　张　丹　张　晟

张丽丽　张勤帅　段绪红　郭　龙

郭　梅　郭利霄　程月召　温子帅

谭喆天　薛紫鲸

前言

　　中医药学是打开中华文明宝库的钥匙，作为中华文明的重要组成部分，中医药学在历史的不同时期无不存在着传承和发展，也因此形成了蔚然大观的中医药学术经验。古语云，圣人之所慎者，疾也；未达不敢尝者，药也。在中医临床中，中药的应用始终占据着重要地位，故中药材的真假和质量优劣历来颇受重视，南北朝时期《本草经集注》的序录之中，便有"巧伪百端，皆非事实。虽复鉴检，初不能觉。以此治病，理难即效"等论述，明确提出了药材的真假和质量优劣对临床的重要性。

　　当下，党和国家高度重视中医药事业的发展，中医药事业也因此迎来了发展的春天，孙宝惠老师自 20 世纪 60 年代便开始从事中药鉴定工作，几十年来积累了丰富的中药材鉴别经验，形成了独具特色的学术思想体系，得到全国同行的公认。为继承、发展孙宝惠老师的学术经验与学术思想，本书编写组依托"孙宝惠名老中医药专家传承工作室",以继承好、发展好、利用好名老中医药专家学术经验为原则,深入挖掘并整理了孙宝惠老师的学术经验,详细总结了 144 味常见常用中药的传统经验鉴别,从本草考证、来源、植物形态、采收加工、性状鉴别、规格等级、显微鉴别、理化鉴别、伪劣品等方面对每味中药进行了深入论述,使得全书内容更加丰富,更贴合于当前市场实际,从而便于业界人士参考、学习,引导中药材市场的良性发展。本书适合药农、药商、药企等中药材种植、经营人员学习应用,也可供中药学、中药资源与开发、中草药栽培与鉴定等相关专业人员参考学习。

本书不仅反映了孙宝惠老师的学术经验,也代表着以孙宝惠老师为核心的学术团队的共同学术成果,在此感谢在本书编写过程中所有投入心血、给予帮助的各位同道,尤其是感谢那些药材样品的收集者和拍摄者。

最后,由于编写人员能力所限,且随着时代的发展变化,本书的编写难免有一些可以继续完善的地方,在此诚请各位读者、同仁不吝赐教,给出改进的意见或建议。

郑玉光

2023 年 1 月

目录

第一章　根及根茎类中药材

当归 …………………… 2

白芍 …………………… 7

黄芩 …………………… 12

柴胡 …………………… 16

甘草 …………………… 21

川芎 …………………… 28

黄连 …………………… 32

白术 …………………… 40

黄芪 …………………… 46

香附 …………………… 51

半夏 …………………… 55

郁金 …………………… 60

丹参 …………………… 65

石菖蒲 ………………… 72

地黄 …………………… 76

赤芍 …………………… 82

防风 …………………… 86

延胡索 ………………… 91

木香 …………………… 95

党参 …………………… 99

百合 …………………… 105

浙贝母 ………………… 110

白芷 …………………… 113

麦冬 …………………… 118

葛根 …………………… 122

牛膝 …………………… 126

山药 …………………… 129

桔梗 …………………… 134

乌药 …………………… 138

泽泻 …………………… 140

苍术 …………………… 143

玄参 …………………… 147

知母 …………………… 150

三七 …………………… 153

莪术 …………………… 159

北沙参 ………………… 163

太子参 ………………… 167

续断 …………………… 170

苦参 …………………… 173

土茯苓 ………………… 176

远志 · · · · · · · · · · · · · · · · · 179
芦根 · · · · · · · · · · · · · · · · · 184
川牛膝 · · · · · · · · · · · · · · · 188
干姜 · · · · · · · · · · · · · · · · · 192
黄精 · · · · · · · · · · · · · · · · · 195
细辛 · · · · · · · · · · · · · · · · · 200
天麻 · · · · · · · · · · · · · · · · · 205
白茅根 · · · · · · · · · · · · · · · 210
天花粉 · · · · · · · · · · · · · · · 214

红景天 · · · · · · · · · · · · · · · 218
威灵仙 · · · · · · · · · · · · · · · 221
地榆 · · · · · · · · · · · · · · · · · 225
何首乌 · · · · · · · · · · · · · · · 228
徐长卿 · · · · · · · · · · · · · · · 232
升麻 · · · · · · · · · · · · · · · · · 235
虎杖 · · · · · · · · · · · · · · · · · 240
板蓝根 · · · · · · · · · · · · · · · 242

第二章　茎木类中药材

桂枝 · · · · · · · · · · · · · · · · · 248
鸡血藤 · · · · · · · · · · · · · · · 251
桑寄生 · · · · · · · · · · · · · · · 253

首乌藤 · · · · · · · · · · · · · · · 257
大血藤 · · · · · · · · · · · · · · · 261

第三章　皮类中药材

厚朴 · · · · · · · · · · · · · · · · · 264
牡丹皮 · · · · · · · · · · · · · · · 271
黄柏 · · · · · · · · · · · · · · · · · 276
合欢皮 · · · · · · · · · · · · · · · 279

杜仲 · · · · · · · · · · · · · · · · · 282
桑白皮 · · · · · · · · · · · · · · · 286
白鲜皮 · · · · · · · · · · · · · · · 288
地骨皮 · · · · · · · · · · · · · · · 291

第四章　叶类中药材

紫苏叶 · · · · · · · · · · · · · · · 296
桑叶 · · · · · · · · · · · · · · · · · 300

淡竹叶 · · · · · · · · · · · · · · · 304
大青叶 · · · · · · · · · · · · · · · 307

第五章　花类中药材

金银花·············· 312　　菊花·············· 318

红花·············· 315　　合欢花·············· 327

第六章　果实及种子类中药材

陈皮·············· 332　　菟丝子·············· 408

枳实·············· 336　　山楂·············· 413

砂仁·············· 340　　紫苏子·············· 417

瓜蒌·············· 346　　夏枯草·············· 420

薏苡仁·············· 351　　豆蔻·············· 422

连翘·············· 354　　香橼·············· 425

麦芽·············· 357　　预知子·············· 428

栀子·············· 360　　槟榔·············· 431

山茱萸·············· 364　　车前子·············· 435

枳壳·············· 367　　荔枝核·············· 439

酸枣仁·············· 374　　补骨脂·············· 442

莱菔子·············· 378　　蒺藜·············· 446

女贞子·············· 380　　地肤子·············· 449

五味子·············· 383　　牛蒡子·············· 451

枸杞子·············· 387　　王不留行·············· 454

青皮·············· 392　　火麻仁·············· 457

苦杏仁·············· 396　　葶苈子·············· 460

桃仁·············· 403

第七章　全草类中药材

蒲公英·············· 466　　茵陈·············· 469

白花蛇舌草 ·················· 472 仙鹤草 ·················· 500

北败酱 ·················· 475 冬凌草 ·················· 504

荆芥 ·················· 477 石斛 ·················· 507

佩兰 ·················· 481 薄荷 ·················· 512

墨旱莲 ·················· 485 半枝莲 ·················· 515

广藿香 ·················· 487 益母草 ·················· 518

麻黄 ·················· 491 积雪草 ·················· 522

鱼腥草 ·················· 496 青蒿 ·················· 525

第八章 动物类中药材

地龙 ·················· 528 龟甲 ·················· 553

牡蛎 ·················· 534 海螵蛸 ·················· 556

僵蚕 ·················· 538 土鳖虫 ·················· 559

蝉蜕 ·················· 544 鳖甲 ·················· 562

全蝎 ·················· 548

第九章 矿物类中药材

石膏 ·················· 566 龙骨 ·················· 568

第十章 其他类中药材

茯苓 ·················· 572 神曲 ·················· 577

汉语拼音药名索引 ·················· 580

第一章

根及根茎类
中药材

当 归
ANGELICAE SINENSIS RADIX

【本草考证】当归始载于《神农本草经》，被列为中品。梁代《名医别录》记载："当归生陇西川谷，二月、八月采根阴干。"陶弘景云："今陇西、四阳、黑水当归多肉少枝，气香，名马尾当归。"唐代《新修本草》记载："今出当州、宕州、翼州、松州，以宕州者最胜。"宋代，陈承《本草别说》曰："当归治妊妇产后恶血上冲，仓卒取效。气血皆乱者，服之即定，能使气血各有所归，恐当归之名，必因此出也。"明代，李时珍曰："当归调血，为女人要药。"又曰："今陕、蜀（四川）、秦州（甘肃岷县）、汶州诸处，人多栽莳为货，以秦归头圆尾多，色紫气香，肥润者名马尾归，最胜他处。"由此可见，古今当归的主产地及疗效均相同。

【来源】本品为伞形科植物当归 *Angelica sinensis*（Oliv.）Diels 的干燥根。

【植物形态】多年生草本植物，茎高 40~100cm，全株有特异香气。主根肥大，肉质，多分支。茎直立，稍带紫红色，有明显的纵直槽纹，无毛。基生叶及茎下部叶卵形，2~3 回三出羽状全裂，互生；小叶 3 对，菱形，先端尖；最终裂片卵形或卵状披针形，3 浅裂，边缘为重锯齿状或缺刻，上面深绿色，显光泽，叶脉及边缘有白色细毛；叶柄基部呈鞘状；茎上部叶羽状分裂。复伞形花序顶生，无总苞或有 2 片；伞幅 9~14 不等长，小苞片 2~4，条形，每一小伞花序有花 12~36 朵，密被细柔毛，萼齿 5 裂，花瓣 5 枚，白绿色，雄蕊 5 枚，子房下位。双悬果椭圆形，背腹扁平，分果有 5 棱，背棱 3 条线形隆起，两侧具宽翅。花期 7~8 月，果期 8~9 月。（图 1-1）

【采收加工】当归移栽后，于当年霜降前将地上部分割掉（仅留3cm 短茬），在阳光下暴晒，加快成熟。采挖后，放置通风处，待水分蒸发，根条柔软时扎成小把，置于特制熏棚内，进行熏制。即将当归摆放在棚架上，平放三层，立放一层，厚30~50cm为宜。亦可装入筐内摆在棚架上，用蚕豆湿枝条、鲜青草作燃料，生火燃发烟雾，给当归上色；忌用明火。约10日后，待表皮呈金黄色或淡褐色时，再用煤火或柴火慢慢烘干。熏时室内要通风，并经常翻动，使色泽均

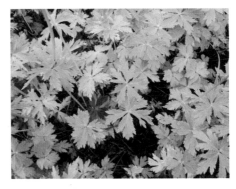

图 1-1　当归

匀。当归加工不能阴干或晒干，阴干质轻，皮肉发青；日晒、土炕焙干或火烤，易枯硬如柴，皮色发红，失去油分，降低质量。

孙宝惠 **经验**

　　当归主产于甘肃岷县、汇川、郭县，均为栽培，采用移苗栽培，高山育苗（2500m以上育苗），平原种植，10月（秋末）采收。关于生长适宜度的研究：海拔2000~3000m，最适宜2200~2500m。海拔低于2000m种植出现多头现象，原则不可以药用。芦头越多、直径越大，含量越低。据了解是使用增根粉所致。地膜当归的多糖含量高于露天当归，而阿魏酸含量则相反。化学成分与生境呈负相关；甘肃土质碱性强，阿魏酸含量低。而四川、湖南土质为弱酸性，阿魏酸含量高，笔者认为以阿魏酸（不得少于0.050%）作指标成分不全面。

　　【药材性状】本品略呈圆柱形，下部有支根3~5条或更多，长15~25cm。表面浅棕色至棕褐色，具纵皱纹和横长皮孔样突起。根头（归头）直径1.5~4cm，具环纹，上端圆钝，或具数个明显突出的根茎痕，有紫色或黄绿色的茎和叶鞘的残基；主根（归身）表面凹凸不平；支根（归尾）直径0.3~1cm，上粗下细，多扭曲，有少数须

根痕。质柔韧，断面黄白色或淡黄棕色，皮部厚，有裂隙和多数棕色点状分泌腔，木部色较淡，形成层环黄棕色。有浓郁的香气，味甘、辛、微苦。（图1-2）

柴性大、干枯无油或断面呈绿褐色者不可供药用。

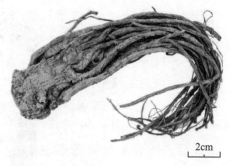

2cm

图1-2　当归药材

【饮片炮制】除去杂质，洗净，润透，切薄片，晒干或低温干燥。

本品呈类圆形、椭圆形或不规则薄片。外表皮浅棕色至棕褐色。切面浅棕黄色或黄白色，平坦，有裂隙，中间有浅棕色的形成层环，并有多数棕色的油点，香气浓郁，味甘、辛、微苦。

【规格等级】

1. 全当归

一等：干货。上部主根圆柱形，下部有多条支根，根梢不细于0.2cm。表面棕黄色或黄褐色。断面黄白色或淡黄色，具油性。气芳香，味甘微苦。每千克40支以内。无须根、杂质、虫蛀、霉变。

二等：干货。上部主根圆柱形，下部有多条支根，根梢不细于0.2cm。表面棕黄色或黄褐色。断面黄白色或淡黄色，具油性。气芳香，味甘微苦。每千克70支以内。无须根、杂质、虫蛀、霉变。

三等：干货。上部主根圆柱形，下部有多条支根，根梢不细于0.2cm。表面棕黄色或黄褐色，断面黄白色或淡黄色，具油性。气芳香，味甘微苦。每千克110支以内。无须根、杂质、虫蛀、霉变。

四等：干货。上部主根圆柱形，下部有多条支根，根梢不细于0.2cm。表面棕黄色或黄褐色，断面黄白色或淡黄色，具油性。气芳香，味甘微苦。每千克110支以外。无须根、杂质、虫蛀、霉变。

五等：干货。凡不符合以上分等的小货，全归占30%，腿渣占70%，具油性。无须根、杂质、虫蛀、霉变。

2. 当归头

一等：干货。纯主根，呈长圆形或拳状，表面棕黄色或黄褐色。断面黄白色或淡黄色，具油性。气芳香，味甘微苦。每千克40支以内。无油个、枯干、杂质、虫蛀、霉变。

二等：干货。纯主根，呈长圆形或拳状。表面棕黄色或黄褐色。断面黄白色或淡黄色，具油性。气芳香，味甘微苦。每千克80支以内。无油个、枯干、杂质、虫蛀、霉变。

三等：干货。纯主根，呈长圆形或拳状。表面棕黄色或黄褐色，断面黄白色或淡黄色，具油性。气芳香，味甘微苦。每千克120支以内，无油个、枯干、杂质、虫蛀、霉变。

四等：干货。纯主根，呈长圆形或拳状。表面棕黄色或黄褐色，断面黄白色或淡黄色，具油性。气芳香，味甘微苦。每千克160支以内，无油个、枯干、杂质、虫蛀、霉变。

备注：全当归一至四等内，包装、运输的自然压断腿不超过16%。

【显微鉴别】【理化鉴别】见2020年版《中国药典》。

孙宝惠 经验

《中国药典》中薄层鉴别方法使用1个对照药材、2个对照品（阿魏酸、藁本内酯），无法将欧当归和当归区别开来。

【伪劣品】

1. 欧当归　来源为伞形科欧当归属欧当归 *Levisticum officinale* Koch. 的根。原产西欧、小亚细亚和伊朗，1957年由欧洲引入。河北的安国、定州市曾大面积栽种。本品外形近似当归，根圆锥形，粗壮，长26~35cm，直径2~4cm。头部膨大，有叶鞘残基，具横环纹，根头部有2个以上茎基。表面灰棕色或灰黄色，侧根皮孔状疤痕众多。断面黄白色，木部黄色，有细密的放射状纹理。质疏松，呈海绵状，显粉性，香气浊，味微甜而麻舌。为当归伪品。

《德国药典》记载欧当归为芳香兴奋、祛风发汗、调经利尿药。

孙宝惠 经验

20世纪70年代，中国科学院药物研究所曾在安国设立欧当归的种植基地试点。欧当归具备当归的一些化学成分，且挥发油含量高于当归。但后来为保护当归品种，国家规定欧当归不可代替当归药用。但欧当归并未消失，民间仍有种植。欧当归在某些地区的市场上被称为"肉独活"，其切片常被掺到当归里于市场中流通。

2. 东当归 来源为伞形科当归属东当归 *Angelica acutiloba*（Sieb et Zucc）Kitag. 的根，别名日本当归、大和归、延边当归。我国吉林的延吉和龙市有种植。根全长 10~18cm，较当归短小。表面黄棕色或棕褐色，有不规则的纵皱纹及横向突起皮孔。头部顶端平截，中央多凹陷，主根粗短，有细环纹，支根10余条或更多。质坚脆，易折断，断面皮部类白色，木部黄白色或黄棕色，形成层环棕色，有多数油点及裂隙。气芳香，味甜而后稍苦。

孙宝惠 经验

产量不大，产地作当归使用。

（郭 梅 相聪坤 刘爱朋 温子帅）

白 芍

PAEONIAE RADIX ALBA

【本草考证】芍药始载于《神农本草经》，被列为中品。马志谓：
"有赤、白两种，其花亦有赤白二色。"苏颂谓："春生红芽作丛，茎
上三枝五叶，似牡丹而狭长，高一二尺。夏开花，有红白紫数种，
子似牡丹子而小。"陈承谓："《本经》芍药生丘陵，今世多用人家种
植者。"李时珍训："根之赤白，随花之色也。"今白芍花色赤白均有，
古今用药一致。

【来源】为毛茛科植物芍药 *Paeonia lactiflora* PalL. 的干燥根。

【植物形态】

1.**芍药** 多年生草本植
物，高 60~80cm。根粗壮，
长圆柱形或略呈纺锤形，常
分支，根皮棕褐色。茎直
立，圆柱形，上部略分支，
无毛。叶互生，茎下部叶为
二回三出复叶；小叶窄卵
形、披针形或椭圆形，顶端
渐尖，基部楔形全缘，边缘
密生骨质白色小乳突，下面

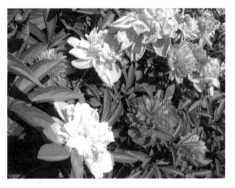

图 2-1 芍药

沿脉疏生短柔毛；叶柄长 6~10cm。花大而美丽，单花顶生或腋生；
每花茎有花 2~5 朵，白色、粉红色或紫红色。花瓣多为重瓣，倒卵
形；雄蕊多数，花药黄色；心皮 3~5，分离，蓇葖果 3~5 枚，卵形，
先端钩状向外弯。花期 5~6 月，果期 6~8 月。（图 2-1）

2.**毛果芍药** 与芍药的区别为，心皮密生柔毛。

市场中流通的芍药大多主产于浙江，毛果芍药主产于安徽亳州，后发现四川产有芍药和毛果芍药，药农开始栽培均为芍药，后有部分变异为毛果芍药。白芍蓇葖果有小疙瘩状突起，为药材失水所致。

《中国植物志》英文修订版已将毛果芍药 *Paeonia lactiflora* Pall. var. *trichocarpa*（Bge.）Stern 修订为芍药 *Paeonia lactiflora* Pall.，不再认为是芍药的变种。

【采收加工】2020 年版《中国药典》记载为："夏、秋二季采挖，洗净，除去头尾和细根，置沸水中煮后除去外皮或去皮后再煮，晒干。"

《中国药典》中规定"除去头尾和细根"，"根头"即市场中流通的"狗头片"，去除"头尾和细根"应和含量有关，若混入则不符合含量要求。

【药材性状】本品呈圆柱形，平直或稍弯曲，两端平截，长 5~18cm，直径 1~2.5cm。表面类白色或淡棕红色，光洁或有纵皱纹及细根痕，偶有残存的棕褐色外皮。质坚实，不易折断，断面较平坦，类白色或微带棕红色，形成层环明显，射线放射状。气微，味微苦、酸。（图 2-2）

以条粗长、质地坚实、挺直光滑、颜色鲜艳者为佳。

《中国药典》中记载的表面类白色、光洁、断面类白色等均为安徽亳州所产"亳白芍"的鉴别点；记载表面淡棕红色，有纵皱纹及细根痕,断面微带棕红色等为浙江所产"杭白芍"的鉴别点。《中国药典》中两个主产区白芍的性状描述清晰分明。

【饮片炮制】洗净,润透,切薄片,干燥。

本品呈类圆形的薄片。表面淡棕红色或类白色。切面微带棕红色或类白色,形成层环明显,可见稍隆起的筋脉纹呈放射状排列。气微,味微苦、酸。(图2-3)

孙宝惠 经验

部分白芍断面可见浅褐色小斑,习称"水花纹",可能是加工饮片时伤水所致,也可能与使用化肥有关。

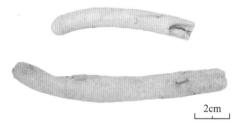

图2-2 亳白芍药材　　　　图2-3 杭白芍饮片

【规格等级】

1. 白芍

一等:干货。呈圆柱形,直或稍弯,去净栓皮,两端整齐。表面类白色或淡红色。质坚实体重。断面类白色或白色。味微苦酸。长8cm以上,中部直径1.7cm以上。无芦头、花麻点、破皮、裂口、夹生、杂质、虫蛀、霉变。

二等:干货。呈圆柱形,直或稍弯,去净栓皮,两端整齐。表面类白色或淡红棕色。质坚实体重。断面类白色或白色。味微苦酸。长6cm以上,中部直径1.3cm以上。间有花麻点;无芦头破皮、裂口、夹生、杂质、虫蛀、霉变。

三等：干货。呈圆柱形，直或稍弯，去净栓皮，两端整齐。表面类白色或白色。味微苦酸。长 4cm 以上，中部直径 0.8cm 以上。间有花麻点；无芦头、破皮、裂口、夹生、虫蛀、霉变。

四等：干货。呈圆柱形，直或稍弯，去净栓皮，两端整齐，表面类白色或淡红棕色。断面类白色或白色。味微苦酸。长短粗不分，兼有夹生、破皮、花麻点、头尾、碎节或未去净皮。无枯芍、芦头、杂质、虫蛀、霉变。

2. 杭白芍

一等：干货。呈圆柱形，条直，两端切平。表面棕红色或微黄色。质坚体重。断面米黄色。味微苦酸。长 8cm 以上，中部直径 2.2cm 以上。无枯芍、芦头、栓皮、空心、杂质、虫蛀、霉变。

二等：干货。呈圆柱形，条直，两端切平，表面棕红色或微黄色。质坚体重。断面米黄色。味微酸苦。长 8cm 以上，中部直径 1.8cm 以上。无枯芍、芦头、栓皮、空心、杂质、虫蛀、霉变。

三等：干货。呈圆柱形，条直，两端切平，表面棕红色或微黄色。质坚体重。断面米黄色。味微酸苦。长 8cm 以上，中部直径 1.5cm 以上。无枯芍、芦头、栓皮、空心、杂质、虫蛀、霉变。

四等：干货。呈圆柱形，条直，两端切平，表面棕红色或微黄色。质坚体重。断面米黄色。味微苦酸。长 7cm 以上，中部直径 1.2cm 以上。无枯芍、芦头、栓皮、空心、杂质、虫蛀、霉变。

五等：干货。呈圆柱形，条直两端切平，表面棕红色或微黄色。质坚体重。断面米白色。味微苦酸。长 7cm 以上，中部直径 0.9cm 以上，无枯芍、芦头、栓皮、空心、杂质、虫蛀、霉变。

六等：干货。呈圆柱形，表面棕红色或微黄色。质坚体重。断面米白色。味微苦酸。长短不分。中部直径 0.8cm 以上。无枯芍、芦头、栓皮、杂质、虫蛀、霉变。

七等：干货。呈圆柱形，表面棕红色或微黄色。质坚体重。断面米白色。味微苦酸。长短不分，直径 0.5cm 以上。间有夹生、伤疤；无梢尾、枯心、芦头、栓皮、虫蛀、霉变。

备注：

（1）各地栽培的白芍，除浙江白芍因生长期较长，根条粗，分为七个等级外，其他地区均按四个等级分等。

（2）安徽习惯上加工的白芍片、花芍片、花芍个、花帽、狗头等可根据质量情况和历史习惯自定标准。

【显微鉴别】本品粉末黄白色。糊化淀粉粒团块甚多。草酸钙簇晶直径 11~35μm，存在于薄壁细胞中，常排列成行，或一个细胞中含数个簇晶。具缘纹孔导管和网纹导管直径 20~65μm。纤维长梭形，直径 15~40μm，壁厚，微木化，有大圆形纹孔。

【理化鉴别】见 2020 年版《中国药典》。

【伪劣品】

1. 狗头芍药　将白芍 Paeonia lactiflora Pall. 根头"狗头芍药"掺到饮片中，本品呈不规则片状，有裂隙。

2. 提取过的芍药　颜色发灰、黑，有的具有裂隙，其含量较低。

3. 病芍药　芍药容易得叶斑病，得叶斑病的芍药表面有黑点。

（郭　梅　刘爱朋）

黄 芩

SCUTELLARIAE RADIX

【本草考证】本品始载于《神农本草经》，被列为中品。宋代苏颂《本草图经》云："今川蜀、河东、陕西近郡皆有之，苗长尺余，茎粗如筋，叶从地四面作丛生，类紫草，高一尺许，亦有独茎者，叶细长青色，两两相对，六月开紫花，根黄，如知母粗细，长四五寸，二月、八月采根曝干。"以上所述植物形态与今所用的黄芩基本一致。明代李时珍《本草纲目》谓："宿芩乃旧根，多中空，外黄内黑，即今所谓片芩……子芩乃新根，多内实，即今所谓条芩，或云西芩多中空而色黔，北芩多内实而深黄。"以上文献中所记载药材性状与今用黄芩完全相同。

【来源】为唇形科植物黄芩 *Scutellaria baicalensis* Georgi 的干燥根。

【植物形态】多年生草本植物，高 20~60cm。主根粗壮，圆锥形，断面鲜黄色。茎直立，方柱形，基部多分支。单叶对生，近无柄，卵状披针形、披针形或线状披针形，先端尖，基部圆形，全缘，具睫毛，表面深绿色，背面淡绿色，有黑色散布腺点。总状花序顶生，具叶状苞片；花偏向一侧，排列较紧密，花萼二唇形，钟状；花冠二唇形，上唇比下唇长，筒状，上部膨大，基部细，蓝紫色或紫红色，表面被白柔毛；雄蕊4，2强；雌蕊1，子房4深裂，花柱基底着生。小坚果，类圆形，黑褐色，具瘤，包于宿萼内。花期 7~8月，果期 8~9月。（图 3-1）

【采收加工】生长 1 年的黄芩，由于根细、产量低，有效成分含量也较低，不宜收刨。温暖地区以生长 1.5~2 年，冷凉地区以生长 2~3 年收刨为宜。生长年限过长，黄芩苷含量反而逐渐下降，而且种植效益也会降低。收获季节春秋均可，但以春季收刨更为适宜，易加工晾晒，品质较好。收刨时，应尽量避免或减少伤断，去掉茎叶，抖净泥土，运至晒场进行晾晒。黄芩宜选通风向阳干燥处进行晾晒，一年生的黄芩由于根外无老皮，所以直接晾晒干燥即可。2~3年生的黄芩晒至半干时，每隔3~5天，用铁丝筛、竹筛、竹筐或撞皮机撞一遍老皮，连撞2~3遍，生长年限短者少撞，生

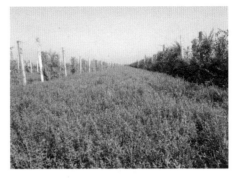

图3-1　黄芩（与枸杞间作）

长年限长者多撞。撞至黄芩根形体光滑，外皮黄白色或黄色时为宜。撞下的根尖及细侧根应单独收藏，其黄芩苷含量较粗根更高。晾晒过程应避免水洗或雨淋，否则，黄芩根变绿变黑，失去药用价值。黄芩鲜根折干率为30%~40%。

孙宝惠 经验

　　黄芩烘干与晒干条件下，黄芩苷含量无显著差异，阴干条件下，黄芩苷含量高。

　　【药材性状】本品呈圆锥形，扭曲，长8~25cm，直径1~3cm。表面棕黄色或深黄色，有稀疏的疣状细根痕，上部较粗糙，有扭曲的纵皱纹或不规则的网纹，下部有顺纹和细皱纹。质硬而脆，易折断，断面黄色，中心红棕色；老根中心呈枯朽状或中空，暗棕色或棕黑色。气微，味苦。

　　栽培品较细长，多有分枝。表面浅黄棕色，外皮紧贴，纵皱纹较细腻。断面黄色或浅黄色，略呈角质样。味微苦。（图3-2）

　　【饮片炮制】

　　1.黄芩片　除去杂质，置沸水中煮10分钟，取出，闷透，切薄片，干燥；或蒸半小时，取出，切薄片，干燥（注意避免暴晒）。

　　本品为类圆形或不规则形薄片。外表皮黄棕色或棕褐色。切面

黄棕色或黄绿色，具放射状纹理。(图 3-3)

2. **酒黄芩**　取黄芩片，照酒炙法炒干。

本品形如黄芩片。略带焦斑，微有酒香气。

　　黄芩直径 1~3cm，为中上部直径。栽培品中河北产的质量较好。栽培品细长，分支较多。野生品多粗壮。

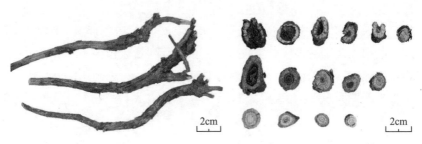

图 3-2　黄芩药材　　　　　　　　图 3-3　黄芩饮片

【规格等级】

1. **条芩**

一等：干货。呈圆锥形，上部皮较粗糙，有明显的网纹及扭曲的纵皱纹。下部皮细有顺纹或皱纹。表面棕黄色或深黄色，断面黄色或浅黄色。质坚脆。气微、味苦。上端中央有黄绿色、暗棕色或棕褐色的枯心。条长 10cm 以上，中部直径 1.5cm 以上。去净粗皮。无杂质、虫蛀、霉变。

二等：干货。呈圆锥形，上部皮较粗糙，有明显的网纹及扭曲的纵皱纹。下部皮细有顺纹或皱纹。表面棕黄色或深黄色，断面黄色或浅黄色。质坚脆。气微、味苦。条长 10cm 以上，直径 1.0~1.5cm。去净粗皮。无杂质、虫蛀、霉变。

三等：干货。呈圆锥形，上部皮较粗糙，有明显的网纹及扭曲的纵皱纹。下部皮细有顺纹或皱纹。表面棕黄色或深黄色，断面黄色或浅黄色。质坚脆。气微、味苦。条长 5~10cm，直径 0.7~1.0cm。去净粗皮。无杂质、虫蛀、霉变。

2. 枯碎芩　统货：干货。即老根多中空的枯芩和块片碎芩，破断尾芩。表面粗糙，棕黄色或深黄色。中心多呈暗棕色或棕黑色，枯朽状或已成空洞。气微、味苦。去净粗皮。无杂质、虫蛀、霉变。

备注：条芩即枝芩、子芩，系内部充实的新根、幼根。枯芩系枯老腐朽的老根和破头块片根。

【显微鉴别】【理化鉴别】见 2020 年版《中国药典》。

【伪劣品】

1. 滇黄芩　来源为同科同属西南黄芩 *Scuellria amoena* C.H Wright 和丽江黄芩 *Scuellaria likangens* Diels 的根。野生分布于四川、云南、贵州等省。根呈圆锥形或不规则条状，弯曲，长 10~30cm，直径 1~3cm。根顶端有时留有茎秆，表面黄褐色或棕黄色，常具粗糙栓皮，有皱纹，下端有分支。质硬脆，断面纤维性，黄绿色。味苦微涩。本品含黄芩苷 3.42%~4.00%。西南地区习用品。丽江黄芩根茎细长，横生，直径 0.8~1.2cm。表面黄褐色，断面淡黄色。丽江地区称小黄芩，本品含黄芩苷约 2.00%。

2. 粘毛黄芩　来源为同科同属粘毛黄芩 *Scuellaria riscidula* Bunge 的根，又名黄花黄芩。野生分布于山西、内蒙古、甘肃、吉林、山东等地。根坚实，呈细长圆锥形或圆柱形，长 7~15cm，直径 0.5~1.5cm。表面与黄芩相似，很少枯朽或中空。味微苦。本品含黄芩苷 3.80%~4.92%。在河北、山西等地作为地方习用品来使用。

3. 甘肃黄芩　来源为同科同属甘肃黄芩 *Scuellaria rehderiana* Diels. 的根及根茎。野生分布于甘肃、陕西、山西等省。根茎细瘦，稍扭曲，有分支，顶端留有数条根状茎，直径 0.3~0.7cm。外表褐色或黄色，质轻，易折断，断面黄色。气微，味微苦涩。本品含黄芩苷 1.70%~2.50%。甘肃地区习用品。

（宋军娜　刘爱朋　苏　畅）

柴 胡

BUPLEURI RADIX

【本草考证】原名茈胡，始载于《神农本草经》，被列为上品。主要记载其功效，对其植物并无太多描述。《名医别录》：茈胡"一名山菜，一名茹草……生洪农及宛朐，二月、八月采根，曝干。"《本草图经》曰："柴胡，生洪农山谷及冤句，今关陕、江湖间近道皆有之，以银州者为胜。二月生苗甚香。茎青紫，叶似竹叶，稍紧，亦有似邪蒿，易有似麦门冬而短者。七月开黄花。生丹州，结青子，与他处者不类。根赤色，似前胡而强，芦头有赤毛如鼠尾……二月、八月采根，曝干。"《本草纲目》曰："茈胡生山中，嫩则可茹，老则采而为柴，故苗有芸蒿、山菜、茹草之名，而根名柴胡也。"又谓："北地所产者，亦如前胡而软，今人谓之北柴胡是也，入药亦良，南土所产者不似前胡，正如蒿根，强硬不堪使用。其苗有如韭叶者、竹叶者，以竹叶为胜。其如邪蒿者最下也。"

孙宝惠 经验

①根据本草记载的产地、分布及植物形态，自古以来我国大部分地区的药用柴胡以伞形科柴胡属的柴胡（包括其变型）和狭叶柴胡（包括其变型）为主，而西南地区则用竹叶柴胡（包括其变种）。这与现今使用完全一致。②历代药典柴胡来源较为复杂，有柴胡 *Bupleurum chinense* DC.、烟台柴胡 *B.chinense* DC.f.vanheurckii（Muell.-Arg.）Shan et Y.Li、少花柴胡 *Bupleurum scorzonerifolium* Willd.f.pauciflorum Shan et Y.Li 等等。近代出版物记载与药典来源相同，为柴胡 *Bupleurum chinense* DC. 或狭叶柴胡 *Bupleurum scorzoneri folium* Willd.。古代最早记载产地为冤句，即今之菏泽，认为银州（即今陕西）所产为佳。

【来源】为伞形科植物柴胡 *Bupleurum chinense* DC. 或狭叶柴胡 *Bupleurum scorzonerifolium* Willd. 的干燥根。按性状不同，分别习称"北柴胡"和"南柴胡"。

孙宝惠 经验

　　1977 年版《中国药典》在来源上增加了同属植物，但是由于大叶柴胡有毒，之后的历版《中国药典》又将来源改为柴胡和狭叶柴胡。

【植物形态】

　　1. 柴胡　多年生草本植物，高 40~85cm。主根较粗，直生，坚硬，有少数侧根。茎直立，2~3 枝丛生，实心，上部多分支，稍呈"之"字形弯曲。叶互生，基生叶倒披针形或狭椭圆形，早枯；茎生叶长圆状披针形至倒披针形，两端渐尖，近无柄；上部叶短小，有时呈镰刀状

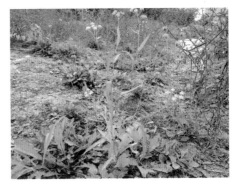

图 4-1　柴胡

弯曲，表面绿色，背面粉绿色，具平行叶脉 7~9 条。复伞形花序顶生兼腋生，伞梗 4~10 条，不等长；无总苞或有 2~3，狭披针形；花期 8~9 月，果期 9~10 月。（图 4-1）

　　2. 狭叶柴胡　与上种主要区别：主根较发达，常不分枝；基生叶有长柄；叶片线形至线状披针形，有平行脉 5~7 条；伞梗较多，小伞梗 10~20。

【采收加工】春、秋二季采挖，除去茎叶和泥沙，干燥。

【药材性状】

　　1. 北柴胡　呈圆柱形或长圆锥形，长 6~15cm，直径 0.3~0.8cm。

根头膨大，顶端残留 3~15 个茎基或短纤维状叶基，下部分枝。表面黑褐色或浅棕色，具纵皱纹、支根痕及皮孔。质硬而韧，不易折断，断面显纤维性，皮部浅棕色，木部黄白色。气微香，味微苦。（图4-2）

2.南柴胡　根较细，圆锥形，顶端有多数细毛状枯叶纤维，下部多不分枝或稍分枝。表面红棕色或黑棕色，靠近根头处多具细密环纹。质稍软，易折断，断面略平坦，不显纤维性。具败油气。

以身干、条粗长、整齐，无残留茎、叶及须根者为佳。

【饮片炮制】

1.北柴胡　除去杂质和残茎，洗净，润透，切厚片，干燥。

本品呈不规则厚片。外表皮黑褐色或浅棕色，具纵皱纹和支根痕。切面淡黄白色，纤维性。质硬。气微香，味微苦。（图4-3）

2.醋北柴胡　取北柴胡片，照醋炙法炒干。

本品形如北柴胡片，表面淡棕黄色，微有醋香气，味微苦。

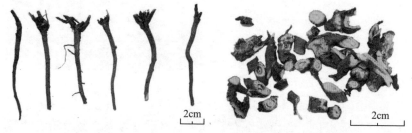

2cm

2cm

图4-2　北柴胡药材　　　　　图4-3　北柴胡饮片

3.献柴胡　除去杂质，洗净，润透，切厚片，干燥。

本品呈类圆形或不规则片。外表皮红棕色或黑褐色。有时可见根头处具细密环纹或有细毛状枯叶纤维。切面黄白色，平坦。具败油气。

4.醋南柴胡　取南柴胡片，照醋炙法炒干。

本品形如南柴胡片，微有醋香气。

　　北柴胡栽培品与野生品性状有差异，栽培品一般较野生品根条粗长，表面呈棕黄色或灰黄色，质硬脆，断面呈黄白色，纤维性强，气微味淡。

【规格等级】市场上药典品柴胡有野生和家种两种，价格相差较大。家种柴胡市场主要以直径大小、去茎多少划分，分为选货和统货。

1. 北柴胡家种

选货：大小均匀，柴胡个子中上部直径＞0.4cm，无地上部分残留。

统货：大小不均匀，中部直径＞0.3cm，有少量的残茎存在。其中残茎属于非药用部分。

2. 北柴胡野生

统货：大小不一，断面有较强的纤维性，根上部无须毛。

3. 南柴胡

统货：大小不分，具有败油气，不显纤维性，断面易折断等明显特征。残留苗茎不超过 0.5cm。

【理化鉴别】见 2020 年版《中国药典》。

【伪劣品】

1. 黑柴胡　来源为同科同属黑柴胡 *Bupleurwn smithii* Wolff. 及其变种小叶黑柴胡 *Bupleurum smithii* Wolff. var. *parvifolium* Shan et Y. Li. 的根。分布于宁夏、甘肃、陕西、山西、青海、四川、内蒙古等地。根呈圆柱形，粗短，挺直，根头部膨大，残留数个较粗茎基，下部多分支。表面粗糙，黑褐色或棕褐色，具纵皱纹。质坚硬或硬脆，断面片状不平坦。气微香。小叶黑柴胡根较短小，略弯曲，根头部具绿色叶基。质松脆，易折断，断面较平坦。气微香。青海、山西、宁夏、陕西、湖南等部分地区使用。

2. 西藏柴胡　来源为同科同属竹叶柴胡的变种窄竹叶柴胡 *Bupleurum marginatum* Wall., ex DC. var. *stenophyllum*（Wolf）Shan et

Y.Li. 的根，分布于西南地区及陕西、宁夏、湖北等地。在西藏生长普遍，资源丰富。根呈长直圆柱形，长 10~30cm，直径 0.5~1cm。根头部不增粗，顶端具残留茎基数个，近头部有细而紧密的环纹和疣状突起，下部偶有分支。表面灰黄色至黄棕色，具纵皱纹及皮孔。质坚脆，易折断，断面片状。气微香。本品皂苷、挥发油的含量高于其他种柴胡。西藏在 20 世纪 70 年代曾一度收购，调供其他省区。

　　3. 锥叶柴胡　来源为伞形科植物锥叶柴胡的干燥根。呈圆锥形，较直。表面黑灰色或黑褐色。根头部膨大，多分歧，残留众多粗细不一的茎基，栓皮层易剥落。质松脆，易折断，断面平坦。木部呈菊花心状。具败油气。

　　4. 竹叶柴胡　来源为伞形科植物膜缘柴胡的干燥根。根细长，扭曲。表面浅红棕色或棕褐色，顶端残留数个茎基和叶基，茎基部有密集的节。质坚韧，不易折断，断面显片状纤维性。气清香，味淡。

孙宝惠 经验

　　①大叶柴胡的干燥根茎，表面密生环节，该品种有毒，不可当柴胡入药使用。②竹叶柴胡原植物膜缘柴胡主产于甘肃岷县，二年生，和麦子套种，其柴胡皂苷 a、柴胡皂苷 b 含量高达 0.99%。③西藏柴胡原植物为窄竹叶柴胡，其纯地上部分柴胡皂苷 a、柴胡皂苷 b 含量 0.33%，个子货高达 2.86%，饮片一般含量达到 2.3% 远远超过《中国药典》的规定。④锥叶柴胡主产于内蒙古包头，其鉴别点为断面有"梅花状"的纹理，皮部发红。⑤除了以上伪品之外，还常有其他植物的干燥根掺入，比如败酱科植物糙叶败酱的根，虽有败酱味但是经过水洗几遍其味道几乎消失，以切片掺伪柴胡。亦有款冬花的花梗、寻骨风原植物棉毛马兜铃的根、当归死秧等一些伪品掺入。

（郭利霄　刘爱朋　段绪红）

甘 草

GLYCYRRHIZAE RADIX ET RHIZOMA

【本草考证】始载于《神农本草经》，被列为上品。陶弘景谓："今出蜀汉中，悉从汶山诸夷中来，赤皮断理，看之坚实者，是抱罕草，最佳。抱罕乃西羌地名。"苏颂谓："今陕西、河东州郡皆有之。春生青苗，高一二尺，叶如槐，七月开紫花似柰冬，结实作角，子如毕豆。根长者三四尺，粗细不定，皮赤色，上有横梁，梁下皆细根也。采得去芦头及赤皮，阴干用。今甘草有数种，以坚实断理者为佳，其轻虚纵理及细韧者不堪。"古今用药基本一致。

【来源】为豆科植物甘草 *Glycyrrhiza uralensis* Fisch.、胀果甘草 *Glycyrrhiza inflata* Bat. 或光果甘草 *Glycyrrhiza glabra* L. 的干燥根和根茎。

【植物形态】

1.甘草　多年生草本植物，高 30~100cm。根和根状茎圆柱形，粗壮，主根长，直立而生，根状茎离地面较浅，网络状横生。外皮红棕色或暗棕色，具甜味。茎直立，常分支，基部稍木质化。全株中上部有白色短毛和刺毛状腺体。叶互生，

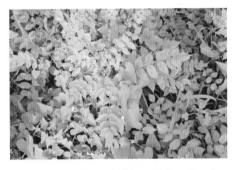

图 5-1　甘草（野生）（摄于张家口尚义）

奇数羽状复叶；小叶 7~17 枚，具短柄，卵形或椭圆形，两面有短毛和腺体。总状花序腋生，花密集，花萼钟状，蝶形花冠，淡紫红色或蓝紫色，旗瓣大，长方椭圆形，龙骨瓣直，较翼瓣短，翼瓣长圆形，微弯；雄蕊 10，9 枚基部联合；花丝长短不一，子房无柄，上部渐细成短花柱，密被腺体。荚果条形。呈镰刀状或 S 形弯曲，密生

红褐色刺毛状腺体，由多数荚果团生为球形果序。种子 2~8 粒，肾形。花期 6~7 月，果期 7~9 月。（图 5-1）

2.**胀果甘草**　与甘草区别点为：根状茎粗壮，主根显木质，多分支。植株无腺毛而有疏柔毛，局部被密集成片的淡黄褐色鳞片状腺体。小叶 3~9 枚，卵形或椭圆形，边缘波状，叶背中肋无毛。荚果长圆形，短小而直，膨胀，无腺毛，或有不明显的腺瘤，果皮坚硬，内有种子 3~7 粒。

3.**光果甘草**　与甘草区别点为：根状茎圆柱状较坚实，植株局部有"白霜"，不具腺毛，叶小，5~19 枚，狭长而平；穗状花序枝生，花稀疏。荚果长圆形，扁而直，或微弯，光滑或有少许不明显腺瘤。

【**品种产地**】

1.**甘草**　主产于内蒙古，鄂尔多斯市杭锦产品质量最优。

2.**胀果甘草**　主产于新疆、陕北三边及甘肃河西走廊，习称新疆甘草或西北甘草。

3.**光果甘草**　主产于新疆，欧洲亦产，习称欧甘草或洋甘草。

【**栽培种植**】甘草具有喜光、耐旱、耐热、耐盐碱和耐寒的特性。以土质疏松、排水良好、沙质土种植为宜。

繁殖方法分种子繁殖和根茎繁殖两种。

1.**种子繁殖**　甘草种子种皮厚而坚实，不易萌发，播种时须要将种皮轻磨一下，增加透水性，以利于发芽。一般春、夏、秋种植均可。

2.**根茎繁殖**　甘草根茎上的不定芽，可萌发新的植株。栽培选择 0.5~1.5cm 粗的根茎，切成 15~25cm 的块，穴栽即可。一般分春栽、秋栽两种。甘草采用有性繁殖生长四年采收，无性繁殖生长三年后即可采收。

【**采收加工**】春、秋二季采挖，除去须根，晒干。

【**药材性状**】

1.**甘草**　根呈圆柱形，长 25~100cm，直径 0.6~3.5cm。外皮松紧不一。表面红棕色或灰棕色，具显著的纵皱纹、沟纹、皮孔及稀疏的细根痕。质坚实，断面略显纤维性，黄白色，粉性，形成层环明显，射线放射状，有的有裂隙。根茎呈圆柱形，表面有芽痕，断面中部有髓。气微，味甜而特殊。（图 5-2）

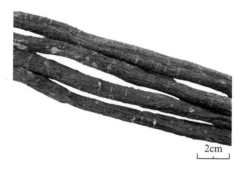

2cm

图 5-2　甘草

2. 胀果甘草　根和根茎木质粗壮，有的分枝，外皮粗糙，多灰棕色或灰褐色。质坚硬，木质纤维多，粉性小。根茎不定芽多而粗大。

3. 光果甘草　根和根茎质地较坚实，有的分枝，外皮不粗糙，多灰棕色，皮孔细而不明显。

孙宝惠 经验

　　光果甘草，果实有刺或无刺。甘肃种植面积仅次于乌拉尔甘草，亩产量较乌拉尔甘草大，大约占到 20%~30%。甘肃瓜州甘草在盐碱地种植，表面红、灰、黄色均有，水洗后更明显。河西走廊产黄甘草多，《中国药典》未收载黄甘草。

【饮片炮制】甘草片　除去杂质，洗净，润透，切厚片，干燥。
　　本品呈类圆形或椭圆形的厚片。外表皮红棕色或灰棕色，具纵皱纹。切面略显纤维性，中心黄白色，有明显放射状纹理及形成层环。质坚实，具粉性。气微，味甜而特殊。

【规格等级】

1. 西草

（1）大草规格标准：统货：干货。呈圆柱形。表面红棕色、棕黄色或灰棕色，皮细紧，有纵纹，斩去头尾，切口整齐。质坚实、体重。断面黄白色，粉性足。味甜。长 25~50cm，顶端直径

2.5~4cm，黑心草不超过总重量的 5%。无须根、杂质、虫蛀、霉变。

（2）条草规格标准：一等：干货。呈圆柱形单枝顺直。表面红棕色、棕黄色或灰棕色，皮细紧，有纵纹，斩去头尾，切口整齐。质坚实、体重。断面黄白色，粉性足。味甜。长 25~50cm，顶端直径 1.5cm 以上。间有黑心。无须根、杂质、虫蛀、霉变。

二等：干货。呈圆柱形，单枝顺直。表面红棕色、棕黄色或灰棕色，皮细紧，有纵纹，斩去头尾，切口整齐。质坚实、体重。断面黄白色，粉性足。味甜。长 25~50cm，顶端直径 1cm 以上。间有黑心。无须根、杂质、虫蛀、霉变。

三等：干货。呈圆柱形，单枝顺直。表面红棕色、棕黄色或灰棕色，皮细紧，有纵纹，斩去头尾，切口整齐。质坚实、体重。断面黄白色，粉性足。味甜。长 25~50cm，顶端直径 0.7cm 以上。无须根、杂质、虫蛀、霉变。

（3）毛草规格标准：统货：干货。呈圆柱形弯曲的小草，去净残茎，不分长短。表面红棕色、棕黄色或灰棕色。断面黄白色，味甜。顶端直径 0.5cm 以上。无须根、杂质、虫蛀、霉变。

（3）草节规格标准：一等：干货。呈圆柱形，单枝条。表面红棕色、棕黄色或灰棕色，皮细，有纵纹。质坚实、体重。断面黄白色，粉性足。味甜。长 6cm 以上，顶端直径 1.5cm 以上。无须根、疙瘩头、杂质、虫蛀、霉变。

二等：干货。呈圆柱形。单枝条。表面红棕色、棕黄色或灰棕色，皮细，有纵纹。质坚实、体重。断面黄白色，粉性足，有甜味。长 6cm 以上，顶端直径 0.7cm 以上。无须根、疙瘩头、杂质、虫蛀、霉变。

疙瘩头规格标准：统货：干货。系加工条草砍下之根头，呈疙瘩头状。去净残茎及须根。表面黄白色。味甜。大小长短不分，间有黑心。无杂质、虫蛀、霉变。

2. 东草

（1）条草规格标准：一等：干货。呈圆柱形，上粗下细。表面紫红色或灰褐色，皮粗糙。不斩头尾。质松体轻。断面黄白色，有粉性。味甜。长 60cm 以上。芦下 3cm 处直径 1.5cm 以上。间有 5% 20cm 以上的草头。无杂质、虫蛀、霉变。

二等：干货。呈圆柱形，上粗下细。表面紫红色或灰褐色，皮粗糙。不斩头尾。质松体轻。断面黄白色，有粉性。味甜。长 50cm 以上，芦下 3cm 处直径 1cm 以上，间有 5% 20cm 以上的草头。无杂质、虫蛀、霉变。

三等：干货。呈圆柱形，间有弯曲、分叉细根。表面紫红或灰褐色，皮粗糙。不斩头尾。质松体轻。断面黄白色。有粉性。甜味。长 40cm 以上，芦下 3cm 处直径 0.5cm 以上。间有弯曲、分叉的细根，无细小须子、杂质、虫蛀、霉变。

（2）毛草规格标准：统货：干货。呈圆柱形弯曲的小草。去净残茎，间有疙瘩头。表面紫红色或灰褐色。质松体轻。断面黄白色。味甜。不分长短，芦下直径 0.5cm 以上。无杂质、虫蛀、霉变。

备注：西草：系指内蒙古西部及陕西、甘肃、青海、新疆等地所产皮细、色红、粉足的优质草。不符合标准可列为东草。

东草：系指内蒙古东部及东北、河北、山西等地所产，一般未斩去头尾。如皮色好，又能斩去头尾。可列为西草。以上两类草。主要以品质区分、不受地区限制。

条草：甘草斩去头尾，单枝直条，长 25~100cm。

毛草：甘草顶端直径小于 0.6cm 的小甘草。

草节：条草加工中剩余的甘草短节，长 25cm 以下。

疙瘩头：加工甘草时砍下的根头。

【显微鉴别】本品横切面：木栓层为数列棕色细胞。栓内层较窄。韧皮部射线宽广，多弯曲，常现裂隙；纤维多成束，非木化或微木化，周围薄壁细胞常含草酸钙方晶；筛管群常因压缩而变形。束内形成层明显。木质部射线宽 3~5 列细胞；导管较多，直径约至 160μm；木纤维成束，周围薄壁细胞亦含草酸钙方晶。根中心无髓；根茎中心有髓。

粉末淡棕黄色。纤维成束，直径 8~14μm，壁厚，微木化，周围薄壁细胞含草酸钙方晶，形成晶纤维。草酸钙方晶多见。具缘纹孔导管较大，稀有网纹导管。木栓细胞红棕色，多角形，微木化。

孙宝惠 经验

①据文献载，有一种鉴别藿香正气丸、参苏理肺丸混药粉末的方法，这一方法是依据甘草晶鞘纤维与葛根晶鞘纤维显微化学反应（甘草无木化反应，葛根有强烈木化反应）进行区别的。但是由于不同生长年份的甘草其木化程度有很大差异，这一方法并不可靠。②甘草的药用部位为根及根茎，但药用部位以根茎为主。根茎中心有髓。

【理化鉴别】见 2020 年版《中国药典》。

【含量测定】按照高效液相色谱法（通则 0512）测定。本品按干燥品计算，含甘草苷（$C_{21}H_{22}O_9$）不得少于 0.50%，甘草酸（$C_{42}H_{62}O_{16}$）不得少于 2.0%。

孙宝惠 经验

进口甘草多是胀果甘草，甘草苷多不合格。乌拉尔甘草甘草酸不合格，主要原因为生长年限不够，应该生长 3 年。甘草酸 2 年生 50% 合格，3 年生 90% 合格。

【伪劣品】

1. 刺果甘草　来源为豆科植物刺果甘草 *Glycyrrhiza pallidifora* Maxim. 的根及根茎。药材呈圆柱形，略似甘草，外皮色黄而较光滑，折断面显纤维性。味苦。在辽宁发现，有以此混充甘草。在当地称之为狗甘草。此外，在各地还有一些称为"土甘草"或"山甘草"者，其功能主治均与甘草不同，故不应混用。

2. 云南土甘草　来源为豆科植物云南甘草（刺球）*Glycyrrhiza yunnanensis* Cheng f.et L.K.Ti 的根及根茎。药材呈长圆柱形，长约

30~70cm 或更长，直径 1.5~5cm，外表灰棕色至棕褐色，具明显纵皱纹及横纹，皮孔不规则。断面不平坦，浅黄色，或内面淡红棕色，富纤维性。味极苦，几无甜味。产于云南丽江及木里地区，不可作甘草入药。

3. 粗毛甘草　来源为豆科植物粗毛甘草 *Glycyrrhiza aspera* Pall 的根及根茎。分布于新疆。本品植株矮，茎仰卧，荚果念珠状。根细小，皮疏松，无粉性，其味苦而微甜，不能作甘草使用。

4. 苦甘草　来源为豆科槐属苦豆子 *Sophora alopeuraides* L. 的根及根茎，别名苦豆根。分布于内蒙古、甘肃、陕西、青海等地。地下根及根茎极似甘草。圆柱形，外表棕黑或土棕色，具明显的纵沟纹及横长突起的皮孔。外皮松脆，根条坚硬，不易折断，断面皮部灰棕色，木部棕黄色，具有无数导管的小孔，粉性不足，纤维性较甘草为小。气微，味极苦。功效清热解毒，治喉痛。苦甘草功效与甘草不同，不能作甘草使用。

（何　培　温子帅　苏　畅）

川 芎

CHUANXIONG RHIZOMA

【本草考证】本品始载于《神农本草经》，被列为中品，原名"芎䓖"。其后诸家本草对其形态、产地、栽培加工、本品性状等都有记载。梁代陶弘景曰："今出历阳，处处亦有，人家多种之。叶似蛇状而香，节大茎细，状如马衔，谓之马衔芎䓖。蜀中亦有而细。"宋代《本草图经》载："今关、陕、蜀川、江东山中多有之，而以蜀川者为胜，其苗四五月间生叶似芹、胡荽、蛇床辈，作丛而茎细……江东蜀川人采其叶作饮。"并附有永康军芎䓖图（永康军在今四川都江堰市境内）。明代，李时珍云："蜀地少寒，人多栽莳，深秋茎叶亦不萎也。清明后宿根生苗，分其支，横埋之则节节生根，八月根下始结芎䓖，乃可掘取，蒸曝货之。"李时珍在400多年前，在路途遥远、交通不便、信息闭塞的情况下，对川芎栽培、生长、采收的全过程掌握得如此翔实，其科学态度实在令今人敬佩。民国《灌县志·食货书》记载："河西商务以川芎为巨，集中于石羊场一带，发400万~500万斤。并有水陆传输，远达境外。"说明灌县（今都江堰市）生产川芎具有悠久的历史和得天独厚的地理优势，以产品质量优良，行销全国并大量出口，为著名的"地道药材"。

【来源】为伞形科植物川芎 *Ligusticum chuanxiong* Hort. 的干燥根茎。

【植物形态】多年生草本植物，高40~60cm。根茎发达，形成不规则的结节状拳形团块，具浓烈香气。茎直立，圆柱形，具纵条纹，上部多分枝，下部茎节膨大呈盘状（苓子）。茎下部叶具柄，柄长3~10cm，基部扩大成鞘；叶片轮廓卵状三角形，长12~15cm，宽10~15cm，3~4回三出式羽状全裂，羽片4~5对，卵状披针形，长6~7cm，宽5~6cm，末回裂片线状披针形至长卵形，长2~5mm，宽1~2mm，具小尖头；茎上部叶渐简化。复伞形花序顶生或侧生；总苞片 3~6，线形，长 0.5~2.5cm；伞辐 7~24，不等长，长 2~4cm，内侧粗糙；小总苞片 4~8，线形，长 3~5mm，粗糙；萼齿不发育；花瓣白色，倒卵形至心形，长 1.5~2mm，先端具内折小尖头；花柱基圆锥状，花柱 2，长 2~3mm，向下反曲。幼果两侧扁压，长

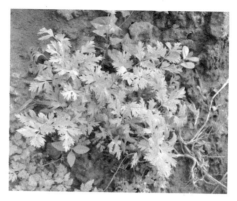

图 6-1　川芎种植

2~3mm，宽约 1mm；背棱槽内油管 1~5，侧棱槽内油管 2~3，合生面油管 6~8。花期 7~8 月，幼果期 9~10 月。（图 6-1）

【采收加工】大寒后立春前，采挖坝区未成熟的奶芎根茎运上山育芎，生长 140~160 天后成长为芎种。老芎为小暑后至立秋前后在山中育芎的川芎，选无雨天割取地上部分扎成捆，运下山作芎种。芎种在山下种植到次年 5 月中上旬采挖根茎，即为川芎。

【药材性状】本品为不规则结节状拳形团块，直径 2~7cm。表面灰褐色或褐色，粗糙皱缩，有多数平行隆起的轮节，顶端有凹陷的类圆形茎痕，下侧及轮节上有多数小瘤状根痕。质坚实，不易折断，断面黄白色或灰黄色，散有黄棕色的油室，形成层环呈波状。气浓香，味苦、辛，稍有麻舌感，微回甜。以个大饱满、质硬体重、外色黄褐、内色黄白、油性大、香气浓者为佳。（图 6-2）

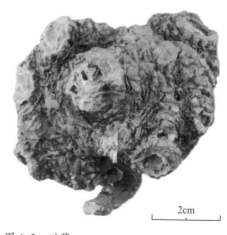

2cm

图 6-2　川芎

【饮片炮制】除去杂质，分开大小，洗净，润透，切厚片，干燥。

本品为不规则厚片，外表皮灰褐色或褐色，有皱缩纹。切面黄白色或灰黄色，具有明显波状环纹或多角形纹理，散生黄棕色油点。质坚实。气浓香，味苦、辛、微甜。

孙宝惠 经验

川芎在生产过程中有"奶芎"和"老芎"两个副产物，为川芎的劣品。"奶芎"较川芎个小，稚嫩，凸凹不平，油性小，质地枯燥，不丰满，断面筋脉纹理不明显，有"山疙瘩"之名。香气淡，质量次。"老芎"表面棕褐色，较川芎表面颜色深，断面筋脉明显。

【规格等级】

一等：干货。呈结绳状，质坚实。表面黄褐色。断面灰白色或黄白色。有特异香气，味苦辛、麻舌。每千克 44 个以内，单个的重量不低于 20g。无山川芎、空心、焦枯、杂质、虫蛀、霉变。

二等：干货。呈结绳状，质坚实。表面黄褐色。断面灰白色或黄白色。有特异香气，味苦辛、麻舌。每千克 70 个以内。无山川芎、空心、焦枯、杂质、虫蛀、霉变。

三等：干货。呈结绳状，质坚实。表面黄褐色。断面灰白色或黄白色。有特异香气。味苦辛、麻舌。每千克 70 个以上，个大空心的属此。无山川芎、苓珠、苓盘、焦枯、杂质、虫蛀、霉变。

【显微鉴别】【理化鉴别】见 2020 年版《中国药典》。

【伪劣品】

孙宝惠 经验

①山川芎即川芎在山上育种时剪下"芎苓子"后剩下的根茎"母子"，为"山川芎"，又称抚芎（但非江西的抚芎）。本品较川芎个小，疙瘩显著，凸凹不平，油性小，质地枯燥，不丰满，故

有"山疙瘩"之名。香气淡，质量次。在药材市场常见混入整川芎销售，也有切片后掺入川芎饮片销售，注意鉴别。②茶芎为抚芎 *Ligusticum chuanxiong* Hort. Cv. Fuxiong. 的根茎。系川芎的栽培变种。与川芎不同点为叶的末回裂片较宽，呈阔卵状三角形，茎节不显著膨大。根茎较川芎小，结节比川芎少，顶部中央突起的圆形茎痕不凹陷，有乳头状突起的根痕。表面灰黄褐色至黄棕色，质坚，断面淡黄色，油性小，中心多空裂，香气浓浊，味辛辣。江西、湖北、湖南部分地区作川芎习用品。③日本川芎为东川芎 *Cnidum officinale* Makino 的根茎，系朝鲜族民族药，多自产自销。本品根茎与川芎近似，为不规则团块状，表面暗褐色，有皱缩的结节状轮环圆形突起，断面淡褐色。有特异香气，味微苦。

（刘爱朋　苏　畅）

黄 连

COPTIDIS RHIZOMA

【本草考证】《神农本草经》中黄连被列为上品。梁代《名医别录》云："生巫阳（今重庆市巫山县）、川谷及蜀郡（今四川省雅安境内）、太山。二月、八月采。"可见自古以来即以四川为主产地。唐代《新修本草》载："蜀道者粗大节平，味极苦，疗渴为最，江东者节如连珠，疗痢大善。"明代李时珍云："其根连珠而色黄，故名。"又说："今虽吴、蜀皆有，唯以雅州、眉州者良。药物之兴废不同如此，大抵有二种，一种根粗无毛有珠，如鹰鸡爪形而坚实，色深黄；一种无珠多毛而中虚，黄色稍淡，各有所宜。"前者系指"味连"，后者系指"雅连"而言。明代《滇南本草》记载："滇连，一名云连，人多不识，生陃（hóng）山，形似车前，小细子，黄色根连接成条。此黄连功胜川连百倍，气味苦寒。无毒。"此即今之"云连"。

孙宝惠 经验

黄连始载于《范子计然》，虽别名多种，但后世医家均沿用黄连正名。本草记载黄连药用品种有黄连、三角叶黄连、峨眉黄连、云连及短萼黄连等品种，产地主要为安徽、湖南、四川、云南，四川自明朝开始栽培黄连，种植历史悠久，具备了作为黄连道地产地的特征。黄连尚有其他野生品种在各地作为黄连药用，但这些野生黄连尚未形成商品流通。部分本草记载黄连的药用部位以地上部分和根茎一起入药。

【来源】为毛茛科植物黄连 *Coptis chinensis* Franch.、三角叶黄连 *Coptis deltoidea* C.Y.Cheng et Hsiao 或云连 *Coptis teeta* Wall. 的干燥根茎。以上三种分别习称"味连""雅连""云连"。

孙宝惠 经验

部分进口药材标准收载了日本黄连 *Coptis japonica* Makino 和印度黄连 *Coptis teeta* Wall. 的根茎。印度黄连拉丁名与云连一致。

【植物形态】

1.黄连 又名味连、川连、鸡爪连。多年生草本植物，高20~40cm。根状茎分支成簇生，密生须根，黄褐色，味极苦。叶基生，3出复叶具长柄，叶片卵状三角形，稍带革质，宽约10cm，3全裂，中央裂片卵状菱形，羽状深裂，边缘有锐锯齿，侧裂片斜卵形，比中央裂片短，呈不等2深裂，罕2全裂，裂片再作羽状深裂；叶面绿色，有光泽，沿脉被短柔毛，叶背无毛。花茎1~2，由地面抽出，与叶等长或稍长，二歧或多歧聚伞花序，有花3~8朵，绿

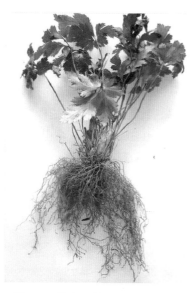

图 7-1 黄连

白色或黄白色，苞片披针形，羽状深裂，萼片5，黄绿色，长椭圆形至披针形，长9~13mm，花瓣线形或线状披针形，长5~7mm，中央有蜜槽；雄蕊多数，外轮雄蕊比花瓣略短；心皮8~12。聚合蓇葖果6~12枚，具柄，每果有种子8~12粒，长椭圆形，褐色。花期2~4月，果期3~6月。（图7-1）

2.三角叶黄连 又名雅连、峨眉连。植株形态稍高于黄连。根状茎不分支或少分支，匍匐横生，结节膨大，中间节间较细。叶柄长于叶片，叶片纸质卵形，3全裂，裂片具明显的小柄，中央裂片三角状卵形，4~6对羽状深裂，二回裂片彼此连接。雄蕊长为花瓣之半，种子不育。

3.云南黄连　又名云连。植株形态矮小于黄连。根状茎细小，较少分支，节间密。叶片卵状三角形，中央裂片卵状菱形，先端渐尖，3~6对羽状分裂，小裂片彼此疏离，相距最宽可达1.5cm，萼片椭圆形，长6~8mm，宽2~3mm，花瓣匙形，顶端圆或钝，中下部变狭长，成为细长的爪，中央有蜜槽，心皮11~14。

【栽培种植】

1.味连　栽培于海拔800~1800m的山区，一般栽种于海拔1200~1400m的半阴半阳山沟与坡地，适宜含腐殖质多的砂壤土。雅连栽种于海拔1800~2400m的寒湿山区，选择竹林繁茂、地形陡峻的斜坡地，宜腐殖质较多的黑砂壤土。黄连习性喜冷凉、湿润、荫蔽，忌高温、干旱，故需搭棚栽种。云连野生为主，家种极少，生于海拔2400~3000m的高寒山区，长在高山密林下山谷潮湿处，腐殖土壤肥厚的林阴下。

孙宝惠 经验

①黄连主产区：陕西、四川、湖北。海拔500~3500m，越陡越好，湿度大的好。坡度10~40度没有区别，但低于10度不行。
②黄连栽培年限一般为4~6年，市场销售黄连多为栽培4~5年，黄连销售年景不好时，会栽培至6年采收，3年生的黄连个头小，因此栽培年限多为4~6年。当地识别黄连生长多少年看种植棚的新旧、黄连叶的颜色变化，如3年生叶是青绿色，4年生叶变深绿色。
③鸡爪连分枝过桥长短不一。原因：土层厚过桥长。通常第3年生长的过桥最长，第4、5年生的过桥短，第7年过桥基本不生长了。

2.雅连　种子不发芽，依靠移栽后3~5年的匍匐茎分枝扦插繁殖，移栽后，高海拔5年采挖，低海拔4年采挖。

3.云连　可用种子繁殖，也可用移栽2~3年的地上茎扦插繁殖，定植3年后才能形成根茎，一般需7年以上才可采收。

【采收加工】黄连的采收季节与加工大致相同。一般在11月立冬以后至下雪前采挖。用四齿耙按行株距将黄连全株挖出，抖去泥土，把长须根和叶片齐芽苞处剪除，即为鲜连（泥团货）。鲜连不能用水洗，直接用柴火烘干，烘时要注意不要炕焦，烘至须脆、泥松时，趁热倒入竹制的槽笼中，撞去泥土、须根、粗皮及残余叶柄，簸净的初制品为"毛连"。经过收购、分等级复炕，把黄连外表撞至光滑，筛去灰屑，碎渣，即为"净连"。云连因生长在高寒山区，一般秋季采挖，采后除茎叶、泥土，晒干或烘干，干后放入麻袋内，加碎瓷片共同中撞击摩擦，使外表色黄光洁，筛去须根、外皮及泥土、瓷片，晒干即为成品。

【药材性状】

1.味连　多集聚成簇，常弯曲，形如鸡爪，单枝根茎长 3~6cm，直径 0.3~0.8cm。表面灰黄色或黄褐色，粗糙，有不规则结节状隆起、须根及须根残基，有的节间表面平滑如茎秆，习称"过桥"。上部多残留褐色鳞叶，顶端常留有残余的茎或叶柄。质硬，断面不整齐，皮部橙红色或暗棕色，木部鲜黄色或橙黄色，呈放射状排列，髓部有的中空。气微，味极苦。（图 7-2）

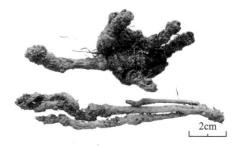

2cm

图 7-2　黄连

孙宝惠 经验

①黄连主要栽培于川东沿长江两岸，栽培于南岸的以重庆的石柱、南川和湖北的利川为代表，称"南岸连"；栽培于北岸的以巫溪、城口为代表，称"北岸连"。由于栽培地理条件不同，其药材性状有所差异：南岸连根茎较瘦，过江枝多，毛团多（须根），外面黄褐色，内面红黄色，但产量大；北岸连根茎较肥壮，过江枝少，在撞皮工序中有少数撞掉表皮，从而显露出红色内皮，特称

"大红虫"，质量较佳，但产量少。②黄连因毛团与单支撞毛去土及须根会损失约 30%，毛团含土多，检测含量极低。③过桥占比大则含量低。

2.雅连　多为单枝，略呈圆柱形，微弯曲，长 4~8cm，直径 0.5~1cm。"过桥"较长。顶端有少许残茎。

3.云连　弯曲呈钩状，多为单枝，较细小。

【饮片炮制】

1.黄连片　除去杂质，润透后切薄片，晾干，或用时捣碎。

本品呈不规则的薄片，外表皮灰黄色或黄褐色，粗糙，有细小的须根。切面或碎断面鲜黄色或红黄色，具放射状纹理，气微，味极苦。

2.酒黄连　取净黄连，照酒炙法炒干。每 100kg 黄连，用黄酒 12.5kg。

本品形如黄连片，色泽加深。略有酒香气。

3.姜黄连　取净黄连，照姜汁炙法炒干。每 100kg 黄连，用生姜 12.5kg。

本品形如黄连片，表面棕黄色。有姜的辛辣味。

4.萸黄连　取吴茱萸加适量水煎煮，煎液与净黄连拌匀，待液吸尽，炒干。每 100kg 黄连，用吴茱萸 10kg。

本品形如黄连片，表面棕黄色。有吴茱萸的辛辣香气。

【规格等级】

1.味连

一等：干货。多聚成簇，分枝多弯曲，形如鸡爪或单枝，肥壮坚实、间有过桥，长不超过 2cm。表面黄褐色，簇面无毛须。断面金黄色或黄色。味极苦。无不到 1.5cm 的碎节、残茎、焦枯、杂质、霉变。

二等：干货。多聚成簇，分枝多弯曲，形如鸡爪或单支，条较一等瘦小，有过桥。表面黄褐色，簇面无毛须。断面金黄色或黄色。

味极苦，间有碎节，碎渣、焦枯、无残茎、杂质、霉变。

2. 雅连

一等：干货。单枝，呈圆柱形，略弯曲，条肥壮，过桥较少，长不超过 2.5cm。质坚硬。表面黄褐色，断面金黄色。味极苦。无碎节、毛须、焦枯、杂质、霉变。

二等：干货。单枝，呈圆柱形，略弯曲，条较一等瘦小，过桥较多，质坚硬，表面黄褐色。断面金黄色，味极苦，间有碎节、毛须、焦枯、无杂质、霉变。

3. 云连

一等：干货。单枝，呈圆柱形，略弯曲，顶端微有褐绿色鳞片、叶残留。条粗壮、质坚实，直径 0.3cm 以上。表面黄棕色，断面金黄色，味极苦。无毛须、过桥、杂质、霉变。

二等：干货。单枝，呈圆柱形，微弯曲。条较瘦小，间有过桥。表面深黄色，极苦。无毛须、杂质、霉变。

备注：

（1）四川味连原分南岸、北岸连。随着生产的发展，两岸的黄连质量互有优劣，故改分为一、二等。

（2）各产地的黄连加工，应尽量去净毛须。

（3）各地野生黄连，可照云连标准分等。

【显微鉴别】本品横切面：味连：木栓层为数列细胞，其外有表皮，常脱落。皮层较宽，石细胞单个或成群散在。中柱鞘纤维成束或伴有少数石细胞，均显黄色。维管束外韧型，环列。木质部黄色，均木化，木纤维较发达。髓部均为薄壁细胞，无石细胞。雅连：髓部有石细胞。云连：皮层、中柱鞘及髓部均无石细胞。

【理化鉴别】见 2020 年版《中国药典》。

【含量测定】

1. 味连 照高效液相色谱法（通则 0512）测定。按干燥品计算，以盐酸小檗碱（$C_{20}H_{18}ClNO_4$）计，含小檗碱（$C_{20}H_{17}NO_4$）不得少于 5.5%，表小檗碱（$C_{20}H_{17}NO_4$）不得少于 0.80%，黄连碱

（$C_{19}H_{13}NO_4$）不得少于 1.6%，巴马汀（$C_{21}H_{21}NO_4$）不得少于 1.5%。

2. 雅连　按干燥品计算，以盐酸小檗碱（$C_{20}H_{18}ClNO_4$）计，含小檗碱（$C_{20}H_{17}NO_4$）不得少于 4.5%。

3. 云连　按干燥品计算，以盐酸小檗碱（$C_{20}H_{18}ClNO_4$）计，含小檗碱（$C_{20}H_{17}NO_4$）不得少于 7.0%。

孙宝惠 经验

按《中国药典》做巴马汀含量多数不合格。原因：储藏 1~2 年巴马汀含量为 1.7%~1.8%，合格，3 年以上含量为 1.3%~1.4%（药典规定 1.5%），不合格。就以前安国市场而言，黄连压货较为严重，但 2015 版药典增加了巴马汀含量标准以后，发现之前压货的黄连均不合格。

【伪劣品】

1. 凤尾连　来源为毛茛科植物峨嵋黄连 *Coptis omeiensis*（Chen）C.Y.Cheng 的干燥根茎。主产于四川、重庆市等地。根茎均为单枝，常屈曲呈蚕状，长 4~9cm，直径 3~10cm，表面黄棕色，无"过江枝"，残留须根较家连为硬，芦头长短不一，生长年数多者，鳞叶亦多，俗称"鱼鳞甲"。顶端有少许残茎，川西所产的雅连多留有 7~10cm 长的地上茎，作为雅连的标志。断面色红黄，味极苦。通常扎成小把出售，或 3~5 支扎成一束，以红线扎 3 箍，以示名贵难得。本品质优，但产量不大。此种非台湾之凤尾连，后者细而短，可资区别。

2. 土黄连　来源为毛茛科植物短萼黄连 *Coptis chinensis* Franch. var. brevisepala W.T.Wang et Hsiao. 主产于安徽、广西、福建等地，在当地也作黄连入药。根茎多为单枝，并微呈连珠状，多弯曲，长 1~3cm，直径 2~4mm，表面灰褐色，无"过江枝"。

3. 鲜黄连　来源为小檗科植物鲜黄连 *Jeffersonia dubia*（Maxim.）Benth.et Hook.f. 的根及根茎。其根茎外皮暗褐色，内部鲜黄色，须根发达，细而分歧，形成密集的根系，外部棕色。本品不含小檗碱，故与正品黄连功效不同，但在东北朝鲜族地区用以替代黄连。

4.滇豆根 来源为毛茛科植物铁破锣 *Beesia calthaefolia*（Maxim.）Uibr. 的干燥根茎。分布于四川、陕西、甘肃、湖北、湖南、广西、贵州、云南等地。呈不规则扁圆柱形，略弯曲，有分枝，长 3~10cm，直径 3~7mm。表面棕黄色，具纵纹及微凸起的环节，有点状须根痕。质硬脆，易折断，断面较平坦，淡黄绿色或黄色，显蜡样光泽，点状维管束排列成环。气微，味苦。

5.马尾连 来源毛茛科植物多叶唐松草 *Thalictrim foliolosum* DC、高原唐松草 *Thalictrum cutratum* Wall. 的根和根茎，别名马尾黄连、土黄连。分布于四川、云南、甘肃、西藏等地。根茎由数个至 10 余个结节横生，细根密生于根茎下侧，形如"马尾"。须根长 13~25cm，粗 2~3mm，表面红黄色或棕色，栓皮层常呈脱落。体轻质脆，易折断，断面有黄色木心，气微，味苦。20 世纪 50 年代黄连缺货时，部分地区曾代黄连使用。

孙宝惠 经验

　　《中国药典》描述黄连断面木部鲜黄色或橙黄色，味极苦。而提取过的黄连，断面为棕褐色，味不苦的占 13.38%，不符合《中国药典》规定。

（张丽丽　刘爱朋　温子帅　苏　畅）

白 术

ATRACTYLODIS MACROCEPHALAE RHIZOMA

【本草考证】本品始载于《神农本草经》，被列为上品。该书中只记载"术"，并没有白术与苍术之分。南朝梁代，陶弘景的《本草经集注》记载："术乃有两种：白术叶大有毛而作丫，根甜而少膏，可作丸散用；赤术叶细无丫，根小苦而多膏，可作煎用。"此为第一次有了"白术"与"赤术"（苍术）之分。宋代，苏颂的《本草图经》云："今白术生杭越、舒、宣州高山岗上。"寇宗奭的《本草衍义》谓苍术："其长如大拇指，肥实，皮色褐，气味辛烈，须米泔浸洗，再换泔浸二日，去上粗皮；白术粗促，色微褐，气味亦微辛，苦而不烈。"首次将"白术"和"苍术"在功效上进行了区分。以后历代本草书籍都将"术"分为白术和苍术两种，并在处方中分别入药。明代，陈嘉谟的《本草蒙筌》曰："术虽二种，补脾燥湿，功用皆同。但白者补性多，且有敛汗之效；苍者治性多，唯专发汗之能。凡入剂中，不可代用。"李时珍的《本草纲目》云："根如指大，状如鼓槌，亦有大如拳者。"考证本草所记载均与今之白术相符合。

【来源】为菊科植物白术 *Atractylodes macrocephala* Koidz. 的干燥根茎。

【植物形态】多年生草本植物，高 30~80cm；根茎肥厚，略呈拳状。茎直立。叶互生，3 深裂或羽状 5 深裂，顶端裂片最大，裂片椭圆形至卵状披针形，长 5~8cm，宽 1.5~3cm，边缘有刺齿，有长柄；茎上部叶狭披针形，不分裂。头状花序单生枝顶，总苞钟状，总苞片 7~8 层，基部被一轮羽状深裂的叶状苞片包围；全为管状花，花冠紫色，先端 5 裂；雄蕊 5；子房下位，表面密被绒毛。瘦果密生柔毛，冠毛羽状分裂。花期 9~10 月，果期 10~1 月。（图 8-1）

【采收加工】移栽的白术生长 1 年采收，种子繁殖的在华北 1 年采收，南方 2~3 年采收。于 10 月下旬至 11 月上旬为采挖期。当白术茎叶枯萎后及时采挖。采挖过早，根状茎较嫩，药材质量差，产量低；采收过迟，已萌生侧枝，白术干后表皮皱缩。

采挖时应选晴天，用割秧机割掉茎叶，然后用拖拉机犁耕采根，或者用大型机械采挖，现在河北安国地区已经多是全程机械化收获作

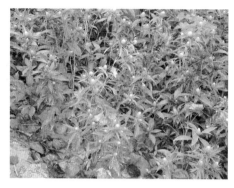

图 8-1　白术

业。中药材收获机分两种，一种是链条式，一般土壤都可；另一种是晃筛，适用于土地较硬的情况，宽度 1.7cm 左右，用 75kW 或者 89kW 四驱拖拉机，比人力采挖省时、省工，而且根部完整无损坏。

挖出的术块，抖去泥土，剪去术秆及时加工。加工方法有晒干和烘干两种，一般以烘干为主。晒干白术，一般日晒 15~20 天，干燥为度，干燥后放置在"撞笼"内撞去须根，使外皮光滑，即为生晒术。新鲜白术切成 0.3cm 厚的纵切片，晒干，即为冬术片。烘干白术，又称"烘术"，挖出根茎后，除去茎叶、须根，然后通风干燥至五六成干，再用微火烘至全干。按以下三个步骤炕干：①头炕：将鲜白术放入炕斗内，火力不宜太猛，1 小时后白术表面发热时，将火力降低，上下翻动一下，继续炕约 3 小时，使须根脱掉。②二炕：将头炕白术放至 3~6 天，使内部水分渗出于表面，放入炕斗内，再行火炕，炕至七八成干。③复炕：将二炕的白术堆放 3~5 天，使内部水分渗出，表面变软放入炕斗内，再次加热，至翻动时发出清脆的咯咯声时，即表示白术已烘炕干燥。

【药材性状】本品为不规则的肥厚团块，长 3~13cm，直径 1.5~7cm。表面灰黄色或灰棕色，有瘤状突起及断续的纵皱和沟纹，并有须根痕。顶端有习称"白术腿"的茎基和不明显的芽痕，下端两侧膨大呈瘤状，习称"云头"。质坚硬不易折断，断面不平坦，黄

白色至淡棕色，有棕黄色的点状油室散在；烘干者断面角质样，色较深或有裂隙。气清香，味甘、微辛，嚼之略带黏性。（图8-2）

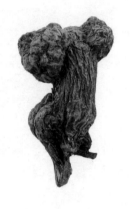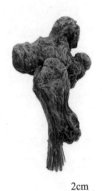

2cm

图8-2　浙江白术

均以个大、质坚实、断面黄白色、香气浓者为佳。注意个大体轻，表面光滑无皱纹多为火大炕空，质次。

【饮片炮制】

1. 白术　除去杂质，洗净，润透，切厚片，干燥。

本品呈不规则的厚片。外表皮灰黄色或灰棕色。切面黄白色至淡棕色，散生棕黄色的点状油室，木部具放射状纹理；烘干者切面角质样，色较深或有裂隙。气清香，味甘、微辛，嚼之略带黏性。

2. 麸炒白术　将蜜炙麸皮撒入热锅内，待冒烟时加入白术片，炒至黄棕色、逸出焦香气，取出，筛去蜜炙麸皮。每100kg白术片，用蜜炙麸皮10kg。

本品形如白术片，表面黄棕色，偶见焦斑。略有焦香气。

孙宝惠 经验

采挖时节为春、秋两季。不同炮制方法的白术功效不同，应区别用药。烘干白术断面颜色深于晒干白术断面颜色。部分新产区的白术，其根茎形状多呈长形，底部两侧稍微膨大，不呈云头状，似鸡腿，表面无瘤状突起，皮细光滑，断面白色，实心，有时显黄色条纹。

【规格等级】

一等：干货。呈不规则团块，体形完整。表面灰棕色或黄褐色。

断面黄白色或灰白色。味甘微苦。每千克40只以内。无焦枯、油个、炕泡、杂质、虫蛀、霉变。

二等：干货。呈不规则团块，体形完整。表面灰棕色或黄褐色。断面黄白色或灰白色。味甘微辛苦。每千克100只以内。无焦枯、油个、炕泡、杂质、虫蛀、霉变。

三等：干货。呈不规则团块，体形完整。表面灰棕色或黄褐色。断面黄白色或灰白色。味甘微辛苦。每千克200只以内。无焦枯、油个、炕泡、杂质、虫蛀、霉变。

四等：干货。体形不计，但需全体是肉（包括武子、花子）。每千克200只以外、间有程度不严重的碎块、油个、焦枯、炕泡。无杂质、霉变。

备注：

（1）凡符合一、二、三等重量的花子、武子、长枝、顺降一级。

（2）无论炕、晒白术，均按此规则标准的只数分等。

【显微鉴别】【理化鉴别】见2020年版《中国药典》。

【伪劣品】

1. 关苍术　来源为菊科植物关苍术 *Atractylodes japonica* Koidz. ex Kitam. 的根茎。分布于黑龙江、吉林、辽宁各地山区、丘陵。本品呈结节状圆柱形，长4~12cm，直径1~2.5cm。表面深棕色，质轻，断面不平，纤维性。香气特异，味辛微苦。日本将本种作白术使用。

2. 菊三七　来源为菊科植物菊三七 *Gynura japonica*（Thunb.）Juel. 的干燥根茎。野生于广西、四川、云南等地，辽宁、河北有栽培。本品呈团块状，长3~6cm，直径2~4cm。表面灰棕色或棕黄色，有多个瘤状突起和浅棕色的疣状突起及断续的沟纹。顶端有茎基和芽痕，下端有细根痕。质坚实，不易折断，断面灰棕黄色，可见放射状纹理，呈菊花状。气微，味甘淡，后微苦。

3. 白芍根头片　来源为毛茛科植物芍药 *Paeonia lactiflora* Pall. 的根头部的切片。产于浙江、安徽、湖南、湖北等地。本品多呈纵切的不规则片状。大小不一，有的具分叉。表面黄棕色，常被棕褐色的外皮，质坚实，不易折断，断面不平坦，类白色。气微，味微苦酸。

附：

过去白术规格、质量、基原相当复杂，有野生、栽培之分，浙术、平术之分，还有大山、小山，形状、名称，规格、等级之分。

1. 野生白术

（1）於术：主产于浙江天目山脉的於潜、昌化一带，为野生品。本品条形细瘦弯曲，底部"云头"较白术为小，顶端留有一段地上茎，俗称"凤头鹤颈"，又称"鹤形术"。外皮红润光泽，有纵轴沟纹，断面黄白色，红黄色点状油室明显，气清香浓烈，味甜不辣。此类为白术中的珍品，以纸盒盛装，每盒一市斤，主销北京市著名大药店，如同仁堂、达仁堂、鹤年堂、同济堂等，现已绝迹。

（2）带叶术：产于安徽黄山。体质实，外色苍黄，内色较白，大小圆只，带茎叶扎把。产量稀少。

（3）金线於术：主产于浙江南部的龙泉、云和等地。本品系由安徽"种术"的移植品种，经改进栽培技术和产地加工方法，形如野生。此药起土后，将根茎揉搓轧成圆球状，个如荔枝，顶端保留一段细长地上茎，晒干后略比线粗，为本品特征，故俗称"金线吊葫芦"或"金线於术"。其表面呈黄棕色，断面呈黄白色，显油润，布满红色油室，称"朱砂点"，气味辛香。此类於术，以往主销于北京地区中等药店，现已绝迹。

（4）袁术：又名江西术，产江西宜春与湖南平江幕阜山区，系当地野生术或经栽培七八年缩为瘦小者。条形瘦长弯曲。产量不多，代於术用。

以上野生白术或类似野生品现均绝迹。

2. 栽培白术

（1）浙白术：浙白术有大山货和小山货之分，浙江新昌县、嵊州市所产为小山货，个形短壮；东阳、盘安所产为大山货，个形条长。两种都是传统主流商品。过去按大小、质地分为多种规格：太峰面每千克24只，太峰王32只，峰王44只、峰贡60只、顶贡88只、净贡112只、净京112只以上。后来分一、二、三、四、五、六、七等。

（2）杭白术：浙江天目山区栽培白术。因生长环境及栽培技术优良，白术形如"鸡腿"，体重而质实，皮红肉白，菊花心，朱砂点，少木质，气清香，很少有花子。后来野生於术绝迹无货，称此为"於术"，惜产量亦很少。

（3）种术：又名"徽术"，主产于安徽皖南山区，以歙县所产内色白、气清香者为佳。一般栽培二三年，秋后起土。本品内色黄褐、气浊似苍术者个圆、条细、弯曲，表面褐色，较粗糙，质松软，较差。其形状大小不一，大者如拳，小者如指，大者称"大种术"，小者称"小种术"，细长盘成球形者称"小圆术"，汉口称"京术"，小粒如纽扣的称"扣子术"。过去主销北方及武汉，现已绝迹。

（4）冬术：又名"生晒术"，即为白术采收后选择较大根茎进行晒干所得。本品以质地柔润、断面红黄、香气浓郁为其特征。过去因浙江奉化的东岙、西岙，宁海的珠岙所产白术质嫩，中心未木质化，易切片晒干，而以此进行加工。冬术主销江南各大城市及出口，但其极易泛油变色，保管困难。

（5）太原术：以种术加工，经蒸三次，焖三次，使内色变为紫油后，外用极细黄泥浆包裹，晒干。主销香港。

（刘爱朋　苏　畅）

黄芪

ASTRAGALI RADIX

【本草考证】黄芪原名黄耆，始载于《神农本草经》，被列为上品。梁代陶弘景曰："第一出陇西（今甘肃东南部定西地区）、洮阳（甘肃临潭县），色黄白甜美，今亦难得。次用黑水（今四川黑水县）、宕昌（今甘肃陇南地区）者，色白，肌理粗，新者亦甘而温补。又有蚕陵、白水（今四川北部）者，色理胜蜀中者而冷补。"宋代，苏颂的《本草图经》云："今河东、陕西州郡多有之。根长二三尺已来。独茎，或作丛生，枝干去地二三寸。其叶扶疏作羊齿状，又如蒺藜苗。七月中开黄紫花。其实作荚子，长寸许。八月中采根用。其皮折之如绵，谓之绵黄芪。"又谓："今人多以苜蓿根假作黄芪，折皮亦似绵，颇能乱真。"民国《药物出产辨》曰："正芪产区分三处：一关东，二宁古塔，三卜奎，产东三省，现时山西大同、忻州地区，内蒙古及东北所产者为优。"

据考证，古代本草所载黄芪之产地、形态不稳定，药用品种并非一种，正品黄芪是以膜荚黄芪及蒙古黄芪为主。

【来源】为豆科植物蒙古黄芪 *Astragalus membranaceus* (Fisch.) Bge.var.*mongholicus* (Bge.) Hsiao 或膜荚黄芪 *Astragalus membranaceus* (Fisch.) Bge. 的干燥根。

【植物形态】

1.蒙古黄芪 多年生草本植物，茎高 40~80cm。主根长而较细，可达 1.5~2m，一般不分支，呈鞭杆状。茎直立，单数羽状复叶互生，总叶柄基部具三角状卵状托叶；小叶 25~35 片，椭圆形，较小，上面无毛，下面密生短柔毛。总状花序腋生，常比叶长，花 5~18 朵，花冠蝶形，黄色至淡黄色；子房光滑无毛。花期 6~7 月，果期 7~8 月。（图 9-1）

2.膜荚黄芪 多年生草本植物，茎高 60~150cm。主根粗壮，稍带木质，长可达 1~1.5m，野生较少分支。茎直立，上部多分支，有长柔毛；单数羽状复叶互生，总叶柄基部具披针形托叶；小叶 13~27 片，椭圆形，两面有白色长柔毛；小叶无柄。总状花序腋生，有花 10~22 朵，排列稀疏，花冠蝶形，黄白色，有时稍带淡紫红色。荚果膜质，膨胀，半卵圆形，有长柄，被黑色短柔毛，种子 5~6 粒，黑色，肾形。花期 7~8 月，果期 8~9 月。

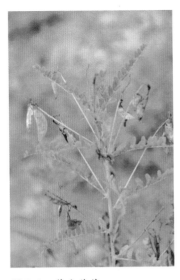

图 9-1　蒙古黄芪

【采收加工】春、秋二季采挖，除去须根及根头，晒干。

【药材性状】本品呈圆柱形，有的有分枝，上端较粗，长 30~90cm，直径 1~3.5cm。表面淡棕黄色或淡棕褐色，有不整齐的纵皱纹或纵沟。质硬而韧，不易折断，断面纤维性强，并显粉性，皮部黄白色，木部淡黄棕色，有放射状纹理和裂隙，老根中心偶呈枯朽状，黑褐色或呈空洞。气微，味微甜，嚼之有豆腥味。（图 9-2）

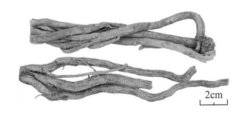

2cm

图 9-2　蒙古黄芪

【饮片炮制】除去杂质，大小分开，洗净，润透，切厚片，干燥。

本品呈类圆形或椭圆形的厚片，外表皮黄白色至淡棕褐色，可见纵皱纹或纵沟。切面皮部黄白色，木部淡黄色，有放射状纹理及裂隙，有的中心偶有枯朽状，黑褐色或呈空洞。气微，味微甜，嚼之有豆腥味。

孙宝惠 经验

蒙古黄芪和膜荚黄芪的区别为：蒙古黄芪根圆柱形，细长，少有分支；表面黄白色或黄褐色，皮肉紧贴，纵纹细皱，横向皮孔较稀。质坚挺，断面中心黄色，木质部较小，无裂隙；味甘。膜荚黄芪根圆锥形，上粗下细，多扭曲，常分支；表面灰褐色或淡褐色，皮松肉紧，有明显的横向皮孔及栓皮脱落的斑痕；断面中心鲜黄色或淡黄色，木质部较大；味甘香。

【规格等级】

特等：干货。呈圆柱形的单条，斩去疙瘩头或喇叭头，顶端间有空心，表面灰白色或淡褐色。质硬而韧。断面外层白色，中间淡黄色或黄色，有粉性。味甘、有生豆气。长70cm以上，上部直径2cm以上，末端直径不小于0.6cm。无须根、老皮、虫蛀、霉变。

一等：干货。呈圆柱形的单条，斩去疙瘩头或喇叭头，顶端有空心。表面灰白色或淡褐色。质硬而韧。断面外层白色，中间淡黄色或黄色，有粉性。味甘、有生豆气。长50cm以上，上中部直径1.5cm以上，末端直径不小于0.5cm。无须根、老皮、虫蛀、霉变。

二等：干货。呈圆柱形的单条，斩去疙瘩头或喇叭头，顶端间有空心，表面灰白色或淡褐色，质硬而韧。断面外层白色，中间淡黄色或黄色，有粉性。味甘、有生豆气。长40cm以上，上中部直径1cm以上，末端直径不小于0.4cm，间有老皮、无须根、虫蛀、霉变。

三等：干货。呈圆柱形单条，斩去疙瘩头或喇叭头，顶端间有空心。表面灰白色或淡褐色。质硬而韧。断面外层白色，中间淡黄色或黄色，有粉性。味甘、有生豆气。不分长短，上中部直径0.7cm以上，末端直径不小于0.3cm，间有破短节子。无须根、虫蛀、霉变。

【显微鉴别】【理化鉴别】见 2020 年版《中国药典》。

【伪劣品】

1. **梭果黄芪** 来源为豆科植物梭果黄芪 *Astragalus ernestii* Comb. 的干燥根。分布于四川西部及西藏。本品条直，少分枝，表皮深棕色，光滑，皱纹少，皮部约占半径的 1/3~2/3，质硬而绵韧。

2. **多花黄芪** 来源为豆科植物多花黄芪 *Astragalus floridus* Benth. ex. Bge. 的干燥根。本品多扭曲，上端多呈朽木状，表面棕黄色，外皮脱落处显红棕色，纵皱明显，质硬而韧。

3. **金翼黄芪** 来源为豆科植物金翼黄芪 *Astragalus chrysopterus* Bge. 的干燥根。本品主根多为二歧分枝，上部可见细密环纹，皮部约占半径 1/2。

4. **东俄洛黄芪** 来源为豆科植物东俄洛黄芪 *Astragalus tongolensis* Ulbr. 的干燥根。本品少分枝，中心疏松或空洞状，皮部约占半径 1/2。

5. **四川黄芪** 来源为豆科植物四川黄芪 *Astragalus sutchuenensis* Franch. 的干燥根。本品细长圆锥形，根部明显横纹，质轻，断面纤维性。

6. **扁茎黄芪** 来源为豆科植物扁茎黄芪 *Astragalus complanatus* R.Br. 的干燥根。本品表面黑褐色，味微苦。

7. **土黄芪** 来源为锦葵科植物圆叶锦葵 *Malva rotundifolia* L. 的干燥根。本品根头部较粗，有数个残留茎基，嚼之发黏，无豆腥味。

8. **欧蜀葵** 来源为锦葵科植物欧蜀葵 *Asthaea officinalis* L. 的干燥根。本品根头粗大，有多数地上残茎，侧根及支根，嚼之无豆腥气。

9. **蜀葵** 来源为锦葵科植物蜀葵 *Asthaea rosea*（L.）Cavan. 的干燥根。本品上端较大，根头部有残留茎基，具细支根，嚼之无豆腥气。

10. 紫苜蓿　来源为豆科植物紫苜蓿 *Medicago sativa* L. 的干燥根。本品根头部粗大，有时具有茎残基，常有分枝，断面皮部狭窄，气微弱，味微苦，略具刺激性，麻舌。

11. 锦鸡儿　来源为豆科植物锦鸡儿 *Caragana sinica*（Bunchoz）Rehder 的干燥根。本品多除去栓皮，表面淡黄色，折断面纤维状，气微，味淡。

（刘爱朋　苏　畅）

香 附
CYPERI RHIZOMA

【本草考证】香附始载于《名医别录》："莎草根，味甘，微寒，无毒。主除胸中热，充皮毛，久服利人，益气，长须眉，一名薃，一名侯莎，其实名缇。"被列为中品。唐代《新修本草》云："此草根名香附子，一名雀头香，所在有之，茎叶都似三棱，合和香用之。"宋代，苏颂《本草图经》谓："苗名香棱，根名莎结，亦名草附子。"亦云："河南及淮南下湿地即有，名水莎，陇西谓之地藾根，蜀郡名续根草，亦名水巴戟，今涪都最饶，名三棱草。"明代，李时珍《本草纲目》："莎叶如老韭叶而硬，光滑有剑脊棱，五六月中抽一茎，三棱中空，茎端复出数叶，开青花成穗如黍，中有细子，其根有须，须下结子一二枚，转相延生，子上有细黑毛，大者如羊枣而两头尖，采得燎去毛，曝干货之。"经本草考证，香附即为莎草科莎草的干燥根茎，与现今所用原植物一致。

【来源】为莎草科植物莎草 *Cyperus rotundus* L. 的干燥根茎。

【植物形态】多年生草本植物，高 15~60cm。地下匍匐根状茎细长。末端有灰黑色纺锤形的块状根茎，有的数个相连，具香气。茎单一，直立，三棱形。单叶，狭条形，丛生于茎基部，叶鞘紧抱茎秆，先端尖，全缘，具平行脉，主脉背面突起，质硬。复穗状花序，棕褐色，茎顶抽出 3~6 个排成伞形，基部有叶状总苞片 2~4；花两性。无花被；雄蕊 3 个，子房椭圆形，柱头 3 裂，呈丝状；小坚果长圆倒卵形，三棱状，褐色。花期 6~8 月，果期 7~11 月。（图 10-1）

【采收加工】秋季采挖。挖出后晒至半干，用火燎去须根，置沸水中略煮或放在蒸笼内蒸 40 分钟，取出晒干即为"毛香附"。现也有火燎后不经蒸煮，直接晒干称"毛香附"的。毛香附置竹笼中来回撞擦，去净灰屑、毛须即为"光香附"。过去将"毛香附"晒至七八成干，用石碾碾去毛皮，成为碎颗粒，除去杂质，晒干称为

"香附米"。

【药材性状】本品多呈纺锤形，有的略弯曲，长 2~3.5cm，直径 0.5~1cm。表面棕褐色或黑褐色，有纵皱纹，并有 6~10 个略隆起的环节，节上有未除净的棕色毛须和须根断痕；去净毛须者较光滑，环节不明显。质硬，经蒸煮者断面黄棕色或红棕色，角质样；生晒者断面色白而显粉性，内皮层环纹明显，中柱色较深，点状维管束散在。气香，味微苦。以个大、质坚实、红棕色、香气浓者为佳。（图 10-2，图 10-3）

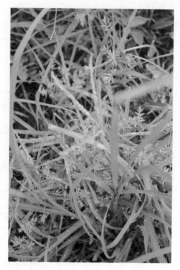

图 10-1　莎草

【饮片炮制】

1.香附　除去毛须及杂质，切厚片或碾碎。

本品为不规则厚片或颗粒状。外表皮棕褐色或黑褐色，有时可见环节。切面色白或黄棕色，质硬，内皮层环纹明显。气香，味微苦。

2.醋香附　取香附片（粒），照醋炙法炒干。

本品形如香附片（粒），表面黑褐色。微有醋香气，味微苦。

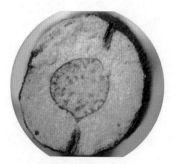

图 10-2　香附断面

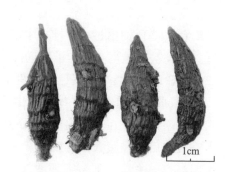

图 10-3　香附

【规格等级】

1. 光香附

一等：干货。呈纺锤形，有的略弯曲。去净毛须。表面棕褐色或黑褐色，具光泽，有纵皱纹，通常有数个隆起的环节及残留的根痕，质硬。蒸煮者断面黄棕色或红棕色，角质样；生晒者断面色白而显粉性。气芳香，味微苦。过 7mm 筛，个大，饱满，香气浓，无杂质、虫蛀、霉变。

二等：干货。呈纺锤形，有的略弯曲。去净毛须。表面棕褐色或黑褐色，具光泽，有纵皱纹，通常有数个隆起的环节及残留的根痕，质硬。蒸煮者断面黄棕色或红棕色，角质样；生晒者断面色白而显粉性。气芳香，味微苦。过 6mm 筛，个大，香气浓，杂质不过 2%，无虫蛀、霉变。

三等：干货。呈纺锤形，有的略弯曲。去净毛须。表面棕褐色或黑褐色，具光泽，有纵皱纹，通常有数个隆起的环节及残留的根痕，质硬。蒸煮者断面黄棕色或红棕色，角质样；生晒者断面色白而显粉性。气芳香，味微苦。过 5mm 筛，香气较浓，无虫蛀、霉变。

统货：干货。呈纺锤形，有的略弯曲。去净毛须。表面棕褐色或黑褐色，具光泽，有纵皱纹，通常有数个隆起的环节及残留的根痕，质硬。蒸煮者断面黄棕色或红棕色，角质样；生晒者断面色白而显粉性。气芳香，味微苦。大小不等。无杂质、虫蛀、霉变。

2. 毛香附　统货：干货。呈纺锤形，有的略弯曲。表面长满黑褐色的毛须，质坚硬、粉性足。断面淡褐色、灰白色或棕黄色。气芳香，味微苦。大小不等。无杂质、虫蛀、霉变。

备注：市场上将光香附按照过筛与不过筛进行划分，即"选货"和"统货"，选货比较均匀，统货不分大小。

孙宝惠 经验

炮制品醋制香附用醋应为米醋，而非白醋，用白醋炙的香附有刺鼻的酸味，不符合《中国药典》规定（规定微有醋香气）。临床中炮制品应用较多。醋香附：醋炙偏于疏肝止痛，并能消积化滞，用于伤食腹痛，血中气滞，寒凝气滞，胃脘疼痛等。酒香附：酒炙后能通经脉，散结滞，多用于疝气疼痛及流注等。四制香附：酒、醋、盐、姜等制品。以行气解郁、调经散结为主。

【显微鉴别】【理化鉴别】见 2020 年版《中国药典》。
【伪劣品】

1. 大香附　来源为莎草科植物粗根茎莎草 *Cyperus stolonifenus* Retz. 的干燥根茎。根茎呈纺锤形，长椭圆形或类圆柱形，长 2~5cm，宽 0.5~1.5cm。表面棕褐色或黑褐色，具有明显隆起的环节，常为 6~12 个，少数达 35 个。节上有众多棕色至深棕色细长毛须，中下部常残存细根。质地稍轻而硬，断面浅棕色或红棕色。内皮层环纹明显，点状维管束散在。气香，味苦微辛。

2. 三棱草　来源为莎草科植物扁秆蘑草 *Scirpus plamculmis* Fr. *Schmidf* 的干燥块茎。块茎呈类球形或卵圆形，两端略尖，长 1.2~2.7cm，直径 0.6~1.6cm。表面黑褐色，皱缩不平，具数条微凹的环节及点状须根痕，节上残留 1 至数个坚硬的短根茎。顶端具明显的茎基痕，周围具纤维状毛状物，基部有根茎残留。体轻，质坚硬，断面黄白色，可见点状维管束散在，无内皮层环。气香，味微甘、微辛。

3. 竹节香附　来源为毛茛科植物多被银莲花 *Anemone raddeana* Regel. 的干燥根茎。根茎呈长纺锤形或纺锤形，较细长，有的具短分枝，略弯曲。长 1~3cm，直径 2~7mm。表面棕色、棕褐色或棕黑色。具微细纵皱纹，环节不明显，两头尖细，其中一端较膨大，膨大部位常有 1~3 个支根痕，呈鱼鳍状突起，无须毛，表面较光滑。质硬而脆，易折断，断面略平坦，边缘棕黑色，中部黄白色、浅棕色或灰褐色，有粉性，角质状。气微，味先淡后微苦而麻。有大毒。

本品只是在名称上与香附近似而容易混淆，但在商品药材中并不相混。

（张　晟　刘爱朋　苏　畅）

半　夏

PINELLIAE RHIZOMA

【本草考证】本品始载于《神农本草经》，被列为下品。宋代《证类本草》："一茎，茎端三叶，浅绿色，颇似竹叶而光……又由跋纪类半夏而苗高近一二尺许，根如鸡卵，大多生林下，或云即虎掌之小者，足以相乱。"宋代苏颂《本草图经》云："二月生苗，一茎，茎端出三叶，浅绿色，颇似竹叶而光，江南者叶似芍药叶。"清代吴其濬《植物名实图考》："有长叶、圆叶二种，同生一处，夏亦开花，如南星而小，其梢上翘似蝎尾。"

孙宝惠 经验

历代本草记载与今所用半夏一致，均为天南星科植物半夏属半夏的干燥块茎，而天南星属与犁头尖属植物均不能充作半夏使用。

【来源】为天南星科植物半夏 *Pinellia ternata*（Thunb.）Breit. 的干燥块茎。

【植物形态】多年生草本植物，高 15~30cm。块茎球形，幼时单叶，2~3 年后为三出复叶；叶柄长达 20cm，近基部内侧和复叶基部生有珠芽。叶片卵状椭圆形，稀披针形，中间一片较大，长3~10cm，宽 2~4cm，全缘；花单性同株，内穗花序，花序下部为雌花，贴生于佛焰苞，中部不育，上部为雄花，花序先端延伸呈鼠状附属物，伸出佛焰苞外。浆果卵圆状椭圆形。花期 5~7 月，果期 8~9月。（图 11-1，图 11-2）

孙宝惠 经验

半夏幼时为单叶，2 年后为三出复叶，叶片卵圆形至窄披针形，形态上分为柳叶型半夏和芍药叶型半夏。

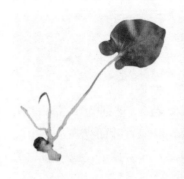

图 11-1 半夏

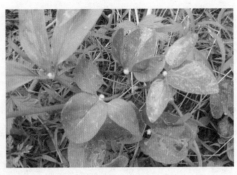

图 11-2 叶基部珠芽

【采收加工】夏、秋二季采挖，洗净，除去外皮和须根，晒干。

【药材性状】本品呈类球形，有的稍偏斜，直径0.7~1.6cm。表面白色或浅黄色，顶端有凹陷的茎痕，周围密布麻点状根痕；下面钝圆，较光滑。质坚实，断面洁白，富粉性。气微，味辛辣、麻舌而刺喉。（图 11-3）

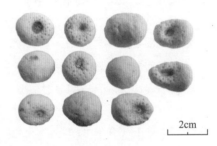

图 11-3 半夏（四川野生，较扁平）

【饮片炮制】

1.生半夏　用时捣碎。

2.法半夏　取半夏，大小分开，用水浸泡至内无干心，取出；另取甘草适量，加水煎煮二次，合并煎液，倒入用适量水制成的石灰液中，搅匀，加入上述已浸透的半夏，浸泡，每日搅拌 1~2 次，并保持浸液 pH 值 12 以上，至剖面黄色均匀，口尝微有麻舌感时，取出，洗净，阴干或烘干，即得。每100kg 净半夏，用甘草 15kg、生石灰 10kg。

本品呈类球形或破碎成不规则颗粒状。表面淡黄白色、黄色或棕黄色。质较松脆或硬脆，断面黄色或淡黄色，颗粒者质稍硬脆。气微，味淡略甘、微有麻舌感。

3. 姜半夏　取净半夏，大小分开，用水浸泡至内无干心时，取出；另取生姜切片煎汤，加白矾与半夏共煮透，取出，晾干，或晾至半干，干燥；或切薄片，干燥。每100kg净半夏，用生姜25kg、白矾12.5kg。

本品呈片状、不规则颗粒状或类球形。表面棕色至棕褐色。质硬脆，断面淡黄棕色，常具角质样光泽。气微香，味淡、微有麻舌感，嚼之略粘牙。

4. 清半夏　取净半夏，大小分开，用8%白矾溶液浸泡或煮至内无干心，口尝微有麻舌感，取出，洗净，切厚片，干燥。每100kg净半夏，煮法用白矾12.5kg，浸泡法用白矾20kg。

本品呈椭圆形、类圆形或不规则的片。切面淡灰色至灰白色，可见灰白色点状或短线状维管束迹，有的残留栓皮处下方显淡紫红色斑纹。质脆，易折断，断面略呈角质样。气微，味微涩、微有麻舌感。

【规格等级】

一等：干货。呈圆球形，有的稍扁斜，直径1.2~1.5cm，大小均匀。表面白色或浅黄色顶端有凹陷的茎痕，周围密布麻点状根痕；下面钝圆，较平滑，质坚实，断面洁白或白色，富粉性。气微，味辛辣、麻舌而刺喉。每千克1000粒以内。无包壳、杂质、虫蛀、霉变。

二等：干货。呈圆球形，有的稍扁斜，直径1.2~1.5cm，大小均匀。表面白色或浅黄色顶端有凹陷的茎痕，周围密布麻点状根痕；下面钝圆，较平滑，质坚实，断面洁白或白色，富粉性。气微，味辛辣、麻舌而刺喉。每千克1000~2000粒。无包壳、杂质、虫蛀、霉变。

统货：干货。呈圆球形，有的稍扁斜，直径1~1.5cm。表面白色或浅黄色顶端有凹陷的茎痕，周围密布麻点状根痕；下面钝圆，较平滑，质坚实，断面洁白或白色，富粉性。气微，味辛辣、麻舌而刺喉。无包壳、杂质、虫蛀、霉变。

【显微鉴别】本品粉末类白色至黄棕色。淀粉粒甚多，单粒类圆形、半圆形或圆多角形，直径2~20μm，脐点裂缝状、人字状或星状；复粒由2~6分粒组成。草酸钙针晶束存在于椭圆形黏液细胞中，或随处散在，针晶长20~144μm。螺纹导管直径10~24μm。

【理化鉴别】见2020年版《中国药典》。

【伪劣品】

1. **水半夏**　来源为天南星科植物鞭檐犁头尖 *Typhonium flagelliforme*（Lord.）Blume 的干燥块茎。

本品略呈椭圆形、圆锥形或半圆形。直径0.5~1.5cm，高0.8~3cm。表面类白色或浅黄色，微有皱纹，点状须根痕隐约可见，遍布全体，顶端类圆形，有偏斜而稍突起的叶痕或芽痕，呈黄棕色。质坚实，断面洁白，粉性。气微，味辛辣，嚼之发黏，麻舌而辣喉。（图11-4）

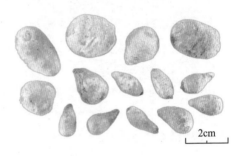

图 11-4　水半夏

2. **虎掌南星**　来源为天南星科植物掌叶半夏的干燥块茎。块茎呈扁圆形或扁圆球形，直径1.5~6cm，厚1~2.5cm，表面灰白色、淡棕色或黄白色，偶带有未去尽的棕色外皮。光滑或少数粗糙不平，顶端中心有一大的凹陷茎痕，周围密布麻点状须根痕。大小不一，大的块茎四周常有1~4联体的突出的圆形大小不等的子块茎，形如虎掌，块茎底部呈圆形凸出，较光滑，各块茎顶部中央凹陷，为除去顶芽的痕迹。凹陷四周围有一圈呈同心圆排列的棕色麻状小凹点，系除去叶片及鳞叶时叶脉维管束的痕迹，偶有未去尽外皮的棕色斑或显乳白色的刀削痕。粉性，气微，味辣而有麻舌感。常选小粒子块茎作半夏用，大的块茎作天南星用。

孙宝惠 经验

市场上法半夏存在石灰增重现象。正品法半夏顶端有凹陷的茎痕，周围密布麻点状根痕，表面较光滑。气微。用石灰、甘草渣增重的法半夏顶端凹陷处麻点不明显或不见麻点，表面粗糙，有较重的石灰气。

（刘爱朋　苏　畅）

郁　金
CURCUMAE RADIX

【本草考证】本品始载于唐代《药性论》。唐代《新修本草》云："此药苗似姜黄，花白质红，末秋出茎心，无实。根黄赤。取四畔子根，去皮，火干之。生蜀地及西戎……岭南者有实，似小豆蔻，不堪啖。"宋代寇宗奭的《本草衍义》载："郁金不香，今人将染妇人衣最鲜明，然不耐日炙。染成衣则微有郁金之气。"明代李时珍的《本草纲目》曰："其苗如姜，其根大小如指头，长者寸许，体圆有横纹如蝉腹状，外黄内赤。"清代吴其濬的《植物名实图考》谓："郁金，其生蜀地者为川郁金，以根如蝗螂肚者为真。其用以染黄者为姜黄也。"

【来源】为姜科植物温郁金 *Curcuma wenyujin* Y.H. Chen et C.Ling、姜黄 *Curcuma longa* L.、广西莪术 *Curcuma kwangsiensis* S.G.Lee et C.F.Liang 或蓬莪术 *Curcuma phaeocaulis* Val. 的干燥块根。前两者分别习称"温郁金"和"黄丝郁金"，其余按性状不同习称"桂郁金"或"绿丝郁金"。

【植物形态】

1.**温郁金**　株高约 1m；根茎肉质，肥大，椭圆形或长椭圆形，黄色，芳香；根端膨大呈纺锤状。叶基生，叶片长圆形，长 30~60cm，宽 10~20cm，叶面无毛，叶背被短柔毛。穗状花序圆柱形，长约 15cm，直径约 8cm，有花的苞片淡绿色，卵形，长 4~5cm，上部无花的苞片较狭，长圆形，白色而染淡红，顶端常具小尖头，被毛；花萼被疏柔毛，长 0.8~1.5cm，顶端 3 裂；花冠管漏斗形，长 2.3~2.5cm，唇瓣黄色，倒卵形，长 2.5cm，顶微 2 裂；子房被长柔毛。花期：4~6 月。

2.**姜黄**　株高 1~1.5m，分枝很多，椭圆形或圆柱状，橙黄色，极香；根粗壮，末端膨大呈块根。叶每株 5~7 片，叶片长圆

形或椭圆形，顶端短渐尖，基部渐狭，绿色，两面均无毛；叶柄长
20~45cm。花葶由叶鞘内抽出；苞片卵形或长圆形，长 3~5cm，淡绿
色，顶端钝，上部无花的较狭，顶端尖，开展，白色，边缘染淡红
晕；花萼长 8~12mm，白色，具不等的钝 3 齿，被微柔毛；花冠淡黄
色，管长达 3cm，上部膨大，裂片三角形，长 1~1.5cm，后方的 1 片
稍较大，具细尖头；侧生退化雄蕊比唇瓣短，与花丝及唇瓣的基部
相连成管状；唇瓣倒卵形，长 1.2~2cm，淡黄色，中部深黄，花药无
毛，药室基部具 2 角状的距；子房被微毛。花期：8 月。

3. 广西莪术　根茎卵球形，长 4~5cm，直径约 2.5~3.5cm，有或
多或少呈横纹状的节，节上有残存的褐色、膜质叶鞘，鲜时内部白
色或微带淡奶黄色。块根直径 1.4~1.8cm，内部乳白色。叶片椭圆状
披针形，长 14~39cm，宽 4.5~7(9.5)cm，先端短渐尖至渐尖，尖头
边缘向腹面微卷，基部渐狭，下延，
两面被柔毛；穗状花序从根茎抽出，
和具叶的营养茎分开；花序下部的苞
片阔卵形，长约 4cm，先端平展，淡
绿色，上部的苞片长圆形，斜举，淡
红色；花生于下部和中部的苞片腋
内；花萼白色，长约 1cm，一侧裂至
中部，先端有 3 钝齿；唇瓣近圆形，
淡黄色，先端 3 浅圆裂，中部裂片稍
长，先端 2 浅裂；花丝扁阔，花药狭
长圆形，长约 4mm，药室紧贴，基部
有距；花柱丝状，无毛，柱头头状，
具缘毛；子房被长柔毛。花期：5~7
月。（图 12-1 ）

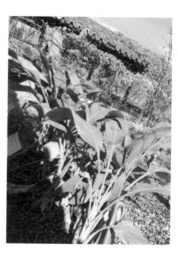

图 12-1　广西莪术

4. 蓬莪术　株高约 1m；根茎圆柱形，肉质，具樟脑般香味，淡
黄色或白色；根细长或末端膨大成块根。叶直立，椭圆状长圆形至
长圆状披针形，长 25~35cm，宽 10~15cm，中部常有紫斑，无毛；

叶柄较叶片为长。花葶由根茎单独发出，常先叶而生，长 10~20cm，被疏松、细长的鳞片状鞘数枚；穗状花序阔椭圆形，长 10~18cm，宽 5~8cm；苞片卵形至倒卵形，稍开展，顶端钝，下部的绿色，顶端红色，上部的较长而紫色；花萼长 1~1.2cm，白色，顶端 3 裂；花冠管长 2~2.5cm，裂片长圆形，黄色，不相等，后方的 1 片较大，长 1.5~2cm，顶端具小尖头；侧生退化雄蕊比唇瓣小；唇瓣黄色，近倒卵形，长约 2cm，宽 1.2~1.5cm，顶端微缺；花药长约 4mm，药隔基部具叉开的距；子房无毛。花期：4~6 月。

【采收加工】一般都在冬末春初时采收。将地下部分挖出后将根茎（姜黄或莪术）与块根（郁金）分开，分别加工。将块根洗净泥土，上笼蒸或煮 1.5 小时，用手捏块根不出水即可晒干，不能用火炕，火炕容易发泡，中空，影响质量。

【药材性状】

1. 温郁金　呈长圆形或卵圆形，稍扁，有的微弯曲，两端渐尖，长 3.5~7cm，直径 1.2~2.5cm。表面灰褐色或灰棕色，具不规则的纵皱纹，纵纹隆起处色较浅。质坚实，断面灰棕色，角质样；内皮层环明显。气微香，味微苦。（图 12-2）

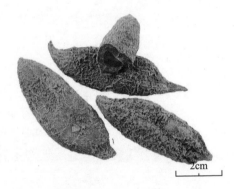

图 12-2　温郁金

2. 黄丝郁金　呈纺锤形，有的一端细长，长 2.5~4.5cm，直径 1~1.5cm。表面棕灰色或灰黄色，具细皱纹。断面橙黄色，外周棕黄色至棕红色。气芳香，味辛辣。

3. 桂郁金　呈长圆锥形或长圆形，长 2~6.5cm，直径 1~1.8cm。表面具疏浅纵纹或较粗糙网状皱纹。气微，味微辛苦。

4. 绿丝郁金　呈长椭圆形，较粗壮，长 1.5~3.5cm，直径 1~1.2cm。气微，味淡。

以个大、质坚、肥满、气香、黄丝郁金为佳。

【饮片炮制】洗净，润透，切薄片，干燥。

本品呈椭圆形或长条形薄片。外表皮灰黄色、灰褐色至灰棕色，具不规则的纵皱纹。切面灰棕色、橙黄色至灰黑色。角质样，内皮层环明显。

【规格等级】

1. 温郁金

一等：干货。呈长圆形或卵圆形，稍扁，有的微弯曲，两端渐尖，长3.5~7cm，直径1.2~2.5cm。表面灰褐色或灰棕色，具不规则的纵皱纹，纵纹隆起处色较浅。质坚实，断面灰棕色，角质样；内皮层环明显。气微香，味微苦。每千克200粒以内。无须根、虫蛀、霉变。

二等：干货。呈长圆形或卵圆形，稍扁，有的微弯曲，两端渐尖，长3.5~7cm，直径1.2~2.5cm。表面灰褐色或灰棕色，具不规则的纵皱纹，纵纹隆起处色较浅。质坚实，断面灰棕色，角质样；内皮层环明显。气微香，味微苦。每千克多于200粒。无须根、虫蛀、霉变。

2. 黄丝郁金

一等：干货。呈纺锤形，有的一端细长，长2.5~4.5cm，直径1~1.5cm。表面棕灰色或灰黄色，具细皱纹，断面橙黄色，外周棕黄色至棕红色，内皮层环黄色。气芳香，味辛辣。每千克500粒以内。无须根、虫蛀、霉变。

二等：干货。呈纺锤形，有的一端细长，长2.5~4.5cm，直径1~1.5cm。表面棕灰色或灰黄色，具细皱纹，断面橙黄色，外周棕黄色至棕红色，内皮层环黄色。气芳香，味辛辣。每千克多于500粒。无须根、虫蛀、霉变。

3. 桂郁金

一等：干货。呈长圆锥形或长圆形，长2.5~6.5cm，直径1~1.8cm。表面淡棕色或红棕色，具疏浅纵纹或较粗糙网状皱纹。质坚实，断面灰棕色或棕色，角质样；内皮层环明显。气微，味微辛苦。每千克280粒以内。无须根、虫蛀、霉变。

二等：干货。呈长圆锥形或长圆形，长2.5~6.5cm，直径1~1.8cm。表面淡棕色或红棕色，具疏浅纵纹或较粗糙网状皱纹。质坚实，断面灰棕色或棕色，角质样；内皮层环明显。气微，味微辛苦。每千克多于280粒。无须根、虫蛀、霉变。

4. 绿丝郁金

一等：干货。呈长椭圆形，较粗壮。长1.5~3.5cm，直径1~1.2cm。表面灰色或灰黑色，具皱纹。质坚实，断面棕色或灰黑色，半角质样；内皮层环明显。气微，味淡。每千克400粒以内。无须根、虫蛀、霉变。

二等：干货。呈长椭圆形，较粗壮。长1.5~3.5cm，直径1~1.2cm。表面灰色或灰黑色，具皱纹。质坚实，断面棕色或灰黑色，半角质样；内皮层环明显。气微，味淡。每千克多于400粒。无须根、虫蛀、霉变。

【显微鉴别】【理化鉴别】见2020年版《中国药典》。

【伪劣品】川郁金　来源为姜科植物川郁金的干燥块根。又名白丝郁金或黄郁金。四川的温江、崇州、双流、乐山、犍为等地为主产区，栽培为主，云南等地有野生分布。

本品呈长椭圆形或长圆形。长2~5cm，直径1~1.4cm。表面土黄色至土棕色，断面近白色，外周与内心之间有黄白色环状纹。质硬，角质，具蜡样光泽。气微，味辛。

孙宝惠 经验

　　药材名、植物名、药用部位以及加工方法等有些复杂的关系，确定其原植物与药用部位即可进行辨别。温郁金断面灰棕色，角质样；内皮层环明显。气微香，味微苦。黄丝郁金断面橙黄色，外周棕黄色至棕红色。气芳香，味辛辣。桂郁金表面具疏浅纵纹或较粗糙网状皱纹。气微，味微辛苦。绿丝郁金气微，味淡。

（相聪坤　李新蕊　苏　畅）

丹 参

SALVIAE MILTIORRHIZAE RADIX ET RHIZOMA

【本草考证】《神农本草经》："丹参味苦，微寒……生川谷。"《名医别录》记载："一名赤参……生桐柏山及太山，五月采根，曝干。"《本草经集注》记载："此桐柏山是淮水源出之山，在义阳，非江东临海之桐柏也。今近道处处有。茎方有毛，紫花，时人呼为逐马。"《新修本草》记载："此药冬采良，夏采虚恶。"《证类本草》记载："叶似紫苏，有细毛；花紫，亦似苏花；根赤，大者如指，长尺余，一苗数根。今所在皆有。九月、十月采根。"《本草图经》记载："生桐柏山川谷及泰山，今陕西，河东州郡及随州亦有之。二月生苗，高尺许，茎秆方棱，青色，叶生相对，如薄荷而有毛，三月开花红紫色，似苏花，根赤大如指，长亦尺余，一苗数根……冬月采者良，夏月采者虚恶。"《本草品汇精要》："道地随州。"（今湖北随州市一带）《本草纲目》记载："处处山中有之。一枝五叶，叶如野苏而尖，青色皱毛。小花成穗如蛾形，中有细子。其根皮丹而肉紫。"

【来源】为唇形科植物丹参 *Salvia miltiorrhiza* Bge. 的干燥根和根茎。

【植物形态】多年生草本植物，高 30~80cm，全株密被柔毛。根圆柱形，砖红色。茎直立，多分枝。奇数羽状复叶，叶柄长 1~7cm，小叶 3~7，顶端小叶较大，小叶卵形或椭圆状卵形，长 1.5~8cm，宽 0.8~5cm，先端钝，基部宽楔形或斜圆形，边缘具圆锯齿，两面被柔毛，下面较密。轮伞花序有花 6 至多朵，组成顶生或腋生的总状花序，密被腺毛和长柔毛；小苞片披针形，被腺毛；花萼钟状，长 1~1.3cm，先端二唇形，萼筒喉部密被白色柔毛；花冠蓝紫色，唇形花冠，长 2~2.7cm，上唇直立，略呈镰刀状，先端微裂，下唇较上唇短，先端 3 裂，中央裂片较两侧裂片长且大，又作浅 2 裂；发育雄蕊 2，伸出花冠管外面盖于上唇之下，药隔长，花丝比药隔短，上臂药室发育，2下臂的药室不育，顶端联合；子房上位，4深裂，花柱较雄蕊长，柱头2裂。小坚果长圆形，熟时暗棕色或黑色，包于宿萼中。花期5~8月，果期8~9月。（图13-1）

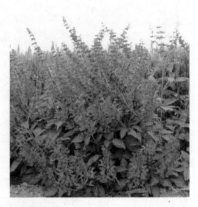

图13-1　丹参

【采收加工】丹参分野生品和栽培品。野生品以秋季采收者质量最好。栽培品于栽培第二年10~11月上旬地上部分枯萎时，或第三年春季未萌发时采收。丹参根入土较深，根系分布广，质地脆而易断，采挖时先将地上茎叶除去，深挖参根，防止挖断。采收后的丹参要经过晾晒和烘干。如需条丹参，可将直径0.8cm以上的根条在母根处切下，顺条理齐，暴晒，不时翻动，7~8成干时，扎成小把，再暴晒至干，装箱即成"条丹参"。如不分粗细，晒干去杂后装入麻袋者称"统丹参"。

有些产区在加工过程中有堆起"发汗"的习惯，丹参在"发汗"过程中，药材中种活性成分的含量均有不同程度的变化。

【药材性状】

1.野生品　根茎短粗，顶端有时残留茎基。根数条，长圆柱形，略弯曲，有的分枝并具须状细根，长10~20cm，直径0.3~1cm。表面棕红色或暗棕红色，粗糙，具纵皱纹。老根外皮疏松，多显紫棕色，常呈鳞片状剥落。质硬而脆，断面疏松，有裂隙或略平整而致

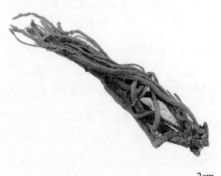

2cm

图13-2　丹参

密，皮部棕红色，木部灰黄色或紫褐色，导管束黄白色，呈放射状排列。气微，味微苦涩。（图 13-2）

2. 栽培品　较粗壮，直径 0.5~1.5cm。表面红棕色，具纵皱纹，外皮紧贴不易剥落。质坚实，断面较平整，略呈角质样。

本品以身干、条粗壮、色红、无芦头、须根杂质者为佳。

孙宝惠 经验

①丹参药材顶端的残留茎基越少越好，《中国药典》中只有徐长卿规定了不能超过 2cm，丹参也可参考此标准。②野生品：表面粗糙，具纵皱纹，老根外皮疏松，断面疏松，质硬而脆。③栽培品（最早收入《中国药典》的为四川中江县栽培的丹参，质量较好）：外皮紧贴，不易剥落，质坚实，断面略呈角质样（仿野生种植则断面角质样不明显）。④山东货：顺溜，须根多，颜色鲜亮。陕西货：须根少，皮部藕荷色，断面发阴茬，颜色不鲜亮。一些栽培的丹参，栓皮呈肉皮色。⑤丹参根结线虫病有两种：一种根表面结疙瘩，一种根表面不结疙瘩，但皮部可见小孔。均不符合《中国药典》规定，不能入药。⑥从 20 世纪 90 年代开始，有人将丹参用铁锈红水溶液泡后，切片，硫黄熏。饮片整体发红，断面模糊不清，不自然。正品外表面和断面色泽分明，自然。铁锈红对人体有众多伤害，长期吸入铁锈红粉尘引起尘肺的问题。鉴别方法：取供试品粉末约 0.5g，加稀盐酸约 4ml 和过硫酸铵约 50mg，振摇，滤过，取滤液，滴加 30% 硫氰酸胺溶液 3~5 滴，显血红色。《中国药典》有关荧光鉴别与 $FeCl_3$ 的鉴别与此有关。

【饮片炮制】

1. 丹参　除去杂质和残茎，洗净，润透，切厚片，干燥。

本品呈类圆形或椭圆形的厚片。外表皮棕红色或暗棕红色，粗糙，具纵皱纹。切面有裂隙或略平整而致密，有的呈角质样，皮部棕红色，木部灰黄色或紫褐色，有黄白色放射状纹理。气微，味微苦涩。

2. **酒丹参** 取丹参片，照酒炙法炒干。

本品形如丹参片，表面红褐色，略具酒香气。

【规格等级】

1. **丹参（野生）** 统货：干货。呈圆柱形，条短粗，有分支，多扭曲。表面红棕色或深浅不一的红黄色，皮粗糙，多鳞片状，易剥落。体轻而脆。断面红黄色或棕色，疏松有裂隙，显筋脉白点。气微，味甘微苦。无芦头、毛须、杂质、霉变。

2. **川丹参（家种）**

一等：干货。呈圆柱形或长条状，偶有分支。表面紫红色或黄棕色。有纵皱纹。质坚实，皮细而肥壮。断面灰白色或黄棕色，无纤维。气弱，味甜微苦。多为整枝，头尾齐全，主根上中部直径在1cm以上。无芦茎、碎节、须根、杂质、虫蛀、霉变。

二等：干货。呈圆柱形或长条形，偶有分枝。表面紫红色或黄红色，有纵皱纹。质坚实，皮细而肥壮。断面灰白色或黄棕色，无纤维。气弱、味甜、微苦。主根上中部直径1cm以下，但不得低于0.4cm。有单枝及撞断的碎节。无芦茎、须根、杂质、虫蛀、霉变。

备注：丹参野生者可按统货收购。近年野生变家种的增多，应参照家种川丹参的标准执行。

【显微鉴别】见2020年版《中国药典》。

【理化鉴别】

1. **水溶性浸出物** 照水溶性浸出物测定法项下的冷浸法测定，不得少于35.0%。

2. **醇溶性浸出物** 照醇溶性浸出物测定法项下的热浸法测定，用乙醇作溶剂，不得少于15.0%。

孙宝惠 经验

《中国药典》中热浸法规定，取供试品2~4g，精密加乙醇50~100ml。通过实验检测，当称样量为2.5352g，加入乙醇量为

50ml 时，检测结果为 14.2%，不合格；但若称样量为 2.0103g，加入乙醇量为 100ml 时，检测结果为 18.6%，合格。同样一批样品，因称样量和加入乙醇量的不同造成样品的浸出物含量有差异。

含量测定：本品按干燥品计算，含丹参酮 II A（$C_{19}H_{18}O_3$）、隐丹参酮（$C_{19}H_{20}O_3$）和丹参酮 I（$C_{18}H_{12}O_3$）的总量不得少于 0.25%。本品按干燥品计算，含丹酚酸 B（$C_{36}H_{30}O_{16}$）不得少于 3.0%。

【伪劣品】

1. 白花丹参　来源为唇形科植物白花丹参 *Salvia miltiorrhiza* Bge. var. Miltiorrhiaf. alba C. Y. Wu et H. W. Li 的干燥根及根茎，是丹参的变种，山东、上海有种植。与丹参的区别为花冠白色或黄白色。根茎短，根细长，表面砖红色，分支多，须根密。断面皮部灰白色，木部黄白色。

2. 南丹参　来源为唇形科植物南丹参 *Salvia bowleyana* Dumn. 的根及根茎。分布于浙江、湖南、江西、福建、广东、广西。与丹参的区别为叶片除叶脉有柔毛外，两面均无毛。花萼筒状，花冠蓝紫色，花冠筒内藏或微伸出花萼，平伸。根较丹参略小，外表灰红色或灰棕色，断面不平坦，角质样。少数产地地方习用。

3. 浙皖丹参　来源为唇形科植物浙皖丹参 *Salvia sinica* Migo 的根及根茎。分布于浙江西天目山地区与安徽六安及皖南地区。与丹参的区别为叶近于无毛，小叶通常较狭；总状花序常为复合状，花冠淡黄色，较小。安徽部分地区作丹参用。

4. 紫花浙皖丹参　来源为唇形科植物紫花浙皖丹参 *Salvia sinica* Migo f. purpurea H. W. L 的根及根茎。分布于安徽的青阳、黄山、南陵。青阳有栽培。为浙皖丹参的变种，当地称黑根丹参。与浙皖丹参的区别为花冠紫色，根表面灰褐色或黑褐色。安徽皖南地区作丹参使用。质次。

5. 皖鄂丹参　来源为唇形科植物皖鄂丹参 *Salvia paramiltiorrhiza* H. W. Li et X. L. Huang 的根及根茎，又名拟丹参。分布于安徽、湖北。与丹参的区别为茎叶披倒向疏柔毛，花冠黄色，花冠筒内几全被柔毛，无明显毛环。根茎粗短，有粗壮茎基，常数个丛生，密布污黄色柔毛。根圆柱形，棕红色或褐紫色，下部常肥厚。安徽少数地区作丹参使用。

6. **紫花皖鄂丹参**　来源为唇形科植物紫花皖鄂丹参 *Salvia paramiltiorrhiza* f. *purpureo - rubra* H. W. Li 的根及根茎，又名紫红拟丹参。分布于安徽的舒城、芜湖、铜陵等地，有栽培。皖鄂丹参的变种。与皖鄂丹参的区别为花冠紫红色，根较细短，下部一般不肥厚，须根较多。当地称黑根丹参。安徽少数地区作丹参使用。

7. **滇丹参**　来源为唇形科植物云南鼠尾草 *Salvia yunnanensis* C. H. Wright 的根及根茎，云南又称小红丹参、小红参。野生分布于云南、四川及贵州。植株矮小。茎直立，四棱形，带紫色。叶基生单叶或羽状复叶，密被柔毛。轮伞花序 4~6 花，疏离，组成总状或圆锥花序，花萼钟形，萼口边缘具缘毛，内面布满微硬伏毛，无明显毛环；花冠蓝紫色，冠筒中下部微被柔毛。根茎横长、粗短。根纺锤形，红棕色，数条簇生。云南部分地区作紫丹参使用。

以上 7 种丹参，植物分类上均属唇形科鼠尾草属荔枝草亚属丹参组。生态特征为羽状复叶，主根不显，多分支，栓皮不厚。

8. **甘肃丹参**　来源为唇形科植物甘西鼠尾 *Salvia przewalskii* Maxim. 的根及根茎，四川习称红秦艽。分布于甘肃、青海、西藏、四川、云南。生于海拔 2100~4200m 的林缘、路旁、沟边、灌丛下。野生资源相当丰富。多年生草本植物，高 60cm，根粗壮。茎直立，单叶，基出或茎出，叶片三角状或椭圆状戟形，边缘有钝锯齿，上面被微硬毛，下面密被灰白绒毛。轮伞花序 2~4 花，疏离，组成总状花序；花萼钟形，外面密被长腺柔毛，内面散生微硬伏毛；花冠紫红色，内生斜向疏柔毛毛环。根呈圆锥形，上粗下细，头部 2 至数个茎基，根部数股扭曲成索状。表面红褐色，具众多纵沟纹，灰褐色老栓皮常脱落。质松脆，易折断，断面不平坦，有多个黄白色点状导管散列。气微香，味淡，微苦涩。

本种经有关部门多年研究测定，总丹参酮、隐丹参酮、丹参酮ⅡA 的含量超过其他丹参，药理作用强，为药厂提炼原料常见品种，应予重视。

9. **大紫丹参**　来源为唇形科植物褐毛甘西鼠尾 *Salvia przewalskii* Maxim. var. mandarinorum Stib. 的根及根茎，是甘西鼠尾的变种。野生分布于云南、甘肃、四川、湖北。与甘西双尾的区别为叶片基部耳状，叶下被污黄色或浅褐色绒毛。根紫褐色，粗壮，表面粗糙，质松而脆。本种丹参有效成分含量也高。云南少数地区作丹参使用。

10. **黄花丹参**　来源为唇形科植物黄花鼠尾 *Salvia flara* Forrest et Diels 的根及根茎，云南丽江称黄花丹参。野生分布于云南西北部、四川西南部。与甘西鼠尾的区别为叶片三角状卵圆形，上面被疏柔毛，花冠黄色，根黑褐色或灰褐色，粗壮，直生，质松易碎或较韧。总丹参酮含量极低。云南极个别地区使用。

以上 3 种丹参，植物分类上属唇形科鼠尾草属弧隔鼠尾草亚属宽球苏组。生态特征为单叶，主根明显，圆锥形，不分支，粗根由数股扭曲成索状，具较厚的栓皮。

（侯芳洁　程月召　温子帅　苏　畅）

石菖蒲
ACORI TATARINOWII RHIZOMA

【本草考证】本品始载于《神农本草经》，被列为上品。《名医别录》载菖蒲："生上洛及蜀郡严道，一寸九节者良，露根不可用。"陶弘景云："上洛郡属梁州，严道县在蜀郡，今乃处处有。生石碛上，概节为好。在下湿地，大根者名昌阳，止主风湿，不堪服食。"由上述即可看出南北朝以前所用的菖蒲明显包括大根的泥菖蒲和细根的石菖蒲两个品种，即《神农本草经》所载的生池泽的菖蒲为泥菖蒲，《名医别录》《本草经集注》所载的菖蒲，其所指实为石菖蒲。《雷公炮炙论》对此有所评述："凡使勿用泥菖、夏菖，其二件相似如竹根鞭形，黑，气秽味腥，不堪用。凡使采石上生者，根条嫩黄，紧硬节稠，长一寸有九节者，是真也。"《本草原始》在论石菖蒲时说："不必拘于九节。"

【来源】为天南星科植物石菖蒲 *Acrorus tatarinowii* Schott 的干燥根茎。

【植物形态】多年生草本植物。根茎芳香，粗 2~5mm，外部淡褐色，节间长 3~5mm，根肉质，具多数须根，根茎上部分枝甚密，植株因而成丛生状，分枝常被纤维状宿存叶基。叶无柄，叶片薄，基部两侧膜质叶鞘宽可达 5mm，上延几达叶片中部，渐狭，脱落；叶片暗绿色，线形，长 20~30cm，基部对折，中部以上平展，宽 7~13mm，先端渐狭，无中肋，平行脉多数，稍隆起。花序柄腋生，长 4~15cm，三棱形。叶状佛焰苞长 13~25cm，为肉穗花序长的 2~5 倍或更长，稀近等长；肉穗花序圆柱状，长 4~6.5cm，粗 4~7mm，上部渐尖，直立或稍弯。花白色。成熟果序长 7~8cm，粗可达 1cm。幼果绿色，成熟时黄绿色或黄白色。花果期 2~6 月。（图 14-1）

【药材性状】本品呈扁圆柱形，多弯曲，常有分枝，长 3~20cm，直径 0.3~1cm。表面棕褐色或灰棕色，粗糙，有疏密不匀的环节，节

间长 0.2~0.8cm，具细纵纹，一面残
留须根或圆点状根痕；叶痕呈三角
形，左右交互排列，有的其上有毛鳞
状的叶基残余。质硬，断面纤维性，
类白色或微红色，内皮层环明显，可
见多数维管束小点及棕色油细胞。气
芳香，味苦、微辛。（图 14-2）

　　本品以身干、条长、粗壮、坚
实、无须根者为佳。

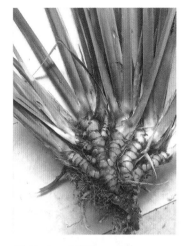

图 14-1　石菖蒲

　　【饮片炮制】除去杂质，洗净，
润透，切厚片，干燥。

　　本品呈扁圆形或长条
形的厚片。外表皮棕褐色或
灰棕色，有的可见环节及根
痕。切面纤维性，类白色或
微红色，有明显环纹及油
点。气芳香，味苦、微辛。

　　【显微鉴别】本品横切
面：表皮细胞外壁增厚，棕
色，有的含红棕色物。皮层
宽广，散有纤维束和叶迹维

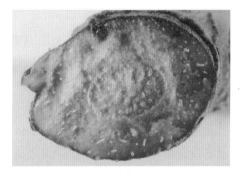

图 14-2　安徽大别山野生石菖蒲

管束；叶迹维管束外韧型，维管束鞘纤维成环，木化；内皮层明显。
中柱维管束周木型及外韧型，维管束鞘纤维较少。纤维束和维管束
鞘纤维周围细胞中含草酸钙方晶，形成晶纤维。薄壁组织中 散有类
圆形油细胞，并含淀粉粒。

　　粉末灰棕色。淀粉粒单粒球形、椭圆形或长卵形，直径
2~9μm；复粒由 2~20（或更多）分粒组成。纤维束周围细胞中含草
酸钙方晶，形成晶纤维。草酸钙方晶呈多面形、类多角形、双锥形，
直径 4~16μm。分泌细胞呈类圆形或长圆形，胞腔内充满黄绿色、

橙红色或红色分泌物。

【理化鉴别】见2020年版《中国药典》。

【伪劣品】

1.藏菖蒲　来源为天南科植物藏菖蒲 *Acorus calamus* L. 的干燥根茎。全国各地均有生产，主产于湖北、湖南、辽宁、四川，北京怀柔、密云、延庆、门头沟、房山等山区浅水河流及湖泊中有野生（俗称泥菖蒲、水菖蒲）。春秋两季采挖。将根挖出后，去掉茎叶及基根，洗净泥沙，晒干。

本品根茎略呈扁圆柱形，稍弯曲，长5~20cm，直径0.5~2.5cm。表面黄棕色或棕色，粗糙多环节，节间长0.3~1.5cm，节间有细须残存。上端有略呈三角形叶痕，下端有较多的凹陷圆点状根痕并有纵皱。质坚硬，易折断，断面淡红色或淡灰白色，纤维少。横切而可见明显的环状内皮层。有特殊香气，味辛辣。

本品在新中国成立前就与石菖蒲同等入药，但由于质量不及石菖蒲，所以大多由饮片厂批发加工，主要销往小城市及乡镇。

2.金钱蒲　来源为天南星科植物金钱蒲 *Acorus gramineus* Soland. 的根茎。金钱蒲又称鲜菖蒲、细叶菖蒲。李时珍在论述石菖蒲、泥菖蒲外，还述及了钱菖蒲。李时珍云："甚则根长二三分，叶长寸许，谓之钱蒲是也。"这与现代应用的钱菖蒲相吻合。

本品为矮小纤细多年生草本植物，高3~10cm，叶狭如韭，宽2~3mm。根状茎细而稍扁。多分支，长3~15cm，直径5mm。表面浅黄棕色，有紧密明显的环节，节间长2~3mm，有残留鳞片，节下生根。质脆气微香，味微辛。

本品1949年前在北京地区作鲜菖蒲使用，由丰台区花乡鲜药栽培专业户卢廷喜经营，专供全市各药店。本市著名中医如孔伯华、汪逢春、施今墨等常用此药作为芳香开窍之用。

3.九节菖蒲　来源于毛莨科植物阿尔泰银莲花 *Anemone altaica* Fisch ex C. A.mey. 的干燥根茎。九节菖蒲别名九菖蒲、节菖蒲，本品野生于西北山区，喜生于1000~1200m的山坡林下、沟边、阴湿地、灌丛中。主产于陕西太白、宝鸡、凤县、洛南、商州区；河南灵宝、栾川、南召、西峡、内乡、卢氏；山西闻喜、绛县、平陆、永济；甘肃天水、徽县、华亭、武都，以及四川、湖北等地。秋季采挖，将根茎挖出后，去掉茎叶，洗净泥土晒干，干后搓去细毛，簸净杂质即可。本品呈纺锤形，稍弯曲，长1~4cm，直径3~5mm。表面棕黄色至暗黄色。具许多半环状突起环节，节上有鳞叶痕，斜向交互排列，并有圆形突起的细根痕。质硬而脆，易折断，断面白色或灰白色，有粉性。气微，味微酸。

孙宝惠 经验

　　石菖蒲水泡后质地不太松泡，显微结构：无链状结构；皮层内部有的可见不典型链状结构，链间常夹杂数个薄壁细胞；晶纤维多见。水菖蒲水泡后质地松泡，显微结构：皮层外、内侧均有典型大的链状结构；无或少见晶纤维。其须根、地上残叶均是非药用部位。

　　历史上，石菖蒲和水菖蒲（今《中国药典》中的藏菖蒲）就有混淆情况，而且二者生药气味相近，疗效相似，河北省有混用习惯，可同等做菖蒲入药。九节菖蒲系近代发展的药物，其根茎不含挥发油，与水菖蒲、石菖蒲的性味功能不相同，宜另立药名，不做菖蒲药用。

（郭　梅　段绪红　刘爱朋　李新蕊）

地 黄

REHMANNIAE RADIX

【本草考证】始载于《神农本草经》，被列为上品。宋代苏颂《本草图经》谓："二月生叶，布地便出似车前，叶上有皱纹而不光。高者及尺余，低者三四寸。其花似油麻花面红紫色，亦有黄花者。……根如人手指，通黄色……"明代李时珍《本草纲目》谓："今人惟以怀庆地黄为上，亦各处随时兴废不同尔。其苗初生塌地，叶如山白菜而毛涩，叶面深青色，又似小芥叶而颇浓，不叉丫，叶中撺茎，上有细毛。茎梢开小筒子花，红黄色。结实如小麦粒。根长四五寸，细如手指，皮赤黄色，如羊蹄根及胡萝卜根，曝干乃黑。"清代唐宗海的《本草问答》云："河南居天下之中，则产地黄，人见地黄黑色，不知其未经蒸晒。其色本黄，河南平原土厚水深，故地黄得中央湿土之气而生，内涵润泽。"

上述地黄形态特征与现今所用地黄基本一致，且都以河南所产地黄为"道地药材"。

【来源】为玄参科植物地黄 *Rehmannia glutinosa* Libosch. 的新鲜或干燥块根。

【植物形态】多年生草本植物，高10~40cm，全株密被灰白色长柔毛及腺毛。根肉质。叶多基生，莲座状，向上逐渐缩小而在茎上互生；叶片倒卵状披针形至椭圆形、长3~10cm，宽1.5~6cm，基部渐狭下延成长叶柄，边缘有不整齐钝锯齿，叶面多皱。在茎顶排列

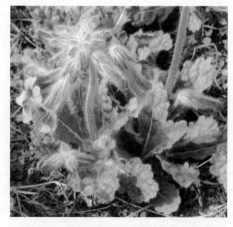

图15-1　地黄（摄于河北中医学院药园）

成总状花序，花萼钟状，5 裂；花冠筒状微弯曲，长 3~4.5cm，顶部 5 裂，呈二唇形，外紫红色，内面黄色有紫斑；雄蕊 4，二强，着生于花冠筒的近基部；雌蕊 1，子房上位，2 室。蒴果卵圆形，种子多数。花期 4~5 月，果期 5~7 月。（图 15-1）

孙宝惠 经验

栽培品才可入药，野生地黄块根小，不能入药。野生地黄与栽培品的主要区别为：植株较小，高 10~30cm。叶片狭长，柔毛及腺毛较少，叶皱纹较少而薄，叶片大都伏地而生，花通常集中在茎顶端。地下块根细长，鲜时粗如手指，干后瘪瘦无肉质。

【采收加工】地黄生长期约 140~160 天，10 月上旬或中旬，叶枯茎萎，停止生长，块茎进入休眠期时便可采挖，采挖时逐行挖取，不伤块茎，挖出后除去茎叶、须根及泥土，按大小分拣以便加工。

1. **鲜地黄**　常年鲜用，应趁鲜埋入沙土中或放入地窖中贮藏。

2. **生地黄**　将鲜地黄大小分开，装入特制的焙床里，用无烟煤燃烧，经常翻动，缓缓烘焙，边焙边将长条生地捏圆，并拣出已焙干货。由鲜货焙成干货需 4~5 天。焙至八成干时，要堆放压闷 3~4 天，使其表里干湿一致，内心变黑。再微火复焙 3~4 小时，趁热软时，将长条形地黄继续搓揉成圆形，即为成品。焙地黄必须掌握火候，火力大，容易焙焦炕煳；火力太小，时间长，浆水容易外溢，干时成空泡。一般火候应掌握两头小，中间大，最低 40~45℃，最高 70~75℃。

孙宝惠 经验

传统加工时，注意缓缓烘焙过程中需边焙边将长条生地进行揉捏；同时烘干时必须勤翻动，烘干时间不够则无法烘透；烘干时间过长，翻动不及时则会造成焦煳现象。此外，烘焙必须掌握火候，火大容易焙焦，火候太小烘焙时间过长，浆水容易外溢，干时成空泡。

3. **熟地** 加工方法有土法蒸制和高压蒸制两种。

（1）土法蒸制：采用传统蒸屉蒸制的原理，需要蒸制 24 小时，蒸后的熟地紧实切片成型。缺点是部分地区燃煤加热，导致地黄含硫。

（2）高压蒸制：采用高压蒸罐蒸制，一次蒸制 2 小时，蒸后的地黄较为黏软，不适合切片，运送药厂投料。

【药材性状】

1. **鲜地黄** 呈纺锤形或条状，长 8~24cm，直径 2~9cm。外皮薄，表面浅红黄色，具弯曲的纵皱纹、芽痕、横长皮孔样突起及不规则疤痕。肉质，易断，断面皮部淡黄白色，可见橘红色油点，木部黄白色，导管呈放射状排列。气微，味微甜、微苦。

以粗壮鲜硬、红黄色、无软烂者为佳。（图 15-2）

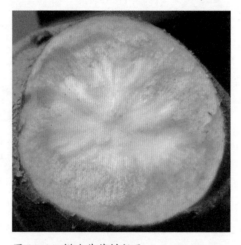

图 15-2　鲜地黄药材断面

2. **生地黄** 多呈不规则的团块状或长圆形，中间膨大，两端稍细，有的细小，长条状，稍扁而扭曲，长 6~12cm，直径 2~6cm。表面棕黑色或棕灰色，极皱缩，具不规则的横曲纹。体重，质较软而韧，不易折断，断面棕黑色或乌黑色，有光泽，具黏性。气微，味微甜。（图 15-3）

以块大体重、皮细身

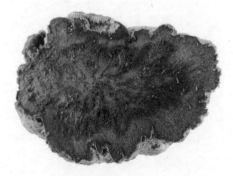

图 15-3　生地黄药材

圆、质柔而韧、断面乌黑者为佳。

3.熟地黄　为不规则的块片、碎块，大小、厚薄不一。表面乌黑色，有光泽，黏性大。质柔软而带韧性，不易折断，断面乌黑色，有光泽。气微，味甜。

【饮片炮制】

1.生地　除去杂质，洗净，闷润，切厚片，干燥。

本品呈类圆形或不规则的厚片。外表皮棕黑色或棕灰色，极皱缩，具不规则的横曲纹。切面棕黄色至黑色或乌黑色，有光泽，具黏性。气微，味微甜。

2.熟地

（1）取生地黄，照酒炖法（通则0213）炖至酒吸尽，取出，晾晒至外皮黏液稍干时，切厚片或块，干燥，即得。每100kg生地黄，用黄酒30~50kg。

（2）取生地黄，照蒸法（通则0213）蒸至黑润，取出，晒至约八成干时，切厚片或块，干燥，即得。

本品为不规则的块片、碎块，大小、厚薄不一。表面乌黑色，有光泽，黏性大。质柔软而带韧性，不易折断，断面乌黑色，有光泽。气微，味甜。

【规格等级】

1.生地

一等：干货。呈纺锤形或条形圆根。体重质柔润。表面灰白色或灰褐色。断面黑褐色或黄褐色，具有油性。味微甜。每千克16支以内。无芦头、老母、生心、焦枯、杂质、虫蛀、霉变。

二等：干货。呈纺锤形或条形圆根。体重质柔润。表面灰白色或灰褐色。断面黑褐色或黄褐色，具有油性。味微甜。每千克32支以内。无芦头、老母、生心、焦枯、杂质、虫蛀、霉变。

三等：干货。呈纺锤形或条形圆根。体重质柔润。表面灰白色或灰褐色。断面黑褐色或黄褐色，具有油性。味微甜。每千克60支以内。无芦头、老母、生心、焦枯、杂质、虫蛀、霉变。

四等：干货。呈纺锤形或条形圆根。体重质柔润。表面灰白色或灰褐色。断面黑褐色或黄褐色，具有油性。味微甜。每千克100支以内。无芦头、老母、生心、焦枯、虫蛀、霉变。

五等：干货。呈纺锤形或条形圆根。体质柔润。表面灰白色或灰褐色。断面黑褐色或黄褐色，具油性。味微甜。但油性少，支根瘦小。每千克100支以外，最小货直径1cm以上。无芦头、老母、生心、焦枯、杂质、虫蛀、霉变。

2. 熟地　一般市场以生地的规格标准划分熟地或统货。

备注： 保持原形即可，不必加工搓圆。野生地如与栽培生地质量相同者，可同样按其大小分等。

老母： 指地黄栽子，经繁殖后的母根。已空虚，失去有效成分，不能药用。

生心： 指地黄在烘制中，未透心者。或称夹生。

焦枯： 指地黄在加工干燥过程中，因火力过大，或操作不当，使其内部呈焦黄色，或出现较大枯心。

【显微鉴别】【理化鉴别】见 2020 年版《中国药典》。

【伪劣品】由于地黄生长于沙土地，其表面的皱纹里常黏附很多细泥沙，市场的加工商贩为了牟利，切片前不进行洗制，直接进行切片或者切片后向其表面增加附着物，以达到降低成本或增加收入的目的。这种行为导致生地黄饮片存在一定的质量隐患。鉴别要点为水洗

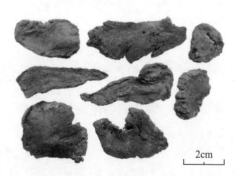

图 15-4　生地黄饮片水洗货

货表皮或切面无细泥沙、无附着物，光滑自然。而非水洗货表皮或切面有细泥沙和明显附着物，表皮粗糙而不自然。（图 15-4）

孙宝惠 经验

　　劣品表面泥多，断面中心部位棕褐色，周边黄色或烘烤时火急，火大而造成中心有空洞。性状不符合规定。虽经检测含量符合规定，但因性状不符，不能药用。

（郭　梅　孙广振　刘爱朋　温子帅）

赤 芍

PAEONIAE RADIX RUBRA

【本草考证】本品始载于《神农本草经》，被列为中品，原名芍药。赤白之分始自梁代《本草经集注》："茅山最好，白而长大，余处亦有而多赤，赤者小利。"

宋代《本草别说》载："本经芍药生丘陵，今世多用人家种植者，乃欲其花叶肥大，必加粪壤，每岁八九月取根分削，因利而为药。"汉代所用的芍药，尚无赤白之分，亦无如此加工记载，后来张仲景在《伤寒论》所用的芍药皆为赤芍。《本草正》谓："芍药，白者味甘补性多；赤者，味苦泻性多。"成无己《注释伤寒论》云："白补而赤泻，白收而赤散。"上述所云赤芍的功效与当今临床应用相符，即白芍功能：柔肝止痛，养血敛阴；赤芍功能：清热凉血，活血祛瘀。

孙宝惠 经验

按现代植物学白芍与赤芍的区别主要分为家种与野生、是否经过去皮、水煮等加工过程为准则。若加工去皮、水煮为白芍，野生晒干者为赤芍。一般认为，白芍与赤芍同为毛茛科植物芍药属的品种。

【来源】为毛茛科植物芍药 *Paeonia lactiflora* Pall. 或川赤芍 *Paeonia veitchii* Lynch. 的干燥根。

【植物形态】

1. 芍药　多年生草本植物，高 60~80cm。根细瘦，圆柱形，上粗下细，常分支，根皮棕褐色。茎直立，圆柱形，上部略分支，无毛。叶互生，茎下部叶为二回三出复叶；小叶窄卵形、披针形或椭圆形，顶端渐尖，基部楔形全缘，边缘密生骨质白色小乳突，下面沿脉疏生短柔毛：叶柄长 6~10cm 花大而美丽，单花顶生或腋生；每花茎有花 2~5 朵，白色、粉红色或紫红色。花瓣多为单瓣，倒卵形；雄蕊多数，花药黄色；心皮3~5，分离，蓇葖果3~5枚，卵形，先端钩状向外弯。花期5~6月，果期6~8月。（图16-1）

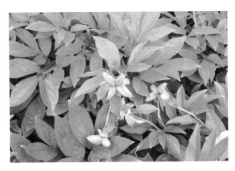

图16-1 芍药

2.川赤芍 多年生草本植物，高40~120cm。根圆柱形，单一或少分支。茎直立，无毛，茎下部叶为2回3出复叶，小叶通常2回深裂，小裂片宽披针形至披针形，先端急尖或锐尖，上面沿脉疏生短毛，下面无毛或沿脉被短硬毛。花2~4朵，生茎顶和叶腋，常仅1朵开放；萼片4，宽卵形；花瓣6~9，宽倒卵形，紫红色至粉红色，雄蕊多数，花药黄色，心皮2~5，离生。蓇葖果2~5，密生黄色细绒毛。花期6~7月，果期7~9月。

【采收加工】春、秋二季采挖，除去根茎、须根及泥沙，晒干。

【药材性状】

1.赤芍 本品呈圆柱形，两端粗细近乎相等，亦有根头粗下端细者，稍弯曲，长5~40cm，直径0.5~3cm，表面暗褐色或棕褐色，粗糙，有横向凸起的皮孔，具粗而深的纵皱纹，以手搓之则外皮易破而脱落（俗称"糟皮"），显出白色或淡棕色的皮层。质坚而脆，易折断，断面平坦，显粉性（俗称"粉碴"），粉白色或粉红色，皮部窄，木部放射状纹理明显，有的有裂隙，约占根的大部分。气微香，味微苦、酸涩。

孙宝惠 经验

内蒙古多伦所产的赤芍即具有糟皮粉碴的特征。北京市郊生产有所谓"铁杆赤芍"者，即系由栽培的芍药根条细瘦者加工而成，其性状为枝条较细，皮紧结不易剥落。内碴粉白色或黄白色，肉紧实，无裂隙，质较坚重。其质量不及"糟皮粉碴"者好。

2.川赤芍 药材因加工方法不同，又有刮皮赤芍与原皮赤芍之分。刮皮赤芍多为原条，肉身厚实，圆壮，粗直或弯曲外表淡紫红色或肉白色，有纵皱。断面粉质，白色，外围淡紫色，内心有淡黄色的菊花纹，幼根内心紫色。原皮赤芍外表粗皮棕红色或棕褐色，亦有纵纹，质坚脆，易折断。均有浓香，味苦甜。

【饮片炮制】除去杂质，分开大小，洗净，润透，切厚片，干燥。

本品为类圆形切片，外表皮棕褐色。切面粉白色或粉红色，皮部窄，木部放射状纹理明显，有的有裂隙。（图16-2）

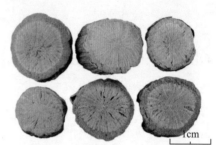

图16-2 赤芍饮片

【规格等级】

一等：干货。呈圆柱形，稍弯曲，外表有纵沟或皱纹，皮较粗糙。表面暗棕色或紫褐色。体轻质脆。断面粉白色或粉红色，中间有放射性状纹理，粉性足。气特异，味微苦酸。长16cm以上，两端粗细较匀。中部直径1.2cm以上。无疙瘩头、空心、须根、杂质、霉变。

二等：干货。呈圆柱形，稍弯曲，外表有纵沟或皱纹，皮较粗糙。表面暗棕色或紫褐色。体轻质脆。断面粉白色或粉红色，中间有放射性状纹理，粉性足。气特异，味微苦酸。长16cm以下，两端粗细较匀。中部直径0.8~1.2cm。无疙瘩头、空心、须根、杂质、霉变。

【显微鉴别】【理化鉴别】见2020年版《中国药典》。

【伪劣品】

1.草芍药 来源为毛茛科植物草芍药 *Paeonia obovata* Maxim. 的干燥根。不规则块状或纺锤状，多弯曲，较短。表面黄褐色，有纵沟纹，未去外皮处呈紫褐色。质坚硬，不易折断，断面灰白色，有放射状纹理。芍药苷含量较低，在部分地区作赤芍用。

2. **块根芍药** 来源为毛茛科植物块根芍药 *Paeonia anomala* L. var. intermedia（C.A.Mey.）O. et B. Fedtsch. 的干燥根。呈纺锤形或类球形，长 2.5~10cm，直径 1~3cm。表面褐色，具纵皱纹。质硬，断面皮部黄白色，木部淡紫色，具放射状裂隙。味微甜、涩。

3. **赤芍的根茎** 市场上常掺有赤芍的根茎，呈不规则结节状，中间常发枯。

4. **窄叶芍药** 来源为毛茛科植物新疆芍药 *Paeonia anomala* L. 的根。又名块根芍药、新疆赤芍。野生分布于新疆。原植物小叶分裂，叶裂片线形或线状披针形，单花顶生。根呈纺锤形，块状，长 2~3cm，中部直径 1~1.5cm。表面棕褐色粗糙，有皱纹及纵沟，外皮易脱落，质硬而脆，断面浅黄棕色或浅紫色，放射纹理明显，有的具裂隙。味苦微酸。新疆作赤芍使用。芍药苷的含量较低。

5. **美丽芍药** 来源为毛茛科植物美丽芍药 *Paeonia mairei* Lév. 的干燥根。习称"狗头芍药"。呈不规则块状或纺锤状，多弯曲。表面黄褐色，有纵沟纹，未去外皮处呈紫褐色。质坚硬，不易折断，断面灰白色，有放射状纹理。

（刘爱朋 苏 畅）

防 风

SAPOSHNIKOVIAE RADIX

【本草考证】防风始载于《神农本草经》，被列为中品。宋代苏颂《本草图经》云："根土黄色，与蜀葵根相类，茎叶俱青绿色，茎深而叶淡，似青蒿而短小，初时嫩紫，作菜茹，极爽口。五月开细白花，中心攒聚作大房，似莳萝花，实似胡荽而大。"与现今伞形科植物防风类似。朱橚《救荒本草》载："根土黄色，与蜀葵根相类，梢细短。茎叶俱青绿色，茎深而叶淡，似青蒿叶而阔大，又似米蒿叶而稀疏，茎似茴香开细白花，结实似胡荽子而大。"与现今防风更加符合。李时珍解释其名由来："防者，御也。其功疗风最要，故名。"

【来源】为伞形科植物防风 *Saposhnikovia divaricata*（Turcz.）Schischk. 的干燥根。

孙宝惠 经验

历年《中国药典》"关于拉丁名的变更，是因学者意见不统一，关键的问题在于防风为 *Saposhnikovia* 属，还是 *Ledebouriella* 属。防风除具有发达的假油管之外其他主要特征与 *Ledebouriella* 属不同。因此，防风以其独特的性状特征应属于 *Saposhnikovia* 属。

【植物形态】多年生草本植物，高 30~80cm。根粗壮，细长圆柱形，分歧，淡黄棕色。根头处被有纤维状叶残基及明显的环纹。茎单生，自基部分枝较多，斜上升，与主茎近于等长，有细棱，基生叶丛生，有扁长的叶柄，基部有宽叶鞘。叶片卵形或长圆形，长 14~35cm，宽 6~8cm，二回或近于三回羽状分裂，第一回裂片卵形或长圆形，有柄，长 5~8cm，第二回裂片下部具短柄，末回裂片狭楔形，长 2.5~5cm，宽 1~2.5cm。茎生叶与基生叶相似，但较小，顶生叶简化，有宽叶鞘。复伞形花序多数，生于茎和分枝，顶端花序梗长 2~5cm；伞辐 5~7，长 3~5cm，无毛；小伞形花序有花 4~10；无总苞片；小总苞片 4~6，线形或披针形，先端长，长约 3mm，萼齿短三角形；花瓣倒卵形，白色，长约

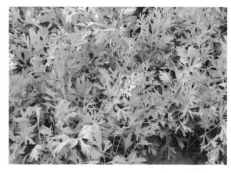

图 17-1　防风（摄于安国）

1.5mm，无毛，先端微凹，具内折小舌片。双悬果狭圆形或椭圆形，长 4~5mm，宽 2~3mm，幼时有疣状突起，成熟时渐平滑；每棱槽内通常有油管 1，合生面油管 2；胚乳腹面平坦。花期 8~9 月，果期 9~10 月。（图 17-1）

【采收加工】野生防风生长 6~10 年可采挖，一般春、秋两季采收，以春季产者质量最佳。此时因地上植株未抽薹、开花，故根之木心较软，质地柔润，故称"软防风"，又称"公防风"。如防风植株已抽薹、开花或结果，其根之木心变硬，俗称"硬防风"，又称"母防风"。仿野生防风播自出苗后 4~8 年可采挖。栽培品一般 2~3 年后采收。采挖后去掉残茎泥沙，晒至八九成干时，按根条粗细长短，分档捆成半斤或 1 斤重的小把，再晒至全干。

孙宝惠 经验

《中国药典》规定防风药用部位为未抽花茎植株的根，"硬防风"因已抽薹，原则上不可入药。

【药材性状】本品呈长圆锥形或长圆柱形，下部渐细，有的略弯曲，长 15~30cm，直径 0.5~2cm。表面灰棕色或棕褐色，粗糙，有纵皱纹、多数横长皮孔样突起及点状的细根痕。根头部有明显密集的环纹，有的环纹上残存棕褐色毛状叶基。体轻，质松，易折断，

断面不平坦，皮部棕黄色至棕色，有裂隙，木部黄色。气特异，味微甘。

　　药典规定防风药用部位为根。野生防风（图17-2）为抽花茎植株的根及茎，根的柴性大，体轻。抽薹根空者不可药用。产于东北的防风皮细而紧、条粗壮、整齐而无毛须、质柔软、断面黄白色、中心色黄、"蚯蚓头"明显、外皮色深者，质量最佳；产于内蒙古和

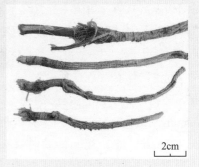

2cm

图17-2　野生防风药材

河北的口防风，"蚯蚓头"不明显，根头部簇生的棕色毛较长，俗称"扫帚头"，根条较细，质量较次。山东"扦插防风"药材性状已发生巨大变化，无"蚯蚓头"而支根很多。

　　【饮片炮制】除去杂质，洗净，润透，切厚片，干燥。

　　本品为圆形或椭圆形的厚片。外表皮灰棕色或棕褐色，有纵皱纹、有的可见横长皮孔样突起、密集的环纹或残存的毛状叶基。切面皮部棕黄色至棕色，有裂隙，木部黄色，具放射状纹理。气特异，味微甘。

　　【规格等级】

　　一等：干货。根呈圆柱形。表面有皱纹，顶端带有毛须。外皮黄褐色或灰黄色。质松较柔软。断面棕黄色或黄白色，中间淡黄色。味微甜。根长15cm以上。芦下直径0.6cm以上。无杂质、虫蛀、霉变。

　　二等：干货。根呈圆柱形，偶有分枝。表面有皱纹，顶端带有毛须。外皮黄褐色或灰黄色，质松较柔软。断面棕黄色或黄白色，

中间淡黄色。味微甜。芦下直径 0.4cm 以上。无杂质、虫蛀、霉变。

备注：

（1）抽薹根空者不收。

（2）有习惯购、销的竹叶防风、松叶防风、水防风等，可由产区自订规格标准。

【显微鉴别】【理化鉴别】见 2020 年版《中国药典》。

【伪劣品】

1. 川防风　来源为伞形科植物竹节前胡 *Peucedanum dielsianum* Fedde.ex Wolff. 及其同属植物华中前胡 *Peucedanum medicum* Dunn. 的干燥根。重庆万州区、涪陵，四川宜宾、泸州地区称此根茎及根为川防风，习称竹节防风，有的地方称岩防风。川防风药材性状呈长圆柱形，稍弯曲，单一或少有分枝，长 10~35cm，直径 0.5~1.5cm。表面棕黄色，上端根茎部较长，常具叶柄残痕或残茎，节间长 0.3~1.5cm；似竹节状，偶有节间短缩似"蚯蚓头"；下端根部表面粗糙，具纵皱纹及疣状突起和突起的侧根痕。体轻，质脆易折断，断面纤维性，皮部棕色，木部淡黄色，具特异香气，味辛，微苦。

2. 云防风　为伞形科植物竹叶防风（鸡脚防风、三叶防风）*Seseli mairei* Wolff. 及松叶防风 *Seseli yunnanense* Franch. 的干燥根。此两种在云南作防风使用，习称"云防风"，四川西昌地区亦用之，称"西风"；贵州威宁称竹叶防风为小防风。药材形态相似，根均呈圆柱形，稍弯曲，多单条不分叉，长 6~15cm，直径 0.3~1 cm，外表棕红色或灰棕色，粗糙，多纵沟，皮孔不明显，有侧根；近根头处有横纹，顶端有棕色纤维状物。质脆易断，断面不平坦，皮部类白色或肉色，多棕色油点（分泌腔），中心木质部浅黄色。气香，味略甜。

3. 水防风　来源为伞形科植物宽萼岩风 *Libanotis laticalycina* Shan et Sheh 的根。分布于河南、山西黄河岸滩陡坡。根长圆锥形或长圆柱形，常分支，表面粗糙，具纵皱纹，头部无环纹。质硬，易折断，断面皮部浅棕色，中心木质浅黄色，层环明显。

4. 小防风　来源为伞形科葛缕子属葛缕子 *Carum cani* L. 的根。

青海称防风、光防风。分布于东北、华北、西北及四川西部、西藏。根细长圆柱形或纺锤形，多弯曲。表面浅棕色，具斜扭的纵皱纹，根头部有致密的横环纹。质坚脆，易折断，断面纤维状，中空，皮部类白色，木部浅黄色。气稍特异，味微甜。属防风的伪品。

5. 伪野生防风 来源为伞形科植物防风 *Saposhnikovia divaricata* (Turcz.) Schischk. 的栽培品干燥根用焦糖色素染色切片后冒充野生防风。该品为圆形或椭圆形的厚片。外表皮棕黑色，有纵皱纹、有的可见横长皮孔样突起。切面皮部棕色至棕褐色，木部黄棕色。质坚实，无裂隙，放射状纹理不明显。饮片纵向掰开，里面较表面和切面明显色浅。有焦糖味。

6. 迷果芹 来源为伞形科植物迷果芹 *Sphallerocarpus gracilis* (Bess.) K.–Pol. 的干燥根。20 世纪 80 年代发现河北安国有种植，药农称南沙参，伪充党参、家种防风、北沙参。

（郭 梅 相聪坤 刘爱朋 温子帅）

延胡索
CORYDALIS RHIZOMA

【本草考证】本品始载于唐代《本草拾遗》，原名玄胡索，后因避宋真宗讳而改为延胡索。明代《本草乘雅半偈》曰："今茅山上龙洞、仁和（今杭州市）、笕桥亦种之。寒露前栽种，立春后生苗，高三四寸，延蔓布地，叶必三之，宛如竹叶，片片成个，细小嫩绿，边色微红，作花黄色，亦有紫色者，根丛生，状二半夏，但黄色耳，立夏掘起。"以上描述的形态、产地、生态与现今浙江栽培的延胡索基本一致。

【来源】为罂粟科植物延胡索 *Corydalis yanhusuo* W.T.Wang 的干燥块茎。

【植物形态】多年生草本植物，高 10~20cm，全株无毛。地下块茎扁球形，具走茎，茎节膨大呈连珠状数个叠生。地上茎纤细，丛生，稍带肉质，易折断。茎基有一卵状鳞片。基生叶与茎生叶同形。茎生叶互生，有长柄，2 回 3 出复叶，叶片全裂或深裂，小裂片似小竹叶，披针形或狭卵形，先端钝或钝尖，全缘，边缘有时带微红色。总状花序顶生或与叶对生，苞片卵形或狭卵形，偶有 3~5 裂；花红紫色，有花 3~8 朵，排列稀疏；花冠唇形开裂，花瓣 4，两轮，外轮 2 片稍大，边缘粉红色，中央青紫色，上部一片，尾部延伸成长矩，内轮两片花瓣狭小，先端连合，青紫色，下部粉红色；雄蕊 6；花丝 2 束，每束具花药；子房扁柱形，花柱细短，柱头蝶形。蒴果线形。花期 4 月，果期 5~6 月。（图 18-1）

【采收加工】商品鲜延胡索的加工，在干燥地略作摊晾，大小过筛分为二级，装在竹箩内于水中用脚或手搓擦，洗净泥土、浮皮，沥干水汽，用小竹箩每次约装 5kg，连箩置入沸水，大粒煮 4~6 分钟，小粒煮 3~4 分钟，以中心有芝麻粒大小白点为最适度。过熟折干率低，表皮皱缩，过生则内部粉性易生虫，不易保管。一般一锅清水可连续煮3~5次，注意加水和换水，以保色泽黄亮。煮熟后，在日光下暴晒3天，然后在室内回潮1~2天，再晒3天，反复数次，晒干为止。如遇阴天，可用低温烘干。

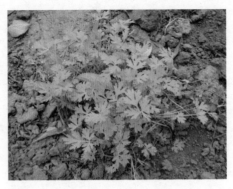

图18-1　延胡索

【药材性状】本品呈不规则的扁球形，直径0.5~1.5cm。表面黄色或黄褐色，有不规则网状皱纹。顶端有略凹陷的茎痕，底部常有疙瘩状突起。质硬而脆，断面黄色，角质样，有蜡样光泽。气微，味苦。（图18-2）

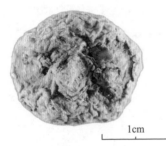

1cm

图18-2　延胡索

【饮片炮制】

1.延胡索　除去杂质，洗净，干燥，切厚片或用时捣碎。

本品呈不规则的圆形厚片。外表皮黄色或黄褐色，有不规则细皱纹。切面黄色，角质样，具蜡样光泽。气微，味苦。

2.醋延胡索　取净延胡索，照醋炙法（通则0213）炒干，或照醋煮法（通则0213）煮至醋吸尽，切厚片或用时捣碎。

本品形如延胡索或片，表面和切面黄褐色，质较硬。微具醋香气。

【规格等级】

一等：干货。呈不规则的扁球形。表面黄棕色或灰黄色，多皱缩。质硬而脆。断面黄褐色，有蜡样光泽，味苦微辛。每50g 45粒以内。无杂质、虫蛀、霉变。

二等：干货。呈不规则的褐球形。表面黄棕色或灰黄色，多皱缩。质硬而脆，断面黄褐色，有蜡样光泽，味苦微辛。每 50g 45 粒以外。无杂质、虫蛀、霉变。

【显微鉴别】本品粉末绿黄色。糊化淀粉粒团块淡黄色或近无色。下皮厚壁细胞绿黄色，细胞多角形、类方形或长条形，壁稍弯曲，木化，有的呈连珠状增厚，纹孔细密。螺纹导管直径 16~32μm。

【理化鉴别】见 2020 年版《中国药典》。

【伪劣品】

1. 夏天无　来源为罂粟科植物伏生紫堇 Corydalis decumbens（Thunb.）Pers. 的干燥块茎。主产于江西的余江、贵溪、新余、宜丰、临川等地。本品呈类球形、长圆形或不规则块状，长 0.5~3cm，直径 0.5~2.5cm。表面灰黄色、暗绿色或黑褐色，有瘤状突起和不明显的细皱纹，顶端钝圆，可见茎痕，四周有淡黄色点状叶痕及须根痕。质硬，断面黄白色或黄色，颗粒状或角质样，有的略带粉性。气微，味苦。

2. 东北延胡索　来源为罂粟科植物东北延胡索 Corydalis ambigua Cham et Schlecht. var. amurensis Maxim. 齿瓣元延胡索 Corydalis remata Fisch et Maxim 及同属植物的干燥块茎。产地东北吉林。一般高大于宽，个大，空心，有的带环纹，断面不显玻璃碴，易脱皮。正品不易脱皮，断面玻璃碴。东北少数地区作延胡索使用。（图 18-3）

3. 薯蓣　来源为薯蓣科植物薯蓣 Dioscorea opposita Thunb. 干燥珠芽，经蒸煮后染色而成。呈不规则球形或类球形，直径 0.6~1.5cm。完整者表面灰黄色、黄棕色至棕褐色，具明显的不规则网状皱纹和圆形斑点。质坚硬，断面棕黄色至黑褐色，

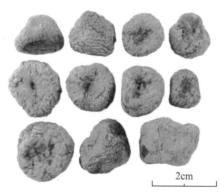

2cm

图 18-3　东北延胡索

角质样，有蜡样光泽，有的可见空腔。气微，味淡。（图18-4）

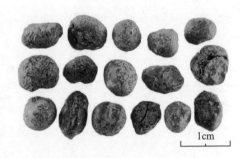

图18-4　染色薯蓣珠芽

4.土元胡　来源为罂粟科植物土元胡 *Corydalis humosa* Migo. 的块茎。野生于江苏徐州、邳州市。生灌木丛下、阴坡石间。

块茎单一，少数呈"瓣"状，扁球形或长球形。表面黄色或黄棕色，有细网状皱纹，断面淡黄色，角质，有蜡样光泽。味苦。产地作延胡索使用。

5.灰叶延胡索　来源为罂粟科植物灰叶延胡索 *Corydalis glaucescens* Rgl. 的块茎，又名新疆元胡。野生分布于新疆西北部。生于海拔1300~1700m的山地灌丛、草地或低凹地。块茎单一，圆球形或椭圆形。表面黄棕色，有不规则皱纹，断面淡黄色，质坚硬。味苦。当地民间使用。

孙宝惠 经验

《中国药典》中描述醋延胡索微具醋香气。用白醋炙延胡索有明显醋酸刺激气味，则不符合药典规定。

（郭　梅　任亚岚　刘爱朋　李新蕊）

木 香
AUCKLANDIAE RADIX

【本草考证】本品始载于《神农本草经》，被列为上品。梁代《名医别录》又谓其"蜜香""青木香"。唐代《新修本草》云："此有二种，当以昆仑来者为佳，出西胡来者不善。"宋代苏颂《本草图经》曰："今惟广州舶上有来者，他无所出。根窠大类茄子，叶似羊蹄而长大，亦有叶如山芋，而开紫花者……以形如枯骨者良。"明代李时珍《本草纲目》云："昔人谓之青木香。后人因呼马兜铃为青木香，乃呼此为南木香、广木香以别之。"

由此可知，古代药用的优质木香，均系指进口木香，且均从广州进口，故称"广木香"。20世纪40年代在我国云南大量引种栽培木香成功，商品称"云木香"。

【来源】为菊科植物木香 *Aucklandia lappa* Decne. 的干燥根。

【植物形态】多年生草本植物，高1~2m。主根粗壮，圆柱形，有特异香气。基生叶大型，具长柄；叶片三角状卵形或长三角形，长30~100cm，基部心形，边缘具不规则的浅裂或呈波状，疏生短刺；基部下延成不规则分裂的翼，叶面被短柔毛；茎生叶较小，呈广椭圆形。头状花序2~3个丛生于茎顶，腋生者单一，总苞由10余层线状披针形的苞片组成，先端刺状；花全为管状花，暗紫色，花冠5裂；雄蕊5，聚药；子房下位，柱头2裂。瘦果线形，有棱，上端着生一轮黄色直立的羽状冠毛，熟时脱落。花期5~8月，果期9~10月。（图19-1）

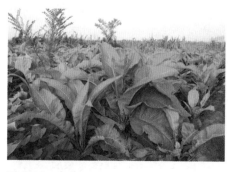

图 19-1　木香

【药材性状】本品呈圆柱形或半圆柱形，长5~10cm，直径0.5~5cm。表面黄棕色至灰褐色，有明显的皱纹、纵沟及侧根痕。质坚，不易折断，断面灰褐色至暗褐色，周边灰黄色或浅棕黄色，形成层环棕色，有放射状纹理及散在的褐色点状油室。气香特异，味微苦。（图19-2，图19-3）

以根条均匀、质坚实、色黄棕、香气浓郁者为佳。

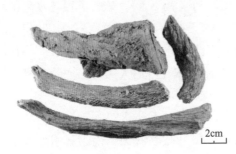
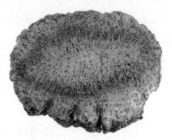

2cm

图19-2　木香药材　　　　　　图19-3　木香药材断面

【饮片炮制】

1.**木香**　除去杂质，洗净，闷透，切厚片，干燥。

本品呈类圆形或不规则的厚片。外表皮黄棕色至灰褐色，有纵皱纹。切面棕黄色至棕褐色，中部有明显菊花心状的放射纹理，形成层环棕色，褐色油点（油室）散在。气香特异，味微苦。

2.**煨木香**　取未干燥的木香片，在铁丝匾中，用一层草纸，一层木香片，间隔平铺数层，置炉火旁或烘干室内，烘煨至木香中所含的挥发油渗至纸上，取出。

本品形如木香片。气微香，味微苦。

【规格等级】

一等：干货，呈圆柱形或半圆柱形。表面棕黄色或灰棕色。体实。断面黄棕色或黄绿色，具油性。气香浓，味苦而辣。根条均匀，长8~12cm，最细的一端直径在2cm以上。不空、不泡、不朽。无芦头、根尾、焦枯、油条、杂质、虫蛀、霉变。

二等：干货，呈不规则的条状或块状。表面棕黄色或灰棕色。体实。断面黄棕色或黄绿色。具油性。气香浓，味苦而辣。长3~10cm，最细的一端直径在0.8cm以上。间有根头根尾、碎节、破块。无须根、枯焦、杂质、虫蛀、霉变。

【显微鉴别】本品粉末黄绿色。菊糖多见，表面现放射状纹理。木纤维多成束，长梭形，直径16~24μm，纹孔口横裂缝状、十字状或人字状。网纹导管多见，也有具缘纹孔导管，直径30~90μm。油室碎片有时可见，内含黄色或棕色分泌物。

【理化鉴别】见2020年版《中国药典》。

【伪劣品】

1. 川木香 来源为菊科植物川木香 *Vladimiria souliei*（Franch.）Ling 或灰毛川木香 *Vladimiria souliei*（Franch.）Ling var.cinerea Ling 的干燥根。秋季采挖，除去须根、泥沙及根头上的胶状物，干燥。

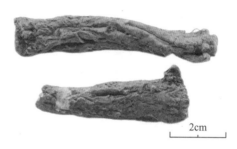

图19-4 川木香

本品呈圆柱形或有凹槽的半圆柱形，稍弯曲，长10~30cm，直径1.5~3cm。根头多已焦黑而发黏，俗称油头或糊头。表面黄棕色或暗棕色，粗糙，具支根痕，外皮脱落处可见丝瓜瓤状纤维网。体轻，质硬脆，易折断，断面不平坦，有黄色或黄棕色的放射状花纹，可见点状油室及径向裂隙，有的中心呈腐朽状。气芳香特殊，油性小，味苦，嚼之粘牙。全国部分地区药用。

2. 土木香 来源为菊科植物土木香 *Inula helenium* L. 的干燥根。秋季采挖，除去泥沙，晒干。

本品呈圆柱形或长圆锥形，稍扭曲，少数切成不规则块片或长段，长10~20cm，直径0.5~2cm。表面深棕色或灰褐色，具纵皱纹及不明显的横长皮孔。根头部膨大，顶端有稍凹陷的茎痕及棕红色叶柄残基。质坚硬，不易折断，断面稍呈角质样，淡黄棕色或淡棕色，木质部略显放射状纹理，形成层环状，色较深。香气微，味微苦，嚼之粘牙。在木香或青木香紧张时，少数地区作木香或青木香使用。

3. **越嶲川木香** 来源为菊科川木香属越西木香 *Dolomiaea denticulata*（Ling）Shin、厚叶川木香 *Dolomiaea berardioidea*（Franch.）Shih.、菜木香 *Vladimiria edulis*（Franch.）Ling.、膜缘木香 *Vladimiria forrestii*（Diels）Ling、木里木香 *Vadimiria muliensis*（H.-M.）Ling. 的根。

本品呈类圈柱形，状如鸡骨，或切成两半，长 5~25cm，直径 0.7~1.5cm。表面黄棕色或灰棕色，外皮多除去，有纵皱及纵裂沟，并有突起的侧根痕。质坚硬，不易折断，断面略平坦，棕色或棕黄色，皮部与木部厚度略相等，可见棕色点状树脂道散在，形成层成环状。气香而带浊气，较木香弱。味微苦而辛，嚼之粘牙。20 世纪 60 年代初，木香紧缺时，曾作云木香代用品。

孙宝惠 经验

四川产者质硬，断面多裂隙，切面灰白色，油性差。疑似老根，烘干，熏硫货。云木香老根中央多枯朽而呈空心状。云南产区丽江所产质量最好。

（郭 梅 郭 龙 刘爱朋 李新蕊）

党参

CODONOPSIS RADIX

【本草考证】清代本草正式收载。《本草从新》谓："根有狮子盘头者真，硬纹者伪也"。正品党参，就是桔梗科植物党参 *Codonopsis pilosula*（Franch.）Nannf.。《本草纲目拾遗》"防风党参"条下引翁有良辨误云："党参功用，可代人参，皮色黄而横纹，有类乎防风，故名防党，江南徽州等处呼为狮头参，因芦头大而圆凸也"。又引《百草镜》云："党参一名黄参，黄润者良，出山西潞安太原等处，有白色者，总以净软壮实味甜者佳。嫩而小枝者名上党参，老而大者名防党参"。现通称潞党参或台党。从翁有良对党参"皮色黄而横纹，有类乎防风"的特征描述回过头来分析陶弘景的话"上党郡在冀州西南，今魏国所献即是，形长而黄，状如防风，多润实而甘，俗用不入服……"其所言正与翁有良的话暗相符合。由这一点看来，古代上党除生长上党人参（五加科人参）外，尚有党参的出产。此种党参在五加科的上党人参日趋减少乃至绝迹的情况下，最初曾经冒名顶替，而后到清代逐渐独立为新的药材品种。《本草从新》把这个新的药材品种作为"新增品种"来处理，正式取名为"党参"，这就是党参的药用历史。

由本草考证可知，党参最早以充当上党人参（五加科人参）的形式出现，清代正式作为"党参"独立品种与人参区别应用，至今商品名称与规格较多。

【来源】为桔梗科植物党参 *Codonopsis pilosula*（Franch.）Nannf.、素花党参 *Codonopsis pilosula* Nannf.var.*modesta*（Nannf.）L.T.Shen 或川党参 *Codonopsis tangshen* Oliv. 的干燥根。

【植物形态】

1.党参 茎基具多数瘤状茎痕，根常肥大呈纺锤状或纺锤状圆柱形，较少分枝或中部以下略有分枝，长 15~30cm，直径 1~3cm，表面灰黄色，上端 5~10cm 部分有细密环纹，而下部则疏生横长皮孔，肉质。茎缠绕，长约 1~2m，直径 2~3mm，有多数分枝，具叶，不育或先端着花，黄绿色或黄白色，无毛。叶在主茎及侧枝上的互生，在小枝上的近于对生，叶柄长 0.5~2.5cm，有疏短刺毛，叶片卵形或狭卵形，长 1~6.5cm，宽 0.8~5cm，端钝或微尖，基部近于心形，边缘具波状钝锯齿，分枝上叶片渐趋狭窄，叶基圆形或楔形，上面绿色，下面灰绿色，两面疏或密地被贴伏的长硬毛或柔毛，少为无

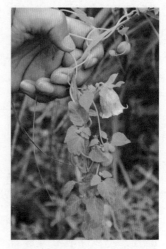

图 20-1　党参

毛。花单生于枝端，与叶柄互生或近于对生，有梗。蒴果下部半球状，上部短圆锥状。种子多数，卵形，无翼，细小，棕黄色，光滑无毛。花果期 7~10 月。（图 20-1）

2. **素花党参**　与原变种的主要区别仅仅在于本变种全体近于光滑无毛；花萼裂片较小，长约 10mm。

3. **川党参**　植株除叶片两面密被微柔毛外，全体几近于光滑无毛。茎基微膨大，具多数瘤状茎痕，根常肥大呈纺锤状或纺锤状圆柱形，较少分枝或中部以下略有分枝，长 15~30cm，直径 1~1.5cm，表面灰黄色，上端 1~2cm 部分有稀或较密的环纹，而下部则疏生横长皮孔，肉质。茎缠绕，长可达 3 米，直径 2~3mm，有多数分枝，具叶，不育或顶端着花，淡绿色，黄绿色或下部微带紫色，叶在主茎及侧枝上的互生，在小枝上的近于对生，叶片卵形、狭卵形或披针形，顶端钝或急尖，基部楔形或较圆钝，仅个别叶片偶近于心形，边缘浅钝锯齿，上面绿色，下面灰绿色。花单生于枝端，与叶柄互生或近于对生；花有梗；蒴果下部近于球状，上部短圆锥状，直径 2~2.5cm。种子多数，椭圆状，无翼，细小，光滑，棕黄色。花果期 7~10 月。

【药材性状】

1. 党参　呈长圆柱形，稍弯曲，长 10~35cm，直径 0.4~2cm。表面灰黄色、黄棕色至灰棕色，根头部有多数疣状突起的茎痕及芽，每个茎痕的顶端呈凹下的圆点状；根头下有致密的环状横纹，向下渐稀疏，有的达全长的一半，栽培品环状横纹少或无；全体有纵皱纹和散在的横长皮孔样突起，支根断落处常有黑褐色胶状物。质稍柔软或稍硬而略带韧性，断面稍平坦，有裂隙或放射状纹理，皮部淡棕黄色至黄棕色，木部淡黄色至黄色。有特殊香气，味微甜。

2. 素花党参（西党参）　长 10~35cm，直径 0.5~2.5cm。表面黄白色至灰黄色，根头下致密的环状横纹常达全长的一半以上。断面裂隙较多，皮部灰白色至淡棕色。

3. 川党参　长 10~45cm，直径 0.5~2cm。表面灰黄色至黄棕色，有明显不规则的纵沟。质较软而结实，断面裂隙较少，皮部黄白色。（图 20-2）

【饮片炮制】

1. 党参片　除去杂质，洗净，润透，切厚片，干燥。

本品呈类圆形的厚片。外表皮灰黄色、黄棕色至灰棕色，有时可见根头部有多数疣状突起的茎痕和芽。切面皮部淡棕黄色至黄棕色，木部淡黄色至黄色，有裂隙或放射状纹理。有特殊香气，味微甜。

2. 米炒党参　取党参片，照炒法用米拌炒至表面深黄色，取出，筛去米，放凉。每 100kg 党参片，用米 20kg。

本品形如党参片，表面深黄色，偶有焦斑。

孙宝惠 经验

党参有野生与栽培之分，栽培党参环状横纹较少，且断面平坦裂隙少或无，野生党参一般环状横纹多且较密，断面裂隙较多（图 20-3）。党参的规格品类较多，容易混淆，按照产地基原的不同，一般分为西党参、潞党参、条党参。西党参来源于植物素花党参，主产于甘肃，一般认为质量最优，包括纹党、防党（像防风，横纹多）等。潞党参来源于植物党参，主产于山西、甘肃，以甘肃及山西潞州者质量较好、产量大，称白条党。白条党鲜品外表洁白，药材熏硫后颜色发白，产自五台山的台党是党参中的佳品，过去列入西党参，但按基原与性状应当为潞党参类。条党参来源于植物川党参，主产于陕西、四川、湖北三省交会地带。注意条党参不要与白条党混淆。在传统鉴别术语中除了一般熟悉的"狮子盘头""菊花心"外应当了解"豆豉尾"系支根断落处常有黑褐色的胶状物。党参主要的问题在于熏硫严重，容易走油和生虫，一般形成层颜色加深为棕褐色多为走油，另外有些趁鲜切片的党参显粉性而不显糖性，应当加以注意。

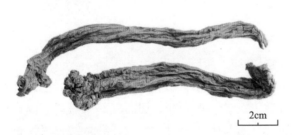
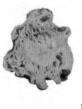

2cm

1cm

图 20-2　川党参　　　　　　　　　图 20-3　野生台党断面

【规格等级】

1. 西党

一等：干货。呈圆锥形，头大尾小，上端多横纹。外皮粗松，表面米黄色或灰褐色。断面黄白色，有放射状纹理。糖质多、味甜。芦下直径 1.5cm 以上。无油条、杂质、虫蛀、霉变。

二等：干货。呈圆锥形，头大尾小，上端多横纹，外皮粗松，表面米黄色或灰褐色。断面黄白色，有放射状纹理。糖质多、味甜。芦下直径 1cm 以上，无油条、杂质、虫蛀、霉变。

三等：干货。呈圆锥形，头大尾小，上端多横纹，外皮粗松，表面米黄色或灰褐色。断面黄白色，有放射状纹理。糖质多、味甜。芦下直径 0.6cm 以上，油条不超过 15%。无杂质、虫蛀、霉变。

2. 条党

一等：干货。呈圆锥形，头上茎痕较少而小，条较长。上端有横纹或无，下端有纵皱纹，表面糙米色。断面白色或黄白色，有放射状纹理。有糖质、甜味。芦下直径 1.2cm 以上，无油条、杂质、虫蛀、霉变。

二等：干货。呈圆锥形，头上茎痕较少而小，条较长，上端有横纹或无，下端有纵皱纹，表面糙米色。断面白色或黄白色，有放射状纹理。有糖质、味甜。芦下直径 0.8cm 以上，无油条、杂质、虫蛀、霉变。

三等：干货。呈圆锥形，头上茎痕较少而小，条较长，上端有横纹或无，下端有纵皱纹，表面糙米色。断面白色或黄白色，有放射状纹理。有糖质、味甜。芦下直径 0.5cm 以上，油条不超过 10%，无参秧、杂质、虫蛀、霉变。

3. 潞党

一等：干货。呈圆柱形，芦头较小，表面黄褐色或灰黄色，体结而柔。断面棕黄色或黄白色，糖质多，味甜。芦下直径 1cm 以上，无油条、杂质、虫蛀、霉变。

二等：干货。呈圆柱形，芦头较小。表面黄褐色或灰黄色，体结而柔。断面棕黄色或黄白色。糖质多，味甜，芦下直径 0.8cm 以上，无油条、杂质、虫蛀、霉变。

三等：干货。呈圆柱形，芦头较小。表面黄褐色或灰黄色，体结而柔。断面棕黄色或黄白色。糖质多，味甜，芦下直径 0.4cm 以上，油条不得超过 10%，无杂质、虫蛀、霉变。

4. 东党

一等：干货。呈圆锥形，头较大，下有横纹。体较松质硬。表面土黄色或灰黄色，粗糙。断面黄白色，中心淡黄色、显裂隙、味甜。

长 20cm 以上，芦头下直径 1cm 以上，无毛须、杂质、虫蛀、霉变。

二等：干货。呈圆锥形，芦头较大，芦下有横纹。体较松质硬。表面土黄色或灰褐色。粗糙。断面黄白色，中心淡黄色，显裂隙，味甜。长 20cm 以下，芦下直径 0.5cm 以上，无毛须、杂质、虫蛀、霉变。

5. 白党

一等：干货。呈圆锥形，具芦头。表面黄褐色或灰褐色。体较硬。断面黄白色，糖质少味微甜，芦下直径 1cm 以上，无杂质、虫蛀、霉变。

二等：干货。呈圆锥形，具芦头，表面黄褐色或灰褐色。体较硬，断面黄白色，糖质少，味微甜。芦下直径 0.5cm 以上。间有油条、短节。无杂质、虫蛀、霉变。

备注：

（1）党参产区多，质量差别较大，现仍按 1964 年规格标准分为五个品种，未大动。各地产品，符合某种质量，即按该品种标准分等。

西党：即甘肃、陕西及四川西北部所产。过去称纹党、晶党。原植物为素花党参。

东党：即东北三省所产者。

潞党：即山西产及各地所引种者。

条党：即四川、湖北、陕西三省接壤地带所产，原名单枝党、八仙党。形多条状，故名条党，其原植物为川党参。

白党：即贵州、云南及四川南部所产。原称叙党，因质硬糖少，内色白故名白党。其原植物为管花党参。

（2）加强指导采挖加工技术，出土后即去净泥土毛须，及时干燥。

（3）潞党的一等，在山西即老规格的"老条"，是播种参、质量好、应鼓励发展。二至三等系压条参，质较轻泡。

【显微鉴别】【理化鉴别】见 2020 年版《中国药典》。

（段绪红　薛紫鲸）

百 合

LILII BULBUS

【本草考证】百合入药始载于《神农本草经》，被列为中品。《唐本草》载："此有二种，一种叶大茎长，根粗花白者宜入药。一种细叶，花红色。"《本草图经》："百合三月生苗，高二三尺，秆粗如箭，四面有叶如鸡距，又似柳叶青色，近茎处微紫，茎端碧白，四五月开红白花，如石榴嘴而大，根如胡蒜，重叠生二三十瓣。又一种花红黄，有黑斑点，细叶，叶间有黑子者，不堪入药。"《本草纲目》："叶短而阔，微似竹叶，白花四垂者，百合也。叶长而狭，尖如柳叶，红花，不四垂者，山丹也。茎叶似山丹而高，红花带黄而四垂，上有黑斑点，其子先结在枝叶间者，卷丹也。卷丹以四月结子，秋时开花，根似百合。其山丹四月开花，根小少瓣。盖一类三种也。"经考证，苏颂《本草图经》认为百合有两种，花红黄，有黑斑点，细叶的应该是卷丹，苏颂认为不能入药。李时珍总结前面的本草记载，《本草纲目》百合有三种的描述与《中国药典》2020版百合的来源相一致。

【来源】为百合科植物卷丹 *Lilium lancifolium* Thunb.、百合 *Lilium brownii* F.E.Brown var. viridulum Baker 或细叶百合 *Lilium pumilum* DC. 的干燥肉质鳞叶。

【植物形态】

1. 卷丹　鳞茎近宽球形，高约 3.5cm，直径 4~8cm；鳞片宽卵形，长 2.5~3cm，宽 1.4~2.5cm，白色。茎高 0.8~1.5 米，带紫色条纹，具白色绵毛。叶散生，矩圆状披针形或披针形，长 6.5~9cm，宽 1~1.8cm，两面近无毛，先端有白毛，边缘有乳头状突起，有 5~7 条脉，上部叶腋有珠芽。花 3~6 朵或更多；苞片叶状，先端钝，有白绵毛；花梗长 6.5~9cm，紫色，有白色绵毛；花下垂，花被片披针形，反卷，橙红色，有紫黑色斑点；外轮花被片长 6~10cm，宽

1~2cm；内轮花被片稍宽，蜜腺两边有乳头状突起，尚有流苏状突起；雄蕊四面张开；蒴果狭长卵形，长3~4cm。花期7~8月，果期9~10月。（图21-1）

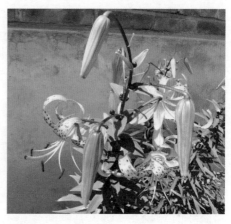

图21-1 卷丹

2.野百合 鳞茎球形，直径2~4.5cm；鳞片披针形，长1.8~4cm，宽0.8~1.4cm，无节，白色。茎高0.7~2米，有的有紫色条纹，有的下部有小乳头状突起。叶散生，通常自下向上渐小，披针形、窄披针形至条形，长7~15cm，宽1~2cm，先端渐尖，基部渐狭，具5~7脉，全缘，两面无毛。花单生或几朵排成近伞形；花梗长3~10cm，稍弯；苞片披针形，长3~9cm，宽0.6~1.8cm；花喇叭形，有香气，乳白色，外面稍带紫色，无斑点，向外张开或先端外弯而不卷，长13~18cm；外轮花被片宽2~4.3cm，先端尖；内轮花被片宽3.4~5cm，蜜腺两边具小乳头状突起；蒴果矩圆形，长4.5~6cm，宽约3.5cm，有棱，具多数种子。花期5~6月，果期9~10月（茎上部无珠芽）。

变种百合与野百合的区别在于叶倒披针形至倒卵形。

3.细叶百合（山丹） 鳞茎卵形或圆锥形，高2.5~4.5cm，直径2~3cm；鳞片矩圆形或长卵形，长2~3.5cm，宽1~1.5cm，白色。茎高15~60cm，有小乳头状突起，有的带紫色条纹。叶散生于茎中部，条形，长3.5~9cm，宽1.5~3mm，中脉下面突出，边缘有乳头状突起。花单生或数朵排成总状花序，鲜红色，通常无斑点，有时有少数斑点，下垂；花被片反卷，长4~4.5cm，宽0.8~1.1cm，蜜腺两边有乳头状突起；蒴果矩圆形，长2cm，宽1.2~1.8cm。花期7~8月，果期9~10月（茎上部无珠芽）。

【采收加工】百合的栽培主要用鳞片和小鳞茎繁殖，鳞片、小鳞茎繁殖成苗后需再移栽，移栽 2~3 年后即可采收。

《中国药典》规定为秋季采挖，洗净，剥取鳞叶，置沸水中略烫，干燥。有些地区采收后将鳞茎洗净，从基部横切一刀，使鳞片分开，然后于开水中烫 5~10 分钟，当鳞片边缘变软，背面微裂时，迅速捞起，放清水冲洗去黏液，薄摊晒干或炕干。

【药材性状】本品呈长椭圆形，长 2~5cm，宽 1~2cm，中部厚 1.3~4mm。表面黄白色至淡棕黄色，有的微带紫色，有数条纵直平行的白色维管束。顶端稍尖，基部较宽，边缘薄，微波状，略向内弯曲。质硬而脆，断面较平坦，角质样。气微，味微苦。均以肉厚、质硬、色白者为佳。（图 21-2）

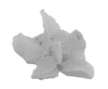

2cm

图 21-2 百合（左为熏硫，右为无硫）

【饮片炮制】

1.百合 即百合药材除去杂质。

2.蜜百合 取净百合，照蜜炙法炒至不粘手。每 100kg 百合，用炼蜜 5kg。

孙宝惠 经验

对于百合的鉴定十分重视味苦这个特征，认为性状描述的味道应该是药材或饮片的真实味道，百合归心经能清心安神，《中国药典》在其性味归经里面描述的甘，寒，归心、肺经，只是在强调百合是养阴药，理论上属于甘能补益。药用百合都是有苦味的，而食用百合多没有苦味，没有苦味的食用百合是不可以药用的，严重熏硫后出现酸味也是不可以入药的，熏硫后开始发白，但后期也会发黄，所以熏硫货多反复熏硫；就三种百合而言百合鳞叶窄小而略厚；卷丹较宽而片薄；细叶百合粗大而色暗，详述如下。

卷丹鳞叶呈长椭圆形，顶端较尖，基部较宽，边缘薄。微波状，常向内卷曲，长 2~3.5cm，宽 1~3cm。厚 1~3mm，表面乳白色或淡黄棕色，光滑，半透明，有纵直的脉纹 3~8 条。质硬脆，易折断，断面较平坦，角质样。无臭，味微。百合鳞叶长 1.5~3cm，宽 0.5~1cm，厚约至 4mm，有脉纹 3~5 条，有的不明显。细叶百合鳞叶长至 5.5cm，宽至 2.5cm，厚至 3.5mm，色较暗，脉纹大多不明显。

【理化鉴别】见 2020 年版《中国药典》。

【伪劣品】

1. 食用百合一　来源为百合科植物兰州百合 *Lilium davidii* var. *willmottiae*（E. H. Wilson）Raffill 的干燥鳞茎，俗称"甜百合"，主产于甘肃兰州，在兰州已有 150 多年的栽培历史。含糖量高、粗纤维少、肉质细腻是兰州百合的主要特点。

本品呈长椭圆形，长 2~5cm，宽 1.5~3cm，中部厚 1~2mm。表面淡黄白色，半透明，有数条纵直平行的白色维管束，对光透视更为明显。顶端稍尖，基部较宽，边缘薄，微波状，略向内弯曲。质硬而脆，断面较平坦，角质样。气微，味甜。

2. 食用的百合二　来源为百合科植物白花百合 *Lilium brownii* var. *viridulum* 的干燥鳞茎，又称龙牙百合（菜百合），主产于江西永丰、湖南隆回、安化。

其形状与卷丹较为相似，但一般较卷丹略大。主要区别，一是表面的纵直脉纹十分明显，个别甚至略为突出表面；二是卷丹口尝微有苦味，而菜百合无苦味。

3. 山百合　来源为百合科植物川百合 *Lilium davidii* Duch.、淡黄花百合 *Lilium sulphureum* Baker、湖北百合 *Lilium henryi* Baker 或南川百合 *Lilium rosthornii* Diels 的干燥肉质鳞叶。川百合产于西北、西南地区；淡黄花百合产于西南地区及广西；湖北百合产于江西、湖北、贵州省；南川百合产于湖北、四川、贵州，为贵州省少数民族用药。

川百合：鳞叶长椭圆形或长圆形，长 2.5~5.5cm，宽约 1.2cm，厚 0.1~0.3cm。表面类白色或淡黄棕色，顶端稍尖，基部略宽，边缘薄，略向内弯曲。质硬而脆，折断面角质样。无臭，味微苦。

淡黄花百合：鳞叶长椭圆形、披针形或三角状卵形，长 2~7cm，宽约 0.6~3cm。表面暗红至紫红色。

湖北百合：鳞叶长圆形，长 3~4cm，宽 1~1.2cm。表面淡白色。

南川百合：鳞叶长圆形或长圆状披针形，长 2~2.5cm，宽 0.5~1cm。表面紫褐色。收载于《贵州省中药材、民族药材质量标准》2003 年版。

4. 北百合　来源为百合科植物轮叶百合 *Lilium distichum* Nakai 和毛百合 *Lilium dauricum* Ker Gawl. 的干燥肉质鳞叶。秋季采挖，洗净，剥取鳞叶，置沸水中略烫，干燥。产于黑龙江、辽宁等地。

呈长椭圆形，长 0.5~1.2cm，宽 3~5mm，厚约 2mm。表面类白色或淡棕黄色，有脉纹 3 条，或不明显，顶端尖，基部较宽，边缘薄，中间厚。质脆，断面平坦，角质样。气微，味微苦。养阴润肺，清心安神。用于肺热咳嗽，劳嗽咳血，虚烦惊悸，失眠多梦，精神恍惚。

5. 米百合　来源为百合科植物东北百合（轮叶百合）*Lilium distichum* Nakai 的干燥肉质鳞叶。

鳞片呈长椭圆形，长 0.3~2cm，宽 3~6mm，顶端稍尖，基部较宽，边缘薄，略弯曲，表面黄白色或淡棕黄色。质硬脆，断面角质样。味微苦。养阴润肺，清心安神。用于阴虚久咳，痰中带血，虚烦惊悸。

（何　培　薛紫鲸）

浙贝母
FRITILLARIAE THUNBERGII BULBUS

【本草考证】《神农本草经》："味辛平。主伤寒烦热，淋沥邪气，疝瘕，喉痹乳难，金疮，风痉。一名空草。"《本草经集注》："今出近道（句容茅山或江苏南京附近），形似聚贝子，故名贝母。断谷服之不饥。"《新修本草》云："贝母，其叶似大蒜，四月蒜熟时采良。若十月苗枯，根亦不佳也。"《本草图经》云："根有瓣子，黄白色，如聚贝子，故名贝母。二月生苗，茎细，青色，叶亦青。"《本草汇言》："贝母……必以川者为妙。若解痈毒，破癥结，消实痰，敷恶疮，又以土者为佳。然川者味淡性优。土者（浙贝母）味苦性劣，二者以分别用。"明《本草述》："川贝母小儿尖白者良，浙贝母极大而圆，色黄。"吴仪洛《本草从新》："川产开瓣，圆正底平者良，浙江产形大，亦能化痰，散结，解毒……"浙贝母始载于《本草纲目拾遗》，赵学敏引《百花镜》谓："浙贝出象山，俗呼象贝母。"又引叶闇斋云："宁波象山所出贝母，亦分两瓣，味苦而不甜，其顶平而不尖，不能如川贝之象荷花蕊也。"张璐《本经逢原》称贝母"川者味甘最佳，西者味薄次之，象山者微苦又次之"。

经考证可知，古代所用贝母品种较多，《神农本草经》中的贝母，经考证应为葫芦科的土贝母，本草中的产浙江象山的浙贝母与现今所用浙贝母基本一致。

【来源】为百合科植物浙贝母 *Fritillara thunbergii* Miq. 的干燥鳞茎。

【植物形态】植株长 50~80cm。鳞茎由 2 枚鳞片组成，直径 1.5~3cm。叶在最下面的对生或散生，向上常兼有散生、对生和轮生的，近条形至披针形，长 7~11cm，宽 1~2.5cm，先端不卷曲或稍弯曲。花 1~6 朵，淡黄色，有时稍带淡紫色，顶端的花具 3~4 枚叶状苞片，其余的具 2 枚苞片；苞片先端卷曲；花被片长 2.5~3.5cm，宽约 1cm，内外轮相似；雄蕊长约为花被片的 2/5；花药近基部着生，花丝无小乳突；柱头裂片长 1.5~2mm。蒴果长 2~2.2cm，宽约 2.5cm，棱上有约 6~8mm 的翅。花期 3~4 月，果期 5 月。

【药材性状】

1.大贝　为鳞茎外层的单瓣鳞叶，略呈新月形，高 1~2cm，直径 2~3.5cm。外表面类白色至淡黄色，内表面白色或淡棕色，被有白色粉末。质硬而脆，易折断，断面白色至黄白色，富粉性。气微，味微苦。

2.珠贝　为完整的鳞茎，呈扁圆形，高 1~1.5cm，直径 1~2.5cm。表面类白色，外层鳞叶 2 瓣，肥厚，略似肾形，互相抱合，内有小鳞叶 2~3 枚和干缩的残茎。（图 22-1）

【饮片炮制】除去杂质，洗净，润透，切厚片，干燥；或打成碎块。

浙贝片　为鳞茎外层的单瓣鳞叶切成的片。椭圆形或类圆形，直径 1~2cm，边缘表面淡黄色，切面平坦，粉白色。质脆，易折断，断面粉白色，富粉性。（图 22-2）

孙宝惠 经验

通过考察浙贝母产地加工，发现产地加工有不去外皮，并有用硫黄反复熏蒸的情况。现代加工方法为直接晒干或烘干，较少使用传统的加工方法。另外，在实际情况下，珠贝小鳞叶超过 3 枚的也都作为合格品。

【规格等级】

1.元宝贝　统货：干货。为鳞茎外层的单瓣片，呈半圆形。表面白色或黄白色。质坚实。断面粉白色。味甘微苦，无僵个、杂质、虫蛀、霉变。

2.珠贝　统货：干货。为完整的鳞茎，呈扁圆形。断面白色或黄白色。质坚实断面粉白色。味甘微苦。大小不分，间有松块、僵个、次贝。无杂质、虫蛀、霉变。

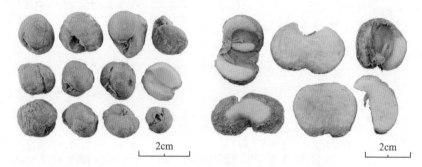

图 22-1　浙贝母

图 22-2　浙贝母（珠贝）无硫

【显微鉴别】【理化鉴别】见 2020 年版《中国药典》。

【伪劣品】东贝母　来源为百合科植物东贝母 *Fritillaria thunbergii* Miq. var. *chekiangensis* Hsiao et K.C.Hsia 的干燥鳞茎。立夏至芒种之间采收，挖取鳞茎，洗净，擦去外皮，浸石灰水两天，漂清，晒干主产于浙江磐安、东阳、永康、缙云也有少量栽培。

本品形似珠贝母稍扁长，比珠贝小 3/4 或 4/5。鳞片两瓣大小相近，多抱合或一瓣稍大，顶端稍平，常见一瓣稍高于另一瓣，间或分离为两瓣。表面色洁白，粗糙，气微，味苦。性味苦，寒。能清热化痰，开郁散结。用于风热、燥热，痰火咳嗽，肺痈，瘰疬，疮毒，心胸郁闷。

（程月召　薛紫鲸）

白 芷

ANGELICAE DAHURICAE RADIX

【本草考证】始载于《神农本草经》，被列为中品。《名医别录》：
"白芷生河东（今河北、河南、山东等地）川谷下泽，二月、八月采
根曝干。"陶弘景曰："今出近道，处处有，近下湿地，东间甚多。"
《本草图经》："白芷，今所在有之，吴地（今江苏、浙江、安徽、江
西、湖北等地）尤多，根长尺余，白色，粗细不等。枝秆去地五寸
以上。春生叶，相对婆娑，紫色，阔三指许。花白微黄，入伏后结
子，立秋后苗枯。二、八月采根，曝干，以黄泽者为佳。"《本草纲
目》沿用了《本草图经》中对白芷的描述。《滇南本草》和《植物名
实图考》中所载的滇白芷和白芷系指独活属的植物糙叶独活。

经考证，历代白芷产地、形态特征与今所用杭白芷、白芷原植
物基本相近。而《滇南本草》和《植物名实图考》中记载的滇白芷
和白芷系指独活属的植物糙叶独活。

【来源】为伞形科植物白芷 Angelica dahurica（Fisch. ex Hoffm.）
Benth. et Hook. f. 或杭白芷 Angelica dahurica（Fisch. ex Hoffm.）Benth.
et Hook. f. var. formosana（Boiss.）Shan et Yuan 的干燥根。

【植物形态】

1. 白芷（原变种）　多年生高大草本，高 1~2.5m。根圆柱形，有
分枝，直径 3~5cm，外表皮黄褐色至褐色，有浓烈气味。茎基部直
径 2~5cm，有时可达 7~8cm，通常带紫色，中空，有纵长沟纹。基
生叶一回羽状分裂，有长柄，叶柄下部有管状抱茎边缘膜质的叶鞘；
茎上部叶二至三回羽状分裂，叶片轮廓为卵形至三角形，下部为囊
状膨大的膜质叶鞘，无毛或稀有毛，常带紫色；末回裂片长圆形、
卵形或线状披针形，多无柄，基部两侧常不等大，沿叶轴下延成翅
状；花序下方的叶简化成无叶的、显著膨大的囊状叶鞘，外面无
毛。复伞形花序顶生或侧生，直径 10~30cm，花序梗长 5~20cm，花

序梗、伞辐和花柄均有短糙毛；伞辐 18~40，中央主伞有时伞辐多至 70；总苞片通常缺或有 1~2，成长卵形膨大的鞘；小总苞片 5~10 余，线状披针形，膜质，花白色；无萼齿；花瓣倒卵形，顶端内曲成凹头状；果实长圆形至卵圆形，黄棕色，背

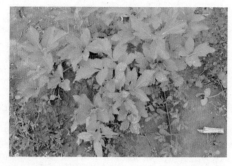

图 23-1　白芷

棱扁，棱槽中有油管 1，合生面油管 2。花期 7~8 月，果期 8~9 月。（图 23-1）

2. 杭白芷（变种）　本种与白芷的植物形态基本一致，但植株高 1~1.5m。茎及叶鞘多为黄绿色。根长圆锥形，上部近方形，表面灰棕色，有多数较大的皮孔样横向突起，略排列成数纵行，质硬较重，断面白色，粉性大。

3. 祁白芷或禹白芷（变种）　本种的植物形态与杭白芷一致。根圆锥形，表面灰黄色至黄棕色，皮孔样的横向突起散生，断面灰白色，粉性略差，油性较大。（据考察，安国所种白芷药材来源植物白芷较高大，而并非《植物志》所描述的形态，与杭白芷基本一致，对于断面粉性还是油性的问题在采收加工下论述。）

【采收加工】

孙宝惠 经验

　　白芷的采收因秋播和春播而有所不同，秋播者在白露前后播种，一般不早于处暑，不晚于秋分，过早可能导致第二年提前抽薹开花，过晚则会导致出苗缓慢，苗弱。安国的春播在清明前后。春播者当年 10 月下旬以后霜降至立冬采挖，秋播者于第二年小暑至大暑之间采收习称"伏白芷"。一般认为秋播者不易走油，质量最佳。1986 年以前安国的祁白芷以秋播为主，质量优，是道地药材

之一，但 1986 年以后药农在春天间苗时，将间苗的白芷重新栽种，由于主根受伤后导致侧根发达，药材性状略似独活。现在安国多春播，霜降后采收，在不允许熏硫的情况下细胞不易死亡，淀粉可以转化为糖，导致白芷断面显糖性或油性而不是粉性，有效成分含量较高，一般只作为药厂投料用。现在亳州等地仍然秋播夏收，夏天细胞容易死亡，淀粉不能转化为糖类，而显粉性，如果是烘干的，其粉性会强于晒干者，烘干较快的一般也不会在表面产生抽沟，但如果烘的温度过高有可能导致药材产生空腔。白芷因采收加工导致的药材粉性、糖性之差异类似西洋参的软和硬之分，也与冬小麦与春小麦有类似之处。

【药材性状】除去杂质，大小分开，略浸，润透，切厚片，干燥。

1. 白芷　本品呈长圆锥形，长 10~25cm，直径 1.5~2.5cm。表面灰棕色或黄棕色，根头部钝四棱形或近圆形，具纵皱纹、支根痕及皮孔样的横向突起，有的排列成四纵行。顶端有凹陷的茎痕。质坚实，断面白色或灰白色，粉性，形成层环棕色，近方形或近圆形，皮部散有多数棕色油点。气芳香，味辛、微苦。

2. 杭白芷　根圆锥形，头粗尾细，分枝少，有的稍弯曲，状如胡萝卜。长 10~25cm，直径 1.5~2.5cm，表面灰或黄棕色，根头部近方形或类方形，有纵皱纹。有多数较大的皮孔样横向突起，俗称"疙瘩丁"。长 0.5~1cm，排列成近四纵行，体顶端有凹陷的茎痕。质硬较重，断面白色或灰白色，粉性足，形成层环棕色，近方形，皮部密布棕色油点，气芳香浓郁，味辛微苦。

3. 川白芷　根粗，状如胡萝卜，无细尾，"疙瘩丁"较少，外皮细洁，气芳香浓郁，亦为佳品，产南方红土者，表面红色，称"红皮白芷"。（图 23-2）

4. 禹白芷　根呈圆锥形，较杭白芷、川白芷为细，皮孔细小且散在不成四列。较光洁，俗称"小棒槌"，断面形成层环圆形，气微稍淡。

5.祁白芷　根条细长，有支根，表面呈黄棕色，较瘦，有抽沟，断面粉性小，似糖心，形成层环棕色，香气淡。

【饮片炮制】本品呈类圆形的厚片。外表皮灰棕色或黄棕色。切面白色或灰白色，具粉性，形成层环棕色，近方形或近圆形，皮部散有多数棕色油点。气芳香，味辛、微苦。（图23-3）

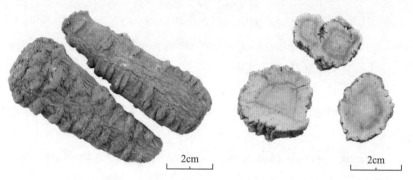

2cm

2cm

图23-2　川白芷　　　　　　　　图23-3　无硫白芷饮片

孙宝惠 经验

　　当今市场产量较大、质量较优质的是川白芷，白芷最大的特点是气芳香，白芷的气芳香不同于一般的解表药如紫苏等香气的表浅，白芷香气醇厚可透达深层，故可祛寒湿，为鼻渊要药。白芷除了道地性差异外，还存在外皮颜色的差异，即使是同一畦里的白芷，其外皮颜色也有红、白之分，可见并不是土质颜色所导致的，杭白芷较白芷个头大，表面粗糙，皮孔大而明显，排成近四纵行，断面白色，粉性足，详见如下。

　　白芷：根圆锥形，直径1.5~2cm。表面灰黄色至黄棕色，光滑，有支根痕，皮孔样横向突起散生，顶端有凹陷的茎痕。质硬，断面灰白色，显粉性，皮部散有多数棕色油点。形成层环圆形，棕色。

杭白芷：根圆锥形，直径 2~2.5cm，上部近方形或类方形，表面灰棕色，有多数较大的皮孔样横向突起，长 0.5~1cm，排列成近四纵行，体形圆而具 4 条棱脊，顶端有凹陷的茎痕。质硬较重，断面白色，粉性足，根上部的形成层环近方形，皮部密布棕色油点。

【规格等级】

一等：干货。呈圆锥形。表面灰白色或黄白色。体坚。断面白色或黄白色，具粉性。有香气，味辛微苦。每千克 36 支以内。无空心、黑心、芦头、油条、杂质、虫蛀、霉变。

二等：干货。呈圆锥形。表面灰白色或黄白色。体坚。断面白色或黄白色，具粉性。有香气，味辛微苦。每千克 60 支以内。无空心、黑心、芦头、油条、杂质、虫蛀、霉变。

三等：干货。呈圆锥形。表面灰白色或白黄色。具粉性。有香气，味辛微苦。每千克 60 支以外，顶端直径不得小于 0.7cm。间有白芷尾、黑心、异状、油条，但总数不得超过 20%。无杂质、霉变。

【显微鉴别】【理化鉴别】详见 2020 年版《中国药典》。

【伪劣品】主要为熏硫白芷，采收加工不合理导致的抽沟糖性白芷，以及打籽后的腐朽松泡白芷，根头部多枯朽等。（图 23-4）

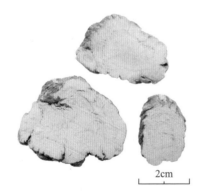

2cm

图 23-4 熏硫白芷饮片

（宋军娜　薛紫鲸）

麦 冬
OPHIOPOGONIS RADIX

【本草考证】麦冬又名麦门冬。始载于《神农本草经》，历代本草均有记述。宋代《本草图经》始有较为详细的植物形态和生境的记述，云："麦门冬，生函谷川谷及堤肥土石间久废处，今所在有之。叶青似莎草，长及尺余，四季不凋。根黄白色，有须根作连珠，形似麦颗，故名麦门冬。"从有关麦冬植物形态、生境等的描述来看，与现今百合科植物沿阶草属及山麦冬属相似。明代李时珍曰："此草根似麦而有须，其叶如韭，凌冬不凋，故谓之麦门冬。"又云："古人惟用野生者。后世所用多是种莳而成。"沿阶草属 Ophiopogon 植物花梗较短，常下弯，藏于叶丛内，子房半下位；山麦冬属 Liriope 植物花梗较长直立，露出叶丛外，子房上位，这些属间的主要区别特征与《证类本草》随州麦门冬和睦州麦门冬的药图基本吻合，与《中国药典》收载的麦冬和山麦冬的原植物也基本一致。

从历代本草记述来看，麦门冬的别名虽多，但并未流传成常用名。药材名只有"麦门冬"和"麦冬"。根据本草记载的麦门冬主要产地、原植物的形态特征和药用情况，可以初步推断历代本草记载的麦冬主要产于我国浙江建德、四川绵阳、湖北襄阳及周边地区。

【来源】为百合科植物麦冬 Ophiopogon japonicus（L.f）Ker-Gawl. 的干燥块根。

【植物形态】根较粗，中间或近末端常膨大成椭圆形或纺锤形的小块根；小块根长 1~1.5cm，或更长些，宽 5~10mm，淡褐黄色；地下走茎细长，直径 1~2mm，节上具膜质的鞘。茎很短，叶基生成丛，禾叶状，长 10~50cm，少数更长些，宽 1.5~3.5mm，具 3~7 条脉，边缘具细锯齿。花葶长 6~15cm，通常比叶短得多，总状花序长 2~5cm，或有时更长些，具几朵至十几朵花；花单生或成对着生于苞片腋内；苞片披针形，先端渐尖，最下面的长可达 7~8mm；花梗长 3~4mm，关节位于中部以上或近中部；花被片常稍下垂而不展开，披针形，长约 5mm，白色或淡紫色；花药三角状披针形，长 2.5~3mm；花柱长约 4mm，较粗，宽约 1mm，基部宽阔，向上渐狭。种子球形，直径 7~8mm。花期 5~8 月，果期 8~9 月。

【药材性状】本品呈纺锤形，两端略尖，长 1.5~3cm，直径 0.3~0.6cm。表面淡黄色或灰黄色，有细纵纹。质柔韧，断面黄白色，半透明，中柱细小。气微香，味甘、微苦。（图 24）

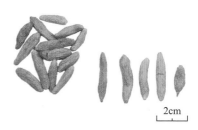

2cm

图 24　川麦冬

【饮片炮制】除去杂质，洗净，润透，轧扁，干燥。

本品为轧扁的纺锤形块片。表面淡黄色或灰黄色，有细纵纹。质柔韧，断面黄白色，半透明，中柱细小。气微香，味甘、微苦。

孙宝惠 经验

　　现在市场绝大多数为川麦冬，但川麦冬的药味较小，浙江的杭麦冬量极少，外观性状品相不及川麦冬，但中柱明显，表面皱纹较深，显得"老气"，如野山参之较圆参，最主要的是药味足，微苦气香，嚼之从鼻中便有香气，山麦冬中的短葶山麦冬皱纹也较大，其性状与杭麦冬较相似，但可以药气是否充足来确定是否为杭麦冬。

【规格等级】

1. 浙麦冬

一等：干货，呈纺锤形半透明体，表面黄白色。质柔韧。断面牙白色，有木质心。味微甜，嚼之有黏性。每 50g 150 只以内。无须根、油粒、烂头、枯子、杂质、霉变。

二等：干货。呈纺锤形半透明体。表面黄白色，质柔韧，断面牙白色，有木心。味微甜。嚼之有黏性。每 50g 280 只以内。无须根、油粒、枯子、烂头、杂质、霉变。

三等：干货。呈纺锤形半透明体。表面黄白色。质柔韧。断面牙白色，有木质心。味微甜，嚼之有黏性。每 50g 280 只以外，最小不低于麦粒大。油粒、烂头不超过 10%。无须根、杂质、霉变。

2. 川麦冬

一等：干货。呈纺锤形半透明体。表面淡白色，木质心细软。味微甜，嚼之少黏性。每 50g 190 粒以内，无须根、乌花、油粒、杂质、霉变。

二等：干货。呈纺锤形半透明体。表面淡白色。断面淡白色。木质心细软。味微甜，嚼之少黏性。每 50g 300 粒以内。无须根、乌花、油粒、杂质、霉变。

三等：干货。呈纺锤形半透明体。表面淡白色。断面淡白色。木质心细软。味微甜，嚼之少黏性。每 50g 300 粒以外，最小不低于麦粒大。间有乌花、油粒不超过 10%，无须根、杂质、霉变。

备注：

（1）麦冬：浙江产者为二三年生，川产者为一年生，质量不同，故分为浙、川两类。各地引种的麦冬，符合哪个标准即按哪个标准分等。

（2）野生麦冬：与家种质量相同者，可按家种麦冬标准分等。

【显微鉴别】【理化鉴别】见 2020 年版《中国药典》。

【伪劣品】

1. 山麦冬　本品为百合科植物湖北麦冬 *Liriope spicata*（Thunb.）Lour. var. *prolifera* Y. T. Ma 或短葶山麦冬 *Liriope muscari*（Decne.）Baily 的干燥块根。夏初采挖，洗净，反复暴晒、堆置，至近干，除去须根，干燥。

2. 湖北麦冬　呈纺锤形，两端略尖，长 1.2~3cm，直径 0.4~0.7cm。表面淡黄色至棕黄色，具不规则纵皱纹。质柔韧，干后质硬脆，易折断，断面淡黄色至棕黄色，角质样，中柱细小。气微，味甜，嚼之发黏。

3.短葶山麦冬　稍扁，长2~5cm，直径0.3~0.8cm，具粗纵纹。味甘、微苦。

孙宝惠 经验

市场上山麦冬以湖北麦冬为主流，中柱细小，较均匀，过硫货一般透明度较大，常见一端有棕褐色的油头，体型细长，且两端为逐渐变细，川麦冬一般较粗短，一般无油头，有时偶见病斑，且两端变细幅度较大，没有明显的渐变过程。但湖北麦冬中不过硫且中柱较粗的混到川麦冬次货中也不易区分，应当引起注意。

（段绪红　薛紫鲸）

葛 根

PUERARIAE LOBATAE RADIX

【本草考证】始载于《神农本草经》被列为中品。《神农本草经》中记载："一名鸡齐根。生川谷。"《本草经集注》："即今之葛根，人皆蒸食之，当取入土深大者，破而日干之，生者捣取汁饮之……南康、庐陵间最胜，多肉而少筋，甘美。但为药用之，不及此间尔。"《食疗本草》云："葛根，蒸食之，消酒毒。其粉亦甚妙。"《本草拾遗》云："根堪作粉。"《本草衍义》云："葛根澧、鼎之间，冬月取生葛，以水中揉出粉，澄成块，先煎汤使沸，后擘成块下汤中，良久，色如胶，其体甚韧，以蜜汤中拌食之。擦少生姜尤佳……彼之人，又切入煮茶中以待宾，但甘而无益。又将生葛根煮熟者，作果卖。虔、吉州、南安军亦如此卖。"《本草纲目》曰："葛有野生，有家种，其蔓延长，取治可作绤纻。其根外紫内白，长者七八尺。其叶有三尖，如枫叶而长。面青背淡，其花成穗，累累相缀、红紫色。其荚如小黄豆荚，亦有毛。其子绿色，扁扁如盐梅子核，生嚼腥气，八九月采之。"《救荒本草》附有葛根图，并云："葛根今处处有之，苗引藤蔓，长二三丈，茎淡紫色，叶颇似楸叶而小色青，开花似豌豆，花粉紫色，结实如皂角而小，根形如手臂……蒸食之，或以水中揉出粉澄滤成块，蒸煮皆可食。"《植物名实图考》载："有种生野生二种。"《证类本草》："葛根生汶山川谷，今处处有之，江浙尤多，春生苗，引藤蔓长一二丈，紫色，叶颇似楸叶而青，七月着花似豌豆花，不结实，根形如手臂，紫黑色。五月五日午时采根曝干，以入土深者为佳。今人多以作粉，食之甚益人。下品有葛粉条，即谓此也。"《本草纲目》："葛有野生，有家种……根外紫内白，长者七八尺。其叶有三尖，如枫叶而长，面青背淡。花成穗，累累相缀，红紫色；荚如小黄豆荚，亦有毛；子绿色，扁扁如盐梅子核，生嚼腥气，八九月采之；宋苏颂谓葛花不结实，误矣。"《植物名实图考》

载："有种生野生二种。"《本草图经》："葛根生汶山川谷，今处处有之，江浙尤多，春生苗，引藤蔓长一二丈，紫色，叶颇似楸叶而青，七月着花似豌豆花，不结实，根形如手臂，紫黑色。五月五日午时采根曝干，以入土深者为佳。今人多以作粉，食之甚益人。下品有葛粉条，即谓此也。"

孙宝惠 经验

①在历代本草文献中，葛根存在着不同的原植物，经考证，它的正品应是豆科野葛 *P. lobata*、甘葛藤 *P.thomosonii* 和食用葛藤 *P. edulis*。唐以前认为野葛入药好，至明清则三者都为正品。②《神农本草经》前记载的野葛，实系指大毒药钩吻（又称大茶药、断肠草）。钩吻为马钱科植物葫蔓藤的藤茎，与豆科植物野葛是同名异药，要加以注意区别。

【来源】为豆科植物野葛 *Pueraria lobata*（Willd.）Ohwi 的干燥根。

【采收加工】秋、冬二季采挖，趁鲜切成厚片或小块；干燥。

【植物形态】本品为豆科植物野葛 *Pueraria lobata*（Willd.）Ohwi。粗壮藤本，长可达 8m，全体被黄色长硬毛，茎基部木质，有粗厚的块状根。羽状复叶具 3 小叶；托叶背着，卵状长圆形，具线条；小托叶线状披针形，与小叶柄等长或较长；小叶三裂，偶尔全缘，顶生小叶宽卵形或斜卵形，长 7~15cm，宽 5~12cm，先端长渐尖，侧生小叶斜卵形，稍小，上面被淡黄色、平伏的蔬柔毛。下面较密；小叶柄被黄褐色绒毛。总状花序长 15~30cm，中部以上有颇密集的花；苞片线状披针形至线形，远比小苞片长，早落；小苞片卵形，长不及 2mm；花 2~3 朵聚生于花序轴的节上；花萼钟形，长8~10mm，被黄褐色柔毛，裂片披针形，渐尖，比萼管略长；花冠长10~12mm，紫色，旗瓣倒卵形，基部有 2 耳及一黄色硬痂状附属体，具短瓣柄，翼瓣镰状，较龙骨瓣为狭，基部有线形、向下的耳，龙骨瓣镰状长圆形，基部有极小、急尖的耳；对旗瓣的1枚雄蕊仅上部离生；子房线形，被毛。荚果长椭圆形，长5~9cm，宽8~11mm，扁平，被褐色长硬毛。花期9~10月，果期11~12月。

产于我国南北各地，除新疆、青海及西藏外，分布几遍全国。生于山地疏或密林中。东南亚至澳大利亚亦有分布。

【药材性状】本品呈纵切的长方形厚片或小方块，长5~35cm，厚0.5~1cm。外皮淡棕色至棕色，有纵皱纹，粗糙。切面黄白色至淡黄棕色，有的纹理明显。质韧，纤维性强。气微，味微甜。

【饮片炮制】除去杂质，洗净，润透，切厚片，晒干。

本品呈不规则的厚片、粗丝或边长为0.5~1.2cm的方块。切面浅黄棕色至棕黄色。质韧，纤维性强。气微，味微甜。（图25-1）

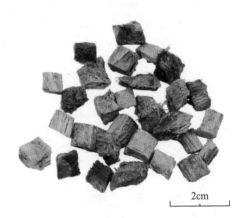

2cm

图25-1 葛根

【显微鉴别】本品粉末淡棕色。淀粉粒单粒球形，直径3~37μm，脐点点状、裂缝状或星状；复粒由2~10分粒组成。纤维多成束，壁厚，木化，周围细胞大多含草酸钙方晶，形成晶纤维，含晶细胞壁木化增厚。石细胞少见，类圆形或多角形，直径38~70μm。具缘纹孔导管较大，具缘纹孔六角形或椭圆形，排列极为紧密。

【理化鉴别】见2020年版《中国药典》。

孙宝惠 经验

一般含量都是合格的，都能有相应的斑点。但市场上有一种较为薄的饮片，检验一般都不合格。饮片较厚的一般检验都合格。

【**伪劣品**】粉葛 来源为豆科植物甘葛藤 *Pueraria thomsonii* Benth. 的干燥根。呈圆柱形、类纺锤形或半圆柱形，长12~15cm，直径4~8cm；有的为纵切或斜切的厚片，大小不一。表面黄白色或淡棕色，未去外皮的呈灰棕色。体重，质硬，富粉性，横切面可见由纤维形成的浅棕色同心性环纹，纵切面可见由纤维形成的数条纵纹。气微，味微甜。(图25-2)

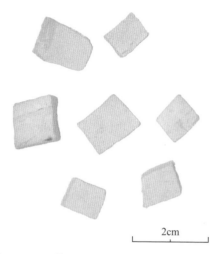

2cm

图25-2　粉葛

（木盼盼　何　培　任亚岚）

牛 膝
ACHYRANTHIS BIDENTATAE RADIX

【本草考证】牛膝始载于《神农本草经》，被列为上品。"一名百倍，生川谷"，因茎节膨大如牛膝盖而得名。补肝肾，强筋骨，逐瘀通经，引血下行。《本草纲目》描述其形态"方茎暴节，叶皆对生，颇似苋叶菜而长且尖鞘，秋月开花作穗，结子状如小鼠负虫，有涩毛，皆贴茎倒生"。陶弘景所称"今出近道，蔡州者最长大柔润"者，就是在今河南的黄河以北大部分地区，即古怀庆府治，包括沁阳、武陟、孟州市、辉县、博爱县一带。《证类本草》中怀牛膝图主根粗而直长，与现时久享盛名的四大怀药之一的"怀牛膝"完全吻合。故怀牛膝为牛膝中最佳品而畅销全国。

除牛膝外，市售品尚有红牛膝、味膝、白牛膝及土牛膝等多种。

【来源】为苋科植物牛膝 *Achyranthes bidentata* Bl. 的干燥根。

【植物形态】多年生草本植物，高 70~120cm；根圆柱形，直径 5~10mm，土黄色；茎有棱角或四方形，绿色或带紫色，有白色贴生或开展柔毛，或近无毛，分枝对生。叶片椭圆形或椭圆披针形，少数倒披针形，长 4.5~12cm，宽 2~7.5cm，顶端尾尖，基部楔形或宽楔形，两面有贴生或开展柔毛；叶柄长 5~30mm，有柔毛。穗状花序顶生及腋生，总花梗长 1~2cm，有白色柔毛；花多数，密生；苞片宽卵形，顶端长渐尖；小苞片刺状，顶端弯曲，基部两侧各有 1 卵形膜质小裂片，花被片披针形；胞果矩圆形，长 2~2.5mm，黄褐色，光滑。种子矩圆形，长 1mm，黄褐色。花期 7~9 月，果期 9~10 月。（图 26-1）

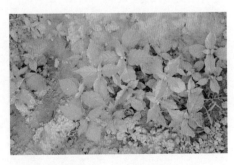

图 26-1　牛膝

【药材性状】本品呈细长圆柱形，挺直或稍弯曲，长 15~70cm，直径 0.4~1cm。表面灰黄色或淡棕色，有微扭曲的细纵皱纹、排列稀疏的侧根痕和横长皮孔样的突起。质硬脆，易折断，受潮后变软，断面平坦，淡棕色，略呈角质样而油润，中心维管束木质部较大，黄白色，其外周散有多数黄白色点状维管束，断续排列成 2~4 轮。气微，味微甜而稍苦涩。（图 26-2）

【饮片炮制】

1. 牛膝　除去杂质，洗净，润透，除去残留芦头，切段，干燥。

本品呈圆柱形的段。外表皮灰黄色或淡棕色，有微细的纵皱纹及横长皮孔。质硬脆，易折断，受潮变软。切面平坦，淡棕色或棕色，略呈角质样而油润，中心维管束木部较大，黄白色，其外围散有多数黄白色点状维管束，断续排列成 2~4 轮。气微，味微甜而稍苦涩。（图 26-3）

2. 酒牛膝　取净牛膝段，照酒炙法炒干。

本品形如牛膝段，表面色略深，偶见焦斑。微有酒香气。

孙宝惠 经验

　　牛膝的主要问题是熏硫、走油及受冻等情况，注意断面的形态及颜色即可。

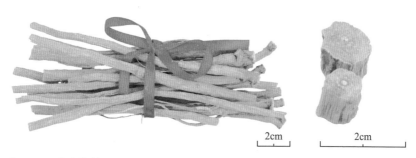

2cm

2cm

图 26-2　牛膝药材

图 26-3　牛膝饮片

【规格等级】

一等：（头肥）干货。呈长条圆柱形。内外黄白色或浅棕色。味淡微甜。中部直径 0.6cm 以上，长 50cm 以上。根条均匀。无冻条、油条、破条、杂质、虫蛀、霉变。

二等：（二肥）干货。呈长条圆柱形。内外黄白色或浅棕色。味淡微甜。中部直径 0.4cm 以上，长 35cm 以上。根条均匀。无冻条、油条、破条、杂质、虫蛀、霉变。

三等：（平条）干货。根呈长条圆柱形。内外黄白色或浅棕色。味淡微甜。中部直径 0.4cm 以下，但不小于 0.2cm，长短不分，间有冻条、油条、破条。无杂质、虫蛀、霉变。

备注：怀牛膝的等级，是按主产区河南省制订的。其他地区，凡引种此品种者，亦按此规定分等级。

【显微鉴别】【理化鉴别】见 2020 年版《中国药典》。

【伪品】土牛膝　来源为苋科植物土牛膝 *Achyranthes aspera* L. 的干燥根及根茎。收载于《湖南地标 2009 版》。

本品呈细长圆柱形，长 20~30cm，直径 0.3~0.6cm。表面灰黄色，粗糙，有细纵皱纹和支根痕。质脆，易折断，断面具数层排列成环的小点。气微，味微甜而涩。

（谭喆天　薛紫鲸）

山 药
DIOSCOREAE RHIZOMA

【本草考证】始载于《神农本草经》，被列为上品。名为"薯蓣"。有关山药产地的最早记载见春秋战国时期《山海经》，"景山北望少泽，其草多薯蓣"，景山在今山西闻喜县。宋代以前山药产地在山西、河南、山东、浙江、江苏、安徽、江西、四川等地，其中评价出产"佳"或"良"的产地，各种本草说法不同。明代以后本草对山药产地的记载，转述了前代记述，对于出产"佳"或"良"的产地的记载逐渐集中到河南古怀庆府。《本草品汇精要》载："今河南者佳。"根据本草考证，在唐以前是主要使用野生品时期，表现为产地分散，记载品质优良的产地不确定；从宋开始到清中期是山药栽培品与野生品混用时期，这段时间的特点是山药的栽培已经有一定规模，河南怀庆产者药用品质优良逐渐为人所认识，但医药界仍认为野生品优于栽培品。清中后期后是栽培品得到广泛应用的时期。《名医别录》的"嵩高山"、《本草图经》的"汴洛"、怀庆府，均在河南省黄河两岸地区。《名医别录》记载：薯蓣"二月、八月采根曝干"。《本草图经》记载："今人冬春采刮之"。《本草蒙筌》记"秋采曝干。"山药采收时间变化大致开始在明代，根据考证，明代山药栽培已经很广泛，推论山药采收时间的变化可能与山药的栽培有关。雷敩曰：薯蓣"采得以铜刀刮去赤皮，洗去涎，蒸过曝干用。"苏颂《本草图经》记载："采白根，刮去黄皮，以水浸之，糁白矾末少许入水中，经宿净洗去涎，焙干用。"寇宗奭曰："冬月以布裹手，用竹刀刮去皮，于屋檐下风迳处，盛竹筛中，不得见日色。一夕干五分，俟全干收之。"由此可知，历代本草记载山药干燥方法是用刀刮去外皮，用水洗或用矾水浸泡去涎（黏液），曝干或烘干，而用硫黄熏，堆闷出水的内容，未见于本草方书记载。

综上，现代山药产地加工技术起源于20世纪初，与过去的方法最大的不同是用硫黄熏蒸工艺，也是当今影响中药材安全性的争议之处。

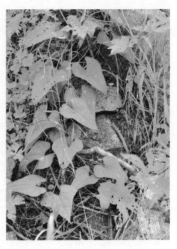

图 27-1　薯蓣

【来源】本品为薯蓣科植物薯蓣 *Dioscorea opposita* Thunb. 的干燥根茎。

【植物形态】缠绕草质藤本。块茎长圆柱形，垂直生长，长可达 1 米多，断面干时白色。茎通常带紫红色，无毛。单叶，在茎下部的互生，中部以上的对生，很少 3 叶轮生；叶片变异大，卵状三角形至宽卵形或戟形，顶端渐尖，基部深心形、宽心形或近截形，边缘常 3 浅裂至 3 深裂；幼苗时一般叶片为宽卵形或卵圆形，基部深心形。叶腋内常有珠芽。雌雄异株。雄花序为穗状花序，花序轴明显地呈"之"字状曲折；苞片和花被片有紫褐色斑点；雄花的外轮花被片为宽卵形，内轮卵形，较小；雄蕊 6。雌花序为穗状花序，1~3 个着生于叶腋。蒴果不反折，三棱状扁圆形或三棱状圆形，外面有白粉；种子着生于每室中轴中部，四周有膜质翅。花期 6~9 月，果期 7~11 月。(图 27-1)

【药材性状】

1. 毛山药　本品略呈圆柱形，弯曲而稍扁，长 15~30cm，直径 1.5~6cm。表面黄白色或淡黄色，有纵沟、纵皱纹及须根痕，偶有浅棕色外皮残留。体重，质坚实，不易折断，断面白色，粉性。气微，味淡、微酸，嚼之发黏。(图 27-2)

2. 山药片　为不规则的厚片，皱缩不平，切面白色或黄白色，质坚脆，粉性。气微，味淡、微酸。

3. 光山药　呈圆柱形，两端平

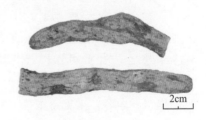

2cm

图 27-2　毛山药

齐，长 9~18cm，直径 1.5~3cm。表面光滑，白色或黄白色。

【饮片炮制】

1.山药　取毛山药或光山药除去杂质，分开大小个，泡润至透，切厚片，干燥。

切片者呈类圆形的厚片。表面类白色或淡黄白色，质脆，易折断，切面类白色，富粉性。

2.山药片　取山药片，除去杂质。

为不规则的厚片，皱缩不平，切面白色或黄白色，质坚脆，粉性。气微，味淡、微酸。

3.麸炒山药　取毛山药片或光山药片，照麸炒法炒至黄色。

本品形如毛山药片或光山药片，切面黄白色或微黄色，偶见焦斑，略有焦香气。

孙宝惠 经验

安国所产山药多为"小白嘴"品种，一般做食品或礼品食用，行情不佳时也做药用，作为食用时一般新产者口感面而不甜，月余后又面且甜，第二年春天后则甜而不面，与成分转化有关。

铁棍山药断面微微发乳黄色，细腻，质地坚实，质脆易折断，析出水液少，固形物含量高；小白嘴断面杏仁白，显颗粒状，水多，质地略疏松，皮薄；怀山药扁，断面白，细腻，坚实，略带韧性，固形物含量高，皮略厚。

【规格等级】

1.光山药

一等：干货。呈圆柱形，条均挺直，光滑圆润，两头平齐。内外均匀为白色。质坚实，粉性足。味淡。长 15cm 以上，直径 2.3cm 以上。无裂痕、空心、炸头、杂质、虫蛀、霉变。

二等：干货。呈圆柱形，条均挺直，光滑圆润，两头平齐。内外均匀为白色。质坚实，粉性足。味淡。长 13cm 以上，直径 1.7cm

以上。无裂痕、空心、炸头、杂质、虫蛀、霉变。

三等：干货。呈圆柱形。条均挺直，光滑圆润，两头平齐。内外均为白色。质坚实，粉性足。味淡。长 10cm 以上，直径 1cm 以上。无裂痕、空心、炸头、杂质、虫蛀、霉变。

四等：干货。呈圆柱形，条均挺直，光滑圆润，两头平齐。内外均为白色。质坚实，粉性足。味淡。直径 0.8cm 以上，长短不分，间有碎块。无杂质、虫蛀、霉变。

2. 毛山药

一等：干货。呈长条形，弯曲稍扁，有顺皱纹或抽沟，去净外皮。内外均为白色或黄白色，有粉性。味淡。长 15cm 以上，中部围粗 10cm 以上。无破裂、空心、黄筋、杂质、虫蛀、霉变。

二等：干货。呈长条形，弯曲稍扁，有顺皱纹或抽沟，去净外皮。内外均为白色或黄白色，有粉性。味淡。长 10cm 以上，中部围粗 6cm 以上。无破裂、空心、黄筋、杂质、虫蛀、霉变。

三等：干货。呈长条形，弯曲稍扁，有顺皱纹或抽沟，去净外皮。内外均为白色或黄白色，有粉性。味淡。长 10cm 以上，中部围粗 3cm 以上。间有碎块。无杂质、虫蛀、霉变。

备注：

（1）山药的规格，是指长条形家种山药加工的，不包括野生山药或家种山药的加工品。

（2）光山药与毛山药的疗效相同，为节省劳力和费用，国内销售应以毛山药为主。

（3）毛山药长条形稍扁、两头粗细不一，故按中部围粗划分等级。光山药加工搓圆品，条干粗细均匀，故仍按直径大小分等。

【显微鉴别】【理化鉴别】见 2020 年版《中国药典》。

【伪劣品】

1. **参薯** 来源为薯蓣科植物参薯 *Dioscorea alata* L. 的干燥块茎。主产于广东、广西、湖南、福建、浙江；四川、贵州、云南、湖北、江西、台湾等地亦有种植。

本品呈不规则圆柱形、圆锥形或棒状，有的稍弯曲，两端较细，长 7~25cm，直径 1~8cm。表面黄白色、淡棕色至棕黄色，有不规则纵皱纹，常具未除尽的栓皮痕迹。有时可见须根痕。残留栓皮较厚，黄褐色或红褐色，木质斑块鲜土黄色，较易剥落。质坚实，断面淡黄白色，粉性，有少数淡棕色点状物。无臭，味甘，微酸，嚼之发黏。

参薯的块茎收载于《江西省中药材标准》1996 年版，药用块茎。具有健脾，补肺，益精气，消肿，止痛的功能。《福建省中药材标准》2006 年版，将参薯块茎药材称：福建山药。《湖南省中药材标准》2009 年版将薯蓣科植物参薯 *Dioscorea alata* L. 和褐苞薯蓣 *D. persimillis* Prain et Burkill 干燥圆锥形或圆锥形块茎药材称"山药"。因与《中国药典》山药为"同名异物"，标准无效。

2. 广山药　其来源为薯蓣科植物褐苞薯蓣 *Dioscorea persimilis* Prain et Burk. 或山薯 *D. fordii* Prain et Burkill 的干燥块茎。药材名为山药或广山药。

3. 木薯　其来源为大戟科植物木薯 *Manibot esculenta* Crantz 的干燥块根。主产于我国南方。

常呈切片状，宽 1.5~3cm，外皮多已除去，残留外皮棕色或棕褐色。切面白色，粉性，近皮部可见明显的筋脉环纹，中央有一小木心及放射状的黄色小点，有的有裂隙。味淡。

（段绪红　薛紫鲸）

桔 梗
PLATYCODONIS RADIX

【本草考证】桔梗入药始载于《神农本草经》，被列为下品，一名荠苨。陶弘景《名医别录》："桔梗，近道处处有，叶名隐忍，二三月生，可煮食之。俗方用此，乃名荠苨。今别有荠苨，能解药毒，所谓乱人参者便是，非此桔梗，而叶甚相似，但荠苨叶下光明滑泽无毛为异，叶生又不如人参相对者尔"。《唐本草》："人参苗似五加阔短，茎圆，有三四丫，丫头有五叶。陶引荠苨乱人参，谬矣。且荠苨、桔梗，又有叶差互者，亦有叶三四对者，皆一茎直上，叶既相乱，唯以根有心无心为别尔"。《证类本草》（引图经）："今在处有之。根如小指大，黄白色。春生苗，茎高尺余。叶似杏叶而长椭，四叶相对而生，嫩时亦可煮食之。夏开花紫碧色，颇似牵牛花，秋后结子，八月采根……其根有心，无心者乃荠苨也。李时珍谓："此草之根结实而梗直，故名。桔梗荠苨乃一类，有甜、苦二种，故本经桔梗一名荠苨，而今俗呼荠苨，为甜桔梗也"。《植物名实图考》："桔梗，本经下品，处处有之。三四叶攒生一处，花未开时如僧帽，开时有尖瓣，不纯，似牵牛花。"

桔梗有两种，一种为药用桔梗，一种味甜，为甜桔梗。

【来源】为桔梗科植物桔梗 *Platycodon grandiflorum*（Jacq.）A.DC. 干燥根。

【植物形态】茎高 20~120cm，通常无毛，偶密被短毛，不分枝，极少上部分枝。叶全部轮生，部分轮生至全部互生，无柄或有极短的柄，叶片卵形，卵状椭圆形至披针形，长 2~7cm，宽 0.5~3.5cm，基部宽楔形至圆钝，顶端急尖，上面无毛而绿色，下面常无毛而有白粉，有时脉上有短毛或瘤突状毛，边缘具细锯齿。花单朵顶生，或数朵集成假总状花序，或有花序分枝而集成圆锥花序；花萼筒部半圆球状或圆球状倒锥形，被白粉，裂片三角形，或狭三角

形，有时齿状；花冠大，长
1.5~4.0cm，蓝色或紫色。蒴
果球状，或球状倒圆锥形，或
倒卵状，长 1~2.5cm，直径约
1cm。花期7~9月。产东北、
华北、华东、华中各省以及广
东、广西（北部）、贵州、云
南东南部（蒙自、砚山、文

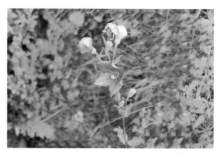

图 28-1　桔梗（邯郸涉县）

山）、四川（平武、凉山以东）、陕西。朝鲜、日本、俄罗斯的远东
和东西伯利亚地区的南部也有。生于海拔 2000 米以下的阳处草丛、
灌丛中，少生于林下。模式标本采自俄罗斯西伯利亚。根药用，含
桔梗皂苷，有止咳、祛痰、消炎（治肋膜炎）等效。（图 28-1）

【药材性状】本品呈圆柱形或略呈纺锤形，下部渐细，有的有分
枝，略扭曲，长 7~20cm，直径 0.7~2cm。表面淡黄白色至黄色，不
去外皮者表面黄棕色至灰棕色，具纵扭皱沟，并有横长的皮孔样斑
痕及支根痕，上部有横纹。有的顶
端有较短的根茎或不明显，其上有
数个半月形茎痕。质脆，断面不平
坦，形成层环棕色，皮部黄白色，
有裂隙，木部淡黄色。气微，味微
甜后苦。（图 28-2）

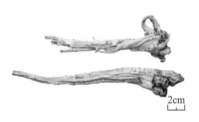

图 28-2　桔梗药材

【饮片炮制】桔梗　除去杂质，
洗净，润透，切厚片，干燥。

本品呈椭圆形或不规则厚片。
外皮多已除去或偶有残留。切面皮
部黄白色，较窄；形成层环纹明
显，棕色；木部宽，有较多裂隙。
气微，味微甜后苦。（图 28-3）

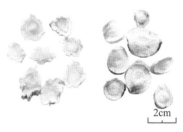

图 28-3　桔梗趁鲜切片，左为已去
外皮，右为未去外皮

桔　梗　135

桔梗在《中国药典》中并不要求一定去外皮，但去外皮后利于干燥。南桔梗的芦头十分明显，现在市场存在一部分因生长年限短而含量不合格的桔梗药材或饮片，性状中传统描述的金井玉栏对于无硫货桔梗比较明显，熏硫后断面的金井会变得不明显，味微甜后苦也很重要，伪品丝石竹味苦而辣。

【规格等级】

1. 南桔梗

一等：干货。呈顺直的长条形，去净粗皮及细梢。表面白色。体坚实。断面皮层白色，中间淡黄色。味甘苦辛。上部直径 1.4cm 以上，长 14cm 以上。无杂质、虫蛀、霉变。

二等：干货。呈顺直的长条形，去净粗皮及细梢。表面白色。体坚实。断面皮层白色，中间淡黄色。味甘苦辛。上部直径 1cm 以上，长 12cm 以上。无杂质、虫蛀、霉变。

三等：干货。呈顺直的长条形，去净粗皮及细梢。表面白色。体坚实。断面皮层白色，中间淡黄色，味甘苦辛。上部直径不低于 0.5cm，长度不低于 7cm。无杂质、虫蛀、霉变。

2. 北桔梗　统货：干货。呈纺锤形或圆柱形，多细长弯曲，有分枝。去净粗皮。表面白色或淡黄白色。体松泡。断面皮层白色。中间淡黄白色。味甘。大小长短不分，上部直径不低于 0.5cm。无杂质、虫蛀、霉变。

备注：

（1）桔梗由于各产地规格等级不同，暂分为南、北二类。南桔梗主产于安徽、江苏、浙江等地。北桔梗主产于东北、华北等地。

（2）家种桔梗须照南桔梗标准收购。

【显微鉴别】【理化鉴别】见 2020 年版《中国药典》。

【伪劣品】

1. 丝石竹　来源于石竹科植物丝石竹 *Gypsophila oldhamiana* Miq. 的根。圆柱形或圆锥形，直径 0.5~3.5cm。表面棕黄色或灰棕黄色（去栓皮者黄白色，可见残存棕色栓皮），有扭曲的纵沟纹，近根头处有多数突起的圆形支根痕及细环纹。体轻，质坚实，断面不平坦，有黄白色相间纹理。气微弱，味苦而辣。

2. 增重桔梗　为桔梗饮片经镁盐或焦亚硫酸钠增重而成。该品呈椭圆形或不规则厚片。表面暗棕色，切面泛白，可见白色粉末附着。解剖镜下可见白色透明结晶物，口尝微咸，有刺舌感。

3. 迷果芹　来源为伞形科植物迷果芹 *Sphallerocarpus gracilis* (Bess.) K.–Pol. 的干燥根。20 世纪 80 年代，在河北安国有种植，药农称之为"南沙参"，也可见于伪充党参、家种防风、北沙参之中。

（何　培　薛紫鲸）

乌 药

LINDERAE RADIX

【本草考证】本品始载于《开宝本草》。《本草图经》曰："今台州、雷州、衡州亦有之，以天台者为胜，木似茶槚，高五七尺。叶微圆而尖，作三丫，面青背白，五月开细花，黄白色；六月结实。如山芍药而极粗大者，又似钓樟根。"《本草纲目》云："吴、楚山中极多，人以为薪，根叶皆有香气。"

结合产地与植物特征的描述，古今所用的乌药是相同的，均来源于樟科植物乌药。

【来源】为樟科植物乌药 *Lindera aggregata*（Sims）Kosterm. 的干燥块根。

【植物形态】常绿灌木或小乔木，高可达 5m，胸径 4cm；树皮灰褐色；根有纺锤状或结节状膨胀，一般长 3.5~8cm，直径 0.7~2.5cm，外面棕黄色至棕黑色，表面有细皱纹，有香味，微苦，有刺激性清凉感。幼枝青绿色，具纵向细条纹，密被金黄色绢毛，后渐脱落，老时无毛，干时褐色。顶芽长椭圆形。叶互生，卵形、椭圆形至近圆形，通常长 2.7~5cm，宽 1.5~4cm，有时可长达 7cm，先端长渐尖或尾尖，基部圆形，革质或有时近革质，上面绿色，有光泽，下面苍白色，幼时密被棕褐色柔毛，后渐脱落，偶见残存斑块状黑褐色毛片，两面有小凹窝，三出脉，中脉及第一对侧脉上面通常凹下，少有凸出，下面明显凸出；叶柄长 0.5~1cm，有褐色柔毛，后毛被渐脱落。伞形花序腋生，无总梗，常 6~8 花序集生于一 1~2mm 长的短枝上，每花序有一苞片，一般有花 7 朵；果卵形或有时近圆形，长 0.6~1cm，直径 4~7mm。花期 3~4 月，果期 5~11 月。

【药材性状】本品多呈纺锤状，略弯曲，有的中部收缩成连珠状，长 6~15cm，直径 1~3cm。表面黄棕色或黄褐色，有纵皱纹及稀疏的细根痕。质坚硬。切片厚 0.2~2mm，切面黄白色或淡黄棕色，射线放射状，可见年轮环纹，中心颜色较深。气香，味微苦、辛，有清凉感。

质老、不呈纺锤状的直根，不可供药用。

【饮片炮制】乌药 未切片者，除去细根，大小分开，浸透，切薄片，干燥。

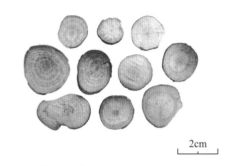

本品呈类圆形的薄片。外表皮黄棕色或黄褐色。切面黄白色或淡黄棕色，射线放射状，可见年轮环纹。质脆。气香，味微苦、辛，有清凉感。（图29）

2cm

图29　乌药饮片

【显微鉴别】【理化鉴别】见2020年版《中国药典》。

【伪劣品】乌药茎　来源为樟科植物乌药 Lindera aggregata（Sims）Kos~term. 的干燥地上藤茎。

孙宝惠 经验

乌药以连珠状、质嫩、粉性大、断面浅棕色者为佳。质老、柴性大者、不呈纺锤状的直根不可供药用。现在市场上存在乌药的地上茎横切冒充乌药的情况，但地上茎横切有髓而无粉性，不可以作为乌药入药。

（程月召　薛紫鲸）

泽 泻
ALISMATIS RHIZOMA

【本草考证】泽泻始载于《诗经》，称为"莄"，其曰："彼汾一曲，言采其莄，彼其之子，美如玉。"据陆玑《诗疏》注解："言采其莄，莄，今泽泻也。"泽泻作为药物使用，首载于《神农本草经》，并被列为上品。《名医别录》中云："泽泻生汝南池泽"，名为：泽泻。《药物出产辨》："泽泻产福建省建宁府为上；其次，江西省、四川省均有出，但甜味以四川为浓厚。市上所售者，以福建为多。"

【来源】为泽泻科植物泽泻 *Alisma orientale*（Sam.）Juzep. 的干燥块茎。

【植物形态】多年生水生或沼生草本。块茎直径1~2cm，或较大。叶多数；挺水叶宽披针形、椭圆形，长3.5~11.5cm，宽1.3~6.8cm，先端渐尖，基部近圆形或浅心形，叶脉5~7条，叶柄长3.2~34cm，较粗壮，基部渐宽，边缘窄膜质。花葶高35~90cm，或更高。花序长20~70cm，具3~9轮分枝，每轮分枝3~9枚；花两性，直径约6cm；花梗不等长，1~2.5cm；瘦果椭圆形，长1.5~2cm，宽1~1.2cm，背部具1~2条浅沟，腹部自果喙处凸起，呈膜质翅，两侧果皮纸质，半透明，或否，果喙长约0.5cm，自腹侧中上部伸出。种子紫红色，长约1.1cm，宽约0.8cm。花果期5~9月。（图30-1）

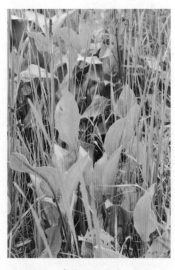

图30-1 泽泻原植物

【药材性状】本品呈类球形、椭圆形或卵圆形，长2~7cm，直径2~6cm。表面淡黄色至淡黄棕色，有不规则的横向环状浅沟纹和多数细小

突起的须根痕，底部有的有瘤状芽痕。质坚实，断面黄白色，粉性，有多数细孔。气微，味微苦。（图30-2）

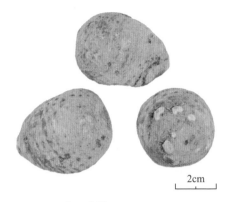

图30-2　泽泻药材

【饮片炮制】

1.泽泻　除去杂质，稍浸，润透，切厚片，干燥。

本品呈圆形或椭圆形厚片。外表皮淡黄色至淡黄棕色，可见细小突起的须根痕。切面黄白色至淡黄色，粉性，有多数细孔。气微，味微苦。

2.盐泽泻　取泽泻片，照盐水炙法炒干。

本品形如泽泻片，表面淡黄棕色或黄褐色，偶见焦斑。味微咸。

【规格等级】

1.建泽泻

一等：干货。呈椭圆形，撞净外皮及须根。表面黄白色，有细小突出的须根痕。质坚硬。断面浅黄白色，细腻有粉性。味甘微苦。每千克32个以内。无双花、焦枯、杂质、虫蛀、霉变。

二等：干货。呈椭圆形或卵圆形，撞净外皮及须根。表面灰白色，有细小突起的须根痕。质坚硬。断面黄白色，细腻有粉性。味甘微苦。每千克56个以内。无双花、焦枯、杂质、虫蛀、霉变。

三等：干货。呈类球形，撞净外皮及须根。表面黄白色，有细小突起的须根痕。质坚硬。断面浅黄白色或灰白色，细腻有粉性。味甘微苦。每千克56个以外，最小直径不小于2.5cm，间有双花、轻微焦枯，但不超过10%，无杂质、虫蛀、霉变。

2.川泽泻

一等：干货。呈卵圆形，撞净粗皮及须根，底部有瘤状小疙瘩。表面灰黄色。质坚硬。断面淡黄白色。味甘微苦，每千克50个以内。无焦枯、碎块、杂质、虫蛀、霉变。

二等：干货。呈卵圆形，撞净粗皮及须根，底部有瘤状小疙瘩，表面灰黄色。质坚硬。断面淡黄白色。味甘微苦。每千克50个以外，最小直径不小于2cm。间有少量焦枯、碎块，但不超过10%。无杂质、虫蛀、霉变。

备注：泽泻根据主产区福建、四川分为建泽泻与川泽泻两个品种。其他地区引自何地，即按当地标准执行。

【显微鉴别】【理化鉴别】见2020年版《中国药典》。

【伪劣品】黑心、糖心泽泻

孙宝惠 经验

多数产区是先用刀在泽泻的球茎周围划一圈，使部分须根划断，再将植株拔起，然后小心除去球茎周围的泥土及残根，除留中心叶外，其余叶子除去。如把中心小叶去掉，加工干燥时，会从心叶伤口流出黑色汁液，烤干后发生凹陷，产生"糖心""黑心"影响产量和品质。产地加工将挖回的泽泻，可先摊放在晒场上暴晒1~2天后再烘烤，也可直接烘烤。刚烘烤时，火力可先大后小，隔24小时翻焙1次，并清除去泥土杂物。第2天后，火力要小些，隔12小时上下翻动1次，再次清除泥土杂质，并在泽泻上加盖保温。烤到第3天时，要趁热将泽泻取下，放到撞笼或去毛机内撞去须根及表皮，然后堆集在一起用麻袋等物盖住，使其发汗，3~5天后再继续烘烤。火力要小，并经常上下翻动，直到干透。最后取出干燥的泽泻再次放到撞笼或去毛机内撞去残余的须根及外皮，即成商品。

（谭喆天　薛紫鲸）

苍 术

ATRACTYLODIS RHIZOMA

【本草考证】始载于《神农本草经》名为"术"，尚未分苍术、白术。《名医别录》则分为苍术与白术二种。《本草纲目》中李时珍曰："根如老姜之状，苍黑色，肉白有油膏。"

经考证苍术所用品种与当今苍术特征基本一致。

【来源】为菊科植物茅苍术 *Atractylodes lancea*（Thunb.）DC. 或北苍术 *Atractylodes chinensis*（DC.）Koidz. 的干燥根茎。

【植物形态】根状茎平卧或斜生，粗长或通常呈疙瘩状，生多数等粗等长或近等长的不定根。茎直立，高30~100cm，单生或少数茎成簇生，下部或中部以下常呈紫红色，不分枝或上部但少有自下部分枝的，全部茎枝被稀疏的蛛丝状毛或无毛。

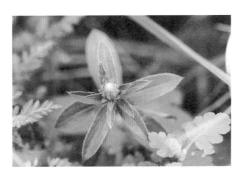

图 31-1　茅苍术

基部叶花期脱落；中下部茎叶长 8~12cm，宽 5~8cm，3~5 羽状深裂或半裂，基部楔形或宽楔形，几无柄，扩大半抱茎，或基部渐狭成长达 3.5cm 的叶柄；全部叶质地硬，硬纸质，两面同色，绿色，无毛，边缘或裂片边缘有针刺状缘毛或三角形刺齿或重刺齿。头状花序单生茎枝顶端，但不形成明显的花序式排列，植株有多数或少数（2~5 个）头状花序。瘦果倒卵圆状，被稠密的顺向贴伏的白色长直毛，有时变稀毛。冠毛刚毛褐色或污白色，长 7~8mm，羽毛状，基部连合成环。花果期 6~10 月。（图 31-1）

中国植物志只收载"苍术"，拉丁名同茅苍术，简介如上。

北苍术与茅苍术不同点在于：叶片较宽，卵形或狭卵形，一般羽状 5 深裂，茎上部叶 3~5 羽状浅裂或不裂。头状花序稍宽。

【采收加工】家种的苍术需要生长 2~3 年后收获。茅苍术多在秋季采挖，但以秋后至第二年初春苗未出土前采挖的质量好。野生茅苍术，春、夏、秋季都可以采挖，有研究表明以 8 月份采收的质量最好。尽量避免挖断根茎或擦破表皮。茅苍术采挖后，除净泥土、残茎，晒干去掉毛须。北苍术采挖后，去掉泥土，晒至四五成干时装入筐内，撞掉须根，即呈黑褐色，再晒至六七成干，撞第二次，直至大部分老皮撞掉后，晒至全干时再撞第三次，到表皮呈黄褐色为止。

【药材性状】

1.茅苍术　呈不规则连珠状或结节状圆柱形，略弯曲，偶有分枝，长 3~10cm，直径 1~2cm。表面灰棕色，有皱纹、横曲纹及残留须根，顶端具茎痕或残留茎基。质坚实，断面黄白色或灰白色，散有多数橙黄色或棕红色油室，暴露稍久，可析出白色细针状结晶。气香特异，味微甘、辛、苦。（图 31-2，图 31-3）

2.北苍术　呈疙瘩块状或结节状圆柱形，长 4~9cm，直径 1~2cm。表面黑棕色，除去外皮者黄棕色。质较疏松，断面散有黄棕色油室。香气较淡，味辛、苦。

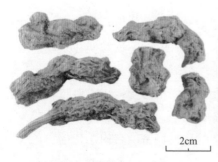

2cm

图 31-2　湖北野生茅苍术

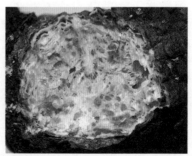

图 31-3　苍术断面

【饮片炮制】

1.苍术　本品呈不规则类圆形或条形厚片。外表皮灰棕色至黄棕色，有皱纹，有时可见根痕。切面黄白色或灰白色，散有多数橙黄色或棕红色油室，有的可析出白色细针状结晶。气香特异，味微甘、辛、苦。

2.麸炒苍术　本品形如苍术片，表面深黄色，散有多数棕褐色油室。有焦香气。

【规格等级】

1.茅苍术　统货：干货。呈不规则连珠状的圆柱形，略弯曲。表面灰黑色或灰褐色。质坚。断面黄白色，有朱砂点，露出稍久，有白毛状结晶体，气浓香，味微甜而辛。中部直径 0.8cm 以上。无须根，杂质、虫蛀、霉变。

2.北苍术　统货：干货。呈不规则的疙瘩状或结节状。表面黑棕色或棕褐色。质较疏松。断面黄白色或灰白色，散有棕黄色朱砂点。气香。味微甜而辛。中部直径 1cm 以上。无须根、杂质、虫蛀、霉变。

【显微鉴别】【理化鉴别】见 2020 年版《中国药典》。

【伪劣品】

1.关苍术　来源为菊科植物关苍术 *Atractylodes japonica* Koidz. ex Kitam. 的干燥根茎。春秋二季采挖，除去泥沙，晒干，撞去须根。

根茎多呈结节状圆柱形，少数呈不规则块状，长 5~13cm，直径 2~3.5cm。表面褐色，栓皮略粗糙，有细皱和残留的须根及根痕，少数有瘤状突起。有的去除栓皮，表面类白色。质坚硬，可折断，断面浅黄白色或灰白色，略具短纤维性，有少数黄棕色点状油室散在。气特异，味辛、微苦。

日本作白术用，含大量苍术酮。

2.朝鲜苍术　来源为菊科植物朝鲜苍术 *Atractylodes koreana* (Nakai) Kitam. 的干燥根茎。秋季采挖，除去泥沙，晒干，撞去须根。主产于朝鲜，辽宁。

本品呈连珠状圆柱形，粗细较均匀，多平直。表面灰棕色，横断面油室少但明显，几无香气。横断面仅韧皮部显亮蓝色荧光（茅苍术断面不显蓝色荧光，北苍术断面显亮蓝色荧光）。

由于朝鲜较细小，所以多纵切后充当苍术。薄层鉴别中有苍术素。

孙宝惠 经验

正品茅苍术和北苍术油室颜色多发红色，而朝鲜苍术与关苍术新掰开的断面油室颜色多发黄色，时间久后油室颜色也会变成红色。晒干苍术的油室更加明显，两年以上陈货油室的颜色多为棕色。所以依据油室的颜色来判断苍术是否为正品，一定要掰开新的断面进行颜色判断。

传统中药鉴别学术经验要重视性味，中药是靠性味、禀气以及中医药理论下取类比象的思维来发挥作用的，并不是靠单纯的所谓化学成分或有效成分来发挥作用的。靠植物化学的方式进行中药的检验并不全面，尤其是对非专属性成分的检测。就苍术的伪品朝鲜苍术而言同样也含有正品苍术所含有的苍术素，但正品苍术的气香特异，北苍术相对于茅苍术稍弱些，关苍术的气特异为类似臭脚味，朝鲜苍术几乎没有香气，气味不符者，应当按伪品处理。

3. 增重苍术 北苍术掺白矾、芒硝增重后，体重、质坚，表面模糊，有发白的地方，舌舔味咸或微涩并有刺舌感，可增重至 50%。

4. 发霉变质苍术 近年来苍术野生资源匮乏，栽培较困难，有人将半干或鲜品苍术掺入晒干的苍术中销售，经运输贮藏，苍术出现发霉现象。

（郭 龙 薛紫鲸）

玄 参
SCROPHULARIAE RADIX

【本草考证】玄参始记载于《神农本草经》，被列为中品。《中华本草》："以浙江产量大，销全国，并有出口。"宋代《开宝本草》曰："玄参茎方大，高四五尺、紫赤色而有细毛，叶如掌大而长。根生青白，干即紫黑"，明代李时珍释其名曰："玄，黑色也。"并引陶弘景谓："其茎微似人参，故得参名。"显然，因其根色黑而形如参，故名。

孙宝惠 经验

　　冬季茎叶枯萎时采挖，除去根茎、幼芽、须根及泥沙，晒或烘至半干，堆放 3~6 天，反复数次至干燥。产地主要在浙江、四川、湖北、安徽、江苏等地，玄参是著名的"浙八味"之一。据文献记载，玄参原产地在浙江磐安、东阳、仙居、桐乡、缙云等地，故有浙玄参之称。此外，湖北、四川、贵州、江苏、湖南、安徽等省均有栽培。重庆南川区金佛山的土壤、气候、环境等自然条件十分适宜玄参的种植。目前种植面积已达 2.5 万亩，是全国较大的玄参种植基地。贵州道真县的玄参是从浙江引种的，后开始人工种植。道真玄参以量大质优价廉而闻名，是全国比较著名的玄参主要生产基地之一。别名有元参、浙玄参、黑参、正马、鹿肠、馥草、野脂麻等。查阅文献可知：历代本草的描述与现今广泛使用的玄参相同。

　　【来源】为玄参科植物玄参 *Scrophularia ningpoensis* Hemsl. 的干燥根。

　　【植物形态】高大草本，可达 1m 余。支根数条，纺锤形或胡萝卜状膨大，粗可达 3cm 以上。茎四棱形，有浅槽，无翅或有极狭的翅，无毛或多少有白色卷毛，常分枝。叶在茎下部多对生而具柄，上部的有时互生而柄极短，柄长者达4.5cm，叶片多变化，多为卵形，有时上部的为卵状披针形至披针形，基部楔形、圆形或近心形，边缘具细锯齿，稀为不规则的细重锯齿。花序为疏散的大圆锥花序，由顶生和腋生的聚伞圆锥花序合成，长可达50cm，但在较小的植株中，仅有顶生聚伞圆锥花序。蒴果卵圆形，连同短喙长8~9mm。花期6~10月，果期9~11月。（图32-1）

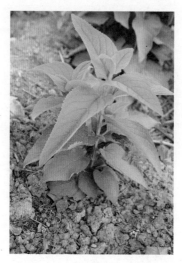

图32-1 玄参

【采收加工】冬季茎叶枯萎时采挖，除去根茎、幼芽、须根及泥沙，晒或烘至半干，堆放3~6天，反复数次至干燥。

【药材性状】本品呈类圆柱形，中间略粗或上粗下细，有的微弯曲，长6~20cm，直径1~3cm。表面灰黄色或灰褐色，有不规则的纵沟、横长皮孔样突起和稀疏的横裂纹和须根痕。质坚实，不易折断，断面黑色，微有光泽。气特异似焦糖，味甘、微苦。（图32-2）

【饮片炮制】除去残留根茎和杂质，洗净，润透，切薄片，干燥；或微泡，蒸透，稍晾，切薄片，干燥。

本品呈类圆形或椭圆形的薄片。外表皮灰黄色或灰褐色。切面黑色，微有光泽，有的具裂隙。气特异似焦糖，味甘、微苦。

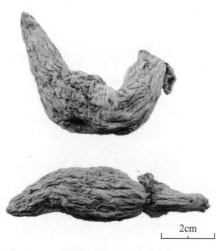

2cm

图32-2 玄参药材

【显微鉴别】本品横切面：皮层较宽，石细胞单个散在或2~5个成群，多角形、类圆形或类方形，壁较厚，层纹明显。韧皮射线多裂隙。形成层成环。木质部射线宽广，亦多裂隙；导管少数，类多角形，直径约至113μm，伴有木纤维。薄壁细胞含核状物。

【理化鉴别】见2020年版《中国药典》。

【伪劣品】

孙宝惠 经验

①土玄参：来源于紫草科植物琉璃草 *Cynoglossum furcatum* Wallich 的干燥根。冬季采挖，洗净，干燥。本品根呈类圆锥形，扭曲，长6~10cm，直径0.5~3cm。根头部膨大，有残留茎基和被白色绵毛的叶柄残基；表面灰褐色或暗棕褐色，有不规则的纵沟及横裂纹，可见横长皮孔及点状的须根痕。质坚实，不易折断，断面不平坦，角质样，木部黄白色。气微，味甘。②来源于毛茛科植物北乌头 *Aconitum kusnezoffii* Reichb. 的干燥块根。其功能为祛风除湿、温经止痛，性味辛、苦、热，有大毒，常以炮制饮片入药。饮片玄参与饮片草乌外观上均为黑色、皱缩，极度易混淆，很难辨别，加之饮片切制不规范就更容易混淆。因此必须认真全面鉴别。首先从外观上即表面和质上辨别；第二从两者气味上辨别，玄参气似焦糖、味甘、微苦，草乌气微、味辛辣、尝之有较持久的麻舌感而刺喉；第三从两者水浸液辨别，玄参呈墨黑色，草乌呈棕黄色。

（郭利霄　段绪红　相聪坤）

知　母
ANEMARRHENAE RHIZOMA

【本草考证】始载于《神农本草经》被列为中品。《神农本草经》记载："味苦寒，主消渴，热中，降邪气，肢体浮肿，下水，补不足，益气。一名蚳母，一名连母，一名野蓼，一名地参，一名水参，一名水浚，一名货母，一名蝭母，生川谷。"《本草经集注》记载："二、八月采，形似菖蒲而柔润，叶至难死，掘出随生，须枯燥乃止"。"生河内川谷"，"今出彭城"。《本草图经》记载："四月开青花、如韭花，八月结实"。"生河内川谷，今瀳河诸郡及解州、滁州亦有之"。《雷公炮炙论》云："凡使，先于槐砧上细锉，焙干，木臼杵捣，勿令犯铁器。"《本草纲目》中对知母的释名为："宿根之旁，初生子根，状如蚳虻之状，故谓之为蚳母，讹为知母、蝭母是也"。"拣肥润里白者，去毛，切"。"引经上行则用酒浸焙干"，"下行，则用盐水润焙"。

孙宝惠 经验

①古今产地有变化，唐代及宋代之前的知母产地主要在河北、山西、河南一带。江苏徐州等也有分布。明朝，知母以河南汲县（今卫辉市），陕西乾县，山西隰县为道地。清朝，知母的产地在河南。民国时期，知母产地在河北东陵和西陵。现今，历代药典收载的知母主要产地在黄河以北，以河北产量大和质量优，以易县的"西陵知母"最为道地，称为"西陵知母"。②知母的炮制，古代主要有酒炙、蜜炙、姜汤浸、盐炙等，以盐炙为主。

【来源】为百合科植物知母 *Anemarrhena asphodeloides* Bge. 的干燥根茎。

孙宝惠 经验

历代药典记载来源均一致。1995 版以前的药典规定未去皮的为"毛知母";去除皮的为"知母肉"。现版药典未规定"知母肉"(有的叫"光知母"),易造成名称混乱。建议药典增加"知母肉",以免市场名称混乱。

【植物形态】根状茎粗 0.5~1.5cm,为残存的叶鞘所覆盖。叶长 15~60cm,宽 1.5~11mm,向先端渐尖而成近丝状,基部渐宽而成鞘状,具多条平行脉,没有明显的中脉。花葶比叶长得多;总状花序通常较长,可达 20~50cm;苞片小,卵

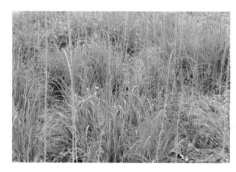

图 33-1　知母

形或卵圆形,先端长渐尖;花粉红色、淡紫色至白色;花被片条形,长 5~10mm,中央具 3 脉,宿存。蒴果狭椭圆形,长 8~13mm,宽 5~6mm,顶端有短喙。种子长 7~10mm。(图 33-1)

孙宝惠 经验

市场上卖知母种子的分为两类,一种是普通的知母,种子相对较小,另外一种是高产的知母,长出来根茎较粗壮,产量也高,种子相对大且饱满,两者种子的价钱也有区别。

【药材性状】本品呈长条状,微弯曲,略扁,偶有分枝,长 3~15cm,直径 0.8~1.5cm,一端有浅黄色的茎叶残痕。表面黄棕色至棕色,上面有一凹沟,具紧密排列的环状节,节上密生黄棕色的残存叶基,由两侧向根茎上方生长;下面隆起而略皱缩,并有凹陷或

突起的点状根痕。质硬，易折断，断面黄白色。气微，味微甜、略苦，嚼之带黏性。（图33-2）

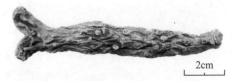

2cm

图33-2　毛知母

【饮片炮制】

1.知母　除去杂质，洗净。润透。切厚片，干燥，去毛屑。

本品为不规则类圆形的厚片。外表皮黄棕色或棕色，可见少量残存的黄棕色叶基纤维和凹陷或突起的点状根痕。切面黄白色至黄色。气微，味微甜、略苦，嚼之带黏性。

2.盐知母　取知母片，照盐水炙法炒干。

本品形如知母片，色黄或微带焦斑。味微咸。

【显微鉴别】【理化鉴别】见2020年版《中国药典》。

【伪劣品】

孙宝惠 经验

药典规定知母药材断面为黄白色至黄色，劣品断面呈姜黄色。

【规格等级】

一等：长＞20cm，直径＞2cm，干燥，质坚，无霉变，虫蛀等现象。

二等：长＞15cm，直径＞1.5cm，干燥，质坚，无霉变，虫蛀等现象。

（郭利霄　何　培）

三 七

NOTOGINSENG RADIX ET RHIZOMA

【本草考证】三七始载于《本草纲目》，李时珍云："生广西南丹诸州番峒深山中，采根曝干，黄黑色，团结者，状略似白及；长者如老干地黄有节。"又记其功效"止血散血定痛，金刃箭伤、跌扑杖疮出血不止者，嚼烂涂，或为末掺之，其血即止。"还提到三七的别名有"金不换"等。李时珍曰："近传一种草，春生苗，夏高三四尺，叶似菊艾而劲厚，有歧尖，茎有赤棱，夏秋开黄花，蕊如金丝盘钮，可爱而气不香，花干则吐絮，如苦荬絮，根叶味甘，治金疮折伤出血及上下血病甚效，云是三七而根大如牛蒡根，与南中来者不类，恐是刘寄奴之属。"此种实为菊科植物菊叶三七 *Gynura segetum* (Lour.) Merr.，至今仍为三七的混淆品。《本草新编》记载："三七根，止血之神药也，无论上、中、下之血，凡有外越者，一味独用亦效，加入于补血补气药中则更神。盖此药得之而无沸腾之患，补药得此而有安静之休也。"《本草纲目拾遗》引《识药辨微》云："人参三七，外表青黄，内肉青黑色，名铜皮铁骨，味甘中带苦，出右江土司，最为上品。"又载："人参补气第一，三七补血第一，三七，为中药之最珍贵者。"《药物出产辨》记载："三七，产广西田州为正道地。近日云南多种，亦可用。以蓝皮蓝肉者为佳，黄皮黄肉者略差。暑天收成者佳，冬天收成者次之。"

孙宝惠 经验

按以上三七形态及生长环境的记述，其原植物与现用五加科三七 *Panax notoginseng* 一致。并可见三七从发现之日起，便被看作一味化瘀止血的名贵中药材，与今之观点相同。云南和广西为三七的道地产区，主产于云南的文山、砚山、马关、广南、富宁等地以及广西的百色地区。三七原产广西，称之为广三七、田七，云南产者后来居上，称为滇三七，成为继广西之后三七新道地产区，其中以云南文山的质量最好，文山的土地为红土地，一般文山三七稍发红。其余四川、湖北、江西等地也有栽培。

【来源】为五加科植物三七 *Panax notoginseng*（Burk.）F.H.Chen 的干燥根和根茎。

孙宝惠 经验

　　从历版《中国药典》来看，三七的药用部位由"根"逐渐变成了"根及根茎"，并明确规定其支根称为"筋条"，根茎称为"剪口"。但是在加工方法上逐渐简化，有些地区的加工方法还在延续1963年版《中国药典》的传统加工方式。

【植物形态】多年生草本植物，高达60cm。根茎短；主根肉质，单生或簇生，纺锤形或圆锥形，表面灰褐色或灰黄色。茎直立，近圆柱形，光滑无毛，绿色或带紫色。掌状复叶，3~4枚轮生于茎顶；小叶3~7，长椭圆形或长圆状倒卵

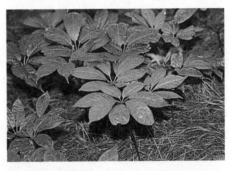

图34-1　三七

形，先端渐尖，基部圆形，长5~15cm，宽2~5cm，边缘具细锯齿，两面脉上被疏刚毛。伞形花序顶生，花序梗从茎顶中央抽出，长15~30cm；花小，两性，淡黄绿色；花萼5裂；花瓣5；雄蕊5；子房下位，花柱2。核果浆果状，近肾形，幼嫩时绿色，熟时红色；种子1~2枚，扁球形。花期6~8月，果期8~10月。（图34-1）

【采收加工】三七种植3~4年后采收。采收期分秋、冬两季。

8~9月，花薹抽出，未开花前采收，称"春七"。若7月摘取花薹，使其根充实饱满，到9月中旬收获更好。11~12月，果实成熟采种后采收的根称"冬七"，根瘦而皱缩，折干率低，产量与质量不如"春七"好。收获前半个月将荫棚拆去，使植株得到充足阳光，根茎长得更好。收获前1周，在离畦面约7~10cm高处，剪去茎秆。收获时用铁耙从畦下坡向上挖，一行行连土挖起，抖去泥土，运回加工。

根洗净泥土，剪去残茎和须根，须根晒干即得商品"绒根"。把摘下须根的三七根暴晒2~3天，根开始变软时，剪下支根和羊肠头（三七的地下茎），分别晒干即得商品"筋条"和"剪口"。剩下的三七头需每日暴晒，当其表面水分减少，发软时用手搓揉，使其内外含水均匀。第一次搓揉时用力要轻，着力均匀；第二次开始可用力搓揉。反复搓揉和暴晒直至三七头全干坚实为止。最后将三七头置于麻袋中，加粗糠或稻谷，反复相互碰撞摩擦，使其外表皮棕黑发亮即得商品。在加工过程中，如遇阴天需用火烘烤，燃料以木炭为好。

【药材性状】主根呈类圆锥形或圆柱形，长1~6cm，直径1~4cm。表面灰褐色或灰黄色，有断续的纵皱纹和支根痕。顶端有茎痕，周围有瘤状突起。体重，质坚实，断面灰绿色、黄绿色或灰白色，木部微呈放射状排列。气微，味苦回甜。（图34-2）

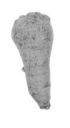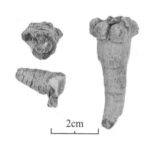

图34-2　三七

筋条呈圆柱形或圆锥形，长2~6cm，上端直径约0.8cm，下端直径约0.3cm。（图34-3）

剪口呈不规则的皱缩块状或条状，表面有数个明显的茎痕及环纹，断面中心灰绿色或白色，边缘深绿色或灰色。（图34-4）

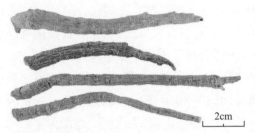 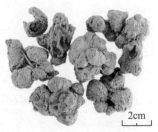

图 34-3　筋条　　　　　　　　　　　　　图 34-4　剪口

【饮片炮制】三七粉　取三七，洗净，干燥，碾成细粉。本品为灰黄色的粉末。气微，味苦回甜。

【规格等级】三七商品主为春三七和冬三七，都按每千克的头数分等，共分为 13 个等级。

1. 春三七　一等：圆柱形或圆锥形（又称萝卜七）。表面灰黄色或黄褐色。质坚实、体重。断面灰褐色或灰绿色。味苦、微甜。每千克在４０头以内，长不超过 6cm。无杂质、虫蛀、霉变。

2. 冬三七　表面多灰黄色，有皱纹或抽沟（拉槽），不饱满，体稍轻，断面黄绿色，无杂质、虫蛀、霉变。13 个等级中其各等头数与春三七相同。

三七名称：3 枝（叶柄）7 叶（每枝小叶）；3 分阳，7 分阴；7 片叶，3 年生，故名。

孙宝惠 经验

据产地调查，三七经籽播两年生采收，称其为"秧子七"，其含量较低，属于劣品。

三七的老产区在广西田阳，古称田州，故药材行业称为"田七"，后来云南文山地区移植生产，产量质量比田阳质优，尤以开化县所产最好，故又有"滇七"及"开化三七"之称，均为栽培品。三七以根粗壮，颗粒大而圆，体重质坚，表面古铜色或青黑色，肉色黑褐带青，习称"铜皮铁骨"及"猴子头"，味苦回甘浓厚者佳。春三七养分足，质优于冬三七。云南文山品质好，加工精细，道地优质，广西所产亦佳，广东引种身体长，质坚而略逊。

【显微鉴别】见 2020 年版《中国药典》。

【理化鉴别】取本品粉末 0.5g，加水 5 滴，搅匀，再加以水饱和的正丁醇 5ml，密塞，振摇 10 分钟，放置 2 小时，离心，取上清液，加 3 倍量以正丁醇饱和的水，摇匀，放置使分层（必要时离心），取正丁醇层，蒸干，残渣加甲醇 1ml 使溶解，作为供试品溶液。另取人参皂苷 Rb_1 对照品、人参皂苷 Re 对照品、人参皂苷 Rg_1 对照品及三七皂苷 R_1 对照品，加甲醇制成每 1ml 各含 0.5mg 的混合溶液，作为对照品溶液。照薄层色谱法（通则 0502）试验，吸取上述两种溶液各 1μl，分别点于同一硅胶 G 薄层板上，以三氯甲烷 – 乙酸乙酯 – 甲醇 – 水（15：40：22：10）10℃以下放置的下层溶液为展开剂，展开，取出，晾干，喷以硫酸溶液（1 → 10），在 105℃加热至斑点显色清晰。供试品色谱中，在与对照品色谱相应的位置上，显相同颜色的斑点；置紫外光灯（365nm）下检视，显相同的荧光斑点。

【伪劣品】

1. 劣品三七　不呈"铜皮铁骨"状，断面发白，可能是死秧的三七或者是经冬发糠的三七。传统的三七呈圆锥或圆柱形，其质量较好，称其为"萝卜七"。头部膨大严重的称为"疙瘩七"，是由于过水、过肥造成，其质量稍次。

2. 子七　又称秧子七。为一年生的三七（为三七倒栽的子苗），个小，体轻，质松泡，用水清洗时漂浮于水面。显微特征等其他特征都合格，但含量比正品三七少一倍。

3. 藤三七　来源为落葵科植物落葵 *Anredera cordifolia*（Tenore）Steenis 的干燥块茎。呈不规则纺锤形或圆柱形，略弯曲，长 3.5~8cm，直径 1~3cm，表面灰褐色，全体有纵皱纹，有瘤状突起及折断后的圆形疤痕，并可见芽和芽痕。质硬脆，断面粉性类白色，经水煮后断面呈黄棕色，角质样。气微，味微甜，嚼之有黏滑感。

4.菊三七　来源为菊科植物菊三七 *Gynura segetum*（Lour.）Merr. 的干燥根茎。混淆名称：土三七、水三七、金不换、血三七、汉三七。性味功效：甘、微苦，温。止血散瘀，解毒消肿。用于跌打损伤，吐血，衄血，便血，崩漏，疮疖痈肿。

5.三七须根　来源为五加科植物三七 *Panax notoginseng*（Burk.）F.H.Chen 的干燥须根。秋季花开前采挖，洗净，分取须根，干燥。其含量比三七低一半。三七剪口有明显的绳子捆绑的痕迹，以小充大。

（郭利霄　侯芳洁）

莪 术
CURCUMAE RHIZOMA

【本草考证】《雷公炮炙论》记载:"凡使,于砂盆中,用醋磨令尽,然后于火畔吸令干,重筛过用。"其中称其为"蓬莪迷"。《新修本草》记载:"郁金,此药苗似姜黄,花白质红,末秋出茎,心无实,根黄赤,取四畔子根,去皮,火干之。生蜀地及西戎,马药用之。破血而补。胡人为之马迷。岭南者有实似小豆蔻,不堪啖。"而《证类本草》关于姜黄记载:"叶、根都似郁金,花春生于根,与苗并出。夏花烂,无子。根有黄、青、白三色。其作之方法,与郁金同尔。"可见其书中记载的郁金和姜黄就是现在的中药莪术,又将其称为迷药。《本草拾遗》记载:"一名蓬莪,黑色;二名迷,黄色;三名波杀,味甘有大毒。"《开宝本草》记载:"蓬莪茂生西戎及广南诸州。叶似蘘荷,子似干椹,茂在根下并生,一好一恶,恶者有毒。西戎人取之,先放羊食,羊不食者弃之。"《本草图经》记载:"今江浙或有之,三月生苗,在田野中。其茎如钱大,高二三尺。叶青白色,长一二尺,大五寸以来,颇类蘘荷。五月有花作穗,黄色,头微紫。根如生姜,而茂在根下,似鸡鸭卵大小不常。九月采,削去粗皮,蒸熟曝干用。"

孙宝惠 经验

通过对历代本草的记载考证可知,莪术在古籍中的名称较多,为"马迷、迷药、蓬莪迷、蓬莪、茂、迷、蓬莪茂、莪迷茂。"从古籍中来看,易将莪术、姜黄、郁金混淆,直到现代才区分开。所以古代所用的莪术应该是现代姜科的植物中的一种,但是不确定具体品种。

【来源】为姜科植物蓬莪术 *Curcuma phaeocaulis* Val.、广西莪术

Curcuma kwangsiensis S.G.Lee et C.F.Liang 或温郁金 *Curcuma wenyujin* Y.H.Chen et C.Ling 的干燥根茎。后者习称"温莪术"。

孙宝惠 经验

　　1963~1985 年版《中国药典》的"*Curcuma zedoaria* Rose."莪术和 1990 年版以后的"蓬莪术 *Curcuma phaeocaulis* Valeton"是一个种。1963 年版药典仅收载一个植物来源"莪术"。1977~1985 年版药典增加了两个植物来源"郁金 *Curcuma aromatica* Salisb."和"广西莪术 *Curcuma kwangsiensis* S.Lee et G.F.Liang"。1990~2010 版药典将"郁金 *Curcuma aromatica* Salisb."修改为"温郁金 *Curcuma wenyujin* Y.H.Chen et C. Ling"。2005~2020 年版药典之后的历版药典将"蓬莪术 *Curcuma phaeocaulis* Valeton."的拉丁名修改为"*Curcuma phaeocaulis* Val."。

【植物形态】

　　1.**广西莪术**　根茎卵球形，长 4~5cm，直径约 2.5~3.5cm，有或多或少呈横纹状的节，节上有残存的褐色、膜质叶鞘，鲜时内部白色或微带淡奶黄色。须根细长，生根茎周围，末端常膨大成近纺锤形块根；块根直径 1.4~1.8cm，内部乳白色。春季抽叶，叶基生，2~5 片，直立；叶片椭圆状披针形，先端短渐尖至渐尖，尖头边缘向腹面微卷，基部渐狭，下延，两面被柔毛；穗状花序从根茎抽出，和具叶的营养茎分开；花期：5~7 月。

　　2.**温郁金**　株高约 1m；根茎肉质，肥大，椭圆形或长椭圆形，黄色，芳香；根端膨大呈纺锤状。叶基生，叶片长圆形，长 30~60cm，宽 10~20cm，顶端具细尾尖，基部渐狭，叶面无毛，叶背无毛；叶柄约与叶片等长。花葶单独由根茎抽出，与叶同时发出或先叶而出，穗状花序圆柱形，长约 15cm，直径约 8cm，花期：4~6 月。（图 35-1）

　　【采收加工】冬季茎叶枯萎后采挖，洗净，蒸或煮至透心，晒干或低温干燥后除去须根和杂质。

【药材性状】

1.蓬莪术　呈卵圆形、长卵形、圆锥形或长纺锤形，顶端多钝尖，基部钝圆，长 2~8cm，直径 1.5~4cm。表面灰黄色至灰棕色，上部环节突起，有圆形微凹的须根痕或残留的须根，有的两侧各有 1 列下陷的芽痕和类圆形的侧生根茎痕，有的可见刀削痕。体重，质坚实，断面灰褐色至蓝褐色，蜡样，常附有灰棕色粉末，皮

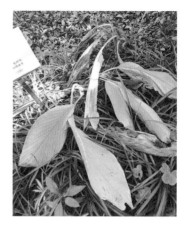

图 35-1　温郁金

层与中柱易分离，内皮层环纹棕褐色。气微香，味微苦而辛。

2.广西莪术　环节稍突起，断面黄棕色至棕色，常附有淡黄色粉末，内皮层环纹黄白色。

3.温莪术　断面黄棕色至棕褐色，常附有淡黄色至黄棕色粉末。气香或微香。（图 35-2）

【饮片炮制】

1.莪术　除去杂质，略泡，洗净，蒸软，切厚片，干燥。

本品呈类圆形或椭圆形的厚片。外表皮灰黄色或灰棕色，有时可见环节或须根

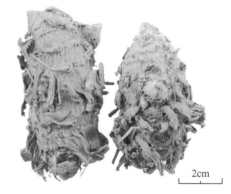

图 35-2　温莪术

痕。切面黄绿色、黄棕色或棕褐色，内皮层环纹明显，散在"筋脉"小点。气微香，味微苦而辛

2.醋莪术　取净莪术，照醋制法煮至透心，取出，稍凉，切厚片，干燥。

本品形如莪术片，色泽加深，角质样，微有醋香气。

孙宝惠 经验

　　蓬莪术个子相对较小，表面较光滑，节间稍长，新鲜时断面发绿，放置一段时间断面变为灰褐色至蓝褐色。温莪术表面最为粗糙，新鲜时断面为白色或者绿色。

【显微鉴别】【理化鉴别】见 2020 年版《中国药典》。

（郭利霄　张　晟）

北沙参
GLEHNIAE RADIX

【本草考证】北沙参,最早名"沙参"始载于《神农本草经》,曰:"生川谷。"《新修本草》描述沙参"丛生,叶似枸杞""今沙参出华州为善"。宋代《本草图经》中不仅记载了两种沙参的形态,而且还绘出了随州沙参、归州沙参、淄州沙参3幅植物图,其中淄州沙参和随州沙参均有轮生叶,是桔梗科沙参属植物,而归州沙参则是伞形科植物,故可推断宋代已出现了南、北沙参同为沙参的植物来源。明代《本草纲目》记载:"沙参处处山原有之。二月生苗,叶如初生小葵叶,而团扁不光。八九月抽茎,高一二尺。茎上之叶,则尖长如枸杞叶,而小有细齿。秋月叶间开小紫花,长一二分,状如铃铎,五出,白蕊,亦有白花者,并结实,大如冬青,中有细子。"此描述应为南沙参的植物特征。"北沙参"出自明代倪朱谟《本草汇言》,清初蒋仪《药镜》首次将北沙参立条。张璐《本经逢原》云:"沙参有南北二种,北者质坚性寒,南者体虚力微。"清吴仪洛《本草从新》也提到:"北沙参……白实长大者良。"清代赵学敏《本草纲目拾遗》对《本草纲目》进行补充修改,将南沙参作为沙参的补充录入,描述"功同北沙参,而力稍逊",显然已将《本草纲目》中收载的"沙参"直接认为是"北沙参"了,可推断当时已多用北沙参。1959年出版的《中药志》记载:"北沙参原植物为伞形科北沙参的根"植物描述及绘图即今之"珊瑚菜"。1963年版《中国药典》正式收载北沙参,明确为"伞形科植物珊瑚菜的根"。

北沙参野生于海边沙滩,栽培于沙土、细沙土或沙质土壤;南沙参则多生于低山草丛中和岩石缝内,也有生于海拔600~700m的草地上或1000~3200m的开旷山坡及林地。由生长环境可见,《神农本草经》"生川谷"之说显然指南沙参,而非北沙参。根据《新修本草》描述来看其符合南沙参茎生叶狭倒卵形或披针形的植物特征,古华州是指今陕西华州区、华阴、潼关等市县及渭北下镇附近，并不沿海，而北沙参野生于海边沙滩。故可推断唐代以前使用的沙参仍为南沙参。

唐代以前使用的沙参为桔梗科植物南沙参，宋代开始出现伞形科植物北沙参与南沙参同时作为沙参使用的情况，清代后北沙参逐渐清晰区别于南沙参，1963年版《中国药典》之后正式明确北沙参为伞形科珊瑚菜的根。

【来源】为伞形科植物珊瑚菜 Glehnia littoralis Fr. Schmidt ex Miq. 的干燥根。

【植物形态】多年生草本植物，全株被白色柔毛。根细长，圆柱形或纺锤形，长20~70cm，直径0.5~1.5cm，表面黄白色。茎露于地面部分较短，分枝，地下部分伸长。叶多数基生，厚质，有长柄，叶柄长5~15cm；叶片轮廓呈圆

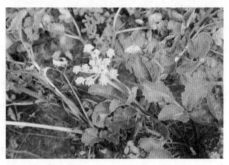

图 36-1　北沙参

卵形至长圆状卵形，三出式分裂至三出式二回羽状分裂，末回裂片倒卵形至卵圆形，长1~6cm，宽0.8~3.5cm，顶端圆形至尖锐，基部楔形至截形，边缘有缺刻状锯齿，齿边缘为白色软骨质；叶柄和叶脉上有细微硬毛；茎生叶与基生叶相似，叶柄基部逐渐膨大成鞘状，有时茎生叶退化成鞘状。复伞形花序顶生，密生浓密的长柔毛，径3~6cm，花序梗有时分枝，长2~6cm；伞辐8~16，不等长，长1~3cm；无总苞片；小伞形花序有花，15~20，花白色；花瓣白色或带堇色；花柱基短圆锥形。果实近圆球形或倒广卵形，长6~13mm，宽6~10mm，密被长柔毛及绒毛，果棱有木栓质翅；分生果的横剖面半圆形。花果期6~8月。（图36-1）

【采收加工】夏、秋二季采挖，除去须根，洗净，稍晾，置沸水

中烫后，除去外皮，干燥。或洗净直接干燥。

【药材性状】本品呈细长圆柱形，偶有分枝，长15~45cm，直径0.4~1.2cm。表面淡黄白色，略粗糙，偶有残存外皮，不去外皮的表面黄棕色。全体有细纵皱纹和纵沟，并有棕黄色点状细根痕；顶端常留有黄棕色根茎残基；上端稍细，中部略

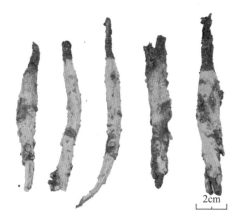

图 36-2　北沙参药材

粗，下部渐细。质脆，易折断，断面皮部浅黄白色，木部黄色。气特异，味微甘。（图 36-2）

【饮片炮制】北沙参　除去杂质，洗净，润透，切厚片，干燥。

【显微鉴别】见 2020 年版《中国药典》。

【伪劣品】

1.南沙参　来源为桔梗科植物轮叶沙参 *Adenophora tetraphylla*（Thunb.）Fisch. 或沙参 *Adenophora stricta* Miq. 的干燥根。春、秋二季采挖，除去须根，洗后趁鲜刮去粗皮，洗净，干燥。呈圆锥形或圆柱形，略弯曲，长 7~27cm，直径 0.8~3cm。表面黄白色或淡棕黄色，凹陷处常有残留粗皮，上部多有深陷横纹，呈断续的环状，下部有纵纹及纵沟。顶端具 1 或 2 个根茎。体轻，质松泡，易折断，断面不平坦，黄白色，多裂隙。无臭，味微甘。南沙参与北沙参主要在名称易出现混淆，质地较为松泡。（图36-3）

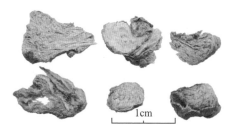

2.迷果芹　来源为伞形科迷果芹 *Sphallerocarpus*

图 36-3　南沙参饮片

gracilis（Bess.）K.–Pol. 的干燥根，圆柱状，少分枝，表面黄棕色，有较多纵皱纹及横长皮孔突起，质轻易折，断面稍平坦，类白色，木质淡黄色，气微，咀嚼之味甜，具胡萝卜气味。

3. 桔梗　来源为桔梗科植物桔梗 *Platycodon grandiflorus*（Jacq.）A. DC. 的干燥根。春、秋二季采挖，洗净，除去须根，趁鲜剥去外皮或不去外皮，干燥。饮片：呈椭圆形或不规则厚片。外皮多已除去或偶有残留。切面皮部类白色，较窄；形成层环纹明显，棕色；木部宽，有较多裂隙。气微，味微甜后苦。两者饮片因其外皮多已除去，切面色泽相近，易混。

区别点：①北沙参皮部较宽木部较小，切面象牙色，晶莹；桔梗皮部较小，占横切面的 1/3，形成层环纹和木射线与木质部束共成的菊花心明显。②北沙参皮部有亮白色荧光，桔梗中央有淡蓝紫色荧光。

在实际工作中，北沙参很容易发生虫蛀现象，所以贮藏养护很重要。

（郭利霄　侯芳洁）

太子参

PSEUDOSTELLARIAE RADIX

【本草考证】太子参之名始见于清代吴仪洛《本草从新》，在人参项下，与参须、参芦并列。谓："太子参，大补元气，虽甚细如参条，短紧坚实而有芦纹，其力不下大参。"《本草纲目拾遗》引《百草镜》记载："太子参即辽参之小者，非别种也，味甘苦，功同辽参。"《中药材品种论述》：市售太子参有两种，一种为石竹科植物孩儿参块根，一种为辽参之小者，小条辽参仍称人参为宜，不必与石竹科太子参相混。

孙宝惠 经验

太子参或孩儿参最早是人参的别名，后有用石竹科孩儿参的根诈冒人参，而托言"太子参"，后发现石竹科孩儿参具有部分类似人参的功效，逐渐成为一个独立的中药品种。

【来源】为石竹科植物孩儿参 *Pseudostellaria heterophylla*（Miq.）Pax ex Pax et Hoffm. 的干燥块根。

1963 年版《中国药典》其药材中文名称为"太子参"，1985 年版《中国药典》其药材名称"太子参（孩儿参）"，从 1990 年版《中国药典》至今又将"孩儿参"的名字去除掉，在名称上有些改动。

【植物形态】多年生草本植物，高 15~20cm。块根长纺锤形，白色，稍带灰黄。茎直立，单生，被 2 列短毛。茎下部叶常 1~2 对，叶片倒披针形，顶端钝尖，基部渐狭呈长柄状，上部叶 2~3 对，叶片宽卵形或菱状卵形，长 3~6cm，宽 2~17mm，顶端渐尖，基部渐狭，上面无毛，下面沿脉疏生柔毛。开花受精花 1~3 朵，腋生或呈聚伞花序；花梗长 1~2cm，有时长达 4cm，被短柔毛；萼片 5，狭披针形，长约 5mm，顶端渐尖，外面及边缘疏生柔毛；花瓣 5，白色，长圆形或倒卵形，长7~8mm，顶端2浅裂。闭花受精花具短梗；萼片疏生多细胞毛。蒴果宽卵形，含少数种子，顶端不裂或3瓣裂；种子褐色，扁圆形，长约1.5mm，具疣状凸起。花期4~7月，果期7~8月。（图37-1）

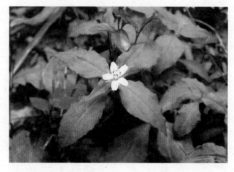

图37-1　太子参

【采收加工】夏季茎叶大部分枯萎时采挖，洗净，除去须根，置沸水中略烫后晒干或直接晒干。

孙宝惠 经验

　　从历版《中国药典》的采收加工上来看，1963年版规定"入沸水中烫透，捞出，略晒，搓去须根，晒干即得"。而之后的历版《中国药典》在采收加工上修改为"置沸水中略烫后晒干或直接晒干"，允许直接晒干。

【药材性状】本品呈细长纺锤形或细长条形，稍弯曲，长3~10cm，直径0.2~0.6cm。表面灰黄色至黄棕色，较光滑，微有纵皱纹，凹陷处有须根痕。顶端有茎痕。质硬而脆，断面较平坦，周边淡黄棕色，中心淡黄白色，角质样。气微，味微甘。（图37-2）

【显微鉴别】见2020年版《中国药典》。

【理化鉴别】取本品粉末1g，加甲醇10ml，温

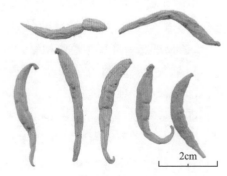

2cm

图37-2　太子参药材

浸，振摇 30 分钟，滤过，滤液浓缩至 1ml，作为供试品溶液，另取太子参对照药材 1g，同法制成对照药材溶液。照薄层色谱法（通则 0502）试验，吸取上述两种溶液各 1μl，分别点于同一硅胶 G 薄层板上，以正丁醇－冰醋酸－水（4∶1∶1）为展开剂，置用展开剂预饱和 15 分钟的展开缸内，展开，取出，晾干，喷以 0.2% 茚三酮乙醇溶液，在 105℃加热至斑点显色清晰。供试品色谱中，在与对照药材色谱相应的位置上，显相同颜色的斑点。

【伪劣品】菜头肾　来源为爵床科植物菜头肾 *Championella sarcorrhiza* C. Ling 的干燥根。细长纺锤形，多弯曲，长 5~12cm，直径 1cm。表面深黄褐色，具细纵皱纹，有时可见须状支根痕。质坚脆，易折断，断面木部黄色。气微，味淡，微甘。长度比太子参长，颜色较太子参颜色深。

（郭利霄　何　培）

续 断

DIPSACI RADIX

【本草考证】续断始载于《神农本草经》："一名龙豆，一名属折。""今皆用茎叶，节节断，皮黄皱，状如鸡脚者，又乎为桑上寄生，恐皆非真。"《本草经集注》记载："而广州又有一藤名续断，一名诺藤，断其茎，器承其汁饮之，疗虚损绝伤，用沐头，又长发。折枝插地即生，恐此又相类。""时人又有接骨树，高丈余许，叶似蒴音，皮主疗金疮，有此接骨名，疑或是。"《本草纲目》记载："续断，属折，接骨，皆以功效名也，接骨以功而名，别名接骨木。"《滇南本草》记载："续断一名鼓槌草，又名和尚头。"《名医别录》："一名接骨，一名南草，一名槐，七八月采，阴干。"从别名看"槐与褢同"又考《广雅疏证》记载："褢，续断"推断可能是一种豆科植物。《新修本草》记载："叶似苎而茎方，根如大蓟，黄白色。"《本草图经》记载："续断生常山山谷……三月以后生苗，干四棱似苎麻，叶亦类之，两两相对而生，四月开花，红白色，似益母花，根如大蓟，赤黄色。"《滇南本草》所载续断与上述本草描述不同，云："续断一名鼓槌草，又名和尚头。"又云："鼓槌草，独苗对叶，苗上开花似槌。气味苦、淡，无毒。"谢宗万考证认为，"鼓槌草""和尚头"是对其球形头状花序的描述，故推断为川续断，因此从《滇南本草》首次引入续断科植物，且为川续断。《植物名实图考》记载："今所用皆川中产。"又曰："今滇中生一种续断，极似芥菜，亦多刺，与大蓟微类。梢端夏出一苞，黑刺如键，大如千日红花苞，开花白，宛如葱花，茎劲，经冬不折。"清代开始川续断已成为续断的唯一正品来源。从《本草经集注》描述来看桑寄生科植物槲寄生 *Vicscum coloratum*（Komar.）Nakai、忍冬科的接骨木 *Sambucus williamsii* Hance. 和麻藤科植物买麻藤 *Gnetum montanum* Markgr. 也曾作为续断的混淆品。从《新修本草》和《本草图经》中的记载来看应该是描述的唇形科植物糙苏。续断在古本草记载中品种较为混乱，其别名较多，涉及豆科、唇形科、桑寄生科等植物。明代的《滇南本草》首次以川续断 Dipsacus asper Wall. ex Henry 入药，一直延续至今。

【来源】为川续断科植物川续断 Dipsacus asper Wall. ex Henry 的干燥根。

孙宝惠 经验

　　1963 年版《中国药典》续断的来源有两个，其中"续断 Dipsacus japonicus Miq."原植物为日本续断，从 1977~2015 年版《中国药典》均只收载为续断科川续断作为续断的唯一来源。

【植物形态】多年生草本植物，高达 2m；主根 1 条或在根茎上生出数条，圆柱形，黄褐色，稍肉质；茎中空，具 6~8 条棱，棱上疏生下弯粗短的硬刺。基生叶稀疏丛生，叶片琴状羽裂，长 15~25cm，宽 5~20cm，顶端裂片大，卵形，长达 15cm，宽 9cm，两侧裂片 3~4 对，侧裂片一般为倒卵形或匙形，叶面被白色刺毛或乳头状刺毛，背面沿脉密被刺毛；叶柄长可达 25cm；茎生叶在茎之中下部为羽状深裂，中裂片披针形，长 11cm，宽 5cm，先端渐尖，边缘具疏粗锯齿，侧裂片 2~4 对，披针形或长圆形，基生叶和下部的茎生叶具长柄，向上叶柄渐短，上部叶披针形，不裂或基部 3 裂。头状花序球形，径 2~3cm，总花梗长达 55cm；瘦果长倒卵柱状，包藏于小总苞内，长约 4mm，仅顶端外露于小总苞外。花期 7~9 月，果期 9~11 月。

【采收加工】秋季采挖，除去根头和须根，用微火烘至半干，堆置"发汗"至内部变绿色时，再烘干。

【药材性状】本品呈圆柱形，略扁，有的微弯曲，长 5~15cm，直径 0.5~2cm。表面灰褐色或黄褐色，有稍扭曲或明显扭曲的纵皱及沟纹，可见横列的皮孔样斑痕和少数须根痕。质软，久置后变硬，易折断，断面不平坦，皮部墨绿色或棕色，外缘褐色或淡褐色，木

部黄褐色，导管束呈放射状
排列。气微香，味苦、微甜
而后涩。

【饮片炮制】续断
片 洗净，润透，切厚片，
干燥。

本品呈类圆形或椭圆
形的厚片。外表皮灰褐色至
黄褐色，有纵皱。切面皮部
墨绿色或棕褐色，木部灰黄

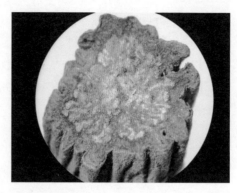

图 38　续断断面

色或黄褐色，可见放射状排列的导管束纹，形成层部位多有深色环。
气微，味苦、微甜而涩。（图 38）

【显微鉴别】【理化鉴别】见 2020 年版《中国药典》。

【伪劣品】

1. 糙苏　来源为唇形科植物糙苏 *Phlomis umbrosa* Turcz. 的干燥
块根。本品块根条形或类纺锤形，上细下粗，多数集生于粗短的根
茎上。长 10~15cm，链接根茎部分特别细瘦，直径仅 0.1~0.2cm，下
端稍粗，膨大部分直径约 0.7cm，末端尾状。外皮灰棕色，多有纵皱
并有细侧根，质脆易断，断面略平坦，皮部窄，木部宽，中心有木
心，味甜。

2. 土木香　来源为菊科植物土木香 *Inula helenium* L. 的干燥根。
秋季采挖，除去泥沙，晒干。呈圆锥形，略弯曲，长 5~20cm。表面
黄棕色或暗棕色，有纵皱纹及须根痕。根头粗大，顶端有凹陷的茎
痕及叶鞘残基，周围有圆柱形支根。质坚硬，不易折断，断面略平
坦，黄白色至浅灰黄色，有凹点状油室。气微香，味苦、辛。

（郭利霄　张　晟）

苦 参

SOPHORAE FLAVESCENTIS RADIX

【本草考证】苦参始载于《神农本草经》记载："苦参，一名水槐。"《本草经集注》记载："今出近道，处处有。叶极似槐树，故有槐名，花黄，子作荚，根味至苦恶。"《唐本草》记载："以十月收其实，饵如槐子法。"《本草图经》记载："苦参，生汝南山谷及田野，今近道处处皆有之，其根黄色，长五七寸许，两指粗细。三五茎并生，苗高三二尺已来。叶碎青色，极似槐叶，故有水槐名。春生冬凋。其花黄白，七月结实如小豆子。河北生者无花子。五月、六月、八月、十月采根，曝干。"《证类本草》记载："一名水槐，一名苦识，一名地槐，一名菟槐，一名骄槐，一名白茎，一名虎麻，一名岑茎，一名禄白，一名陵郎。生汝南山谷及田野。三月、八月、十月采根，曝干。"《名医别录》记载："菟槐、地槐、骄槐。"《本草蒙筌》记载："田野山谷随处有生，采根曝干，嚼之极苦。"

孙宝惠 经验

苦参的别名有水槐、野槐、地槐、菟槐、骄槐。采收时间为：三、五、六、八、九、十月采根，十月收果实。加工方法为：曝干、米泔水浸一宿蒸过曝干。《证类本草》有四幅苦参药图，其中成德军（今河北正定）苦参和秦州（今甘肃秦安）苦参与今用之 *Sophora flavescens* Ait. 相近，而西京（今河南洛阳）苦参和邵州（今湖南邵阳）苦参则显然不同。苦参各地均有分布，以山西、湖北、河南、河北产量较大。

【来源】为豆科植物苦参 *Sophora flavescens* Ait. 的干燥根。

【植物形态】草本或亚灌木，少数呈灌木状，通常高 1m 左右，少数达 2m。茎具纹棱，幼时疏被柔毛，后无毛。羽状复叶长达 25cm；托叶披针状线形，渐尖，长约 6~8mm；小叶 6~12 对，互生或近对生，纸质，形状多变，椭圆形、卵形、披针形至披针状线形，长 3~4cm，宽 1.2~2cm，先端钝或急尖，基部宽楔开或浅心形，上面无毛，下

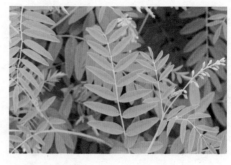

图 39-1　苦参

面疏被灰白色短柔毛或近无毛。中脉下面隆起。总状花序顶生，长 15~25cm；花多数，疏或稍密；花梗纤细，长约 7mm；荚果长 5~10cm，种子间稍缢缩，呈不明显串珠状，稍四棱形，疏被短柔毛或近无毛，成熟后开裂成 4 瓣，有种子 1~5 粒；种子长卵形，稍压扁，深红褐色或紫褐色。花期 6~8 月，果期 7~10。（图 39-1）

【采收加工】春、秋二季采挖，除去根头和小支根，洗净，干燥，或趁鲜切片，干燥。

【药材性状】本品呈长圆柱形，下部常有分枝，长 10~30cm，直径 1~6.5cm。表面灰棕色或棕黄色，具纵皱纹和横长皮孔样突起，外皮薄，多破裂反卷，易剥落，剥落处显黄色，光滑。质硬，不易折断，断面纤维性；切片厚 3~6mm；切面黄白色，具放射状纹理和裂隙，有的具异型维管束呈同心性环列或不规则散在。气微，味极苦。

【饮片炮制】苦参　除去残留根头，大小分开，洗净，浸泡至约六成透时，润透，切厚片，干燥。（图 39-2）

本品呈不规则的类圆形厚片。外表皮灰棕色或棕黄色，有时可见横长皮孔样突起，外皮薄，常破裂反卷或脱落，脱落处显黄色或棕黄色，光滑。切面黄白色，纤维性，具放射状纹理和裂

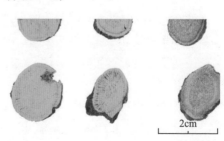

2cm

图 39-2　苦参饮片

隙，有的可见同心性环纹。气微，味极苦。

【显微鉴别】见 2020 年版《中国药典》。

【理化鉴别】

（1）取本品粉末 0.5g，加浓氨试液 0.3ml、三氯甲烷 25ml，放置过夜，滤过，滤液蒸干，残渣加三氯甲烷 0.5ml 使溶解，作为供试品溶液。另取苦参碱对照品、槐定碱对照品，加乙醇制成每 1ml 各含 0.2mg 的混合溶液，作为对照品溶液。照薄层色谱法（通则 0502）试验，吸取上述两种溶液各 4μl，分别点于同一用 2% 氢氧化钠溶液制备的硅胶 G 薄层板上，以甲苯 - 丙酮 - 甲醇（8∶3∶0.5）为展开剂，展开，展距 8cm，取出，晾干，再以甲苯 - 乙酸乙酯 - 甲醇 - 水（2∶4∶2∶1）10℃以下放置的上层溶液为展开剂，展开，取出，晾干，依次喷以碘化铋钾试液和亚硝酸钠乙醇试液。供试品色谱中，在与对照品色谱相应的位置上，显相同的橙色斑点。

（2）取氧化苦参碱对照品，加乙醇制成每 1ml 含 0.2mg 的溶液，作为对照品溶液。照薄层色谱法（通则 0502）试验，吸取供试品溶液和上述对照品溶液各 4μl，分别点于同一用 2% 氢氧化钠溶液制备的硅胶 G 薄层板上，以三氯甲烷 - 甲醇 - 浓氨试液（5∶0.6∶0.3）10℃以下放置的下层溶液为展开剂，展开，取出，晾干，依次喷以碘化铋钾试液和亚硝酸钠乙醇试液。供试品色谱中，在与对照品色谱相应的位置上，显相同的橙色斑点。

【伪劣品】

孙宝惠 经验

目前苦参的混淆品很少，但是存在苦参的劣品，其直径低于药典规定，一些苦参的侧根切片后入药，含量也低于药典规定的含量。

（郭利霄　郑　倩）

土茯苓
SMILACIS GLABRAE RHIZOMA

【本草考证】土茯苓始载于陶弘景《本草经集注》:"禹余粮""白余粮",被列为中品。陶隐居云:"南人又呼平泽中有一藤,叶如菝葜,根作块有节,似菝葜而色赤,根形似薯蓣,谓为禹余粮。言昔禹行山乏食,采此以充粮,而弃其余。此云白余粮也。"《本草拾遗》记载:"根如盏连缀,半在土上,皮如茯苓,肉赤味涩,人取以当谷食,不饥……今多生海畔山谷。"称其为"草禹余粮",以区别"禹余粮"。《本草图经》谓其"刺猪苓",文具猪苓条下曰:"今施州有一种刺猪苓,蔓生,春夏采根,削皮焙干。"并附施州刺猪苓图。从附图来看与菝葜属植物相符。而"彼土人用傅疮毒殊效"可确定与现今使用的土茯苓一致。《滇南本草》中载有2种土茯苓,一曰:"一名冷饭团,子名仙遗粮。味苦微涩性平。治五淋,赤白浊,兼治杨梅疮毒。"所附墨线图实为云南地区习惯用药野荞麦 *Polygomnum cymosum* Trev.。一曰:"气味甘淡,无毒。主治食之当谷不饥……去风湿,利关节,杨梅疮服之最良。或误服轻粉、水银毒,周身筋骨疼痛……滇中方可用。"附图与今光叶菝葜即土茯苓正品的植物形态相符。《本草纲目》中始用"土茯苓"一名,将其释名为土萆薢、刺猪苓、山猪粪、草禹余粮、仙遗粮、冷饭团、硬饭、山地栗等。曰:"土茯苓楚蜀山箐中甚多,蔓生如莼……其根状如菝葜而圆,其大若鸡鸭子,连缀而生,远者离尺许,近或数寸,其肉软可生啖,有赤白二种,入药用白者良。"

孙宝惠 经验

　　《本草经集注》简要叙述了其植物形态和药材性状,并解释其"禹余粮"名称的由来。从《本草拾遗》对其植物形态的描述,可知后世称其为"土茯苓""红土苓"的原因。从明代开始,土茯苓已经出现名称和使用混乱的情况。从李时珍对其产地及植物形态的描述和附图来看，与现在多数地区使用的土茯苓（红土苓）相吻合。李时珍力争一药一名，避免同名异物，为后世所沿用。

【来源】为百合科植物光叶菝葜 *Smilax glabra* Roxb. 的干燥根茎。

孙宝惠 经验

从历版《中国药典》记载来看，其原植物名由"土茯苓"修改为"光叶菝葜"，这本是源于《中国植物志》的名称修改，但是其拉丁名没有改变，仍是同一种植物。采收时间由"秋末冬初"修改为"夏、秋两季采挖"，在时间上做了修改和调整。

【植物形态】攀缘灌木；根状茎粗厚，块状，常由匍匐茎相连接，粗 2~5cm。茎长 1~4 米，枝条光滑，无刺。叶薄革质，狭椭圆状披针形至狭卵状披针形，长 6~12cm，宽 1~4cm，先端渐尖，下面通常绿色，有时带苍白色；叶柄长 5~15mm，约占全长的 3/5，1/4 具狭鞘，有卷须，脱落点位于近顶端。伞形花序通常具 10 余朵花；总花梗长 1~5mm，通常明显短于叶柄，极少与叶柄近等长；在总花梗与叶柄之间有一芽；花序托膨大，连同多数宿存的小苞片多少呈莲座状，宽 2~5mm；花绿白色，六棱状球形，直径约 3mm；雌花外形与雄花相似，但内花被片边缘无齿。浆果直径 7~10mm，熟时紫黑色，具粉霜。花期 7~11 月，果期 11 月至次年 4 月。

【药材性状】本品略呈圆柱形，稍扁或呈不规则条块，有结节状隆起，具短分枝，长 5~22cm，直径 2~5cm。表面黄棕色或灰褐色，凹凸不平，有坚硬的须根残基，分枝顶端有圆形芽痕，有的外皮现不规则裂纹，并有残留的鳞叶。质坚硬。切片呈长圆形或不规则，厚 1~5mm，边缘不整齐；切面类白色至淡红棕色，粉性，可见点状维管束及多数小亮点；质略韧，折断时有粉尘飞扬，以水湿润后有黏滑感。气微，味微甘、涩。

【饮片炮制】土茯苓　未切片者，浸泡，洗净，润透，切薄片，干燥。

本品呈不规则长圆形或不规则的薄片，边缘不整齐。切面黄白色或红棕色，粉性，可见点状维管束及多数小亮点；以水润湿后有黏滑感。气微，味微甘、涩。（图40）

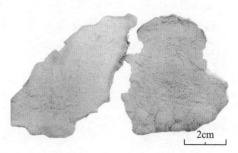

2cm

图40　土茯苓饮片

【显微鉴别】【理化鉴别】见 2020 年版《中国药典》。

【伪劣品】

1.白土茯苓　根茎呈不规则块状，长 10~30cm，直径 5~8cm，表面黄褐色，粗糙，有坚硬的须根残基，断面周围白色，中心黄色，粉性饮片厚 1~3cm；切面稍粗糙，亦有小亮点，质软，味淡。

2.菝葜　干燥根茎略呈圆柱形，微弯，结节状，有不规则的凹陷。长约 8~15cm，直径约 2~4cm。外表褐紫色，微有光泽，结节膨大处常有坚硬的须根残基及芽痕，或留有坚硬弯曲的细根。质坚硬，难折断，断面黄棕色，平坦。产于江苏的较细而长，俗称"金刚鞭"；产于浙江的较粗壮，俗称"铁菱角"。

（郭利霄　侯芳洁）

远 志

POLYGALAE RADIX

【本草考证】始载于《神农本草经》被列为上品，一名棘菀，一名葽绕，一名细草……益智慧……强志倍力……叶名小草。宋代《开宝本草》开始收载卵叶远志，即所谓"大叶者"。明代《本草纲目》："远志有大叶、小叶二种……此草服之，能益智强志，故有远志之称。"明代《滇南本草》载甜远志和苦远志，前者为菊科植物万丈深（*Crepis phoenix* Dunn.）。

经考证历代本草中远志以远志科植物远志 *Polygala tenuifolia* Willd. 为最早来源，为当今主流品种，同时存在卵叶远志（即《中国植物志》西伯利亚远志）*Polygala sibirica* L.、苦远志 *Polygala sibirica* var. *megalopha* Franch.、瓜子金 *Polygala japonica* Houtt. 等的相关描述。

【来源】为远志科植物远志 *Polygala tenuifolia* Willd. 或卵叶远志 *Polygala sibirica* L. 的干燥根。春、秋二季采挖，除去须根和泥沙，晒干。1953~1963 年版《中国药典》记载植物来源只有远志，并且1963 年版《中国药典》明确要求远志去心，1977~2020 年版《中国药典》植物来源增加卵叶远志并且不再对去心做明确要求。

【植物形态】

1. 远志　多年生草本植物，高 15~50cm；主根粗壮，韧皮部肉质，浅黄色，长达 10 多厘米。茎多数丛生，直立或倾斜，具纵棱槽，被短柔毛。单叶互生，叶片纸质，线形至线状披针形，长1~3cm，宽 0.5~1mm，先端渐尖，基部楔形，全缘，反卷，无毛或极疏被微柔毛，主脉上面凹陷，背面隆起，侧脉不明显，近无柄。总状花序呈侧扁状生于小枝顶端，细弱，长 5~7cm，通常略俯垂，少花，稀疏；蒴果圆形，种子卵形。花果期 5~9 月。

2. 卵叶远志（西伯利亚远志）　多年生草本植物，高 10~30cm；

根直立或斜生，木质。茎丛生，通常直立，被短柔毛。叶互生，叶片纸质至亚革质，下部叶小卵形，长约 6mm，宽约 4mm，先端钝，上部者大，披针形或椭圆状披针形，长 1~2cm，宽 3~6mm，先端钝，具骨质短尖头，基部楔形，全缘，略

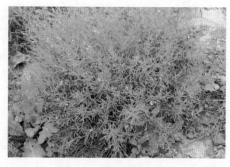

图 41-1　卵叶远志（陈光摄）

反卷，绿色，两面被短柔毛，主脉上面凹陷，背面隆起，侧脉不明显，具短柄。总状花序腋外生或假顶生，通常高出茎顶，被短柔毛，具少数花；蒴果近倒心形，径约 5mm，顶端微缺，具狭翅及短缘毛。种子长圆形，扁，长约 1.5mm，黑色，密被白色柔毛，具白色种阜。花期 4~7 月，果期 5~8 月。（图 41-1）

【药材性状】本品呈圆柱形，略弯曲，长 3~15cm，直径 0.3~0.8cm。表面灰黄色至灰棕色，有较密并深陷的横皱纹、纵皱纹及裂纹，老根的横皱纹较密更深陷，略呈结节状。质硬而脆，易折断，断面皮部棕黄色，木部黄白色，皮部易与木部剥离。气微，味苦、微辛，嚼之有刺喉感。（图 41-2，图 41-3）

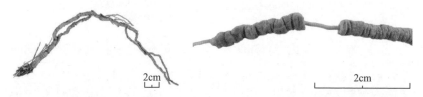

图 41-2　远志药材

图 41-3　木部黄白色，皮部易与木部剥离

【饮片炮制】

1.远志　除去杂质，略洗，润透，切段，干燥。

本品呈圆柱形的段。外表皮灰黄色至灰棕色，有横皱纹。切面棕黄色，中空。气微，味苦、微辛，嚼之有刺喉感。

2. 制远志　取甘草，加适量水煎汤（煎煮两次，浓缩至甘草量的十倍），去渣，加入净远志，用文火煮至汤吸尽，取出，干燥。每100kg远志，用甘草6kg。

本品形如远志段，表面黄棕色。味微甜（嚼之无刺喉感，缓和燥性防止生品"戟人咽喉"）。

3. 蜜远志　取熟蜜，加少许开水稀释后，淋于制远志段中，稍闷，用文火炒至蜜被吸尽，药色深黄，略带焦斑，疏散不粘手为度，取出，放凉。每100kg远志段，用熟蜜20kg。

本品显棕红色，稍带焦斑，略有黏性，味甜。（增强化痰止咳的作用）

孙宝惠 经验

市场以栽培远志为主。卵叶远志比较细长弯曲，根皮较薄，外皮较粗糙，浅棕色，皮部较为疏松。木部有的可见"V"字形缺刻，极少见。市场上野生远志很少，一般不能抽出完整的筒，品相差，价格便宜。（根头部横皱纹多）

【规格等级】

1. 志筒（抽芯后形如鹅毛管，故称鹅管远志）

一等：干货。呈筒状，中空。表面浅棕色或灰黄色，全体有较深的横皱纹，皮细肉厚。质脆易断。断面黄白色。气特殊，味苦微辛。长7cm中部直径0.5cm以上。无木心、杂质、虫蛀、霉变。

二等：干货。呈筒状，中空。表面浅棕色或灰黄色，全体有较深的横皱纹，皮细肉厚。质脆易断。断面黄白色，气特殊，味苦微辛。长5cm中部直径0.3cm以上。无木心、杂质、虫蛀、霉变。

2. 志肉（纵剖或捶打）统货：干货。多为破裂断碎的肉质根皮。表面棕黄色或灰黄色，全体为横皱纹，皮粗细厚薄不等。质脆易断。断面黄白色。气特殊，味苦微辛。无芦茎、无木心、杂质、虫蛀、霉变。

远志根（远志棍）是抽不出木心的小根，为保护资源，未制订规格标准。

【显微鉴别】【理化鉴别】见 2020 年版《中国药典》。

【伪劣品】

1. 小草（西小草）　来源为远志科植物远志 *Polygala tenuifolia* Willd. 的干燥地上部分。秋季开花结果时采挖，切下根（另供药用）。晒干。

本品全体黄绿色，长约 30cm. 茎圆柱形，基部直径 0.5~1mm，有细纵棱。质坚脆，易折断，断面黄白色，纤维性，中央有髓腔。叶互生，线形，先端尖，全缘，黄绿色，中脉于下表面凸起；几无柄。总状花序顶生；花瓣绿白色。果实小，直径约 4mm，扁平，顶端下陷成心形，具狭缘，内含种子 2 枚。气微，味微苦、涩，有刺喉感。

本品味苦，性温。有安神，化痰，消肿的功效。用于惊悸失眠，咳嗽多痰，痈疮肿疼。

2. 苦远志　来源为苦远志 *Polygala sibirica* var. *megalopha* Franch. 的根。是西伯利亚远志变种，与原变种的主要区别在于植株矮小，分枝铺散；叶片亚革质。边缘反卷，侧脉在叶面突起，鸡冠状附属物较大。

苦远志全草入药，有清热解毒，祛风止痛，拔毒，生肌的功能。（《中国植物志》认为是《滇南本草》中的远志）圆柱形，长 3~5cm，直径 1~2cm。表面浅棕色或灰黑色，支根较少，质硬，不易折断，断面不平，皮薄，气微，味苦。分布云南中部，根皮当地作远志销售，全草作紫花地丁用。

3. 瓜子金　来源为远志科植物瓜子金 *Polygala japonica* Houtt. 的干燥全草。春末花开时采挖，除去泥沙，晒干。

本品根呈圆柱形，稍弯曲，直径可达 4mm；表面黄褐色，有纵皱纹；质硬，断面黄白色。茎少分枝，长 10~30cm，淡棕色，被细柔毛。叶互生，展平后呈卵形或卵状披针形，长 1~3cm，宽 0.5~1cm；侧脉明显，先端短尖，基部圆形或楔形，全缘，灰绿色；

叶柄短，有柔毛。总状花序腋生，最上的花序低于茎的顶端；花蝶形。蒴果圆而扁，直径约 5mm，边缘具膜质宽翅，无毛，萼片宿存。种子扁卵形，褐色，密被柔毛。气微，味微辛苦。

本品有祛痰止咳，活血消肿，解毒止痛的功效。用于咳嗽痰多，咽喉肿痛；外治跌打损伤，疔疮疖肿，蛇虫咬伤。少数地区将其根作远志使用，全草在云南作紫花地丁。

4. 小扁豆　来源为远志科小扁豆 *Polygala tatarinowii* Regel. 干燥全草。一年生草本植物，植株矮小，高约 10cm，叶宽卵圆形，花序顶生，花粉色。东北地区民间用作"小远志"。

备注： 远志最早产地为山东（《名医别录》），之后陕西、河南亦产，以河南开封所产最佳，宋代山西出产远志，以陕西、山西、河南三省交界、黄河北岸各县为中心产区，以山西的产量最大，质量最优。

"伏远志"为河北省道地药材，相传为伏羲最早发现于河北省新乐伏羲台，后因其药效良好，遂被带往各地繁殖，故名"伏远志"。至今，伏羲台上仍长远志。河北省野生远志主要分布于太行山及燕山浅山丘陵地带，栽培品主产于河北坝上高原地区，其商品特点为根条肥大、皮细肉厚、色泽黄白、气味特殊。

（宋军娜　薛紫鲸）

芦 根
PHRAGMITIS RHIZOMA

【本草考证】芦根始载于《名医别录》，被列为下品。《新修本草》曰："生下湿地。茎叶似竹，花若荻花。二月、八月采根，日干用之。"《本草图经》谓："芦根，旧不载所出州土，今在处有之。生下湿陂泽中。其状都似竹而叶抱茎生，无枝。花白作穗，若茅花。根亦若竹根而节疏。"《本草蒙筌》曰："芦根，味甘、气寒。州渚多生，秋冬才取。掘土择甘美者有效，露出及浮水者损人。"

古今所用的芦根皆来源于禾本科植物芦苇（*Phragmites communis* Trin.）。

【来源】本品为禾本科植物芦苇 *Phragmites communis* Trin. 的新鲜或干燥根茎。

【植物形态】多年生草本植物，根状茎十分发达。秆直立，高1~3m，直径1~4cm，具20多节，基部和上部的节间较短，最长节间位于下部第4~6节，长20~25cm，节下被蜡粉。叶鞘下部者短于而上部者，长于其节间；叶舌边缘密生一圈长约1mm的短纤毛，两侧缘毛长3~5mm，易脱落；叶舌边缘密生一圈长约1mm的短纤毛，两侧缘毛长3~5mm，易脱落；叶片披针状线形，长30cm，宽2cm，无毛，顶端长渐尖成丝形。圆锥花序大型，长20~40cm，宽约10cm，分枝多数，长5~20cm，着生稠密下垂的小穗；小穗柄长2~4mm，无毛；小穗长约12mm，含4花；颖具3脉，第一颖

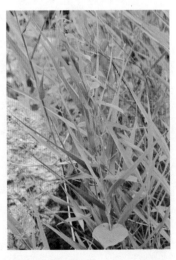

图 42-1 芦苇

长 4mm；第二颖长约 7mm；第一不孕外稃雄性，长约 12mm，第二外稃长 11mm，具 3 脉，顶端长渐尖，基盘延长，两侧密生等长于外稃的丝状柔毛，与无毛的小穗轴相连接处具明显关节，成熟后易自关节上脱落；内稃长约 3mm，两脊粗糙；雄蕊 3，花药长 1.5~2mm，黄色；颖果长约 1.5mm。（图 42-1）

孙宝惠 经验

芦苇本种不混乱，但由于芦苇的分布较广，生境差异大，形态也不尽相同。分为 16 个苇群：沙漠苇群、山原苇群、早熟苇群、沼泽苇群、凤凰苇群、天镇苇群、河西苇群、青海苇群、咸水苇群、立紫苇群、射阳苇群、芦苇苇群、白皮苇群、斑公湖苇群、内蒙古苇群、博湖苇群。芦苇是唯一的世界种。

我国有卡开芦 P. karka（Retz.）Trin. ex Steud. 日本苇和 P. japonica Steud. 芦苇 P. australis（Cav.）Trin.ex Steud. 这三种。

【采收加工】全年均可采挖，除去芽、须根及膜状叶，鲜用或晒干。

【药材性状】

1.鲜芦根　呈长圆柱形，有的略扁，长短不一，直径 1~2cm。表面黄白色，有光泽，外皮疏松可剥离，节呈环状，有残根和芽痕。体轻，质韧，不易折断。切断面黄白色，中空，壁厚 1~2mm，有小孔排列成环。气微，味甘。

2.芦根　呈扁圆柱形。节处较硬，节间有纵皱纹。

【饮片炮制】

1.鲜芦根　除去杂质，洗净，切段。

本品呈圆柱形段。表面黄白色，有光泽，节呈环状。切面黄白色，中空，有小孔排列成环。气微，味甘。

2.芦根　除去杂质，洗净，切段，干燥。

本品呈扁圆柱形段。表面黄白色，节间有纵皱纹。切面中空，有小孔排列成环。

【显微鉴别】本品粉末浅灰棕色。表皮细胞表面观有长细胞与两个短细胞（栓质细胞、硅质细胞）相间排列；长细胞长条形，壁厚

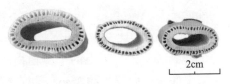

图 42-2　芦根断面

并波状弯曲，纹孔细小；栓质细胞新月形，硅质细胞较栓质细胞小，扁圆形。纤维成束或单个散在，直径 6~33μm，壁厚不均，有的一边厚一边薄，孔沟较密。石细胞多单个散在，形状不规则，有的作纤维状，有的具短分支，大小悬殊，直径 5~40μm，壁厚薄不等。厚壁细胞类长方形或长圆形，壁较厚，孔沟和纹孔较密。

【理化鉴别】见 2020 年版《中国药典》。

孙宝惠 经验

　　硫熏后的芦根的薄层检测一般会不合格，可通过薄层检验是否为硫熏品。

【伪劣品】

1. 陈货

孙宝惠 经验

　　芦根性状为切面小孔排列成环，气微，味甘者质量为佳，药典中虽要求芦根表面黄白色，但很多表面淡棕色的芦根也能达到优质芦根的性状要求，也可以作为药用。甚至存在为达到性状要求，有人会用硫黄熏。若不用硫黄熏蒸，则芦根表面应为黄白色、黄色、棕黄色，甚至棕褐色。且生长在淤泥里的芦根较其他生长环境的颜色更深。但芦根陈货的明显特征为切面颜色深、内外壁颜色也是深的。

2. 芦竹　来源为禾本科芦竹属植物芦竹 *Arundo donax* L. 的新鲜

或干燥的根茎。

孙宝惠 经验

①芦根表面深棕色的陈货或者风吹雨淋所致，但显微鉴别、薄层鉴别、浸出物均符合规定。②禾本科芦竹属植物芦竹 *Arundo donax* L. 的新鲜或干燥的根茎。具有发达根状茎，芦竹根与芦根差别较大，一般不容易混淆。③禾本科植物菰 *Zizania caduciflora*（Turcz.）Hand.-Mazz. 的根茎及根。表面纵皱纹较明显，金黄色，无光泽。具棕色色斑，体轻质软而柔韧。

（木盼盼 程月召）

川牛膝
CYATHULAE RADIX

【本草考证】牛膝始载于《神农本草经》，无川、怀之分。

川牛膝之名最早见于唐代蔺道人《仙授理伤续断方》，该植物本是四川地方习用品，南宋时期作为怀牛膝的替代品入药，元明以后逐渐分化为独立品种。

四川是其正宗产地，*Cyathula officinalis* Kuan 应该是川牛膝主要来源，其栽培历史可依据《本草纲目》所说"牛膝处处有之，谓之土牛膝，不堪服食，惟北土及川中人家栽莳者为良"，可追溯到明代。

孙宝惠 经验

今用川牛膝主产于四川天全、荥经、峨眉山市、峨边、西昌、雅安地区，以四川天全县产者为最佳。目前川牛膝主产区逐步变更为四川省乐山市金口河区和雅安宝兴县重庆奉节县、巫山县以及湖北恩施等。逐步形成规模的川牛膝产地还有湖南省隆回县小沙江镇、湖北省恩施市板桥镇、重庆兴隆镇等。

【来源】为苋科植物川牛膝 *Cyathula officinalis* Kuan 的干燥根。

【植物形态】多年生草本植物，高 50~100cm；根圆柱形，鲜时表面近白色，干后灰褐色或棕黄色，根条圆柱状，扭曲，味甘而黏，后味略苦；茎直立，稍四棱形，多分枝，疏生长糙毛。叶片椭圆形或窄椭圆形，少数倒卵形，长 3~12cm，宽 1.5~5.5cm，顶端渐尖或尾尖，基部楔形或宽楔形，全缘，上面有贴生长糙毛，下面毛较密；叶柄长 5~15mm，密生长糙毛。花丛为 3~6 次二歧聚伞花序，密集成花球团，花球团直径 1~1.5cm，淡绿色，干时近白色，多数在花序轴上交互对生，在枝顶端呈穗状排列，密集或相距 2~3cm；在花球团内，两性花在中央，不育花在两侧；胞果椭圆形或倒卵形，长2~3mm，宽1~2mm，淡黄色。种子椭圆形，透镜状，长1.5~2mm，带红色，光亮。花期6~7月，果期8~9月。

本种和绒毛杯苋相似，但后者为小灌木；茎及分枝密生灰色或锈色绒毛；叶片椭圆形，长5~7cm，两面密生绒毛，花球团间隔在2cm以内；退化雄蕊顶端流苏状，边缘有纤毛，二者可以区别。

【采收加工】春、秋二季采挖，除去茎叶和泥沙，干燥。

【药材性状】本品呈近圆柱形，微扭曲，向下略细或有少数分枝，长30~60cm，直径0.5~3cm。表面黄棕色或灰褐色，具纵皱纹、支根痕和多数横长的皮孔样突起。质韧，不易折断，断面浅黄色或棕黄色，维管束点状，排列成数轮同心环。气微，味甜。（图43-1，图43-2）

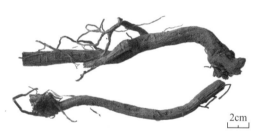

2cm

图43-1　川牛膝药材

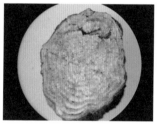

图43-2　川牛膝断面（维管束排列成数轮）

【饮片炮制】

1.川牛膝　除去杂质及芦头，洗净，润透，切薄片，干燥。

本品呈圆形或椭圆形薄片。外表皮黄棕色或灰褐色。切面浅黄色至棕黄色。可见多数排列成数轮同心环的黄色点状维管束。气微，味甜。

2.酒川牛膝　取川牛膝片，照酒炙法炒干。

本品呈圆形或椭圆形薄片。外表皮黄棕色或灰褐色。切面浅黄色至棕黄色。可见多数排列成数轮同心环的黄色点状维管束。气微，味甜。

川牛膝　189

【显微鉴别】本品横切面：木栓细胞数列。栓内层窄。中柱大，三生维管束外韧型，断续排列成4~11轮，内侧维管束的束内形成层可见；木质部导管多单个，常径向排列，木化；木纤维较发达，有的切向延伸或断续连接成环。中央次生构造维管系统常分成2~9股，有的根中心可见导管稀疏分布。薄壁细胞含草酸钙砂晶、方晶。

粉末棕色。草酸钙砂晶、方晶散在，或充塞于薄壁细胞中。具缘纹孔导管直径10~80μm，纹孔圆形或横向延长呈长圆形，互列，排列紧密，有的导管分子末端呈梭形。纤维长条形，弯曲，末端渐尖，直径8~25μm，壁厚3~5μm，纹孔呈单斜纹孔或人字形，也可见具缘纹孔，纹孔口交叉成十字形，孔沟明显，疏密不一。

【理化鉴别】见2020年版《中国药典》。

【伪劣品】

1. 麻牛膝　来源为苋科植物头花杯苋 *Cyathula capitata*（Moq.）的干燥根。根灰褐色或红棕色，根条圆锥状，少扭曲，味苦、涩而略麻，可与川牛膝区别。切片黑色，味苦涩微麻。

孙宝惠 经验

切片没有麻味，有甜味，非苦涩的味道的可作为药用川牛膝。麻牛膝目前市场上较常见，因此要注意仔细鉴别，防止以假乱真。

2. 牛蒡根　同心环状的维管束，而牛蒡根是呈放射状的，可以根据维管束的特点进行区分。

3. 土木香　来源为菊科植物土木香 *Inula helenium* L. 的干燥根。呈圆锥形，略弯曲，长5~20cm。表面黄棕色或暗棕色，有纵皱纹及须根痕。根头粗大，顶端有凹陷的茎痕及叶鞘残基，周围有圆柱形支根。质坚硬，不易折断，断面略平坦，黄白色至浅灰黄色，有凹点状油室。气微香，味苦、辛。

孙宝惠 经验

　　土木香主要产在安国，现在代青木香使用，土木香为菊科，有油室，可以根据是否有油室进行区分。

4. 提取过的药渣

孙宝惠 经验

　　外皮疏松，易脱离。

5. 增重品

孙宝惠 经验

　　川牛膝增重品的缝隙里有异物、切面模糊。

（木盼盼　相聪坤）

干 姜

ZINGIBERIS RHIZOMA

【本草考证】姜始载于《神农本草经》。《本草经集注》将之区分为干姜和生姜分别入药,这种区分可能是由于干姜和生姜在品质上有某些差异,如一般生姜晒干后极易干瘪而不成药用干姜。陶弘景曰:"干姜,今唯出临海、章安,两三村解作之。蜀汉姜旧美荆州,有好姜而不能作干者。凡作干姜法,水淹三日毕,去皮置流水中六日,更去皮,然后晒干,置瓮缸中,谓之酿也。"《本草图经》云:"生姜,生犍为(今四川犍为县)山谷及荆州、扬州(今江苏扬州),今处处有之,以汉、温、池州(今四川成都、浙江温州、安徽贵池)者良,苗高二三尺,叶似箭竹叶而长,两两相对,苗青根黄,无花实。秋时采根。"《本草纲目》谓:"姜宜原隰沙地。四月取母姜种之。五月生苗如初生嫩芦,而叶鞘阔似竹叶,对生,叶亦辛香。秋社前后新芽顿长,如列指状,采食无筋,谓之子姜。秋分后者次之,霜后则老矣。"《本草纲目拾遗》注意到姜本身的品质,将四川产干姜命名"川姜"并指出:"出川中,屈曲如枯枝,味最辛辣,绝不类姜形,亦可入食料用。"

由上可知古今姜的原植物一致,现代使用的干姜与历代本草记载一致。

【来源】为姜科植物姜 Zingiber officinale Rosc. 的干燥根茎。

【植物形态】株高 0.5~1m;根茎肥厚,多分枝,有芳香及辛辣味。叶片披针形或线状披针形,长 15~30cm,宽 2~2.5cm,无毛,无柄;叶舌膜质,长 2~4mm。总花梗长达 25cm;穗状花序球果状,长 4~5cm;苞片卵形,长约 2.5cm,淡绿色或边缘淡黄色,顶端有小尖头;花萼管长约 1cm;花冠黄绿色,管长 2~2.5cm,裂片披针形,长不及 2cm;唇瓣中央裂片长圆状倒卵形,短于花冠裂片,有紫色条纹及淡黄色斑点,侧裂片卵形,长约 6mm;雄蕊暗紫色,花药长约

9mm；药隔附属体钻状，长约 7mm。花期：秋季。

【品种产地】干姜主产于四川的犍为、沐川，贵州的六盘水、长顺、兴仁等地。此外，广西、云南、浙江、山东、湖北、广东、陕西亦产。四川犍为和沐川古今干姜主产地，所产干姜品最优，为道地药材，曾远销俄罗斯、德国、日本等地。

【采收加工】冬季采挖，除去须根和泥沙，晒干或者低温干燥。趁鲜切片晒干或低温干燥者称为"干姜片"。

【药材性状】

1.干姜 本品呈扁平块状，具指状分枝，长 3~7cm，厚 1~2cm。表面灰黄色或浅灰棕色，粗糙，具纵皱纹和明显的环节。分枝处常有鳞叶残存，分枝顶端有茎痕或芽。质坚实，断面黄白色或灰白色，粉性或颗粒性，内皮层环纹明显，维管束及黄色油点散在。气香、特异，味辛辣。（图 44-1）

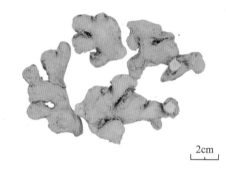

2cm

图 44-1 干姜药材

2.干姜片 本品呈不规则纵切片或斜切片，具指状分枝，长 1~6cm，宽 1~2cm，厚 0.2~0.4cm。外皮灰黄色或浅黄棕色，粗糙，具纵皱纹及明显的环节。切面灰黄色或灰白色，略显粉性，可见较多的纵向纤维，有的呈毛状。质坚实，断面纤维性。气香、特异，味辛辣。

【饮片炮制】

1.干姜 除去杂质，略泡，洗净，润透，切厚片或块，干燥。本品呈不规则片块状，厚 0.2~0.4cm。

2.姜炭 取干姜块，照炒炭法炒至表面黑色、内部棕褐色。本品形如干姜片块，表面焦黑色，内部棕褐色，体轻，质松脆。味微苦，微辣。

3. **炮姜** 取干姜，照炒法（通则0213）用砂烫至鼓起，表面棕褐色。

本品呈不规则膨胀的块状，具指状分枝。表面棕黑色或棕褐色。质轻泡，断面边缘处显棕黑色，中心棕黄色，细颗粒性，维管束散在。气香、特异，味微辛、辣。

【显微鉴别】【理化鉴别】见2020年版《中国药典》。

孙宝惠 经验

《本草纲目》"生姜，干姜，生犍为川谷及荆州、扬州，九月采之，处处有之"。犍为种姜，国外出口到日本、韩国。在当地，犍为姜其实有两种，分黄白二姜。黄口姜，断面发黄，横长，结节短，味香辣，主要做药；黄口姜个头较小，节间距离特别短小，比市场上卖的品种闻起来较香，切口颜色偏黄，很鲜艳，所以当地人叫它黄口姜。白口姜，断面发白竖长，口味相对比较清淡，纤维少，比黄口姜更脆，适合用来做菜。"老姜"为"仔姜"地窖沙藏1个多月，经后熟而成，地窖储存年数越多则越老，纤维性更明显。姜晒干慢，易发霉，多不去皮低温烘干，挥发油含量高。姜的种植在南北方均为一年。药材分含硫统货、无硫统货、水洗干姜片、云南粉统片、云南粉统个、山东柴统片。

（木盼盼　郭　龙）

黄 精

POLYGONATI RHIZOMA

【本草考证】《证类本草》："味甘，平，无毒。补中益气，除风湿，安五脏。久服轻身延年，不饥。一名重楼，一名菟竹，一名鸡格，一名救穷，一名鹿竹。生山谷。二月采根，阴干。"《证类本草》："陶隐居云今处处有，二月始生，一枝多叶，叶状似竹，根似葳蕤。葳蕤根如荻根及菖蒲，概音既节而平直；黄精根如鬼臼、黄连，大节而不平。""唐本注云：黄精肥地生者，即大如拳。薄地生者，犹如拇指。葳蕤肥根颇类其小者，肌理形色都大相似。今以鬼臼、黄连为比，殊无仿佛。又黄精叶似柳及龙胆、徐长卿辈而坚。其钩吻蔓生，殊非比类。"《本草纲目》引陈嘉谟："黄精根如嫩姜，又名野生姜。"

由上述可知陶隐居指的黄精根有大结节，与葳蕤不一样，这里葳蕤应该是指玉竹，这里指出黄精与玉竹性状上的区别，具节，一种节而平直，一种大节而不平，符合现在使用的黄精性状。书中附图黄精有十数种，可见当时黄精种类很复杂，大部分为黄精属植物，其中荆门军黄精、兖州黄精、洪州黄精更像鸢尾属植物。黄精叶分互生及轮生，与现在所用黄精属植物一致。

【来源】为百合科植物滇黄精 *Polygonatum kingianum* Coll.et Hemsl.、黄精 *Polygonatum sibiricum* Red. 或多花黄精 *Polygonatum cyrtonema* Hua 的干燥根茎。

【植物形态】

1.**滇黄精** 根状茎近圆柱形或近连珠状，结节有时作不规则菱状，肥厚，直径 1~3cm。茎高 1~3m，顶端作攀缘状。叶轮生，每轮 3~10 枚，条形、条状披针形或披针形，长 6~20cm，宽 3~30mm，先端拳卷。花序具 2~4 花，总花梗下垂，长 1~2cm，花梗长 0.5~1.5cm，苞片膜质，微小，通常位于花梗下部；花被粉红色，长 18~25mm，裂片长 3~5mm；花丝长 3~5mm，丝状或两侧扁，花药长 4~6mm；子房长 4~6mm，花柱长 10~14mm。浆果红色，直径 1~1.5cm，具 7~12 颗种子。花期 3~5 月，果期 9~10 月。产云南、四川、贵州。生林下、灌丛或阴湿草坡，有时生岩石上，海拔 700~3600m。越南、缅甸也有分布，根状茎也作黄精用。（图 45-1）

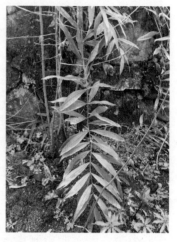

图 45-1 滇黄精

本种变异相当大，在我国标本中，花丝可由短而扁至长而成丝状，但这种变异与其他性状的分化和地理分布上均无相关联，因而不足以作为区分种的特征。据《印度支那植物志》，越南标本的花柱可短至 6mm。在我国云南大理、禄丰一带，有一类型，其植株较矮小，高仅达 60cm，花序具 1~2 花，仅生于下部叶腋间，花被白色，曾被命名为小黄精 *P. uncinatum* Diels。在四川和湖北西部，另有一类型，其植株亦高大，但其花为淡黄色或绿白色，苞片均位于花梗基部，在峨眉山一带有栽培，称为猫儿姜或猪肾草。它们是否都值得作为一个分类群而独立，需要今后观察更多的标本而决定。

2. **黄精** 根状茎圆柱状，由于结节膨大，因此"节间"一头粗、一头细，在粗的一头有短分枝（中药志称这种根状茎类型所制成的药材为鸡头黄精），直径 1~2cm。茎高 50~90cm，或可达 1m 以上，有时呈攀缘状。叶轮生，每轮 4~6 枚，条状披针形，长 8~15cm，宽 6~16mm，先端拳卷或弯曲成钩。花序通常具 2~4 朵花，似成伞状，总花梗长 1~2cm，花梗长 4~10mm，俯垂；浆果直径 7~10mm，黑色，具 4~7 颗种子。花期 5~6 月，果期 8~9 月。根状茎为常用中药"黄精"。

3. **多花黄精** 根状茎肥厚，通常连珠状或结节成块，少有近圆柱形，直径 1~2cm。茎高 50~100cm，通常具 10~15 枚叶。叶互生，椭圆形、卵状披针形至矩圆状披针形，少有稍作镰状弯曲，长 10~18cm，宽 2~7cm，先端尖至渐尖。花序具 2~7 花，伞形，总花梗长 1~4cm，花梗长 0.5~1.5cm；浆果黑色，直径约 1cm，具 3~9 颗种子。花期 5~6 月，果期 8~10 月。产四川、贵州、湖南、湖北、河南（南部和西部）、江西、安徽、江苏（南部）、浙江、福建、广东（中部和北部）、广西（北部）。生林下、灌丛或山坡阴处，海拔 500~2100m。

我国这一类型常被错误地鉴定为欧洲的 *P. multiflorum*（L.）All.，后者花较小，长 9~15mm，花被筒直径约 2.5mm，中部稍缢缩，和本种迥然不同。

孙宝惠 经验

三种黄精主要区别点在于花朵和浆果颜色。滇黄精花被粉红色，叶轮生，根状茎近圆柱形或近连珠状，结节有时作不规则菱状，肥厚，直径 1~3cm；黄精花梗俯垂，叶轮生，花被乳白色至淡黄色，根茎一头粗、一头细。多花黄精花被黄绿色，叶互生，浆果黑色。有在重楼林下种滇黄精，并且其在 6、7、8、9 月生长最快，因此要合理安排采收时期。

【采收加工】春秋二季采挖，除去须根，洗净，置沸水中略烫或蒸至透心，干燥。

孙宝惠 经验

置沸水中略烫与性状描述中的断面角质产生矛盾，蒸至透心断面角质，但略烫可能达不到角质样。九蒸九晒黄精，蒸的次数越多草酸钙针晶被破坏越彻底，主要为食用，生晒的不药用。品相与采收季节关系密切，9~10 月采集的较多。黄精生于土地肥沃的地方吸收精华，12 月采集黄精，味甜，秋天叶落到冬天上冻前采收质量最好。

【药材性状】

1. **大黄精** 呈肥厚肉质的结节块状，结节长可达10cm以上，宽3~6cm，厚2~3cm。表面淡黄色至黄棕色，具环节，有皱纹及须根痕，结节上侧茎痕呈圆盘状，圆周凹入，中部突出。质硬而韧，不易折断，断面角质，淡黄色至黄棕色。气微，味甜，嚼之有黏性。（图45-2）

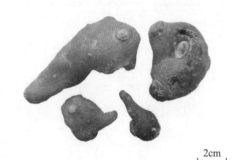

图45-2 滇黄精药材（贵州）

2. **鸡头黄精** 呈结节状弯柱形，长3~10cm，直径0.5~1.5cm。结节长2~4cm，略呈圆锥形，常有分枝。表面黄白色或灰黄色，半透明，有纵皱纹，茎痕圆形，直径5~8mm。（图45-3）

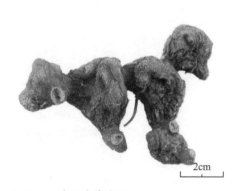

图45-3 鸡头黄精药材

3. **姜形黄精** 呈长条结节块状，长短不等，常数个块状结节相连。表面灰黄色或黄褐色，粗糙，结节上侧有突出的圆盘状茎痕，直径0.8~1.5cm。

【饮片炮制】

1. **黄精** 除去杂质，洗净，略润，切厚片，干燥。

本品呈不规则的厚片，外表皮淡黄色至黄棕色。切面略呈角质样，淡黄色至黄棕色，可见多数淡黄色筋脉小点。质稍硬而韧。气微，味甜，嚼之有黏性。

2. **酒黄精** 取净黄精，照酒炖法或酒蒸法（通则0213）炖透或蒸透，稍晾，切厚片，干燥。每100kg黄精，用黄酒20kg。

本品呈不规则的厚片。表面棕褐色至黑色，有光泽，中心棕色至浅褐色，可见筋脉小点。质较柔软。味甜，微有酒香气。

孙宝惠 经验

黄精味苦的不能入药。大黄精，据调查越靠南个越大。

【显微鉴别】【理化鉴别】见 2020 年版《中国药典》。

【伪劣品】

1. 菊芋　来源为菊科植物菊芋 *Helianthus tuberosus* L. 的地下茎，煮熟后染色充作黄精。多年生草本植物，高 1~3m，有块状的地下茎及纤维状根。

2. 硫熏品　黄精常见硫黄熏蒸现象。

3. 未蒸透黄精饮片　表面可见白色未煮透斑块，煮透后是角质样，透明感。

4. 酒黄精伪品　加糖稀，表面油亮。

（木盼盼　何　培）

细 辛

ASARI RADIX ET RHIZOMA

【本草考证】细辛始载于《神农本草经》，被列为上品。曰："味辛、温。主咳逆，头痛，脑动，百节拘挛，风湿，痹痛，死肌。久服明目，利九窍，轻身长年。一名小辛，生山谷。"《名医别录》："二月、八月采根，阴干。"《本草经集注》："用之去其头节。"《本草图经》："其根细而其味极辛，故名之曰细辛。二月、八月采根，阴干用。"《雷公炮炙论》："凡使，拣去双叶，服之害人。"《本草衍义》："细辛用根"《汤液本草》："去头芦并叶。"《炮炙大法》："拣去双叶。"《本草求真》："去双叶者用，双叶服之害人。"

由以上可知，①细辛传统的药用部位是根；②细辛传统的采集时间是二、八月；③传统加工方法为除去叶和根头部的根茎。

关于细辛的产地，《名医别录》谓："生华阴。"《本草经集注》："今东阳、临海者，形段乃好，而辛烈不及华阴、高丽者。"《本草图经》："细辛生华山山谷，今处处有之，然他处所出者不及华州者真。"《本草别说》："非华阴者为细辛用。"《本草衍义》："今唯华州者佳。"《本草便读》："细辛产华之北。"

传统所谓"华州者佳"的细辛品种应为华细辛，产自高丽的应为北细辛。

【来源】为马兜铃科植物北细辛 *Asarum heterotropoides* Fr. Schmidt var. *mandshuricum*（Maxim.）Kitag.、汉城细辛 *Asarum sieboldii* Miq. var. *seoulense* Nakai 或华细辛 *Asarum sieboldii* Miq. 的干燥根及根茎。

【植物形态】

1. 北细辛　多年生草本植物；根状茎横走，直径约 3mm，根细长，直径约 1mm。叶卵状心形或近肾形，长 4~9cm，宽 5~13cm，先端急尖或钝，基部心形，两侧裂片长 3~4cm，宽 4~5cm，顶端圆形，叶面在脉上有毛，有时被疏生短毛，叶背毛较密；芽苞叶近圆形，长约 8mm。花紫棕色，稀紫绿色；花梗长 3~5cm，花期在顶部呈直角弯曲，果期直立；果半球状，长约 10mm，直径约 12mm。花期 5 月。

2. 汉城细辛　叶片背面有密生短毛，叶柄被疏毛。

3. 华细辛　为多年生草本植物；根状茎直立或横走，直径 2~3mm，节间长 1~2cm，有多条须根。叶通常 2 枚，叶片心形或卵状心形，长 4~11cm，宽 4.5~13.5cm，先端渐尖或急尖，基部深心形，两侧裂片长 1.5~4cm，宽 2~5.5cm，顶端圆形，叶面疏生短毛，脉上较密，叶背仅脉上被毛；叶柄长 8~18cm，光滑无毛；芽苞叶肾圆形，长与宽各约 13mm，边缘疏被柔毛。花紫黑色；花梗长 2~4cm；果近球状，直径约 1.5cm，棕黄色。花期 4~5 月。

孙宝惠 经验

北细辛：叶柄无毛；汉城细辛：叶背面密生短毛，叶柄有毛；华细辛：叶上面疏生短毛，脉上较密，下面仅脉上有毛。《中国植物志》记载，华细辛正名为细辛，汉城细辛是华细辛的变型。北细辛正名为辽细辛，是库页细辛的变种。而药典记载的名称和《中国植物志》相反。

【采收加工】夏季果熟期或初秋采挖，除净地上部分和泥沙，阴干。

【药材性状】

1. 北细辛　常卷曲成团。根茎横生呈不规则圆柱状，具短分枝，长 1~10cm，直径 0.2~0.4cm；表面灰棕色，粗糙，有环形的节，节间长 0.2~0.3cm，分枝顶端有碗状的茎痕。根细长，密生节上，长 10~20cm，直径 0.1cm；表面灰黄色，平滑或具纵皱纹；有须根和须根痕；质脆，易折断，断面平坦，黄白色或白色。气辛香，味辛辣、麻舌。（图 46）

2. 汉城细辛　根茎直径 0.1~0.5cm，节间长 0.1~1cm。

3.华细辛　根茎长 5~20cm，直径 0.1~0.2cm，节间长 0.2~1cm。气味较弱。

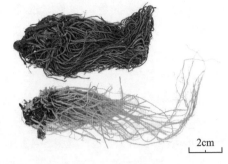

图 46　细辛

【饮片炮制】细辛　除去杂质，喷淋清水，稍润，切段，阴干。

本品呈不规则的段。根茎呈不规则圆形，外表皮灰棕色，有时可见环形的节。根细，表面灰黄色，平滑或具纵皱纹。切面黄白色或白色。气辛香，味辛辣、麻舌。

【显微鉴别】【理化鉴别】见 2020 年版《中国药典》。

孙宝惠 经验

北细辛：根茎有石细胞，根偶见草酸钙小方晶。汉城细辛：外皮层细胞几等径。华细辛：根中未见草酸钙结晶，根茎极少见石细胞。

【伪劣品】

1.水细辛　来源为马兜铃科植物单叶细辛 *Asarum himalaicum* Hook. f. et Thomson ex Klotzsch. 的干燥全草。夏秋二季连根采挖，洗净，阴干。药材名称在甘肃称为"甘肃细辛"，四川称为"南坪细辛"，宁夏称为"毛细辛"。主产于湖北西部、陕西、甘肃、四川、贵州等。根茎可达一米。根茎圆柱形，横走，具分枝或不分枝，长 15~25cm，直径 0.1~0.2cm，表面黄棕色至黄褐色，质脆，断面黄白色，节稀疏，节间距 1.5~4cm，节上有数条细长须根，常扭曲。气芳香，味辛辣，略有麻舌感。

2.杜衡　来源为马兜铃科植物杜衡 *Asarum forbesii* Maxim. 的干燥全草。春夏间采挖，除去泥沙，阴干。主产于江苏、安徽、浙江、江西、湖北、河南南部等地。叶厚，扁宽。根茎短，呈圆柱形，长约2cm，直径0.2~0.3cm；表面灰棕色或淡棕色，有多数环节，下部着生多数须根。根细圆柱形，略弯曲，长约7cm，直径0.1~0.2cm，表面灰白色或浅棕色，具细纵纹，质脆，易折断，断面黄白色或类白色。气芳香，味辛辣，有麻舌感。

3. 小叶马蹄香　来源为马兜铃科植物小叶马蹄香 *Asarum ichangense* C. Y. Cheng et C. S. Yang 的干燥全草。又名"宜昌细辛"。夏秋二季采挖，除去泥沙，阴干。主产于安徽、浙江、江西、福建、湖北、湖南、广东、广西等。常卷缩成团。根茎短，圆柱形，长1~2cm，直径0.2~0.3cm，节上密生多数细长的根，根长6~16cm，直径0.1~0.3cm。表面灰棕色，质脆易断，断面平坦，类白色，中心有浅黄色小木心。气芳香，味麻辣。

4. 大细辛　来源为马兜铃科植物大叶细辛 *Asarum maximum* Hemsl. 的干燥全草。春夏二季采挖，洗净，晒干。主产于湖北和四川东部。辣，略麻舌。根茎呈不规则圆柱形，长2~7cm，直径0.2~0.4cm，其上有多数碗状叶柄痕。根粗壮，丛生，呈圆柱形，长10~15cm，直径0.2~0.3cm表面灰黄色，质脆，易折断，断面平坦，黄白色，味辛。

5. 剪草　来源为金粟兰科植物金粟兰 *Chloranthus spicatus* (Thunb.) Makino 的干燥全草。夏季采集，除去杂质，洗净，晒干。主产于山东、江苏、浙江、江西、福建、湖北、湖南等地。20世纪70年代石家庄地区用，有小毒。根茎呈不规则圆块状，节间较密。须根细长弯曲，密生于节上，直径0.5~1.5cm，表面灰黄色，或棕色或棕褐色，具明显纵皱纹，有支根痕，质脆易断皮部与木部剥离而露出木心。气香，味辛苦，有毒。

6. 徐长卿　来源为萝藦科植物徐长卿 *Cynanchum paniculatum* (Bunge) Kitagawa 的干燥根及根茎。秋季采挖，除去杂质，阴干。主产于河北、天津、山东、安徽、浙江、江苏、辽宁等。根茎直径0.2~0.4cm，残茎直径0.1~0.2cm，断面中空。根直径0.1~0.15cm，具微细的纵皱纹，断面粉性形成层环淡棕色。气香，味微辛凉。有丹皮酚味。

孙宝惠 经验

据资料记载，细辛同属植物有 24 种 3 个变种，在某些省区亦作细辛和土细辛使用，多自产自销。据不完全统计，全国有伪品细辛达 11 科 29 种之多。细辛根的上半部分多为平滑，下半部分着生多数须根，但极易断掉，会留下须根痕，且高于根的表面，类似于野山参的珍珠点，手摸有刺手的感觉。

（木盼盼　张　晟）

天 麻
GASTRODIAE RHIZOMA

【本草考证】始载《神农本草经》，被列为上品，原名赤箭，一名离母，一名"鬼督邮"。《名医别录》："三月、四月、八月采根曝干。"历代本草多把块茎作为药用部位。宋代《本草图经》称，"今三月、四月采苗，七月、八月、九月采根"，是天麻苗（茎）作为药用部位最早的记载。宋《本草衍义》记载："赤箭，天麻苗也，然与天麻治疗不同，故后人分之为二。"《本草纲目》："本经止有赤箭，后人称为天麻，甄权《药性论》云，赤箭芝一名天麻，本自明白，宋人马志重修本草，重出天麻，遂致分辨如此，《沈括笔谈》云，《神农本草》明言：赤箭采根，后人谓其茎如箭，疑当用茎，盖不然也。"李时珍集历代本草论述认为，天麻用茎（苗）是因为天麻原名赤箭，后人根据其名而误认为天麻用茎（苗）。

经考证可知有本草认为，天麻茎（苗）是因为药用功效与天麻块茎不相同，因而作为一种药用部位。天麻茎（苗）不再作为药用部位源于何时尚待进一步考证。李时珍《本草纲目》始称天麻种子名为还简子，功效与天麻相同，并有附方，但其他本草文献中未见有关于天麻种子药用功效的记载，历代所载天麻与当今所用天麻基本一致。

【来源】为兰科植物天麻 *Gastrodia elata* Bl. 的干燥块茎。

【植物形态】植株高 30~100cm，有时可达 2m；根状茎肥厚，块茎状，椭圆形至近哑铃形，肉质，长 8~12cm，直径 3~7cm，有时更大，具较密的节，节上被许多三角状宽卵形的鞘。茎直立，橙黄色、黄色、灰棕色或蓝绿色，无绿叶，下部被数枚膜质鞘。总状花序长 5~50cm，通常具 30~50 朵花；花苞片长圆状披针形，长 1~1.5cm，膜质；花梗和子房长 7~12mm，略短于花苞片；花扭转，橙黄、淡黄、蓝绿或黄白色，近直立；蒴果倒卵状椭圆形，长 1.4~1.8cm，宽

8~9mm。花果期 5~7 月。

天麻（原变型）、红天麻（产区土名）植株较高大，常达 1.5~2m；根状茎较大，常呈哑铃形，最大单个重量达 1kg，含水量在 85%左右。茎橙红色。花黄色而略带橙红色。花期 4~5 月。

绿天麻（变型）植株较高大，一般高 1~1.5m；根状茎长椭圆形或倒圆锥形，节较密，节上鳞片状鞘多，单个最大重量达 600g，含水量在 70%左右。茎淡蓝绿色。花淡蓝绿色至白色。花期 6~7 月。

乌天麻（变型）植株高大，高 1.5~2m 或更高；根状茎椭圆形至卵状椭圆形，节较密，最长可达 15cm 以上，单个最大重量达 800g，含水量常在 70%以内，有时仅为 60%。茎灰棕色，带白色纵条纹。花蓝绿色。花期 6~7 月。

松天麻（变型）植株高约 1m；根状茎常为梭形或圆柱形，含水量在 90%以上。茎黄白色。花白色或淡黄色。花期 4~5 月。

黄天麻（变型）植株高 1m 以上；根状茎卵状长椭圆形，单个最大重量达 500g，含水率在 80%左右。茎淡黄色，幼时淡黄绿色。花淡黄色。花期 4~5 月。

【采收加工】立冬后至次年清明前采挖，立即洗净，蒸透，敞开低温干燥。

孙宝惠经验

传统去外皮是在天麻挖出后洗净泥土，立即用谷壳或细砂石搓去外皮，有的用刀刮。随即以清水或白矾水微浸，以防变黑。再放入沸水中煮或蒸 20~30 分钟，以蒸透切开无白点为度。如天麻受热膨胀，及时用竹针刺破压扁，使水汽排除，以防空泡。现多不去皮，有的出口标准要去皮或只要中间两片。

【药材性状】本品呈椭圆形或长条形，略扁，皱缩而稍弯曲，长 3~15cm，宽 1.5~6cm，厚 0.5~2cm。表面黄白色至黄棕色，有纵皱纹及由潜伏芽排列而成的横环纹多轮，有时可见棕褐色菌索。顶端有红棕色至深棕色鹦嘴状的芽或残留茎基；另端有圆脐形疤痕。质坚硬，不易折断，断面较平坦，黄白色至淡棕色，角质样。气微，味甘。（图47-1）

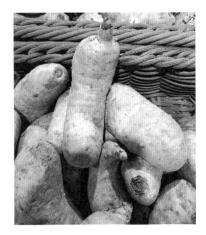

图 47-1　鲜天麻

孙宝惠 经验

　　天麻药材云南货，皮皱明显的产于盐碱地，皮细的产于沙土地（栽培多掺河沙）。云南天麻较贵，一般较少走饮片厂切饮片，而是以养生为多，每千克200元。饮片厂多用安徽天麻。云南红麻无硫（较同等大小的贵20~30元），产于盐碱地者表皮皱缩比较明显，表面常泛有碱霜。

　　【饮片炮制】天麻　洗净，润透或蒸软，切薄片，干燥。
　　本品呈不规则的薄片。外表皮淡黄色至黄棕色，有时可见点状排成的横环纹。切面黄白色至淡棕色。角质样，半透明。气微，味甘。

孙宝惠 经验

　　天麻饮片——有硫平片取天麻个子先煮后凉至八九成干，定一下型，再泡透，切片。做工较繁琐，有时含量不易达标。

　　【显微鉴别】本品横切面：表皮有残留，下皮由2~3列切向延长的栓化细胞组成。皮层为十数列多角形细胞，有的含草酸钙针晶束。较老块茎皮层与下皮相接处有 2~3 列椭圆形厚壁细胞，木化，纹孔明显。中柱占绝大部分，有小型周韧维管束散在；薄壁细胞亦含草酸钙针晶束。

粉末黄白色至黄棕色。厚壁细胞椭圆形或类多角形，直径 70~180μm，壁厚 3~8μm，木化，纹孔明显。草酸钙针晶成束或散在，长 25~75μm。用甘油醋酸水装片观察含糊化多糖类物的薄壁细胞，无色，有的细胞可见长卵形、长椭圆形或类圆形颗粒，遇碘液显棕色或淡棕紫色。螺纹导管、网纹导管及环纹导管直径 8~30μm。

【理化鉴别】见 2020 年版《中国药典》。

【伪劣品】

1.优劣品比较　左 1 天麻为正常角质样，左 2 天麻没有煮至透心，左 3 天麻陈 4~5 年变色，左 4 天麻陈至 6~7 年变色情况。（图 47-2）

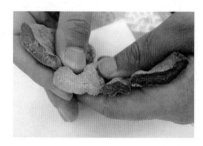

图 47-2　天麻劣品

2.野生天麻仿冒品　野生的环纹较少，用外观相似品仿冒野生品。

3.硫熏品　天麻一过夏天较易走油变色，市场上常见问题是熏硫，《中国药典》要求二氧化硫残留量不得高于 400mg/kg。

孙宝惠 经验

①东北野生天麻：在东北长白山野生很少，只有 6、7 月出土上市，其他时间鲜货多是培植的，野生箭麻（商品麻）点轮环 7~9 圈，白麻（一般做麻种）9~10 圈，栽培的十多圈。野生的一般出苗后才被发现，采挖后一般无鹦哥嘴，皱纹多，多有树根挤压变形，有的菌丝多。②在河北赞皇嶂石岩景区有"天麻岭"，分布有野生天麻，有时只是其中几个抽薹，其余的仍有鹦哥嘴或红小辫。③茄

科马铃薯块茎、菊科大丽菊的块根、紫茉莉科紫茉莉的根、菊科羽裂蟹甲草的块茎，美人蕉科蕉芋的根茎或块茎、葫芦科赤爬的块根等在过去也为天麻伪品，没有凹肚脐、点轮环等天麻特有的特征，现在市场已不多见。

（木盼盼　郭　龙）

白茅根
IMPERATAE RHIZOMA

【本草考证】始载《神农本草经》，被列为草部中品。曰："主劳伤虚羸，补中益气，除瘀血、血闭、寒热，利小便。"《医学衷中参西录》言："鲜者嚼之多液，故能入胃滋阴以生津止渴，并治肺胃有热，咳血、吐血、衄血、小便下血，然必鲜者其效方著。春前秋后剖用之味甘，至生苗盛茂时，味即不甘，用之亦有效验，远胜干者。"以生白茅根入药的方剂早在晋代就有记载，葛洪在《肘后备急方》中记载："白茅根一大把、小豆三升、水三升煮取干，去茅根，食豆，水随小便下。"同时最早提出了白茅根的切制方法，即"细切"。唐代，出现了制白茅根的炮制方法，如孙思邈在《备急千金要方》中记载"白茅根烧末，以膏和涂之，亦治疮因风致肿者"。元代，增添了蜜炒，同时其他方法如净制、切制、制炭等仍被沿用。明代，在沿用前人炒法、烧存性、蜜制等炮制方法的基础上，又有了进一步的发展。如《本草品汇精要》中提出了"刷去沙土""剉碎""刮去皮及捣汁用"。清代，有关净制、切制、制炭等法各种文献续有载述。此外《得配本草》中记载了"消瘀血，童便浸捣汁用"。《本草求真》中新增了酒煮。

白茅根历代炮制有净制、酒制、炒制等方法，而现代白茅根炮制主要是结合目前白茅根的主要临床应用如利尿、止血，在继承古代炮制方法的基础上进行了遴选，其炮制品主要是白茅根、茅根炭。

【来源】为禾本科植物白茅 *Imperata cylindrica* Beauv. var. *major*（Nees）C.E.Hubb. 的干燥根茎。

【植物形态】多年生草本植物，高 20~100cm。具横走多节被鳞片的白色根状茎。秆丛生，直立，具 2~4 节。叶鞘无毛或上部及边缘具柔毛，鞘口具疣基柔毛，鞘常多集于秆基，老时破碎成纤维状；叶舌干膜质；叶线形或线状披针形，长 10~40cm，宽 2~8mm，顶端渐尖，上面被细柔毛，分枝短缩而密集；颖果椭圆形，暗褐色，成熟的果序被白色长柔毛。花果期 5~8 月。

全国各地均有产，大都自产自销。部分地区用鲜茅根。白茅在我国南北各地多有分布，生态幅度广，生长于谷地河床至干旱草地、向阳山坡、果园地、撂荒地以及田坎、堤岸和路边草地。

【采收加工】春、秋二季采挖，洗净，晒干，除去须根和膜质叶鞘，捆成小把。

【药材性状】呈长圆柱形，长 30~60cm，直径 0.2~0.4cm。表面黄白色或淡黄色，微有光泽，具纵皱纹，节明显，稍突起，节间长短不等，通常长 1.5~3cm。体轻，质略脆，断面皮部白色，多有裂隙，放射状排列，中柱淡黄色，易与皮部剥离。气微，味微甜。（图48-1，图 48-2）

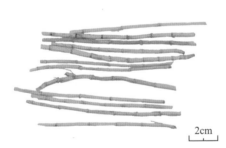

2cm

图 48-1　白茅根药材　　　　　　图 48-2　白茅根药材（节间）

【饮片炮制】

1. 白茅根　洗净，微润，切段，干燥，除去碎屑。

本品呈圆柱形的段。外表皮黄白色或淡黄色，微有光泽，具纵皱纹，有的可见稍隆起的节。切面皮部白色，多有裂隙，放射状排列，中柱淡黄色或中空，易与皮部剥离。气微，味微甜。

2. 茅根炭　取净白茅根段，照炒炭法（通则 0213）炒至焦褐色。

本品形如白茅根，表面黑褐色至黑色，具纵皱纹，有的可见淡棕色稍隆起的节。略具焦香气，味苦。

【显微鉴别】根茎横切面：表皮细胞1列，类方形，形小，有的含硅质块。下皮纤维1~3列，壁厚，木化。皮层较宽广，有10余个叶迹维管束，有限外韧型，其旁常有裂隙；内皮层细胞内壁增厚，有的含硅质块。中柱内散有多数有限外韧型维管束，维管束鞘纤维环列，木化，外侧的维管束与纤维连接成环。中央常成空洞。

粉末黄白色。表皮细胞平行排列，每纵行常由1个长细胞和2个短细胞相间排列，长细胞壁波状弯曲。内皮层细胞长方形，一侧壁增厚，层纹和壁孔明显，壁上有硅质块。下皮纤维壁厚，木化，常具横隔。

【理化鉴别】见2020年版《中国药典》。

【伪劣品】

1. 白草　为禾本科植物白草 *Pennisetum flaccidum* Griseb. 的干燥根茎。根状茎圆形或扁圆柱形，直径1.5~2.5mm，表面淡黄色，略带光泽，纵皱纹极不明显或无，较光滑，节部稍膨大，常有侧芽，节间长1.7~3.5cm。质硬而脆，断面皮部无裂隙，中部多具白色髓心，稀中空，气微，味淡。

2. 柳叶白前　为萝摩科植物柳叶白前 *Vincetoxicum stauntonii* (Decne.) C. Y. Wu et D. Z. Li 根茎。根状茎细长圆柱形，有分枝，稍弯曲，长4~15cm，直径1.5~5mm，表面浅黄色或黄棕色，无光泽，平滑，节明显，稍膨大，密生多数细根，节间长1.5~4.5cm。质硬而脆，易折断，断面皮层白色，木部黄色，中央有一大型中空的髓腔（有时含有白色絮状组织），约占直径的1/2，有粉性气微，味微甜。

孙宝惠 经验

　　由于白茅根中含可溶性钙及大量的糖，因此在软化切制时，应尽量减少在水中的浸泡时间，以减少水溶性成分流失。白茅根生品具有止血、利尿作用，可能与其所含较多量的钾盐有关。炒炭后，凝血时间较生品有明显缩短，出血时间也显著缩短，故炒炭后止血作用增强。

（木盼盼　段绪红）

天花粉
TRICHOSANTHIS RADIX

【本草考证】《诗经·豳风》"果裸之实，亦施于宇"，果裸即葫芦科植物栝楼 *Trichosanthes kirilowii*。栝楼又称瓜蒌，其根、实皆入药，《神农本草经》名栝楼根。《尔雅》云："果裸之实，栝楼。"郭璞注："今齐人呼为天瓜。"《本草图经》云："根亦名白药，皮黄肉白。三四月内生苗，引藤蔓，叶如甜瓜叶，作叉，有细毛。七月开花，似葫芦花，浅黄色。实在花下，大如拳，生青，至九月熟，赤黄色。"《本草蒙筌》释名曰："栝楼根名天花粉，内有花纹天然而成，故名之。"其说恐误。《新修本草》云："今用根作粉，大宜服食，虚热人食之，作粉如作葛粉法，洁白美好。"因知"天花粉"实为"天瓜粉"之讹。《神农本草经》云"栝楼生弘农川谷。"弘农为今之河南灵宝市。《新修本草》曰："今出陕州者，白实最佳。"唐代以陕州（今河南陕州区）出者较优，故知瓜蒌历来以河南所出为佳。

【来源】为葫芦科植物栝楼 *Trichosanthes kirilowii* Maxim. 或双边栝楼 *Trichosanthes rosthornii* Harms 的干燥根。

【植物形态】栝楼为攀缘藤本植物，长达 10m；块根圆柱状，粗大肥厚，富含淀粉，淡黄褐色。茎较粗，多分枝，具纵棱及槽，被白色伸展柔毛。叶片纸质，轮廓近圆形，长宽均约 5~20cm，常 3~5 浅裂至中裂，稀深裂或不分裂而仅有不等大的粗齿，裂片菱状倒卵形、长圆形，先端钝，急尖，边缘常再浅裂，叶基心形，弯缺深 2~4cm，上表面深绿色，粗糙，背面淡绿色，两面沿脉被长柔毛状硬毛，基出掌状脉 5 条，细脉网状；叶柄长 3~10cm，具纵条纹，被长柔毛。卷须 3~7 歧，被柔毛。花雌雄异株。果实椭圆形或圆形，长 7~10.5cm，成熟时黄褐色或橙黄色；种子卵状椭圆形，压扁，长 11~16mm，宽 7~12mm，淡黄褐色，近边缘处具棱线。花期 5~8 月，果期 8~10 月。

因本种为传统中药天花粉和栝楼，故在其自然分布区内、外，广为栽培。分布于朝鲜、日本、越南和老挝。本种的叶、雄花苞片及花的构造等方面均与中华栝楼 *T. rosthornii* Harms 相似，惟后者的植株较小，叶片常 3~7 深裂，几达基部，裂片线状披针形至倒披针形，稀菱形，极稀再分裂；雄花的小苞片较小，通常长 5~16mm，宽 5~11mm，花萼裂片线形，种子棱线距边缘较远。本种的叶近圆形，3~5 浅裂至中裂，裂片常常再分裂，雄花小苞片大，长 15~25mm，宽 10~20mm；花萼裂片披针形，种子棱线近边缘。本种也不同于日本栝楼 *T. kirilowii* Maxim. var. *japonica*（Miq.）Kitamura，后者的叶片 3~5 浅裂，裂片总是三角形，无小裂片，种子淡黑褐色。

本种的根、果实、果皮和种子为传统的中药天花粉、栝楼、栝楼皮和栝楼子（瓜蒌仁）。

中华栝楼（原变种）即为双边栝楼，都为《中国药典》规定的天花粉的正品来源。

【栽培种植】天花粉沟栽技术，长的粗大，采收后用机器去外皮（第一次主要水洗去土，第二次去皮），晒干。用根繁殖，因为用种子繁殖只有 30% 的雌花。

【药材性状】本品呈不规则圆柱形、纺锤形或瓣块状，长 8~16cm，直径 1.5~5.5cm。表面黄白色或淡棕黄色，有纵皱纹、细根痕及略凹陷的横长皮孔，有的

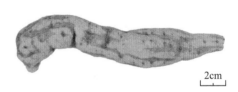

2cm

图 49-1　天花粉

有黄棕色外皮残留。质坚实，断面白色或淡黄色，富粉性，横切面可见黄色木质部，略呈放射状排列，纵切面可见黄色条纹状木质部。气微，味微苦。（图 49-1）

【饮片炮制】天花粉　略泡，润透，切厚片，干燥。

本品呈类圆形、半圆形或不规则形的厚片。外表皮黄白色或淡棕黄色。切面可见黄色木质部小孔，略呈放射状排列。气微，味微

苦。（图49-2）

【显微鉴别】本品粉末类白色。淀粉粒甚多，单粒类球形、半圆形或盔帽形，直径6~48μm，脐点点状、短缝状或人字状，层纹隐约可见；复粒由2~14分粒组成，常由一个大的分粒与几个小分粒复合。具缘纹孔导管大，多破碎，有的具缘纹孔呈六角形或方形，排列紧密。石细胞黄绿色，长方形、椭圆形、类方形、多角形或纺锤形，直径27~72μm，壁较厚，纹孔细密。

【理化鉴别】见2020年版《中国药典》。

【伪劣品】

1. 含硫天花粉　无硫天花粉导管明显，表面黄白色，气微；含硫天花粉导管不甚明显，粉性足，切面白色。（图49-3）

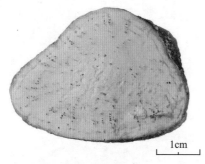
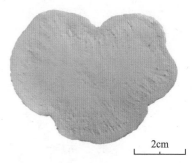

图49-2　天花粉（无硫）　　　　图49-3　天花粉（含硫）

2. 劣品天花粉　天花粉性状异常，中心角质。如同大力参。分析原因可能是个子货外面先干，里面没干，糖化，散水后，中心角质；蒸时火大所致。

3 伪品天花粉　本品呈不规则圆柱形、纺锤形或瓣块状，长8~16cm，直径1.5~5.5cm。表面黄白色或淡棕黄色，有纵皱纹、细根痕及略凹陷的横长皮孔，有的有黄棕色外皮残留。

孙宝惠 经验

　　天花粉特别白的含有硫，放置时间短的会有酸味；天花粉怕冻，受冻容易使其发糠；天花粉发霉品一般都有黑点，切掉仍可见有黑点。

（木盼盼　程月召）

红景天

RHODIOLAE CRENULATAE RADIX ET RHIZOMA

【本草考证】藏药红景天为景天科红景天属的多年生草本植物或亚灌木植物。始载于公元八世纪的藏医经典《四部医典》，性凉，清热，用于滋补元气，被誉为"高原人参"。康熙皇帝御笔册封其为"仙赐草"。大花红景天 *Rhodiola crenulata*（Hook. f. et Thoms.）H. Ohba 又名宽瓣红景天、宽叶景天、圆景天等。红景天属植物种类繁多，除 2005 版《中国药典》以后规定的大花红景天外尚有多种同属的红景天入药，如：狭叶红景天等被地方标准收载。

孙宝惠 经验

《青藏高原药物图鉴》收载的红景天原植物为库页红景天 *Rhodiola sachalinensis* A. Bor.、圣地红景天 *Rhodiola sacra*（Prain ex Hamet）S. H. Fu 并非药典品，在使用时应注意鉴别。

【来源】为景天科植物大花红景天 *Rhodiola crenulata*（Hook. f. et Thoms.）H. Ohba 的干燥根和根茎。

【植物形态】多年生草本植物。地上的根茎短，残存花枝茎少数，黑色，高 5~20cm。不育枝直立，高 5~17cm，先端密着叶，叶宽倒卵形，长 1~3cm。花茎多，直立或扇状排列，高 5~20cm，稻秆色至红色。叶有短的假柄，椭圆状长圆形至几为圆形，长 1.2~3cm，宽 1~2.2cm，先端钝或有短尖，全缘或波状或有圆齿。花序伞房状，有多花，长 2cm，宽 2~3cm，有苞片；花大，有长梗，雌雄异株；种子倒卵形，长 1.5~2mm，两端有翅。花期 6~7 月，果期 7~8 月。（图 50-1）

【药材性状】本品根茎呈圆柱形，粗短，略弯曲，少数有分枝，长 5~20cm，直径 2.9~4.5cm。表面棕色或褐色，粗糙有褶皱，剥开外表皮有一层膜质黄色表皮且具粉红色花纹；宿存部分老花茎，花茎基部被三角形或卵形膜质鳞片；节间不规则，断面粉红色至紫红色，有一环纹，质轻，疏松。主根呈圆柱形，粗短，长约20cm，上部直径约1.5cm，侧根长10~30cm；断面橙红色或紫红色，有时具裂隙。气芳香，味微苦涩、后甜。

【饮片炮制】红景天　除去须根、杂质，切片，干燥。

本品呈圆形、类圆形或不规则的片状。外表皮棕色、红棕色或褐色，有的剥开外表皮有一层膜质黄色表皮，具粉红色花纹。切面粉红色至紫红色，有时具裂隙。质轻，疏松。气芳香，味微苦涩、后甜。（图50-2，图50-3）

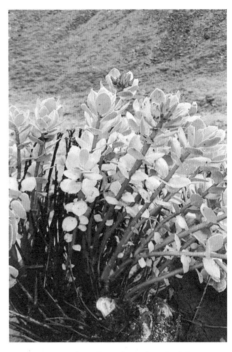

图50-1　大花红景天（西藏野生海拔4000米，马昭供图）

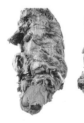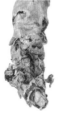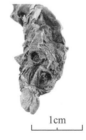

1cm

图50-2　红景天药材

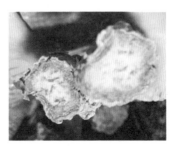

图50-3　新鲜红景天断面紫红色

鉴别正品红景天（大花红景天）时，剥开外表皮后，栓皮内侧为黄绿色，市售其他红景天属植物大多无此特征。

【显微鉴别】【理化鉴别】见 2020 年版《中国药典》。

红景天苷降解很快。经过实验验证，同一批红景天药材 2017 年 1 月测量红景天苷含量为 0.66%，2017 年 6 月含量降为 0.44%。提示，红景天贮藏时应注意方式方法。

【伪劣品】

1. **库页红景天** 来源为景天科植物库页红景天 *Rhodiola sachalinensis* A. Bor. 的干燥根及根茎。

2. **圣地红景天** 为景天科植物圣地红景天 *Rhodiola sacra*（Prain ex Hamet）S. H. Fu 的干燥根及根茎。

3. **狭叶红景天（大株红景天，习称"小花红景天"）** 为景天科植物狭叶红景天 *Rhodiola kirilowii*（Regel）Maxim. 的干燥根及根茎。秋季采挖，除去杂质，洗净，切片，晾干。本品根茎粗壮，呈不规则的圆块状或圆柱形。表面黑褐色，凹凸不平，具残留茎基痕和棕红色膜质鳞叶，木栓层易剥落。质硬，不易折断，断面棕红色。根细长，长 10~30cm，直径 0.3~1.0cm，表面黑褐色。质脆，易折断，断面棕红色，根皮易鳞片状剥落。气微，味苦、涩。曾为《中国药典》2000 版、1995 版、1990 版及 1985 版附录收载品种。

（郭　龙　温子帅）

威灵仙
CLEMATIDIS RADIX ET RHIZOMA

【本草考证】威灵仙其名称最早的记载见于南北朝时期的《集验方》:"治肾脏风壅,腰膝沉重方,威灵仙末蜜和丸,桐子大,初服,温酒下。"元代王好古《汤液本草》在论述威灵仙时引李东垣《用药法象》之言,有"铁脚者佳"一语。这是"铁脚威灵仙"最早文献来源。明代《本草纲目》将威灵仙归入蔓草部,记载"其根每年旁引,年深转茂,一根丛须数百条,长者二尺许,初时黄黑色,干则深黑,俗称铁脚威灵仙"。明代李中立《本草原始》绘制的威灵仙药材图,根如马尾,特别是根头部残留的一小段地上茎,折断处呈纤维状,显示了铁线莲属的植物的特征。《本草纲目》以铁脚威灵仙堪用,余不入药。《救荒本草》所述形状是另一种,其所附威灵仙图能从植物分类的角度鉴定出它的种名是威灵仙,就是现在《中国药典》主要品种之一。

孙宝惠 经验

威灵仙之名最早见于南北朝时期的《集验方》,其药用发源地为中国而不是新罗(今朝鲜)。毛茛科铁线莲属植物是历史上使用最早的威灵仙。周君巢所著《威灵仙传》中所述之威灵仙,应是此属植物。自元、明以来,相传以"铁脚威灵仙"为佳,亦即以根外皮深黑色者为正品。现时《中国药典》2020版所收载的三种正品威灵仙均属"铁脚威灵仙"类型。玄参科的草本威灵仙是宋代药用威灵仙的主要品种之一,直至清代仍有应用,但现代只作草药"冷药"或"斩龙剑"入药,不作威灵仙用。菝葜科菝葜属铁丝灵仙,始用于清代,可视为北方地区的习惯用药,常见的有短梗菝葜、鲇鱼须、黑叶菝葜、鞘柄菝葜等的根与根茎。

【来源】为毛茛科植物威灵仙 *Clematis chinensis* Osbeck、棉团铁线莲 *Clematis hexapetala* Pall. 或东北铁线莲 *Clematis manshurica* Rupr. 的干燥根和根茎。

【植物形态】

1.威灵仙 多年生藤本，干时变黑。地下有丛生细长圆柱形的根，外皮黑褐色。茎近无毛，叶对生，长达20cm，为一回羽状复叶；叶柄长4.5~6.5cm；小叶5有时3，窄卵形或三角状卵形，顶端钝或渐尖，基部圆形或宽楔形，全缘，近无毛。圆

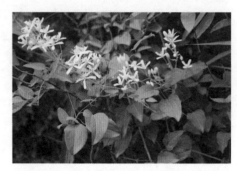

图51-1 威灵仙

锥花序腋生或顶生；花白色或绿白色，直径1~2cm；萼片4，长圆形或窄倒卵形，外面边缘密生绒毛；无花瓣；雄蕊多数，无毛；心皮多数。瘦果扁卵形，长约3mm，疏生柔毛，果实顶端有羽毛状花柱，长达1.8cm。花期6~9月，果期8~11月。分布于华东、中南、西南及陕西等地，为商品威灵仙主流品种。（图51-1）

2.棉团铁线莲 直立草本，高30~100cm。茎圆柱形，有纵沟，疏生柔毛，后脱落无毛。叶对生；叶柄长0.5~3.5cm；叶片近革质，绿色，干后常变黑色，一至二回羽状深裂，裂片线状披针形、长椭圆状披针形、长1.5~10cm，宽0.1~2cm，先端锐尖或凸尖，有时钝，全缘，两面或沿叶脉疏被长柔毛或近无毛，网脉突起。聚伞花序顶生或腋生，通常具3花，有时为单花，花梗有柔毛；瘦果倒卵形，扁平，长约4mm，密生柔毛，宿存花柱羽毛状，长1.5~3cm。花期6~8月，果期7~10月。分布于东北三省、河北、山东、山西、内蒙古，产区均作威灵仙用。

【采收加工】秋季采挖，除去泥沙，晒干。

【药材性状】

1.威灵仙　根茎呈柱状，长 1.5~10cm，直径 0.3~1.5cm；表面淡棕黄色；顶端残留茎基；质较坚韧，断面纤维性；下侧着生多数细根。根呈细长圆柱形，稍弯曲，长 7~15cm，直径 0.1~0.3cm；表面黑褐色，有细纵纹，有的皮部脱落，露出黄白色木部；质硬脆，易折断，断面皮部较广，木部淡黄色，略呈方形，皮部与木部间常有裂隙。气微，味淡。

2.棉团铁线莲　根茎呈短柱状，长 1~4cm，直径 0.5~1cm。根长 4~20cm，直径 0.5~1cm。根长 4~20cm，直径 0.1~0.2cm；表面棕褐色至棕黑色；断面木部圆形。味咸。

3.东北铁线莲　根茎呈柱状，长 1~11cm，直径 0.5~2.5cm。根较密集，长 5~23cm，直径 0.1~0.4cm；表面棕黑色；断面木部近圆形。味辛辣。

以条匀、皮黑肉白、质坚实者为佳。

孙宝惠 经验

三者主要区别点在于威灵仙粉性强；东北威灵仙味辛辣，断面木部近圆形；棉团铁线莲表面棕褐色至棕黑色，颜色较浅，主要产自黑龙江。

【饮片炮制】威灵仙　除去杂质，洗净，润透，切段，干燥。

本品呈不规则的段。表面黑褐色、棕褐色或棕黑色，有细纵纹，有的皮部脱落，露出黄白色木部。切面皮部较广，木部淡黄色，略呈方形或近圆形，皮部与木部间常有裂隙。

【显微鉴别】【理化鉴别】见 2020 年版《中国药典》。

【伪劣品】

1.东北威灵仙　表面棕褐色至棕黑色；断面木部圆形。2020 版药典规定含齐墩果酸（$C_{30}H_{48}O_3$）不得少于 0.30%，本品含量为零。（图 51-2）

2. 铁丝威灵仙（鞘柄菝葜） 根茎呈不规则块状，略横向延长，弯曲，质坚硬，难折断。根茎两侧及下端着生许多细长的根，略弯曲，长 20~100cm，直径 1~3mm；表面灰黑色或灰褐色，须根呈钩刺状。质坚韧，难折断，断面外圈为灰棕色环。气微，味淡。

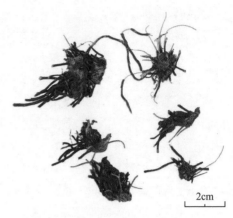

2cm

图 51-2 东北威灵仙

3. 铁丝威灵仙（短梗菝葜） 根茎呈不规则块状，略横向延长而弯曲，有针状小刺，下侧着生许多细长的根。根长 20~100cm，直径 1~2mm；表面灰褐色或灰棕色，平滑，带有细小钩刺状及少数须根。质韧，不易折断，富有弹性，断面外圈为灰棕色环（石细胞），内有一圈排列均匀的小孔（导管）。气无，味淡。

（李　昌　温子帅　齐兰婷）

地 榆

SANGUISORBAE RADIX

【本草考证】始载于《神农本草经》:"其叶似榆而长,初生布地,故名。其花子紫黑色如豉,故又名玉豉。一茎长直上。"玉豉亦作玉札,《齐民要术》谓:"北方呼豉为札。"李时珍曰:"按《外丹方》言,地榆一名酸赭,其味酸,其色赭故也。"《本草图经》载:"宿根三月内生苗,初生布地,茎直,高三四尺,对分出叶,叶似榆,少狭细长,作锯齿状,青色。七月开花如椹子,紫黑色,根外黑里红,似柳根。"《经史证类备急本草》附有"江宁府地榆"和"衡州地榆"图。综合以上历代本草关于地榆的记载,并结合"江宁府地榆"图的特征看,古代所用地榆即 *Sanguisorba officinalis* L. 而"衡州地榆"似为长叶地榆 *Sanguisorba officinalis* L. var. *longifolia*(Bert.)yü et Li。

【来源】为蔷薇科植物地榆 *Sanguisorba officinalis* L. 或长叶地榆 *Sanguisorba officinalis* L.var.*longifolia*(Bert.)Yü et Li 的干燥根。后者习称"绵地榆"。

【植物形态】多年生草本植物,高 30~120cm。根粗壮,多呈纺锤形,稀圆柱形,表面棕褐色或紫褐色,有纵皱及横裂纹,横切面黄白或紫红色,较平整。茎直立,有棱,无毛或基部有稀疏腺毛。基生叶为羽状复叶,有小叶 4~6 对,叶柄无毛或基部有稀疏腺毛;小叶片有短柄,卵形或长圆状卵形,长 1~7cm,宽 0.5~3cm,顶端圆钝稀急尖,基部心形至浅心形,边缘有多数粗大圆钝稀急尖的锯齿,两面绿色,无毛;茎生叶较少,小叶片有短柄至几无柄,长圆形至长圆披针形,狭长,基部微心形至圆形,顶端急尖;基生叶托叶膜质,褐色,外面无毛或被稀疏腺毛,茎生叶托叶大,草质,半卵形,外侧边缘有尖锐锯齿。穗状花序椭圆形,圆柱形或卵球形,直立,通常长 1~3cm,宽 0.5~1cm,从花序顶端向下开放,花序梗光滑或偶有稀疏腺毛;果实包藏在宿存萼筒内,外面有斗棱。花果期 7~10

月。（图52-1）

【采收加工】春季将发
芽时或秋季植株枯萎后采
挖，除去须根，洗净，干
燥，或趁鲜切片，干燥。

【药材性状】本品呈不
规则纺锤形或圆柱形，稍
弯曲，长5~25cm，直径
0.5~2cm。表面灰褐色至暗

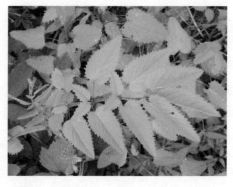

图52-1 地榆

棕色，粗糙，有纵纹。质
硬，断面较平坦，粉红色或淡黄色，木部略呈放射状排列。气微，
味微苦涩。

以条粗、质坚、无残茎及须根、折断面粉红色者为佳。

【饮片炮制】地榆 除去杂质；未切片者，洗净，除去残茎，润
透，切厚片，干燥。

本品呈不规则的类圆形
片或斜切片。外表皮灰褐色
至深褐色。切面较平坦，粉
红色、淡黄色或黄棕色，木
部略呈放射状排列；或皮部
有多数黄棕色绵状纤维。气
微，味微苦涩。（图52-2）

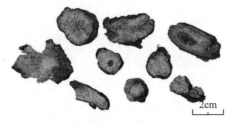

图52-2 地榆饮片

【显微鉴别】地榆粉末灰黄色至土黄色。草酸钙簇晶众多，棱角
较钝，直径18~65μm。淀粉粒众多，多单粒，长11~25μm，直径
3~9μm，类圆形、广卵形或不规则形，脐点多为裂缝状，层纹不明
显。木栓细胞黄棕色，长方形，有的胞腔内含黄棕色块状物或油滴
状物。导管多为网纹导管和具缘纹孔导管，直径13~60μm。纤维较
少，单个散在或成束，细长，直径5~9μm，非木化，孔沟不明显。
草酸钙方晶直径5~20μm。

绵地榆粉末红棕色。韧皮纤维众多，单个散在或成束，壁厚，直径 7~26μm，较长，非木化。

【理化鉴别】见 2020 年版《中国药典》。

孙宝惠 经验

地榆皂苷 1、地榆皂苷 2 也可作为对照品进行薄层鉴别。

【伪劣品】

1.紫地榆　来源为牻牛儿苗科植物紫地榆 *Geranium strictipes* R. Knuth 的干燥根。本品多为不规则切片。切片长 2~5cm、宽 1~15cm，厚 0.2~0.5cm。表皮暗褐色，内皮紫色。多皱缩纹理，可见须根痕。切片的上下表面黄棕色，木部与皮部常分离，木部色较深。易折断，断面不整齐，粉质。气微，味苦。

2.黄地榆　来源为蓼科植物虎杖 *Reynoutria japonica* Houtt. 的干燥根。根多数呈弯曲的圆锥状或呈块状。长 1~7cm，直径 0.6~1.5cm。表面棕褐色，有明显的纵皱纹及紫色斑块，并有除去须根后的疤痕。质坚硬，不易折断，断面纤维性，木质部作放射状排列，气微，味微苦。

3.拳参　来源为蓼科植物拳参 *Bistorta officinalis* Raf. 的干燥根茎。本品呈扁圆柱形，常弯曲成虾状。长 6~15cm，直径 1~2.5cm。两端圆钝或稍细。表面紫褐色或紫黑色，稍粗糙，有较密环节及根痕，一面隆起，另一面较平坦或略具凹槽。质硬，断面近肾形，浅棕红色至棕红色，有 35~50 个黄白色维管束细点断续排成的环状。气微，味苦涩。

（陈　炯　温子帅　齐兰婷）

何首乌
POLYGONI MULTIFLORI RADIX

【本草考证】最早记录于唐天宝年间的《日华子本草》："其药本草无名，因何首乌见藤夜交，便即采食有功，因以采人为名耳。又名桃柳藤。"唐李翱所著的《何首乌录》记载："有雌雄，雄者苗色黄白，雌者黄赤。"宋《证类本草》记载："生必相对，根大如拳，有赤白二种，赤者雄，白者雌。""凡修合药须雌雄相合吃，有验。"清《本草备要》曰："有赤、白二种。赤雄入血分，白雌入气分。"宋《本草图经》曰："何首乌，本出顺州南河县（广西陆川县东南古城镇），岭外、江南诸州亦有，今在处有之，以西洛、嵩山及南京、柘城县为胜。"明《本草纲目》记载："何首乌以出南河县及岭南恩州、韶州、潮州、贺州、广州、潘州、四会县者为主，邕州、桂州、康州、春州、高州、勤州、循州、晋兴县出者次之，真仙草也。"经本草考证可知，历代本草所用的何首乌（雄者）与当今所用品种基本一致，而认为雌者应为夹竹桃科植物白首乌 *Cynanchum bungei* Decne.。

【来源】为蓼科植物何首乌 *Polygonum multiflorum* Thunb. 的干燥块根。1985~2020 年版《中国药典》单独收载制何首乌。

【植物形态】多年生草本植物。块根肥厚，长椭圆形，黑褐色。茎缠绕，长 2~4m，多分枝，具纵棱，无毛，微粗糙，下部木质化。叶卵形或长卵形，长 3~7cm，宽 2~5cm，顶端渐尖，基部心形或近心形，两面粗糙，边缘全缘；叶柄长 1.5~3cm；托叶鞘膜质，偏斜，无毛，长 3~5mm。花序圆锥状，顶生或腋生，长 10~20cm，分枝开展，具细纵棱，沿棱密被小突起；瘦果卵形，具 3 棱，长 2.5~3mm，黑褐色，有光泽，包于宿存花被内。花期 8~9 月，果期 9~10 月。（图 53-1）

【采收加工】秋、冬二季叶枯萎时采挖，削去两端，洗净，个大的切成块，干燥。

【药材性状】本品呈团块状或不规则纺锤形，长6~15cm，直径4~12cm。表面红棕色或红褐色，皱缩不平，有浅沟，并有横长皮孔样突起和细根痕。体重，质坚实，不易折断，断面浅黄棕色或浅红棕色，显粉性，皮部有4~11个类圆形异型

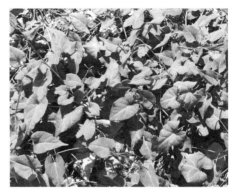

图 53-1　何首乌

维管束环列，形成云锦状花纹，中央木部较大，有的呈木心。气微，味微苦而甘涩。（图 53-2）

【饮片炮制】除去杂质，洗净，稍浸，润透，切厚片或块，干燥。

本品呈不规则的厚片或块。外表皮红棕色或红褐色，皱缩不平，有浅沟，并有横长皮孔样突起及细根痕。切面浅黄棕色或浅红棕色，显粉性；横切面有的皮部可见云锦状花纹，中央木部较大，有的呈木心。气微，味微苦而甘涩。（图 53-3）

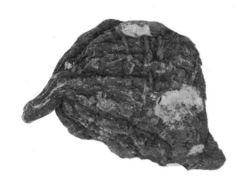

图 53-2　何首乌药材

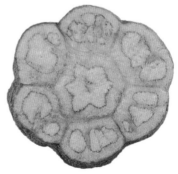

图 53-3　云锦花纹

【显微鉴别】本品横切面：木栓层为数列细胞，充满棕色物。韧

皮部较宽，散有类圆形异型维管束4~11个，为外韧型，导管稀少。根的中央形成层成环；木质部导管较少，周围有管胞和少数木纤维。薄壁细胞含草酸钙簇晶和淀粉粒。

粉末黄棕色。淀粉粒单粒类圆形，直径4~50μm，脐点人字形、星状或三叉状，大粒者隐约可见层纹；复粒由2~9分粒组成。草酸钙簇晶直径10~80μm，偶见簇晶与较大的方形结晶合生。棕色细胞类圆形或椭圆形，壁稍厚，胞腔内充满淡黄棕色、棕色或红棕色物质，并含淀粉粒。具缘纹孔导管直径17~178μm。棕色块散在，形状、大小及颜色深浅不一。

【理化鉴别】见2020年版《中国药典》。

【伪劣品】

1. 白首乌　来源为夹竹桃科植物白首乌 *Cynanchum bungei* Decne. 的干燥块根。春初或秋末采挖，除去外皮，晒干，或趁鲜切片，晒干。本品呈纺锤形或不规则的团块，长3~10cm，直径1.5~4cm。表面类白色，多沟纹，凹凸不平，并有横向疤痕及须根痕。体轻。切片大小不一，切面类白色，粉性，有辐射状纹理及裂隙。气微，味微甘苦。以块大，粉性足者为佳。

2. 索骨丹根　来源为虎耳草科植物七叶鬼灯檠 *Rodgersia aesculifolia* Batal. 的干燥根茎。秋季采挖，除去粗皮及须根，切片，晒干。本品呈圆片状，多卷缩不平，直径2~4cm，厚0.2~0.5cm。外皮棕褐色，皱缩，有的有点状根痕，偶有黄色鳞毛。有多数筋脉点（维管束），略呈同心环状排列，并有多数白色闪亮小点。质脆易折断，断面粉性。气微，味涩、苦。功能主治：消炎解毒，收敛止血。用于腹泻、痢疾、便血；外治子宫脱垂、外伤出血。

3. 翼蓼　来源为蓼科植物翼蓼 *Pteroxygonum giraldii* Dammer et Diels 的干燥块根。本品为横切的不规则的厚片，略弯曲，直径3.5~8cm，厚0.5~1.5cm。外皮红棕色、棕色至棕褐色，粗糙，栓皮易脱落，可见残留的须根及须根痕。边缘隆起；切面稍凹下，不平坦，呈红棕色，具突起的筋脉小点，略呈放射状排列。质硬脆，断面浅红棕色。气弱，味极涩，味苦。功效：清热，解毒，凉血，止痛。用于肠炎、痢疾、便血、崩漏、腰腿痛、烧烫伤、疮疖。

4. **虎杖** 为蓼科植物虎杖 *Reynoutria japonica* Houtt. 的干燥根茎和根。微苦，微寒。归肝、胆、肺经。利湿退黄，清热解毒，散瘀止痛，止咳化痰。用于湿热黄疸、淋浊、带下、风湿痹痛、痈肿疮毒、水火烫伤、经闭、癥瘕、跌打损伤、肺热咳嗽。

5. **黄独** 为薯蓣科植物黄独 *Dioscorea bulbifera* L. 的干燥块茎。苦，平，有小毒。归肺、肝、心经。凉血，降火，消瘿，解毒。用于疮毒、喉痹、瘿气、蛇犬咬伤。

6. **木薯** 为大戟科植物木薯 *Manibot esculenta* Crantz 的干燥块根切片染色而作为制何首乌伪品。常呈切片状，宽 1.5~3cm，表面和切面均无乌黑色。切面棕褐色，胶质，近皮部可见明显的筋脉环纹，中央有一小木心。水浸液为灰黑色（正品棕色）。

7. **芍药** 为毛茛科植物芍药 *Paeonia lactiflora* Pall. 的干燥根头切片染色而成制何首乌伪品。本品呈不规则形的片。整体乌黑色。切面形成层环明显，可见稍隆起的筋脉纹呈放射状排列及残留茎基痕。气微。

8. **染色增重品**

孙宝惠 经验

劣品木质性极强；粉末中棕色块较多很可能是野生品；四川产的断面红棕色，湖南、湖北产的断面黄棕色；处方中的何首乌是制何首乌；何首乌具有肝毒性，提示大家合理用药，使用要遵医嘱，严防中毒。

（郭 龙 李新蕊）

徐长卿

CYNANCHI PANICULATI RADIX ET RHIZOMA

【本草考证】始载于《神农本草经》，被列为上品。又称为鬼督邮。此外，尚有别仙踪（《本草图经》）、獐耳草（《本草纲目拾遗》）、料刁竹（《生草药性备要》）、英雄草（《本草求原》）、土细辛（《植物名实图考》）等名。李时珍曰："徐长卿，人名也，常以此药治邪病，人遂以名之。"关于鬼督邮一名，曾有混淆。根据文献记载，徐长卿、天麻、鬼箭（卫矛）等植物都曾有鬼督邮之名，古人认为这些药物均具有除邪的作用。尽管徐长卿曾有鬼督邮之名，但由于还有其他植物也用该名，且功用有相似之处，故后来鬼督邮已不再指徐长卿，应注意区别。《本草经集注》称："其根正如细辛，小短扁扁尔，气也相似。"《唐本草》云："所在山泽有之，叶似柳，两叶相当，有光润，根如细辛，微粗长，黄色而有臊气。"《蜀本草》曰："苗似小麦，两叶相对，三月苗青，七月、八月著子，似萝藦子而小，九月苗黄，十月凋。"根据以上描述，本草记载的徐长卿应是现在应用的品种，即萝藦科牛皮消属植物徐长卿。

【来源】为萝藦科植物徐长卿 *Cynanchum paniculatum*（Bge.）Kitag. 的干燥根和根茎。

【植物形态】多年生直立草本植物，高约 1m；根须状，多至 50 余条；茎不分枝，稀从根部发生几条，无毛或被微生。叶对生，纸质，披针形至线形，长 5~13cm，宽 5~15mm，两端锐尖，两面无毛或叶面具疏柔毛，叶缘有边毛；侧脉不明显；叶柄长约 3mm，圆锥状聚伞花序生于顶端的叶腋内，长达 7cm，着花 10 余朵；花萼内的腺体或有或无；花冠黄绿色，近辐状，裂片长达 4mm，宽 3mm；副花冠裂片 5，基部增厚，顶端钝；花粉块每室 1 个，下垂；子房椭圆形；柱头 5 角形，顶端略为突起。蓇葖果单生，披针形，长 6cm，直径 6mm，端部渐尖；种子长圆形，长 3mm；种毛白色绢质，长

1cm。花期 5~7 月，果期 9~12 月。

【采收加工】秋季采挖，除去杂质，阴干。

【药材性状】本品根茎呈不规则柱状，有盘节，长 0.5~3.5cm，直径 2~4mm。有的顶端带有残茎，细圆柱形，长约 2cm，直径 1~2mm，断面中空；根茎节处周围着生多数根。根呈细长圆柱形，弯曲，长 10~16cm，直径 1~1.5mm。表面淡黄白色至淡棕黄色或棕色，具微细的纵皱纹，并有纤细的须根。质脆，易折断，断面粉性，皮部类白色或黄白色，形成层环淡棕色，木部细小。气香，味微辛凉。（图 54）

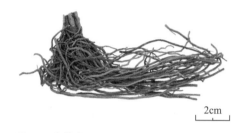

图 54 徐长卿

【饮片炮制】除去杂质，迅速洗净，切段，阴干。

本品呈不规则的段。根茎有节，四周着生多数根。根圆柱形，表面淡黄白色至淡棕黄色或棕色，有细纵皱纹。切面粉性，皮部类白色或黄白色，形成层环淡棕色，木部细小。气香，味微辛凉。

【显微鉴别】【理化鉴别】见 2020 年版《中国药典》。

【伪劣品】

1. 白薇　为萝藦科植物白薇 *Cynanchum atratum* Bge 或蔓生白薇 *Cynanchum versicolor* Bge 的干燥根及根茎。根茎粗短，有结节，多弯曲。上面有圆形的茎痕，下面及两侧簇生多数细长的根，根长 10~25cm，直径 0.1~0.2cm。表面棕黄色。质脆，易折断，断面皮部黄白色，木部黄色。气微，味微苦。

2. 白前　萝藦科植物柳叶白前 *Cynanchum stauntonii*（Decne.）Schltr. ex Lévl. 或芫花叶白前 *Cynanchum glaucescens*（Decne.）Hand.-Mazz. 的干燥根茎及根。柳叶白前根茎呈细长圆柱形，有分枝，稍弯曲，长 4~15cm，直径 1.5~4mm。表面黄白色或黄棕色，节明显，节间长 1.5~4.5cm，顶端有残茎。质脆，断面中空。节处簇生纤细弯曲的根，长可达 10cm，直径不及 1mm，有多次分枝呈毛须状，常盘曲成团。气微，味微甜。芫花叶白前根茎较短小或略呈块状；表面灰绿色或灰黄色，节间长 1~2cm。质较硬。根稍弯曲，直径约 1mm，分枝少。

3. 三十六根　为夹竹桃科植物娃儿藤 *Tylophora ovata*（Lindl.）Hook. ex Steud. 的根及根茎。分布在云南、广东、广西和台湾等地。根茎粗短，呈结节状，上端有茎残基，下端丛生多数细根。根细长，略弯，长 10~15cm，直径 1~1.5mm，表面淡黄色至黄棕色，具细纵皱纹；体轻，质脆，易折断，粉质，断面皮部灰白色，木部淡黄色。气微香，味辛、麻舌。

孙宝惠 经验

　　在外观形状上与中药细辛很像，但是其独特的丹皮酚样气味可以区分。在实际中药饮片的验收入库过程中，徐长卿药材存在掺杂非药用部位和灰分超标等现象，在实际工作当中应该引起重视。

（段绪红　李新蕊）

升 麻

CIMICIFUGAE RHIZOMA

【本草考证】升麻始载于《神农本草经》被列为上品。《名医别录》:"升麻,生益州山谷,二月、八月采根,日干。"陶弘景:"(升麻)旧出宁州者第一,形细而黑,极坚实,顷无复有,今惟出益州,好者细削皮青绿色,谓之鸡骨升麻。北部间亦有,形又虚大黄色。建平间亦有,形大味薄,不堪用。人言是落新妇根,不必尔,其形自相似,气色非也。"李时珍释其名曰:"其叶如麻,其性上升,故名。"梁代《本草经集注》描述为:"旧出宁州者第一,形细而黑。极坚实,顷无复有。"北宋苏颂描述:"今蜀汉、陕西、淮南州郡皆有之,以蜀川者为胜。春生苗,高三尺以来,叶似麻叶,并青色。四月、五月着花,似粟穗,白色。六月以后结实,黑色。根紫如蒿根,多须。"《本草拾遗》:"今人多呼小升麻为落新妇,功用同于升麻,亦大小有殊。"

【来源】为毛茛科植物大三叶升麻 *Cimicifuga heracleifolia* Kom.、兴安升麻 *Cimicifuga dahurica*(Turcz.)Maxim. 或升麻 *Cimicifuga foetida* L. 的干燥根茎。

1963 年版《中国药典》记载的升麻 *Cimicifuga dahurica* Maxim. 和西升麻 *Cimicifuga foetida* L. 分别为现行版《中国药典》中的兴安升麻 *Cimicifuga dahurica*(Turcz.)Maxim. 和升麻 *Cimicifuga foetida* L.。只是植物中文名变化了,拉丁名并没有变。

【植物形态】

1. 大三叶升麻 根状茎粗壮,表面黑色,有许多下陷圆洞状的老茎残痕。茎高 1m 或更高,下部微具槽,无毛。下部的茎生叶为二回三出复叶,无毛;叶片稍带革质,三角状卵形,宽达 20cm;顶生小叶倒卵形至倒卵状椭圆形,侧生小叶通常斜卵形,比顶生小叶为小,无毛,或背面沿脉疏被白色柔毛;叶柄长达 20cm,无毛。茎上部叶通常为一回三出复叶。花序具 2~9 条分枝，分枝和花序轴所成的角度通常小于 45 度；轴及花梗被灰色腺毛和柔毛；蓇葖果长 5~6mm，宽 3~4mm，下部有长约 1mm 的细柄；种子通常 2 粒，长约 3mm，四周生膜质的鳞翅。8~9 月开花，9~10 月结果。在我国分布于辽宁、吉林、黑龙江。生山坡草丛或灌木丛中。在朝鲜和俄罗斯远东地区也有分布。

2. 兴安升麻　雌雄异株。根状茎粗壮，多弯曲，表面黑色，有许多下陷圆洞状的老茎残基。茎高达 1m 余，微有纵槽，无毛或微被毛。下部茎生叶为二回或三回三出复叶；叶片三角形，宽达22cm；顶生小叶宽菱形，侧

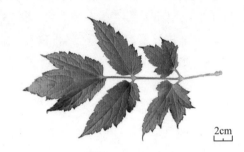

2cm

图 55-1　兴安升麻叶

生小叶长椭圆状卵形，稍斜，表面无毛，背面沿脉疏被柔毛；叶柄长达 17cm。茎上部叶似下部叶，但较小，具短柄。花序复总状，雄株花序大，长达 30 多厘米，具分枝 7~20 余条，雌株花序稍小，分枝也少；轴和花梗被灰色腺毛和短毛；蓇葖果生于长 1~2mm 的心皮柄上，长 7~8mm，宽 4mm，顶端近截形被贴伏的白色柔毛；种子 3~4 粒，椭圆形，长约 3mm，褐色，四周生膜质鳞翅，中央生横鳞翅。7~8 月开花，8~9 月结果。在我国分布于山西、河北、内蒙古、辽宁、吉林、黑龙江。生海拔 300~1200m 间的山地林缘灌丛以及山坡疏林或草地中。在俄罗斯西伯利亚东部和远东地区以及蒙古国也有分布。（图55-1）

3. 升麻　根状茎粗壮，坚实，表面黑色，有许多内陷的圆洞状老茎残迹。茎高 1~2m，基部粗达 1.4cm，微具槽，分枝，被短柔毛。叶为二至三回三出状羽状复叶；茎下部叶的叶片三角形，宽达30cm；顶生小叶具长柄，菱形，长 7~10cm，宽 4~7cm，常浅裂，边缘有锯齿，侧生小叶具短柄或无柄，斜卵形，比顶生小叶略小，表

面无毛，背面沿脉疏被白色柔毛；叶柄长达15cm。上部的茎生叶较小，具短柄或无柄。花序具分枝3~20条，长达45cm，下部的分枝长达15cm；轴密被灰色或锈色的腺毛及短毛；蓇葖长圆形，长8~14mm，宽2.5~5mm，有伏毛，基部渐狭成长2~3mm的柄，顶端有短喙；种子椭圆形，褐色，长2.5~3mm，有横向的膜质鳞翅，四周有鳞翅。7~9月开花，8~10月结果。在我国分布于西藏、云南、四川、青海、甘肃、陕西、河南西部和山西。生海拔1700~2300m间的山地林缘、林中或路旁草丛中。在蒙古国和俄罗斯西伯利亚地区也有分布。用根状茎，治风热头痛、咽喉肿痛、斑疹不易透发等症。也可作土农药，消灭马铃薯块茎蛾、蝇蛆等。

【药材性状】本品为不规则的长形块状，多分枝，呈结节状，长10~20cm，直径2~4cm。表面黑褐色或棕褐色，粗糙不平，有坚硬的细须根残留，上面有数个圆形空洞的茎基痕，洞内壁显网状沟纹；下面凹凸不平，具须根痕。体轻，质坚硬，不易折断，断面不平坦，有裂隙，纤维性，黄绿色或淡黄白色。气微，味微苦而涩。（图55-2）

【饮片炮制】升麻　除去杂质，略泡，洗净，润透，切厚片，干燥。

本品为不规则的厚片，厚2~4mm。外表面黑褐色或棕褐色，粗糙不平，有的可见须根痕或坚硬的细须根残留，切面黄绿色或淡黄白色，具有网状或放射状纹理。体轻，质硬，纤维性。气微，味微苦而涩。（图55-3）

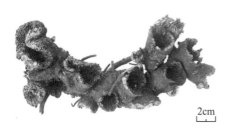

图55-2　大三叶升麻

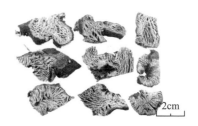

图55-3　饮片

【显微鉴别】本品粉末黄棕色。后生皮层细胞黄棕色，表面观呈类多角形，有的垂周壁及平周壁瘤状增厚，突入胞腔。木纤维多，散在，细长，纹孔口斜裂缝状或相交成人字形或十字形。韧皮纤维多散在或成束，呈长梭形，孔沟明显。

【理化鉴别】见 2020 年版《中国药典》。

【伪劣品】

1. 红升麻　来源为虎耳草科植物落新妇 *Astilbe chinensis*（Maxim.）Franch. et Sav. 的根茎。本品呈不规则的块状。表面棕褐色或黑褐色，有分枝状的地上茎，无圆形空洞状茎基，有多数圆点状的茎痕、须根痕及环状节痕，有的节上可见棕黄色绒毛或毛状鳞叶。质坚实，难折断，断面棕红色。气微辛，味涩苦。

2. 广升麻　来源为菊科麻花头 *Klasea centauroids*（L.）Cass. 别名：广东升麻。根呈长条扁柱形或纺锤形，稍扭曲。表面暗黄褐色或黑褐色，有明显的纵沟或纵皱纹，并有须根及须根痕。质脆易折断，断面浅棕黄色或灰黑色。无臭，味淡微苦。

3. 腺毛马蓝　来源为爵床科植物腺毛马蓝 *Strobilanthes forrestii* Diels 的干燥根茎。呈不规则长形块状或带 2~3 分枝的结节状，长 5~10cm，直径 0.5~2cm，外皮灰褐色，顶端有多数类圆形凹陷的茎基，洞内壁呈灰褐色。皮部与木部分离，体充实，质坚硬，不易折断，断面呈纤维状，皮部深蓝色，木部灰蓝色或灰白色，髓部灰白色，柔软。气微弱，味淡涩。

孙宝惠 经验

　　古代就有落新妇和升麻混淆的现象。升麻为多来源药材，通过雌雄是否异株，心皮及蓇葖果是否被毛可以区分开大三叶升麻、兴安升麻和升麻三种植物，通过药材性状鉴别可参考张继的描述：升麻，本品呈不规则块状，分歧较多。长 3~13cm，直径 0.7~3.5cm。表面灰棕色至暗棕色，有多数空洞状茎基痕，直径 0.4~1cm，周围及下面须根较多。质坚实，不易折断，断面不平坦，纤维性，有裂隙，灰黄色。气微，味微苦。兴安升麻，本品为横生的不规则长条块状，略弯曲，多分枝成条形结节状。长 6~15cm，直径 1.5~2cm。表面棕褐色至黑褐色，上有数个洞状茎基，直径 1~2.5cm，茎基壁的断面有放射状沟纹，下有未去净的细根及根痕，外皮脱落处可见网状纹理。质坚而轻，断面黄白色，四周呈片状，中空。大三叶升麻，本品比兴安升麻大，分歧较少，洞状茎基较稀少。

（任亚岚　李新蕊）

虎 杖
POLYGONI CUSPIDATI RHIZOMA ET RADIX

【本草考证】虎杖始载于《名医别录》，被列为中品。陶弘景在描述其形态时曰："田野甚多。状如大马蓼，茎斑而叶圆。"韩保昇曰："所在有之。生下湿地，作树高丈余，其茎赤根黄，二月、三月采根。日干。"苏颂描述更为精确："三月生苗。茎如竹笋状，上有赤斑点。初生便分枝丫，叶如小杏叶。七月开花，九月结实。南中出者，无花，根皮黑色，破开即黄。"《本草纲目》释其名称曰："杖言其茎，虎言其斑也。"由此可见，古今虎杖用药一致。

【来源】为蓼科植物虎杖 *Polygonum cuspidatum* Sieb.et Zucc. 的干燥根茎和根。

【植物形态】多年生草本植物。根状茎粗壮，横走。茎直立，高1~2m，粗壮，空心，具明显的纵棱，具小突起，无毛，散生红色或紫红斑点。叶宽卵形或卵状椭圆形，长5~12cm，宽4~9cm，近革质，顶端渐尖，基部宽楔形、截形或近圆形，边缘全缘，疏生小突起，两面无毛，沿叶脉具小突起；叶柄长1~2cm，具小突起；托叶鞘膜质，

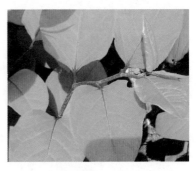

图 56-1　虎杖

偏斜，长3~5mm，褐色，具纵脉，无毛，顶端截形，无缘毛，常破裂，早落。花单性，雌雄异株，花序圆锥状，长3~8cm，腋生；瘦果卵形，具3棱，长4~5mm，黑褐色，有光泽，包于宿存花被内。花期8~9月，果期9~10月。产陕西南部、甘肃南部、华东、华中、华南、四川、云南及贵州；生山坡灌丛、山谷、路旁、田边湿地，海拔140~2000m。朝鲜、日本也有。（图56-1）

【采收加工】春、秋二季采挖，除去须根，洗净，趁鲜切短段或

厚片，晒干。

【药材性状】本品多为圆柱形短段或不规则厚片，长 1~7cm，直径 0.5~2.5cm。外皮棕褐色，有纵皱纹和须根痕，切面皮部较薄，木部宽广，棕黄色，射线放射状，皮部与木部较易分离。根茎髓中有隔或呈空洞状。质坚硬。气微，味微苦、涩。

【饮片炮制】虎杖　除去杂质，洗净，润透，切厚片，干燥。

本品为不规则厚片。外表皮棕褐色，有时可见纵皱纹及须根痕；切面皮部较薄，木部宽广，棕黄色，射线放射状，皮部与木部较易分离；根茎髓中有隔或呈空洞状。质坚硬。气微，味微苦、涩。（图 56-2）

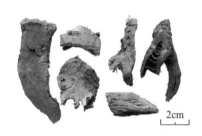

图 56-2　虎杖饮片

【显微鉴别】本品粉末橙黄色。草酸钙簇晶极多，较大，直径 30~100μm。石细胞淡黄色，类方形或类圆形，有的呈分枝状，分枝状石细胞常 2~3 个相连，直径 24~74μm，有纹孔，胞腔内充满淀粉粒。木栓细胞多角形或不规则形，胞腔充满红棕色物。具缘纹孔导管直径 56~150μm。

【理化鉴别】见 2020 年版《中国药典》。

【伪劣品】

1. 博落回　为罂粟科植物博落回 *Macleaya cordata*（willd.）R.Br. 的根茎和根。

2. 紫金龙　别名又叫串枝莲、豌豆七、黑川膝等。来源于罂粟科植物紫金龙（*Dactylicapnos scandens* D.Don Hutch.）的干燥根。

孙宝惠 经验

虎杖的根与根茎均入药，但其性状相差较大，市场上根茎部位较为常见。

（李　昌　李新蕊）

板蓝根
ISATIDIS RADIX

【本草考证】板蓝根的药用与秦汉时期"蓝"的入药密切相关，板蓝根入药始于唐代《备急千金要方》；"板蓝根"这一名称始见于宋代《太平圣惠方》卷二十的虎掌丸；金元明清时期板蓝根逐渐成为常用中药；在当代，明确规定了板蓝根为十字花科植物菘蓝 *Isatis indigotica* Fort. 的干燥根，并且对板蓝根的药用研究不断深入。唐代苏敬《新修本草》："蓝实有三种，一种围径二寸许，厚三四分，出岭南，云疗毒肿，太常名此草为木蓝子，如陶所引乃是菘蓝，其汁抨为淀甚青……其蓼蓝不堪为淀，惟作碧色尔。"明代朱橚《救荒本草》："苗高尺余……结小荚，其子黑色，本草谓之菘蓝，可以染靛青，其叶似菘菜。"明代李时珍《本草纲目》："蓝凡五种，各有主治，蓼蓝叶如蓼；菘蓝叶如白菘；马蓝叶如苦荬，俗中所谓板蓝者；吴蓝长茎如蒿而花白色；木蓝长茎如决明。"

纵观历代本草对板蓝根原植物的形态描述，有以下几个特征：①叶："其叶似菘菜""菘蓝叶如白菘"，基生叶莲座状，长圆形至宽倒披针形；②功能："可以染靛青""其汁抨为淀甚青"。结合附图，可以判断板蓝根原植物在历代为十字花科菘蓝属植物。

【来源】为十字花科植物菘蓝 *Isatis indigotica* Fort. 的干燥根。

【植物形态】二年生草本植物，高 40~100cm；茎直立，绿色，顶部多分枝，植株光滑无毛，带白粉霜。基生叶莲座状，长圆形至宽倒披针形，长 5~15cm，宽 1.5~4cm，顶端钝或尖，基部渐狭，全缘或稍具波状齿，具柄；基生叶蓝绿色，长椭圆形或长圆状披针形，长 7~15cm，宽 1~4cm，基部叶耳不明显或为圆形。萼片宽卵形或宽披针形，长 2~2.5mm；花瓣黄白，宽楔形，长 3~4mm，顶端接近平截，具短爪。短角果近长圆形，扁平，无毛，边缘有翅；果梗细长，微下垂。种子长圆形，长 3~3.5mm，淡褐色。花期 4~5 月，果期 5~6 月。

【栽培种植】菘蓝用种子繁殖，大多为自产自种，当有多余的种子时也会向外出售，板蓝根一般种植 1 年，大部分为三月份种植。生长年限为 1 年，如果采收种子，会将其留到第二年再进行采收，但此时的地下部分即板蓝根功效较差。

【采收加工】板蓝根的种植采挖时间不一致，播种时间有三月、四月、五月，而采挖时间有当年八月、九月、十月底，也有留待第 2 年产籽后八月份采挖。不同采收期，其断面变化较大。在东北地区，由于天气寒冷，十月底采挖的药材未能完全晒干就进行贮藏，致其断面不同程度的变色、变黑、冻糠的情况也有发生。

表 57　板蓝根生长年限、储存条件与性状特征的关系

生长年限与储藏条件	性状特征
生长期 5 个月（4~8 月）	断面韧皮部宽广类白色，粉性强，木部黄白色
生长期 6 个月（4~9 月）	断面韧皮部宽广类白色，具粉性，木部黄色
生长期 7 个月（4~10 月）	断面韧皮部变窄黄白色，具粉性，木部黄色，略显纤维性
受潮后	断面呈不同程度变色，韧皮部浅黄色至棕色，形成层呈褐色环状，木部黄棕色，略显角质样
严重受潮后	韧皮部棕褐色，形成层呈黑色环状，木部棕褐色，显角质样

孙宝惠 经验

　　断面变色的药材，其腺苷、靛玉红含量显著降低，靛蓝含量增高；生长期过短及 2 年生药材的腺苷、靛蓝及靛玉红含量较低；板蓝根种植时间和生长时间不同，外观性状及成分含量差异很大。八月份采收的板蓝根虽然断面粉性大，但其根细，产量低，腺苷、靛蓝、靛玉红含量较低。二年生板蓝根韧皮部薄、纤维大，不符合《中国药典》规定。在产地，产种子后的菘蓝根不再作板蓝根药用，但也有将其作板蓝根销售。如果掺杂，不易区分。

【**药材性状**】本品呈圆柱形，稍扭曲，长 10~20cm，直径 0.5~1cm。表面淡灰黄色或淡棕黄色，有纵皱纹、横长皮孔样突起及支根痕。根头略膨大，可见暗绿色或暗棕色轮状排列的叶柄残基和密集的疣状突起。体实，质略软，断面皮部黄白色，木部黄色。气微，味微甜后苦涩。（图57）

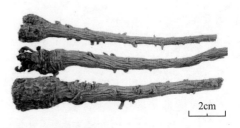

图 57　板蓝根药材

【**饮片炮制**】除去杂质，洗净，润透，切厚片，干燥。

本品呈圆形的厚片。外表皮淡灰黄色至淡棕黄色，有纵皱纹。切面皮部黄白色，木部黄色。气微，味微甜后苦涩。

【**规格等级**】

一等：干货。根呈圆柱形，头部略大，中间凹陷，边有柄痕，偶有分支。质实而脆。表面灰黄色或淡棕色。有纵皱纹。断面外部黄白色，中心黄色。气微，味微甜后苦涩。长 17cm 以上，芦下 2cm 处直径 1cm 以上。无苗茎、须根、杂质、虫蛀、霉变。

二等：干货。呈圆柱形，头部略大，中间凹陷。边有柄痕。偶有分支。质实而脆。表面灰黄色或淡棕色，有纵皱纹。断面外部黄白色，中心黄色。气微，味微甜后苦涩。芦下直径 0.5cm 以上。无苗茎、须根、杂质、虫蛀、霉变。

【**显微鉴别**】【**理化鉴别**】见 2020 年版《中国药典》。

【**含量测定**】本品按干燥品计算，本品按干燥品计算，含（R,S）- 告依春（C_5H_7NOS）不得少于 0.020%。（药材）

本品按干燥品计算，本品按干燥品计算，含（R,S）- 告依春（C_5H_7NOS）不得少于 0.030%。（饮片）

孙宝惠 经验

①板蓝根的储存保管很重要，如果受潮霉变，含量下降非常明显，不再符合药用。②栽培板蓝根的采收时间比较关键，一般是生长时间为半年者，从腺苷、靛蓝及靛玉红的含量来看，质量较好。但是不同采收时期告依春的含量测定未见文献报道，值得深入研究。③关于板蓝根产地，目前河北栽培面积日益减少，市场主流产品来自陕西和甘肃，且品质较好。

（段绪红　温子帅）

第二章

茎木类中药材

桂 枝
CINNAMOMI RAMULUS

【本草考证】桂枝之名始载于汉代张仲景的《伤寒论》。唐代苏敬《新修本草》中记载："桂，叶长尺许，花、子皆与菌桂同。菌桂叶似柿叶，中有纵文三道，表里无毛而光泽。"韩保升《蜀本草》中记载："桂有三种，菌桂，叶似柿叶而尖狭光净，花白蕊黄，四月开花，五月结实，树皮青黄；牡桂，叶似枇杷叶，狭长于菌桂一二倍，陶氏引《仙经》云：叶似柏叶。此则桂有三种明矣。"宋代苏颂在《本草图经》中指出："今观宾、宜、韶、钦诸州所图上者，种类亦各不同，然总谓之桂，无复别名。参考旧注，谓菌桂，叶似柿，中有三道文，肌理紧薄如竹，大小皆成筒，与今宾州所出者相类。牡桂，叶狭于菌桂而长数倍，其嫩枝皮半卷多紫，与今宜州、韶州所出者相类。彼土人谓其皮为木兰皮，肉为桂心。此又有黄紫两色，益可验也。桂，叶如柏叶而泽，皮黄心赤，今钦州所出者，叶密而细。恐是其类，但不作柏叶形为异尔。"明代李时珍《本草纲目》载："嵇含《南方草木状》云：桂生合浦，交趾，生必高山之巅，冬夏常青。其类自为林，更无杂树。有三种，皮赤者为丹桂，叶似柿叶者为菌桂，叶似枇杷叶者为牡桂，其说甚明，足破诸家之辨矣。"

综上所述，历代本草对桂的来源均未严格区分，古本草所言的牡桂、菌桂、桂与现今的肉桂、阴香桂、细叶香桂十分相似。经考证可知唐代以前，肉桂、桂枝为同一药物，仅在用量的大小不同，其作用各有所偏，即小量在方剂中发挥轻淡发散之功，大量发挥厚重下沉入脏之能，用药部位为枝或嫩枝的皮。宋代，桂枝用药部位逐渐往上移，并且出现嫩小枝条入药，而肉桂用药部位逐渐往下移，并且出现干皮入药。明清以来，桂枝以细小嫩枝为主，仍包括嫩皮、嫩枝条的混用现象。20世纪50年代末，桂枝统一为嫩枝条，肉桂统一为干皮和（或）枝皮。现代临床应用中，肉桂和桂枝都有温营血、助气化和散寒凝的作用。但是肉桂善温里祛寒，入下焦而补肾阳；而桂枝长于发表散寒，主上行而通经脉，在临床使用时注意区别。

【来源】为樟科植物肉桂 *Cinnamomum cassia* Presl 的干燥嫩枝。

【植物形态】中等大乔木；树皮灰褐色，老树皮厚达 13mm。一年生枝条圆柱形，黑褐色，有纵向细条纹，略被短柔毛，当年生枝条多呈四棱形，黄褐色，具纵向细条纹，密被灰黄色短绒毛。顶芽小，长约 3mm，芽鳞宽卵形，先端渐尖，密被灰黄色短绒毛。叶互生或近对生，长椭圆形至近披针形，长 8~16cm，宽 4~5.5cm，先端稍急尖，基部急尖，革质，边缘软骨质，内卷，上面绿色，有光泽，无毛，下面淡绿色，晦暗，疏被黄色短绒毛；圆锥花序腋生或近顶生，长 8~16cm，三级分枝，分枝末端为 3 花的聚伞花序，总梗长约为花序长之半，与各级序轴被黄色绒毛。花白色，长约 4.5mm；花梗长 3~6mm，被黄褐色短绒毛。果椭圆形，长约 1cm，宽 7~8mm，成熟时黑紫色，无毛；果托浅杯状，长 4mm，顶端宽达 7mm，边缘截平或略具齿裂。花期 6~8 月，果期 10~12 月。

【药材性状】本品呈长圆柱形，多分枝，长 30~75cm，粗端直径 0.3~1cm。表面红棕色至棕色，有纵棱线、细皱纹及小疙瘩状的叶痕、枝痕和芽痕，皮孔点状。质硬而脆，易折断。切片厚 2~4mm，切面皮部红棕色，木部黄白色至浅黄棕色，髓部略呈方形。有特异香气，味甜、微辛，皮部味较浓。（图 58）

【饮片炮制】除去杂质，洗净，润透，切厚片，干燥。

本品呈类圆形或椭圆形的厚片。表面红棕色至棕色，有时可见点状皮孔或纵棱线。切面皮部红棕色，木部黄白色或浅黄棕色，髓部类圆形或略呈方形，有特异香气，味甜、微辛。

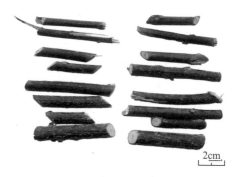

图 58 桂枝药材（产地广西与越南交界）

【显微鉴别】【理化鉴别】见 2020 年版《中国药典》

【伪劣品】

孙宝惠 经验

　　桂皮醛的含量并不能代表桂枝药材的质量。有时桂枝直径超过1cm 但桂皮醛含量可达 5%，有些品质好的桂枝尖可能在 0.8%，药典要求不少于 1.0%。另外有用桃枝、苹果等果木树的嫩枝切片伪充桂枝的问题，应当加以注意。

（李　昌　薛紫鲸）

鸡血藤
SPATHOLOBI CAULIS

【本草考证】鸡血藤为活血化瘀中药，以"鸡血藤膏"首载于1725年《顺宁府志》，本草则始载于《本草纲目拾遗》，原植物考察见于《顺宁杂著》及《植物名实图考》，单叶互生。结合对顺宁（今云南凤庆）鸡血藤原植物调查，认为顺宁鸡血藤实为五味子科南五味子属及五味子属的多种植物，来源复杂。云南禄劝产鸡血藤的原植物则为豆科植物巴豆藤 *Craspedolobium unijugum*（Gaqnepain）Z. Wei&Pedley。《植物名实图考》同卷收载的"昆明鸡血藤"为 5 小叶羽状复叶，近于香花鸡血藤 *Callerya dielsiana*（Harms）P. K. Loc ex Z. Wei&Pedley 或灰毛鸡血藤 *Callerya cinerea*（Bentham）Schot。

【来源】为豆科植物密花豆 *Spatholobus suberectus* Dunn 的干燥藤茎。

【植物形态】攀缘藤本植物，幼时呈灌木状。小叶纸质或近革质，异形，顶生的两侧对称，宽椭圆形、宽倒卵形至近圆形，长9~19cm，宽 5~14cm，先端骤缩为短尾状，尖头钝，基部宽楔形，侧生的两侧不对称，与顶生小叶等大或稍狭，基部宽楔形或圆形，两面近无毛或略被微毛，下面脉腋间常有髯毛；圆锥花序腋生或生于小枝顶端，长达 50cm，花序轴、花梗被黄褐色短柔毛；荚果近镰形，长 8~11cm，密被棕色短绒毛，基部具长 4~9mm 的果颈；种子扁长圆形，长约 2cm，宽约 1cm，种皮紫褐色，薄而脆，光亮。花期6 月，果期 11~12 月。

【药材性状】本品为椭圆形、长矩圆形或不规则的斜切片，厚0.3~1cm。栓皮灰棕色，有的可见灰白色斑，栓皮脱落处显红棕色。质坚硬。切面木部红棕色或棕色，导管孔多数；韧皮部有树脂状分泌物呈红棕色至黑棕色，与木部相间排列呈数个同心性椭圆形环或偏心性半圆形环；髓部偏向一侧。气微，味涩。（图 59）

　　河北传统所用的鸡血藤为当今所用的大血藤即木通科植物大血藤 *Sargentodoxa cuneata*（Oliv.）Rehd. et Wils. 的干燥藤茎。类似的品种还有很多，例如河北地区传统所用的桑寄生实际是现在的槲寄生，河北传统所用的五加皮是现在的香加皮，河北传统所用的山豆根是现在的北豆根，河北传统所用的合欢花是现在的藤合欢等。

【显微鉴别】【理化鉴别】见 2020 年版《中国药典》。

【伪劣品】

　　1. 油麻藤　为豆科植物油麻藤 *Mucuna sempervirens* Hemsl. 的藤茎。

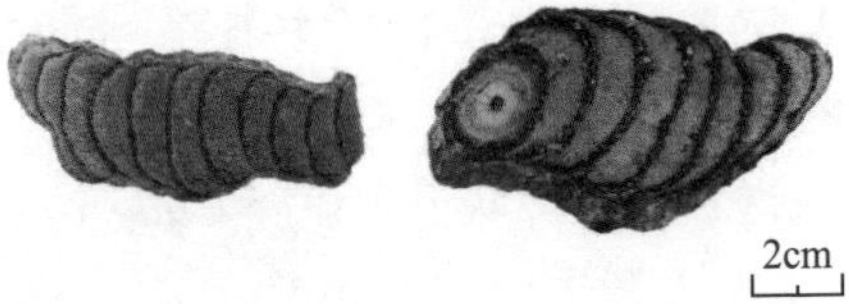

　　2. 白花油麻藤　为豆科植物白花油麻藤 *Mucuna birdwoodiana* Tutch. 的藤茎。

2cm

图 59　鸡血藤

　　3. 丰城鸡血藤　为豆科植物丰城鸡血藤 *Callerya nitida* var. *hirsutissima*（Z. Wei）X. Y. Zhu 的藤茎。

（张丽丽　薛紫鲸）

桑寄生
TAXILLI HERBA

【本草考证】"桑寄生"始载于《神农本草经》,被列为上品。《名医别录》曰:"桑上寄生,味甘,无毒。主治金疮,去痹,女子崩中,内伤不足,产后余疾,下乳汁。一名茑,生弘农川谷桑树上。三月三采茎、叶,阴干。"《本草经集注》:"桑上者,名桑上寄生尔。诗云:施于松上。方家亦有用杨上、枫上者,则各随其树名之,形类犹是一般,但根津所因处为异,法生树枝间,寄根在枝节之内。叶圆青赤,厚泽易折。傍自生枝节。冬夏生,四月花白,五月实赤,大如小豆。今处处皆有,以出彭城为胜。"

孙宝惠 经验

《神农本草经》未载"桑上寄生"产地。《名医别录》谓其"生弘农"。"弘农",今河南省灵宝市北,是槲寄生的分布区域而不是桑寄生的产地。《集注》谓"桑上寄生,处处皆有,以彭城为胜。"陶氏居南京,彭城即今江苏徐州,两地皆有槲寄生分布。因此据唐以前古本草产地记载也可证实所用寄生为槲寄生。桑寄生之名源于该植物寄生于桑树上,但自古以来入药的"桑寄生"实际上采于桑树上的寄生是极少的。唐代以前"桑上寄生"来源单一,均为槲寄生。明代开始,四川桑寄生也已入药,而桑寄生在古本草中未详见。古本草中的桑寄生实为河北的槲寄生。

【来源】为桑寄生科植物桑寄生 *Taxillus chinensis*(DC.)Danser 的干燥带叶茎枝。

【植物形态】灌木,高 0.5~1m;嫩枝、叶密被褐色或红褐色星状毛,有时具散生叠生星状毛,小枝黑色,无毛,具散生皮孔。叶近对生或互生,革质,卵形、长卵形或椭圆形,长 5~8cm,宽

3~4.5cm，顶端圆钝，基部近圆形，上面无毛，下面被绒毛；侧脉 4~5 对，在叶上面明显；叶柄长 6~12mm，无毛。总状花序，1~3 个生于小枝已落叶腋部或叶腋，具花 3~4 朵，密集呈伞形，花序和花均密被褐色星状毛，总花梗和花序轴共长 1~2mm；花梗长 2~3mm；

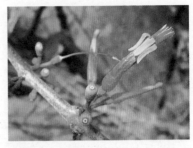

图 60-1　桑寄生

果椭圆状，长 6~7mm，直径 3~4mm，两端均圆钝，黄绿色，果皮具颗粒状体，被疏毛。花期 6~8 月。（图 60-1）

孙宝惠 经验

　　历代医家均认为寄生因寄主不同，其功效亦不尽相同。李时珍在《本草纲目》中曰："川蜀桑多，时有生者，他处鲜得，桑上寄生须自采或连桑采者乃可用，世俗多以杂树上者充之，气性不同，恐反有害也。"特别强调以桑寄生入药时必须查证其寄主来源，否则，有反为其害之险。当前许多用的桑寄生药材不是在桑树上寄生，其寄主来源十分复杂，临床所用桑寄生药材的寄主主要分为 3 大类：果木类、杂木类和有毒木类。

　　【药材性状】本品茎枝呈圆柱形，长 3~4cm，直径 0.2~1cm；表面红褐色或灰褐色，具细纵纹，并有多数细小突起的棕色皮孔，嫩枝有的可见棕褐色茸毛；质坚硬，断面不整齐，皮部红棕色，木部色较浅。叶多卷曲，具短柄；叶片展平后呈卵形或椭圆形，长 3~8cm，宽 2~5cm；表面黄褐色，幼叶被细茸毛，先端钝圆，基部圆形或宽楔形，全缘；革质。气微，味涩。（图 60-2）

　　【饮片炮制】除去杂质，略洗，润透，切厚片或短段，干燥。

　　本品为厚片或不规则短段。外表皮红褐色或灰褐色，具细纵纹，并有多数细小突起的棕色皮孔，嫩枝有的可见棕褐色茸毛。切面皮部红棕色，木部色较浅。叶多卷曲或破碎，完整者展平后呈卵形或椭圆形，表面黄褐色，幼叶被细茸毛，先端钝圆，基部圆形或宽楔形，全缘；革质。气微，味涩。

【显微鉴别】【理化鉴别】见2020年版《中国药典》。

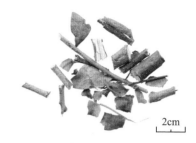

2cm

图 60-2　桑寄生药材

【伪劣品】

1. 油茶离瓣寄生　为桑寄生科植物油茶离瓣寄生 *Helixanthera sampsonii*（Hance）Danser 的带叶茎枝。产于云南、广东、广西、福建。本品茎直径 0.2~0.6cm，表面浅棕灰色，有多数细小突起的棕色皮孔，质坚硬，断面不整齐，皮部浅黄色，木部黄白色，局部浅黄色。叶黄绿色或绿色，卵形、椭圆形或卵状披针形，长 2~4cm，宽 1~2cm，顶端短钝尖或短渐尖，基部圆楔形或楔形稍下延，全缘，纸质或薄革质。气微，味涩。

孙宝惠 经验

叶边缘有齿，顶端是尖的，较革质。桑寄生的断面较油茶离瓣寄生深。

2. 锈毛钝果寄生　为桑寄生科植物锈毛钝果寄生 *Taxillus levinei*（Merr.）H.S.Kiu 的带叶茎枝。产于云南东南部、广西、广东、湖南、湖北、江西、安徽、浙江、福建。嫩枝、叶、花序和花均密被锈色、稀褐色的叠生星状毛和星状毛；小枝灰褐色或暗褐色，无毛，具散生皮孔。叶互生或近对生，革质；叶柄长 6~15mm，被绒毛；叶片卵形，稀椭圆形或长圆形，长 4~8cm，宽 2~3.5cm，先端圆钝，稀急尖，基部近圆形，上面无毛，于后橄榄绿色或暗黄色，下面被绒毛；侧脉 4~6 对，在叶上面明显。

　　主要通过观察叶子特征，锈毛钝果寄生的叶有锈色绒毛。鉴别这一属都可以通过叶子进行区分。

　　3. 槲寄生　为桑寄生科植物槲寄生 *Viscum coloratum*（Kom.）Nakai 的干燥带叶茎枝。茎枝圆柱形，常 2~5 叉状分枝，长约 30cm，直径约 0.3~1cm。表面黄绿色、金黄色或黄棕色。具纵皱纹；节部膨大，具分枝或枝痕。体轻，质脆，易折断，断面不平坦，纤维性

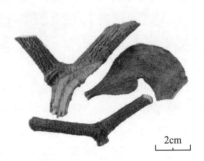

2cm

图 60-3　桑寄生伪品（槲寄生）

较强，有放射状纹理。叶对生于枝端，易脱落，革质，几无柄，长圆状披针形或倒披针形，长 2~7cm，宽 0.5~1.5cm，顶端钝圆，基部楔形，全缘，表面黄绿色、黄棕色或金黄色，有细皱纹，叶脉 5 条，中间 3 条明显。气臭，味微苦，嚼之有黏性。（图 60-3）

　　槲寄生蒸后发黄，不蒸者色青。

　　4. 不带叶，只有茎。《中国药典》规定必须干燥带叶的茎枝，只有茎而无叶则不符合规定。

　　市场上符合《中国药典》规定的种很少见，只有到产地获得个子货，做成饮片才能保证是纯种。寄主很重要，需要做强心苷含量检测。

（木盼盼　相聪坤）

首乌藤

POLYGONI MULTIFLORI CAULIS

【本草考证】何首乌始载于唐李翱所著的《何首乌录》，书中记载："有雌雄，雄者苗色黄白，雌者黄赤。"《日华子本草》："其药本草无名，因何首乌见藤夜交，便即采食有功，因以采人为名耳。又名桃柳藤。此药有雌雄，雄者苗叶黄白，雌者赤黄色，凡修合药须雌雄相合吃，有验。"《证类本草》云："一名野苗，一名交藤，一名夜合，一名地精，一名陈知白。生必相对，根大如拳，有赤白二种，赤者雄，白者雌。"《本草图经》曰："何首乌，本出顺州南河县，岭外、江南诸州亦有，今在处有之，以西洛、嵩山及南京柘城县者为胜。"《本草纲目》云："此药本名交藤，因何首乌服而得名也。唐元和七年，僧文象遇茅山老人，遂传此事……五十年者如拳大，号山奴，服之一年，发髭青黑；一百年者，如碗大，号山哥，服之一年，颜色红悦；一百五十年者，如盆大，号山伯，服之一年，齿落更生；二百年者，如斗栲栳大，号山翁，服之一年颜如童子，行及奔马；三百年者，如三斗栲栳大，号山精，纯阳之体，久服成地仙也……有赤、白二种：赤者雄，白者雌。"亦记载：何首乌以出南河县及岭南恩州（今广州市）、韶州（今广东韶关）、潮州、贺州（今广西贺州）、广州四会县（今广东四会）、潘州（今广东省高州市）者为上，邕州晋兴县（今南宁）、桂州、康州、春州（今内蒙古突泉县）、高州、勤州、循州（广东省惠州、河源、汕尾、梅州）出者次之。《本草备要》记载："夜则藤交，一名六藤，有阴阳交合之相……有赤、白二种。赤雄入血分，白雌入气分。""北江、连州亦有出，以广西南宁、百色为多出。"

孙宝惠 经验

从历代本草对何首乌植物形态、生长年限及寓言故事等记载来看，何首乌的别名较多，但古本草中均以何首乌为正名。别名有桃柳藤、野苗、交藤、夜和、地精、陈知白。其中交藤应该指现在所用的夜交藤。古代文献中所记载何首乌产地为广西陆川、广州、高州等地，与现在何首乌的主要栽培产区较为接近。

【来源】为蓼科植物何首乌 *Polygonum multiflorum* Thunb. 的干燥藤茎。

【植物形态】多年生草本植物。块根肥厚，长椭圆形，黑褐色。茎缠绕，长2~4m，多分枝，具纵棱，无毛，微粗糙，下部木质化。叶卵形或长卵形，长3~7cm，宽 2~5cm，顶端渐尖，基部心形或近心形，两面粗糙，边缘全缘；叶柄长

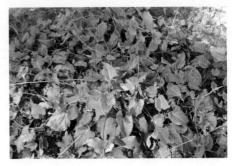

图 61-1　何首乌

1.5~3cm；托叶鞘膜质，偏斜，无毛，长 3~5mm。花序圆锥状，顶生或腋生，长 10~20cm，分枝开展，具细纵棱，沿棱密被小突起；瘦果卵形，具 3 棱，长 2.5~3mm，黑褐色，有光泽，包于宿存花被内。花期 8~9 月，果期 9~10 月。（图 61-1）

【采收加工】秋、冬二季采割，除去残叶，捆成把或趁鲜切段，干燥。

孙宝惠 经验

　　从历版药典收载情况来看，其来源均"为蓼科植物何首乌 *Polygonum multiflorum* Thunb. 的干燥藤茎。"采收季节由"秋季采收"修改为"秋、冬二季"采收。加工方式从"捆成把，晒干"修改为"捆成把或趁鲜切段，干燥"允许在产地进行趁鲜切片。

【药材性状】本品呈长圆柱形，稍扭曲，具分枝，长短不一，直径4~7mm。表面紫红色或紫褐色，粗糙，具扭曲的纵皱纹，节部略膨大，有侧枝痕，外皮菲薄，

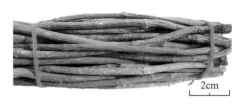

图 61-2　首乌藤药材

可剥离。质脆，易折断，断面皮部紫红色，木部黄白色或淡棕色，导管孔明显，髓部疏松，类白色。切段者呈圆柱形的段。外表面紫红色或紫褐色，切面皮部紫红色，木部黄白色或淡棕色，导管孔明显，髓部疏松，类白色。气微，味微苦涩。（图61-2）

孙宝惠经验

　　药典明确规定其直径在直径4~7mm，超过该直径范围的属于性状不符，为不合格产品。首乌藤直径越大，其2,3,5,4'-四羟基二苯乙烯-2-O-β-D 葡萄糖苷的含量越小。

【饮片炮制】除去杂质，洗净，切段，干燥。

　　本品呈圆柱形的段。外表面紫红色或紫褐色。切面皮部紫红色，木部黄白色或淡棕色，导管孔明显，髓部疏松，类白色。气微，味微苦涩。（图61-3）

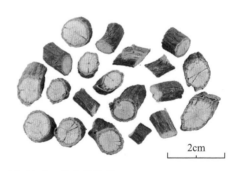

图 61-3　首乌藤饮片

【显微鉴别】见2020年版《中国药典》。

【理化鉴别】取本品粉末0.25g，加乙醇50ml，加热回流1小时，滤过，滤液浓缩至1ml，作为供试品溶液。另取首乌藤对照药材0.25g，同法制成对照药材溶液。再取大黄素对照品，加乙醇制成每

首乌藤　259

1ml 含 0.5mg 的溶液，作为对照品溶液。照薄层色谱法（通则 0502）试验，吸取上述三种溶液各 2μl，分别点于同一硅胶 H 薄层板上，以石油醚（30~60℃）– 甲酸乙酯 – 甲酸（15：5：1）的上层溶液为展开剂，展开，取出，晾干，置紫外光灯（365nm）下检视。供试品色谱中，在与对照药材色谱和对照品色谱相应的位置上，显相同颜色的荧光斑点；置氨蒸气中熏后，斑点变为红色。

【伪劣品】

孙宝惠 经验

劣品首乌藤水分含量高，并有发霉现象。

（郭利霄　侯芳洁）

大血藤

SARGENTODOXAE CAULIS

【本草考证】大血藤，原名红藤，宋代《本草图经》名血藤，谓："大血藤，生信州。叶如婆荷叶，根如大拇指，其色黄。五月采，行血，治气块，彼土人用之。"

《植物名实图考》载："大血藤即千年健，汁浆即见血飞，又名血竭。雌、雄二本。治筋骨疼痛，追风，健腰膝。今江西庐山多有之，土名大活血。蔓生，紫茎，一枝三叶，宛如一叶擘分，或半边圆或有角而方，无定形，光滑厚韧。根长数尺，外紫内白。有菊花心，掘出曝之，紫液津润。浸酒一宿，红艳如血，市医常用之。"

【来源】为木通科植物大血藤 Sargentodoxa cuneata（Oliv.）Rehd. et Wils. 的干燥藤茎。

【植物形态】落叶木质藤本，长达到 10 余米。藤径粗达 9cm，全株无毛；当年枝条暗红色，老树皮有时纵裂。三出复叶，或兼具单叶，稀全部为单叶；叶柄长 3~12cm；小叶革质；总状花序长 6~12cm，雄花与雌花同序或异序，同序时，雄花生于基部；花梗细，长 2~5cm；每一浆果近球形，直径约 1cm，成熟时黑蓝色，小果柄长 0.6~1.2cm。种子卵球形，长约 5mm，基部截形；种皮，黑色，光亮，平滑；种脐显著。花期 4~5 月，果期 6~9 月。

【采收加工】秋、冬二季采收，除去侧枝，截段，干燥。

【药材性状】本品呈圆柱形，略弯曲，长 30~60cm，直径 1~3cm。表面灰棕色，粗糙，外皮常呈鳞片状剥落，剥落处显暗红棕色，有的可见膨大的节和略凹陷的枝痕或叶痕。质硬，断面皮部红棕色，有数处向内嵌入木部，木部黄白色，有多数细孔状导管，射线呈放射状排列。气微，味微涩。

【饮片炮制】除去杂质，洗净，润透，切厚片，干燥。

本品为类椭圆形的厚片。外表皮灰棕色，粗糙。切面皮部红棕

色，有数处向内嵌入木部，木部黄白色，有多数导管孔，射线呈放射状排列。气微，味微涩。（图62）

【显微鉴别】【理化鉴别】见2020年版《中国药典》。

【伪劣品】鸡血藤　来源为豆科植物密花豆 *Spatholobus suberectus* Dunn 的干燥藤茎。

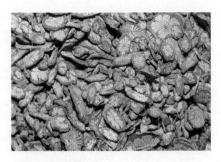

图62　大血藤

孙宝惠 经验

　　大血藤的易混淆品和伪品市场上并不多，混淆名称比较多，很有可能20世纪80年代之前的鸡血藤是现在的大血藤。

（相聪坤　李新蕊）

第三章

皮类中药材

厚 朴
MAGNOLIAE OFFICINALIS CORTEX

【本草考证】本品始载于《神农本草经》，被列为中品。宋代苏颂《本草图经》记载："梓州、龙州者为上，木高三四丈，径一二尺，春生叶如槲叶，四季不凋，红花而青实，皮极鳞皱而厚。"其特征似为武当玉兰。《图经衍义本草》载厚朴："今出建平、宜都。极厚，肉紫色为好，壳薄而白者不佳。"明代李时珍《本草纲目》记载："朴树肤白肉紫，叶如槲叶……五六月开细花，结实如冬青子，生青熟赤……"与现今之厚朴特征迥异，可断定不是木兰科植物。清代吴其濬《植物名实图考》载有三种厚朴，均附图，经过考证，其所载土厚朴可能为木莲属植物，滇厚朴可能为滇缅厚朴，另一种则可能为厚壳树科植物西南粗糠柴。由此可见，以上本草所载厚朴的原植物品种较为混乱，原植物除厚朴外，尚有同科其他植物的树皮以及非木兰科植物树皮。

综上，古今厚朴正品产自四川和湖北，以四川为道地产区，色紫、肉厚、油润、香味浓烈者被称为"紫油厚朴"，质量最佳。

【来源】为木兰科植物厚朴 *Magnolia officinalis* Rehd. et Wils. 或凹叶厚朴 *Magnolia officinalis* Rehd. et Wils. var. biloba Rehd. et Wils. 的干燥干皮、根皮及枝皮。

【植物形态】

1. 厚朴　落叶乔木，高 7~17m，树皮厚，紫褐色或灰褐色，皮孔突出。冬芽由托叶包被，开放后托叶脱落。单叶互生，密集小枝顶端，叶片革质，椭圆状倒卵形，长 20~45cm，宽 10~24cm，顶端钝圆。纯尖或短突尖，基部楔形，全缘或微波状，上面绿色无毛，下面灰白色有柔毛，老时呈白粉状。花与叶同时开放，单生于幼枝顶端，白色，有香气；花梗粗短，被棕色毛，花被片 9~12 片或更多；雄蕊多数，花丝粗大，红色，雌蕊心皮多数，排列于伸长的花托上。聚合蓇葖果卵状椭圆形，木质，种子倒卵形，每室常1枚。花期4~5月，果期9~11月。

2.**凹叶厚朴** 为厚朴的变种，形态与厚朴极相似。主要区别是叶片先端有凹陷，裂深2~3cm，而呈2钝圆浅裂；但幼苗叶先端圆而不凹。树皮较薄，淡褐色。（图63-1）

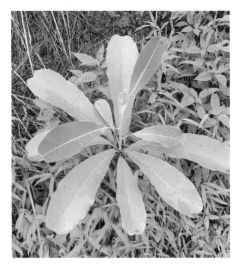

图63-1 凹叶厚朴（摄于四川都江堰）

【采收加工】每年5~6月（立夏至夏至）剥取20年以上树龄的树皮，此时水分多，树皮容易剥下，夏至以后浆液下降，树皮不易剥落。根据薄厚、长短、不同质地截成一定规格。一般分为筒朴、蔸朴、根朴和枝朴。加工方法主要是发汗，晒干，储藏。发汗分为火汗和青草发汗，均在窖池里进行。此两种发汗方式，需随时检查窖池的温度是否合适，如果温度较高，要及时取出晾晒。

发汗多在阳光充足的地方用木材搭架，称为"木床"，把晾晒五六成干的厚朴多层堆放在"木床"上，用宽大、透明的塑料薄膜覆盖，暴晒。塑料薄膜的温度要达到50~60℃，四方汗水流出后马上把薄膜掀开，进行晾晒，太阳落山后，再把薄膜盖上，这样连续反复几次至晒干。厚朴内表面亦呈棕红色，习称"牛皮色"。

发汗完成后趁柔软时取出、用力卷紧，成为双卷筒或单卷筒，日晒夜凉，干燥后按规格分等级。

孙宝惠 经验

药典规定剥去皮后阴干，不能暴晒，否则影响含量。

【药材性状】

1.干皮 呈卷筒状或双卷筒状，长 30~35cm，厚 0.2~0.7cm，习称"筒朴"；近根部的干皮一端展开如喇叭口，长 13~25cm，厚 0.3~0.8cm，习称"靴筒朴"。外表面灰棕色或灰褐色，粗糙，有时呈鳞片状，较易剥落，有明显椭圆形皮孔和纵皱纹，刮去粗皮者显黄棕色。内表面紫棕色或深紫褐色，较平滑，具细密纵纹，划之显油痕。质坚硬，不易折断，断面颗粒性，外层灰棕色，内层紫褐色或棕色，有油性，有的可见多数小亮星。气香，味辛辣、微苦。（图 63-4）

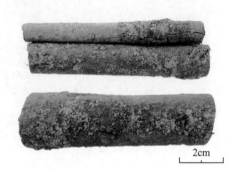

2cm

图 63-4　厚朴

2.根皮（根朴） 呈单筒状或不规则块片；有的弯曲似鸡肠，习称"鸡肠朴"。质硬，较易折断，断面纤维性。

3.枝皮（枝朴） 呈单筒状，长 10~20cm，厚 0.1~0.2cm。质脆，易折断，断面纤维性。

本品以皮厚、肉细、色紫棕、油性足、香气浓、味辣而甜、断面有小晶点者为佳。

孙宝惠 经验

通过闻味、口尝，味辛辣、微苦，含量一般没问题。根皮相对干皮和枝皮含量高。10~15 年的枝皮含量也不低，含量与生长年限有直接关系。

【饮片炮制】

1.厚朴 刮去粗皮，洗净，润透，切丝，干燥。

本品呈弯曲的丝条状或单、双卷筒状。外表面灰褐色，有时可见椭圆形皮孔或纵皱纹。内表面紫棕色或深紫褐色，较平滑，具细密纵纹，划之显油痕。切面颗粒性，有油性，有的可见小亮星。气香，味辛辣、微苦。

2.姜厚朴　取厚朴丝，照姜汁炙法（通则0213）炒干。

本品形如厚朴丝，表面灰褐色，偶见焦斑。略有姜辣气。

【规格等级】

1.温朴筒朴

一等：干货。卷成单筒或双筒，两端平齐。表面灰棕色或灰褐色，有纵皱纹，内面深紫色或紫棕色，平滑。质坚硬。断面外侧灰棕色，内侧紫棕色。颗粒状。气香、味苦辛。筒长40cm，重800g以上。无青苔、杂质、霉变。

二等：干货。卷成单筒或双筒，两端平齐。表面灰褐色或灰棕色，有纵皱纹。内面深紫色或紫棕色，平滑，质坚硬。断面外侧灰棕色，内侧紫棕色，颗粒状，气香，味辛苦。筒长40cm，重500g以上。无青苔、杂质、霉变。

三等：干货。卷成单筒或双筒，两端平齐。表面灰褐色或灰棕色，有纵皱纹。内面紫棕色，平滑，质坚硬。断面紫棕色，气香，味苦辛。筒长40cm，重200g以上。无青苔、杂质、霉变。

四等：干货。凡不合以上规格者以及碎片、枝朴，不分长短、大小，均属此等。无青苔、杂质、霉变。

2.川朴筒朴

一等：干货。卷成单筒或双筒，两端平齐。表面黄棕色，有细密纵皱纹，内面紫棕色，平滑，划之显油痕，质坚硬。断面外侧黄棕色，内侧紫棕色，显油润，纤维少。气香、味苦辛。筒长40cm，不超过4cm，重500g以上。无青苔、杂质、霉变。

二等：干货。卷成单筒或双筒，两端平齐。表面黄棕色，有细腻的纵皱纹。内面紫棕色，平滑，划之显油痕，质坚硬。断面外侧黄棕色，内侧紫棕色，显油润，纤维少。气香、味苦辛。筒长40cm，不超过43cm，重200g以上。无青苔、杂质、霉变。

三等：干货。卷成单筒或双筒，两端平齐。表面黄棕色，有细腻的纵皱纹。内面紫棕色，平滑，划之显油痕，质坚硬。断面外侧黄棕色，内侧紫棕色，显油润，纤维少。气香、味苦辛。筒长40cm，不超过43cm，重不低于100g。无青苔、杂质、霉变。

四等：干货。凡不合以上规格者以及碎片、枝朴，不分长短、大小，均属此等。无青苔、杂质、霉变。

3.蔸朴

一等：干货。为靠近根部的干皮和根皮，似靴形，上端呈筒形。表面粗糙，灰棕色或灰褐色，内面深紫。下端呈喇叭口状，显油润。断面紫棕色颗粒状，纤维性不明显。气香、味苦辛。块长70cm以上，重2000g以上。无青苔、杂质、霉变。

二等：干货。为靠近根部的干皮和根皮，似靴形。上端呈单卷筒形，表面粗糙，灰棕色或灰褐色。内面深紫色，下端呈喇叭口状，显油润。断面紫棕色，纤维性不明显。气香、味苦辛。块长70cm以上，重2000g以下。无青苔、杂质、霉变。

三等：干货。为靠近根部的干皮和根皮，似靴形，上端呈单卷筒形，表面粗糙，灰棕色或灰褐色。内面深紫色。下端呈喇叭口状，显油润。断面紫棕色，纤维很少。气香、味苦辛。块长70cm，重500g以上。无青苔、杂质、霉变。

4.耳朴　统货：干货。为靠近根部的干皮，呈块片状或半卷形，多似耳状。表面灰棕色或灰褐色，内面淡紫色。断面紫棕色，显油润，纤维性少。气香，味苦辛。大小不一。无青苔、杂质、霉变。

5.根朴

一等：干货。呈卷筒状长条。表面土黄色或灰褐色，内面深紫色。质韧。断面油润。气香，味苦辛。条长70cm，重400g以上。无木心、须根、杂质、霉变。

二等：干货。呈卷筒状或长条状，形弯曲似盘肠。表面土黄色或灰褐色，内面紫色。质韧。断面略显油润。气香、味苦辛。长短不分，每枝400g以上。无木心、须根、泥土等。

备注：厚朴可分为温朴、川朴两类。温朴主产于福建、浙江等地；川朴主产于四川、云南、贵州、湖北、湖南、江西、安徽等地。耳朴、根朴为共同标准，不分温、川。树苑上下的根、干皮各地名称不同（如脑朴、靴朴等）。现统称为苑朴，脑朴与耳形相似，名耳朴为宜。为保护资源，提高质量，直径在12cm以下的幼树，应严禁砍剥。

【显微鉴别】【理化鉴别】见2020年版《中国药典》。

【伪劣品】

1. **大叶木兰** 来源为木兰科植物大叶木兰 *Lirianthe henryi*（Dunn）N. H. Xia&C. Y. Wu 的树皮，又名云朴、贡山厚朴、腾冲厚朴。分布于云南怒江流域。树皮表面较平坦，灰白色，有纵皱纹，皮孔不太明显，刨去栓皮深棕色，内表面紫棕色，有纵纹。断面纤维有油性，气辛香而弱，味微苦。云南自产自销。少量出口。

孙宝惠 经验

大叶木兰树皮较厚朴皮厚，皮孔少。

2. **西康天女花** 来源为木兰科植物威氏木兰 *Oyama wilsonii*（Finet&Gagnepain）N. H. Xia&C. Y. Wu、圆叶天女花 *Oyama sinensis*（Rehder&E. H. Wilson）N. H. Xia&C. Y. Wu 的树皮，又名枝子皮、西昌厚朴、川姜朴。四川凉山、雅安地区有分布。树皮较薄，厚1~3mm。外表面灰黄色，光滑，刨去栓皮紫褐色，质硬脆，折断面较整齐，气香，味苦微辛。四川部分地区习用、经营。

3. **武当玉兰** 来源为木兰科植物武当玉兰 *Yulania sprengeri*（Pampanini）D. L. Fu 的树皮，又名湖北木兰、川姜朴。秦岭、大巴山、南川金佛山有分布。树皮厚1.5~5mm。外表面灰白色，粗糙，栓皮可块状剥落，剥后留有浅棕色至黄棕色斑痕。内表面浅棕色。平滑，有纵纹。质硬，断面淡黄棕色，外层呈颗粒状，内层呈纤维状，气芳香，味辛辣微苦。鄂西、川东、陕南、甘肃东南部习用，称姜朴。有一定的产量。使用历史也较长。

4.凹叶木兰　来源为木兰科植物凹叶木兰 *Yulania Sargentiana* （Rehder&E. H. Wilson）D. L. Fu 的树皮，又名：川姜朴、厚皮、姜皮。四川凉山州、云南昭通地区有分布。树皮厚 2~3mm，外表面灰绿色，较平坦，有少数细纵纹，栓皮脱落处呈紫褐色。内表面棕黄色，较平坦，有纵纹，气弱，味淡。四川部分地区作姜朴使用。

5.部分木莲属植物　来源主要为以下 4 种植物：四川木莲 *Manglietia szechuanica* Hu.、红花木莲 *Manglietia insignis*（Wall.）Blume、桂南木莲 *Manglietia conifera* Dandy.、川滇木莲 *Manglietia duclouxii* Finet et Gagn. 的树皮，常作为土厚朴、山厚朴、紫厚朴入药。

6.非木兰科植物　来源主要为：五加科穗序鹅掌柴 *Heptapleurum delavayi* Franch.、樟科大叶新木姜子 *Neolitsea levinei* Merr.、胡桃科黄杞 *Engelhardia roxburghiana* Wall. 的树皮。

7.其他　尚有少量作厚朴或姜朴的品种有：滇藏玉兰 *Yulania campbellii*（J. D. Hooker&Thomson）D. L. Fu、望春玉兰 *Yulania biondii*（Pamp.）D. L. Fu、紫玉兰 *Yulania liliiflora*（Desr.）D. L. Fu、玉兰 *Yulania denudata*（Desr.）D. L. Fu、山木兰 *Lirianthe delavayi*（Franchet）N. H. Xia&C. Y. Wu。

（郭　梅　何　培　刘爱朋　温子帅）

牡丹皮
MOUTAN CORTEX

【本草考证】本品始载于《神农本草经》，被列为中品。梁代《名医别录》记载："牡丹生巴郡山谷及汉中，二、八月采根用阴干。"又云："色赤者为好，用之去心。"唐代《新修本草》谓："牡丹生汉中，剑南所出者，苗似羊桃，夏生白花，秋实圆绿，冬实赤色，凌冬不凋，根似芍药，肉白皮丹。"宋代寇宗奭《本草衍义》谓："惟山中单叶花红者，根皮入药为佳。市人或以枝梗皮充之，尤谬。"明代李时珍《本草纲目》谓："牡丹以色丹者为上，虽结子而根上生苗，故谓之牡丹。"综上所述，古今所用之牡丹皮来源一致。

【来源】为毛茛科植物牡丹 *Paeonia suffruticosa* Andr. 的干燥根皮。

【植物形态】落叶灌木。茎高达2m；分枝短而粗。叶通常为二回三出复叶，偶尔近枝顶的叶为3小叶；顶生小叶宽卵形，长7~8cm，宽5.5~7cm，3裂至中部，裂片不裂或2~3浅裂，表面绿色，无毛，背面淡绿色，有时具白粉，沿叶脉疏生短柔毛或近无毛，小叶柄长1.2~3cm；侧生小叶狭卵形或长圆状卵形，长4.5~6.5cm，宽2.5~4cm，不等2裂至3浅裂或不裂，近无柄；叶柄长5~11cm，和叶轴均无毛。花单生枝顶，直径10~17cm；花梗长4~6cm；苞片5，长椭圆形，大小不等；萼片5，绿色，宽卵形，大小不等；花瓣5，或为重瓣，玫瑰色、红紫色、粉红色至白色，通常变异很大，倒卵形，长5~8cm，宽4.2~6cm，顶端呈不规则的波状；雄蕊长1~1.7cm，花丝紫红色、粉红色，上部白色，长约1.3cm，花药长圆形，长4mm；花盘革质，杯状，紫红色，顶端有数个锐齿或裂片，完全包住心皮，在心皮成熟时开裂；心皮5，稀更多，密生柔毛。蓇葖长圆形，密生黄褐色硬毛。花期5月，果期6月。

如何区分芍药和牡丹，有以下鉴别点：①看花型。牡丹的花都是独朵顶生，花型大，芍药的花则一朵或数朵顶生，花型比较小。②看叶子。牡丹叶子上表面绿色中略带黄色，无毛，下表面有粉末状物质。芍药叶子表面有浓绿色且叶子比较密。③看开花期。牡丹在3月开花，芍药则在春末夏初开花。

【采收加工】8~9月采挖最佳。宜选择栽培3年植株，趁雨后晴天土壤湿润时采挖。加工方法：

1. 连丹皮　挖出根后，洗净泥土，除去芦部及须根，用火稍烤，使水分收缩，抽出木心，按根条切成4~10cm长，晒干即得。

2. 刮丹皮　挖出根后，选粗大的根，洗净泥土，用清水漂浸后，竹刀或瓷片削去外皮，漂浸约10分钟后，滤干，放于火上熏烤，烘烤至皮肉发软时，抽出木心，切成4~10cm长筒，晒干即得。

【药材性状】

1. 连丹皮　呈筒状或半筒状，有纵剖开的裂缝，略向内卷曲或张开，长5~20cm，直径0.5~1.2cm，厚0.1~0.4cm。外表面灰褐色或黄褐色，有多数横长皮孔样突起和细根痕，栓皮脱落处粉红色；内表面淡灰黄色或浅棕色，有明显的细纵

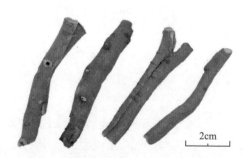

2cm

图64-1　连丹皮药材

纹，常见发亮的结晶。质硬而脆，易折断，断面较平坦，淡粉红色，粉性。气芳香，味微苦而涩。（图64-1）

2. 刮丹皮　外表面有刮刀削痕，外表面红棕色或淡灰黄色，有时可见灰褐色斑点状残存外皮。（图64-2）

【饮片炮制】迅速洗净，润后切薄片，晒干。

本品呈圆形或卷曲形的薄片。连丹皮外表面灰褐色或黄褐色，栓皮脱落处粉红色；刮丹皮外表面红棕色或淡灰黄色。内表面有时可见发亮的结晶。切面淡粉红色，粉性。气芳香，味微苦而涩。

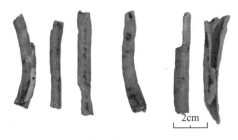

图 64-2　刮丹皮药材

【规格等级】

1. 凤丹

一等：干货。呈圆筒状，条均匀微弯，两端剪平，纵向隙口紧闭，皮细肉厚。表面褐色，质硬而脆。断面粉白色，粉质足，有亮银星，香气浓，味微苦涩。长 6cm 以上，中部围粗 2.5cm 以上。无木心、青丹、杂质、霉变。

二等：干货。呈圆筒状，条均匀微弯，两端剪平，纵向缝口紧闭，皮细肉厚，表面褐色，质硬而脆。断面粉白色，粉质足，有亮银星，香气浓，味微苦涩。长 5cm 以上，中部围粗 1.8cm 以上。无木心、青丹、杂质、霉变。

三等：干货。呈圆筒状，条均匀微弯，两端剪平。纵向缝口紧闭，皮细肉厚，表面褐色，质硬而脆，断面粉白色，粉质足，有亮银星。香气浓，味微苦涩。长 4cm 以上，中部围粗 1cm 以上。无木心、杂质、霉变。

四等：干货。凡不合一、二、三等的细条及断枝碎片，均属此等。但是小围粗不低于 0.6cm，无木心、碎末、杂质、霉变。

2. 连丹

一等：干货。呈圆筒状，条均匀。稍弯曲，表面灰褐色或棕褐色，栓皮脱落处呈粉棕色。质硬而脆，断面粉白或淡褐色，有粉性、有香气，味微苦涩。长 6cm 以上，中部围粗 2.5cm 以上，碎节不超过 5%。去净木心。无杂质、霉变。

二等：干货。呈圆筒状，条均匀。稍弯曲，表面灰褐或淡褐色，栓皮脱落处呈粉棕色，质硬而脆。断面粉白或淡褐色，有粉性。有香气、味微苦涩。长 5cm 以上。中部围粗 1.8cm 以上，碎节不超过 5%。无青丹、木心、杂质、霉变。

三等：干货。呈圆筒状，条均匀。稍弯曲，表面灰褐或棕褐色，栓皮脱落处呈粉棕色，质硬而脆。断面粉白或淡褐色，有粉性。有香气、味微苦涩。长 4cm 以上。中部围粗 1cm 以上，碎节不超过 5%。无青丹、木心、杂质、碎末、杂质、霉变。

四等：干货。凡不合一、二、三等的细条，及断枝碎片均属皮等。但最小围粗不低于 0.6cm，无木心、碎末、杂质、霉变。

3. 刮丹

一等：干货。呈圆筒状，条均匀，刮去外皮。表面粉红色，在节疤、皮孔根痕处，偶有未去净的栓皮，形成棕褐色的花斑。质坚硬，断面粉白色，有粉性。气香浓，味微苦涩，长 6cm 以上，中部围粗 2.4cm 以上。皮刮净，色粉红，碎节不超 5%。无木心、杂质、霉变。

二等：干货。呈圆筒状，条均匀，刮去外皮。表面粉红色，在节疤、皮孔根痕处偶有未去净外皮，形成棕褐色的花斑。质坚硬。断面粉白色，有粉性。香气浓，味微苦。长 5cm 以上，中部围粗 1.7cm 以上，皮刮净，色粉红，碎节不超过 5%。无木心、杂质、霉变。

三等；干货。呈圆筒状，条均匀，刮去外皮。表面粉红色，在节疤、皮孔根痕处偶有未去净的栓皮，形成棕褐色的花斑。质坚硬。断面粉白色，有粉性。香气浓，味微苦涩。长 4cm 以上，中部围粗 0.9cm 以上。皮刮净，色粉红，碎节不超过 5%。无木心、杂质、霉变。

四等：干货。凡不合一、二、三等长度的断枝碎片均匀属此等。无木心、碎末、杂质、霉变。

备注：枯死、病株，霉变、含木心者以及土层上的青根一律不收。刮丹皮未刮净符合连丹标准者手工艺按连丹收购。

【显微鉴别】【理化鉴别】见 2020 年《中国药典》。

【伪劣品】

滇牡丹根皮　来源为芍药科植物滇牡丹 *Paeonia delavayi* Franch. 的干燥根皮，西昌丹皮来源之一。皮极薄，内表皮较光滑，无亮星，味微甜带苦。

孙宝惠 经验

　　现市场上上述伪品较少，但有带木心非药用部位的牡丹皮伪品。

（郭　梅　刘爱朋）

黄 柏
PHELLODENDRI CHINENSIS CORTEX

【本草考证】黄柏,原名檗木,《神农本草经》列入中品,《名医别录》作黄檗,《本草纲目》载于木部乔木类,以树皮入药。功能消炎解热,抗菌解毒;主治痢疾、泄泻、黄疸、小便不利、眼疾、白带、痔疮、潮热、骨蒸痿躄及疮疡等症,并可用为提制小檗碱的原料。《名医别录》论黄檗曰:"生汉中山谷及永昌。"陶弘景云:"今出邵陵者,轻薄色深为胜。出东山者,厚而色浅。"掌禹锡引《蜀本图经》曰:"黄檗树高数丈,叶似吴茱萸,亦如紫椿,皮黄……今所在有,本出房、商、合等州山谷,皮紧,厚二三分,鲜黄者上,二月、五月采皮日干。"苏颂《本草图经》载:"檗木,黄檗也。生汉中山谷及永昌。今处处有之,以蜀中者为佳……皮外白里深黄色。"

综上所述以及《证类本草》所附"黄檗"与"商州黄檗"图,均和黄皮树类似,就产地而言"以蜀中者为佳"则又与现以川黄柏质量为优相吻合,但关黄柏在本草中未见记载。《中国药典》自1977年版一部起收载黄皮树(川黄柏)与黄檗(关黄柏)二种。

【来源】为芸香科植物黄皮树 *Phellodendron chinense* Schneid. 的干燥树皮。

【植物形态】树高达15m。成年树有厚、纵裂的木栓层,内皮黄色,小枝粗壮,暗紫红色,无毛。叶轴及叶柄粗壮,通常密被褐锈色或棕色柔毛,有小叶7~15片,小叶纸质,长圆状披针形或卵状椭圆形,长8~15cm,宽3.5~6cm,顶部短尖至渐尖,基部阔楔形至圆形。两侧通常略不对称,边全缘或浅波浪状,叶背密被长柔毛或至少在叶脉上被毛,叶面中脉有短毛或嫩叶被疏短毛;小叶柄长1~3mm,被毛。花序顶生,花通常密集,花序轴粗壮,密被短柔毛。果多数密集成团,果的顶部略狭窄的椭圆形或近圆球形,径约1cm

或大的达 1.5cm，蓝黑色，有分核 5~8 个；种子 5~8、很少 10 粒，长 6~7mm，厚 5~4mm，一端微尖，有细网纹。花期 5~6 月，果期 9~11 月。

【药材性状】本品呈板片状或浅槽状，长宽不一，厚 1~6mm。外表面黄褐色或黄棕色，平坦或具纵沟纹，有的可见皮孔痕及残存的灰褐色粗皮；内表面暗黄色或淡棕色，具细密的纵棱纹。体轻，质硬，断面纤维性，呈裂片状分层，深黄色。气微，味极苦，嚼之有黏性。（图 65-1）

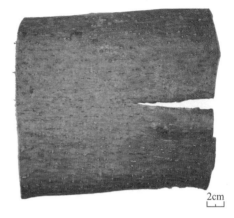

图 65-1　黄柏药材:（四川都江堰）

【饮片炮制】

1. 黄柏　除去杂质，喷淋清水，润透，切丝，干燥。

本品呈丝条状。外表面黄褐色或黄棕色。内表面暗黄色或淡棕色，具纵棱纹。切面纤维性，呈裂片状分层，深黄色。味极苦。（图 65-2）

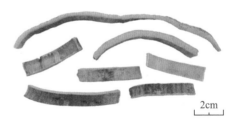

图 65-2　黄柏饮片

2. 盐黄柏　取黄柏丝，照盐水炙法炒干。

本品形如黄柏丝，表面深黄色，偶有焦斑。味极苦，微咸。

3. 黄柏炭　取黄柏丝，照炒炭法炒至表面焦黑色。

本品形如黄柏丝，表面焦黑色，内部深褐色或棕黑色。体轻，质脆，易折断。味苦涩。

孙宝惠 经验

黄柏以皮厚，断面黄色鲜艳，层理清晰，皮张均匀，纹细，体洁为佳。药用以川黄柏质量较好，黄柏出口主销川黄柏。

【规格等级】

一等：干货。呈平板状，去净粗栓皮。表面黄褐色或黄棕色，内面暗黄或淡棕色。体轻，质较坚硬。断面鲜黄色。味极苦。长 40cm 以上，宽 15cm 以上，无枝皮、粗栓皮、杂质、虫蛀、霉变。

二等：干货。树皮呈板片状或卷筒状。表面黄褐色或黄棕色，内表面暗黄色或黄棕色。体轻质较坚硬断面鲜黄色。味极苦。长宽大小不分，厚度不得薄于 0.2cm。间有枝皮。无粗栓皮、杂质、虫蛀、霉变。

备注：川黄柏树以供药用为主，皮分两个等，国家鼓励生产厚皮，并应禁止砍剥胸高直径 12cm 以下的幼树。

【显微鉴别】【理化鉴别】见 2020 年版《中国药典》

【伪劣品】

1.关黄柏　来源为芸香科植物黄檗 *Phellodendron amurense* Rupr. 的干燥树皮。剥取树皮，除去粗皮，晒干。

本品呈板片状或浅槽状，长宽不一，厚 2~4mm。外表面黄绿色或淡棕黄色，较平坦，有不规则的纵裂纹，皮孔痕小而少见，偶有灰白色的粗皮残留；内表面黄色或黄棕色。体轻，质较硬，断面纤维性，有的呈裂片状分层，鲜黄色或黄绿色。气微，味极苦，嚼之有黏性。

2.山合欢皮（染色）　来源为豆科植物山槐 *Albizia kalkora* (Roxb.) Prain 的干燥树皮切片用金胺 O 染色而成。

本品相似山合欢皮，呈弯曲的丝或块片状。表皮极粗糙，栓皮厚，常呈纵向开裂。外表面灰褐色，内表面黄绿色。外表面、内表面和切面均可见黄绿色染色物，色泽艳丽。

（程月召　薛紫鲸）

合欢皮
ALBIZIAE CORTEX

【本草考证】"合欢"始载于《神农本草经》，但不能明确药用部位。唐代孙思邈《备急千金要方》中的"合昏皮"当指"合欢皮"。合欢皮之名始见于唐代陈藏器《本草拾遗》。真正以合欢皮作为药用的记载见于五代吴越时期的《日华子本草》名为"夜合皮"。北宋王怀隐等《太平圣惠方》载有"夜合枝""夜合白皮"，后者可能为去除老皮者。北宋寇宗奭《本草衍义》开始出现"合欢花"的记载。经谢宗万考证（《天宝本草新编》），其来源为山合欢。历代药用以合欢与山合欢并存。

【来源】为豆科植物合欢 *Albizia julibrissin* Durazz. 的干燥树皮。

只有 1977 年版《中国药典》收载了山合欢 *Albizia kalkora* (Roxb.) Prain。其在《中国植物志》中的中文名为山槐。

【植物形态】落叶乔木，高可达 16m，树冠开展；小枝有棱角，嫩枝、花序和叶轴被绒毛或短柔毛。托叶线状披针形，较小叶小，早落。二回羽状复叶，总叶柄近基部及最顶一对羽片着生处各有 1 枚腺体；羽片 4~12 对，栽培的有时达 20 对；小叶 10~30 对，线形至长圆形，长 6~12mm，宽 1~4mm，向上偏斜，先端有小尖头，有缘毛，有时在下面或仅中脉上有短柔毛；中脉紧靠上边缘。头状花序于枝顶排成圆锥花序；花粉红色；花萼管状，长 3mm；花冠长 8mm，裂片三角形，长 1.5mm，花萼、花冠外均被短柔毛；花丝长 2.5cm。荚果带状，长 9~15cm，宽 1.5~2.5cm，嫩荚有柔毛，老荚无毛。花期 6~7 月；果期 8~10 月。（图 66-1）

山槐（山合欢）花的颜色花初白色，后变黄，二回羽状复叶；羽片 2~4 对，长圆形或长圆状卵形，长 1.8~4.5cm，宽 7~20mm。山槐（山合欢）与合欢虽然在花色上很容易区分，但有花期的局限性，所以掌握叶的区别更为重要，即山槐羽片少且小叶的长与宽均大于合欢的小叶。

【药材性状】本品呈曲筒状或半
筒状，长 40~80cm，厚 0.1~0.3cm。
外表面灰棕色至灰褐色，稍有纵皱
纹，有的呈浅裂纹，密生明显的椭
圆形横向皮孔，棕色或棕红色，偶
有突起的横棱或较大的圆形枝痕，
常附有地衣斑；内表面淡黄棕色或
黄白色，平滑，有细密纵纹。

质硬而脆，易折断，断面呈纤
维性片状，淡黄棕色或黄白色。气
微香，味淡、微涩、稍刺舌，而后
喉头有不适感。

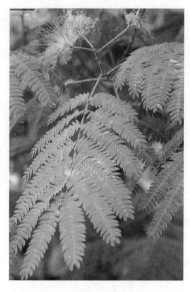

图 66-1　合欢

【饮片炮制】本品呈弯
曲的丝或块片状。外表面灰
棕色至灰褐色，稍有纵皱
纹，密生明显的椭圆形横向
皮孔，棕色或棕红色。内表
面淡黄棕色或黄白色，平
滑，具细密纵纹。切面呈纤
维性片状，淡黄棕色或黄白
色。气微香，味淡、微涩、
稍刺舌，而后喉头有不适感。（图 66-2）

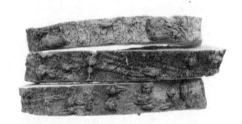

图 66-2　合欢皮饮片

孙宝惠 经验

对于合欢皮的鉴定特别重视性状中皮孔的形态和颜色，即明显
的棕色或棕红色椭圆形横向皮孔，要重视药材的性味，学习过程中
要多尝，只有亲自尝后才能会体会气微香，味淡、微涩、稍刺舌，
而后喉头有不适感对于鉴别合欢皮的意义；对于《中国药典》中大

小、厚度等的相关描述也应注意，允许在一定比例范围内低于或高于药典的要求，对于合欢皮的情况往往是出现太厚的情况。

【显微鉴别】【理化鉴别】见 2020 年版《中国药典》。

【**伪劣品**】山合欢　来源为豆科植物山合欢 *Albizia kalkora*（Roxb.）Prain 的干燥树皮。本品为单卷筒状或槽状，长短不等，厚 0.1~0.7cm。外表面淡灰褐色，棕褐色或灰黑相间，较粗糙，有的亦可见灰白色斑迹。较薄的枝皮上常可见棕色或棕黑色纵棱线；老树皮粗糙，栓皮厚，常呈纵向开裂，易剥落，剥落处呈棕色。皮孔在较薄的皮上多密集，呈横长或点状，棕色。内表明淡黄白色，具细纵纹。质坚，易折断，断面纤维状。气微，味淡。

孙宝惠 经验

　　正品合欢的老树皮不粗糙，无裂隙、木栓层较薄，不易剥落，气微味微涩，有刺舌感。而山合欢皮老树皮粗糙，有纵裂隙、木栓层较厚，易剥落，无刺舌感。

（宋军娜　薛紫鲸）

杜 仲
EUCOMMIAE CORTEX

【本草考证】始载于《神农本草经》，被列为上品。《名医别录》记载："生上虞及上党、汉中……二月、五月、六月、九月采皮。"《新修本草》记载："状如厚朴，折之多白丝为佳。"《证类本草》："今用出建平、宜都者，状如厚朴，折之多白丝为佳。用之，薄削去上皮，横理，切令丝断也。"《本草图经》载："今出商州、成州、峡州，近处大山中亦有之。木高数丈，叶如辛夷，亦类柘，其皮类厚朴，折之内有白丝相连。"《本草纲目》记载："其皮中有银丝如绵，故曰木棉。"《植物名实图考》中记载："树皮中有白丝如胶芽。"《药物出产辨》记载："杜仲产四川、贵州为最；其次湖北宜昌府各属；陕西省兴安汉中又其次；广西亦有出，但不佳。"《本草药品实地之观察》记载："药市中以四川产者为上品，称川杜仲而出售之。"

历代本草记载的性状均与 2020 版《中国药典》中杜仲来源一致。

【来源】为杜仲科植物杜仲 *Eucommia ulmoides* Oliv. 的干燥树皮。

【植物形态】落叶乔木，树皮灰褐色，粗糙，内含橡胶，折断拉开有多数细丝。嫩叶有黄褐色毛，老枝有明显的皮孔。叶椭圆形、卵圆形或矩圆形，薄革质；基部圆形或阔楔形，先端渐尖；上面暗绿色，下面淡绿。侧脉 6~9 对；边缘有锯齿；叶柄上面有槽，被散生长毛。花生于当年枝基部。翅果扁平，长椭圆形，基部楔形，周围具薄翅；坚果位于中央，稍突起，与果梗相接处有关节。种子扁平，线形，长 1.4~1.5cm，宽 3mm，两端圆形。（图 67-1）

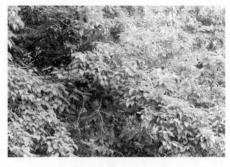

图 67-1　杜仲

【品种产地】杜仲主产于四川、湖北、陕西、河南、贵州、云南等省。广西、湖南、江西、浙江、安徽等省区亦产。以四川和贵州产量最大，且以四川通江为道地产区，习称"川杜仲"。

【采收加工】一般采收在春末至夏初时候采收，用刀根据一定的长度划取，将内皮相对层叠，堆起发汗，为保护资源，现在多采用局部剥皮法。

【药材性状】本品呈板片状或两边稍向内卷，大小不一，厚3~7mm。外表面淡棕色或灰褐色，有明显的皱纹或纵裂槽纹，有的树皮较薄，未去粗皮，可见明显的皮孔。内表面暗紫色，光滑。质脆，易折断，断面有细密、银白色、富弹性的橡胶丝相连。气微，味稍苦。

【饮片炮制】

1. 杜仲　刮去残留粗皮，洗净，切块或丝，干燥。

本品呈小方块或丝状。外表面淡棕色或灰褐色，有明显的皱纹。内表面暗紫色，光滑。断面有细密、银白色、富弹性的橡胶丝相连。气微，味稍苦。（图67-2）

2. 盐杜仲　取杜仲块或丝，照盐炙法炒至断丝、表面焦黑色。

本品形如杜仲块或丝，表面黑褐色，内表面褐色，折断时胶丝弹性较差。味微咸。

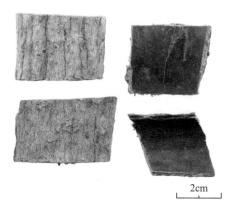

2cm

图67-2　杜仲饮片

孙宝惠 经验

　　一定要注意小块、丝的宽度值，小块8~12mm；细丝宽2~3mm；宽丝5~10mm。

【规格等级】

一等品：整张的长和宽在 40cm 以上，厚度在 5~7mm，碎片不超过 10%。

二等品：整张长和宽在 30cm 以上，厚度在 3mm 以上，碎片不超过 10%。

三等品：不属于一等、二等均属于三等，厚度在 2mm 以上碎块较多。

【显微鉴别】【理化鉴别】见 2020 年版《中国药典》。

孙宝惠 经验

杜仲的特征是橡胶丝和三厚一薄的木栓细胞，典型、容易在显微镜下找到。

【伪劣品】

1.杜仲劣品　表皮未去干净粗皮；产地粗加工未经发、发汗不到位以及发汗太过；盐杜仲胶丝不易折断等。（图 67-3）

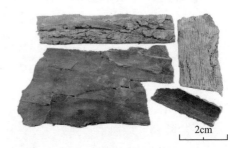

2cm

图 67-3　杜仲未去粗皮

孙宝惠 经验

①《中国药典》规定"去除粗皮""发汗之内表皮呈紫褐色"，在现在市场中有大量杜仲未去除粗皮，发汗的程度太过，这是不符合《中国药典》规定的。②盐杜仲要用盐炙法炒至胶丝断裂，因其有较多的胶丝会影响有效成分的溶出。临床用盐杜仲的居多，滋补能力增强。

2.伪品红杜仲　来源为夹竹桃科植物华南杜仲藤 *Urceola quintaretii*（Pierre）D. J. Middleton、毛杜仲藤 *Urceola huaitingii*（Chun&Tsiang）D. J. Middleton、杜仲藤 *Urceola micrantha*（Wallich ex G. Don）D. J. Middleton 的干燥树皮（《广西中药材标准》《中华人民共和国卫生部药品标准中药成方制剂》《广西壮药质量标准》）。

孙宝惠 经验

①杜仲一般切成块或丝，块的大小一般为 8~12mm，细丝宽为 2~3mm，宽丝为 5~10mm。②不能通过理化指标来判断盐杜仲的质量，杜仲炭有用黑墨水增重的现象。③一般汉中的杜仲皮比较薄，四川的杜仲皮比较厚。现在杜仲多是砍树剥皮，这种情况下杜仲皮就偏薄。④青板货外表面没有苔藓和槽皮，皮比较硬不易去除，接受光照充足、环境干燥会出现这种情况。

（郭利霄　相聪坤　孙广振）

桑白皮

MORI CORTEX

【本草考证】始载于《神农本草经》，被列为中品，原名"桑根白皮"。唐代甄权《药性论》简称桑白皮，现时亦称桑根皮。

【来源】为桑科植物桑 *Morus alba* L. 的干燥根皮。

【植物形态】乔木或为灌木，高 3~10m 或更高，胸径可达 50cm，树皮厚，灰色，具不规则浅纵裂；冬芽红褐色，卵形，芽鳞覆瓦状排列，灰褐色，有细毛；小枝有细毛。叶卵形或广卵形，长 5~15cm，宽 5~12cm，先端急尖、渐尖或圆钝，基部圆形至浅心形，边缘锯齿粗钝，有时叶为各种分裂，表面鲜绿色，无毛，背面沿脉有疏毛，脉腋有簇毛；叶柄长 1.5~5.5cm，具柔毛；托叶披针形，早落，外面密被细硬毛。花单性，腋生或生于芽鳞腋内，与叶同时生出；雄花序下垂，长 2~3.5cm，密被白色柔毛，雌花序长 1~2cm，被毛，总花梗长 5~10mm，被柔毛，雌花无梗；聚花果卵状椭圆形，长 1~2.5cm，成熟时红色或暗紫色。花期 4~5 月，果期 5~8 月。

【采收加工】秋末叶落时至次春发芽前采挖根部，刮去黄棕色粗皮，纵向剖开，剥取根皮，晒干。今桑白皮等主产于河南、安徽、浙江等省。

【药材性状】本品呈扭曲的卷筒状、槽状或板片状，长短宽窄不一，厚 1~4mm。外表面白色或淡黄白色，较平坦，有的残留橙黄色或棕黄色鳞片状粗皮；内表面黄白色或灰黄色，有细纵纹。体轻，质韧，纤维性强，难折断，易纵向撕裂，撕裂时有粉尘飞扬。气微，味微甘。

【饮片炮制】蜜桑白皮　取桑白皮丝，照蜜炙法（通则 0213）炒至不粘手。（图 68）

本品呈不规则的丝条状。表面深黄色或棕黄色，略具光泽，滋润，纤维性强，易纵向撕裂。气微，味甜。

【显微鉴别】本品横切面：韧皮部射线宽 2~6 列细胞；散有乳管；纤维单个散在或成束，非木化或微木化；薄壁细胞含淀粉粒，有的细胞含草酸钙方晶。较老的根皮中，散在夹有石细胞的厚壁细胞群，胞腔大多含方晶。

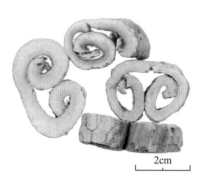

2cm

图 68　桑白皮饮片

粉末淡灰黄色。纤维甚多，多碎断，直径 13~26μm，壁厚，非木化至微木化。草酸钙方晶直径 11~32μm。石细胞类圆形、类方形或形状不规则，直径 22~52μm，壁较厚或极厚，纹孔和孔沟明显，胞腔内有的含方晶。另有含晶厚壁细胞。淀粉粒甚多，单粒类圆形，直径 4~16μm；复粒由 2~8 分粒组成。

【理化鉴别】见 2020 年版《中国药典》。

【伪劣品】

常见粗皮未去净、白矾增重或其他植物冒充。

孙宝惠 经验

　　桑白皮不应带粗皮，《中国药典》规定要去除黄棕色粗皮。桑白皮放置时间过久，颜色会变黑。另外，白矾增重的桑白皮，表面模糊，发涩。市场上存在一些未知树皮的伪品，根据桑白皮质韧，内表面黄白，易纵向撕裂，味微甘的特点可以进行区分。

（木盼盼　相聪坤）

白鲜皮
DICTAMNI CORTEX

【本草考证】以白鲜皮为名，始载于《神农本草经》。《本草经集注》中以"白藓"记载。《日华子本草》："根皮良，花功用同上。亦可作菜食。又名金雀儿椒。"《图经衍义本草》："陶隐居云：近道处处有，以蜀中者为良"。又曰："俗呼为白羊鲜，气息正似羊膻，或名白膻。""唐本注云：叶似茱萸，苗高尺余，根白心实，花紫白色。根宜二月采，若四月、五月采，便虚恶矣。"明代《本草蒙筌》："因臭作羊膻气息，故俗加羊字呼名。"李时珍曰："鲜者，羊之气也。此草根白色，作羊膻气，其子累累如椒，故有诸名。"许慎《说文解字》："鲜，鱼名。出貉国。从鱼，羴（膻）省声，相然切。"

孙宝惠 经验

①历代本草记载的白鲜皮名称虽然不一致但均与现在用的白鲜皮为同一来源。②白鲜皮别名：白鲜皮、白藓、白羊鲜、白膻、金雀儿椒、金爵儿椒、地羊膻。另外民间还有八股牛、山牡丹、羊鲜草等称呼。③白鲜皮中的"鲜"字得名于其羊膻气味，这一点《本草纲目》和《说文解字》可以相互佐证，而并非得名于其治疗芥癣的功效，且白鲜皮名最早出现在《神农本草经》，白藓一名则最早出现在《本草经集注》，从时间上看也是气味说更合乎逻辑。金雀儿椒之名"椒"字应该是来源于其果实形状与同科植物花椒相似，"金雀儿"可能与金雀儿植物有关或者和其果实形状有关，金爵儿椒应该是金雀儿椒的误传。

【来源】为芸香科植物白鲜 *Dictamnus dasycarpus* Turcz. 的干燥根皮。

【植物形态】茎基部木质化的多年生宿根草本，高 40~100cm。根斜生，肉质粗长，淡黄白色。茎直立，幼嫩部分密被长毛及水泡状凸起的油点。叶有小叶 9~13 片，小叶对生，无柄，位于顶端的一片则具长柄，椭圆至长圆形，长 3~12cm，宽 1~5cm，生于叶轴上部的较大，叶缘有细锯齿，叶脉不甚明显，中脉被毛，成长叶的毛逐渐脱落；叶轴有甚狭窄的翼叶。花瓣白带淡紫红色或粉红带深紫红色脉纹，倒披针形，长 2~2.5cm，宽 5~8mm；雄蕊伸出于花瓣外；萼片及花瓣均密生透明油点。花期 5 月。成熟的果（蓇葖）沿腹缝线开裂为 5 个分果瓣，每分果瓣又深裂为 2 小瓣，瓣的顶角短尖，内果皮蜡黄色，有光泽，每分果瓣有种子 2~3 粒；种子阔卵形或近圆球形，长 3~4mm，厚约 3mm，光滑，果期 8~9 月。

孙宝惠 经验

　　白鲜皮主要特征小叶对生，叶缘有细锯齿，花瓣倒披针形，雄蕊伸出于花瓣外。

　　【采收加工】春、秋二季采挖根部，除去泥沙和粗皮，剥取根皮，干燥。
　　【药材性状】白鲜根皮呈卷筒状，长 5~15cm，直径 1~2cm，厚 2~5mm。外表面灰白色或淡灰黄色，具细纵皱纹及细根痕，常有突起的颗粒状小点；内表面类白色，有细皱纹。质脆，折断时有粉尘飞扬，断面不平坦，略呈层片状，剥去外层，对光可见闪烁的小亮点。有羊膻气，味微苦。
　　以皮灰白色、条大、无木心者为佳。

孙宝惠 经验

　　白鲜皮表面有颗粒状小点，断面层片状，对光可见闪烁的小亮点。

　　【饮片炮制】除去杂质，洗净，稍润，切厚片，干燥。
　　本品呈不规则的厚片。外表皮灰白色或淡灰黄色，具细纵皱纹

及细根痕，常有突起的颗粒状小点；内表面类白色，有细纵纹。切面类白色，略呈层片状。有羊膻气，味微苦。（图69）

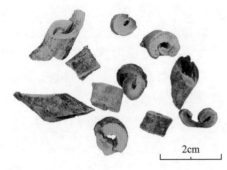

2cm

图69　白鲜皮

【显微鉴别】【理化鉴别】见2020年版《中国药典》。

【伪劣品】锦鸡儿皮　来源为豆科植物锦鸡儿的干燥根皮。

本品卷筒状，长6~20cm，直径1~2cm，厚约3~6mm，外表皮黄棕色，光滑，有棕色横长皮孔，内表面具细纹。质坚硬，不易折断，断面纤维状，豆腥气，味微。粉末黄白色，纤维淡黄色。多成束散在，周围薄壁细胞含草酸钙方晶，形成晶纤维。草酸钙小方晶和棱晶散在。淀粉粒众多，直径6~28μm，脐点明显。

白鲜皮的其他伪品还有金雀皮、鸡根皮、臭皮、八角枫皮等。

（侯芳洁　温子帅　齐兰婷）

地骨皮
LYCII CORTEX

【本草考证】地骨皮最早在《五十二病方》以枸杞根入药被收载。南北朝时期《抱朴子·仙药篇》云："象柴，一名纯卢是也，或名仙人杖或云西王母杖，或名天精，或名却老，或名地骨，或名枸杞也。"可见地骨皮确为枸杞根皮。南北朝《名医别录》曰："冬采根，春、夏采叶，秋采茎、实，阴干。"指出枸杞的根、茎、叶均可入药，但未言及地骨皮。宋代《本草图经》云："春生苗，叶如石榴叶而软薄，堪食，俗呼为甜菜。其茎干高三五尺，作丛。六月、七月生小红紫花。随便结红实，形微长如枣核。其根名地骨。"地骨皮的原植物应为枸杞。宋代《本草衍义》首次提出地骨皮的药用部位，载："枸杞当用梗皮，地骨当用根皮，枸杞子当用其红实"。而枸杞来源也早有区别记载。宋代《本草图经》曰："今人相传谓枸杞与枸棘二种相类，其实形长而枝无刺者，真枸杞也。圆而有刺者，枸棘也。枸棘不堪入药。"但《本草衍义》曰："后人徒劳分别，又为之枸棘，滋强生名耳。凡杞，未有无棘者，虽大至有成架，然亦有棘。但此物小则多刺，大则少刺，还如酸枣及棘，其实皆一也。"明确古代地骨皮为两个来源即枸杞和宁夏枸杞。明代《救荒本草》曰："根名地骨……其茎干高三五尺，上有小刺。春生苗叶如石榴叶而软薄，茎叶间开小红紫花，随便结实，形如枣核，熟则红色，味微苦……陕西省枸杞长一二丈，围数寸无刺，根皮如厚朴，甘美异于诸处。生子如樱桃，全少核。"其对地骨皮的来源描述与前朝无异。明《本草纲目》载："本经所列气味主治，盖通根、苗、花、实而言，初无分别也。后世以枸杞子为滋补药，以地骨皮为退热药，始歧而二之。"清代《本草求真》记载："地骨皮，即枸杞根也。"同时期的《本草新编》亦指出："地骨皮，即枸杞之根也。"《本草易读》中记载："处处有之。苗叶如石榴而软薄，茎高三五尺作丛。六七月小红紫花，结实如枣核，生青熟红灵诸处，并是大树，子圆如樱桃。"根据其性状描述可以确定该处地骨皮的来源为宁夏枸杞。《本草易读》中记载："地骨皮，枸杞根也。"

孙宝惠 [经验]

　　纵观历代本草对地骨皮原植物的形态描述，有以下几个特征：①叶："叶如石榴叶而软薄"；②花："小红紫花"；③果实："随便结实，形如枣核，熟则红色"；④"根皮如厚朴，甘美异于诸处"结合附图，可以判断历代地骨皮原植物为茄科枸杞属植物。

　　【来源】为茄科植物枸杞 *Lycium chinense* Mill. 或宁夏枸杞 *Lycium barbarum* L. 的干燥根皮。

　　【植物形态】

　　1.枸杞　多分枝灌木，高 0.5~1m，栽培时可达 2m 多；枝条细弱，弓状弯曲或俯垂，淡灰色，有纵条纹，棘刺长 0.5~2cm，生叶和花的棘刺较长，小枝顶端锐尖成棘刺状。叶纸质或栽培者质稍厚，单叶互生或 2~4 枚簇生，卵形、卵状菱形、长椭

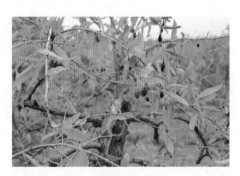

图 70-1　枸杞（巨鹿）

圆形、卵状披针形，顶端急尖，基部楔形，长 1.5~5cm，宽 0.5~2.5cm，栽培者较大，可长达 10cm 以上，宽达 4cm；叶柄长 0.4~1cm。花在长枝上单生或双生于叶腋，在短枝上则同叶簇生；花梗长 1~2cm，向顶端渐增粗。浆果红色，卵状，栽培者可成长矩圆状或长椭圆状，顶端尖或钝，长 7~15mm，栽培者长可达 2.2cm，直径 5~8mm。种子扁肾脏形，长 2.5~3mm，黄色。花果期 6~11 月。（图 70-1）

　　2.宁夏枸杞　灌木，或栽培因人工整枝而成大灌木，高 0.8~2m，栽培者茎粗直径达 10~20cm；分枝细密，野生时多开展而略斜生或

弓曲，栽培时小枝弓曲而树冠多呈圆形，有纵棱纹，灰白色或灰黄色，无毛而微有光泽，有不生叶的短棘刺和生叶、花的长棘刺。叶互生或簇生，披针形或长椭圆状披针形，顶端短渐尖或急尖，基部楔形，长2~3cm，宽4~6mm，栽培时长达12cm，宽1.5~2cm，略带肉质，叶脉不明显。花在长枝上1~2朵生于叶腋，在短枝上2~6朵同叶簇生；花梗长1~2cm，向顶端渐增粗。浆果红色或在栽培类型中也有橙色，果皮肉质，多汁液，形状及大小由于经长期人工培育或植株年龄、生境的不同而多变，广椭圆状、矩圆状、卵状或近球状，顶端有短尖头或平截、有时稍凹陷，长8~20mm，直径5~10mm。种子常20余粒，略成肾脏形，扁压，棕黄色，长约2mm。

【采收加工】巨鹿枸杞为木本植物，生长年限达10年以上，枸杞子全年均可采收，根皮3~5年后即可入药。采收时先用铁锨将枸杞树挖出，然后向下挖掘，挖出地下根。一般地下根分布在枸杞树地下30~100cm，周围1平方米左右。将根挖出后，洗净剪去小须，机器剥皮，进行干燥，即得。地骨皮商品规格一般分为长条，短条两个等级，长条每市斤40元，短条每市斤35元。

孙宝惠 经验

　　挖出后的地骨皮要立即洗净剥皮，等干燥后地骨皮会变硬，皮部木部不易分离，此时剥皮比较困难。

【药材性状】本品呈筒状或槽状，长3~10cm，宽0.5~1.5cm，厚0.1~0.3cm。外表面灰黄色至棕黄色，粗糙，有不规则纵裂纹，易成鳞片状剥落。内表面黄白色至灰黄色，较平坦，有细纵纹。体轻，质脆，易折断，断面不平坦，外层黄棕色，内层灰白色。气微，味微甘而后苦。（图70-2）

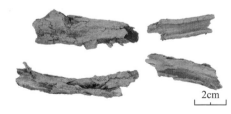

图70-2　地骨皮药材

以块大肉厚、无木心与杂质者为佳。

【饮片炮制】除去杂质及残余木心，洗净，晒干或低温干燥。

本品呈筒状或槽状，长短不一。外表面灰黄色至棕黄色，粗糙，有不规则纵裂纹，易成鳞片状剥落。内表面黄白色至灰黄色，较平坦，有细纵纹。体轻，质脆，易折断，断面不平坦，外层黄棕色，内层灰白色。气微，味微甘而后苦。

【显微鉴别】本品横切面，木栓层为4~10余列细胞，其外有较厚的落皮层。韧皮射线大多宽1列细胞；纤维单个散在或2至数个成束。薄壁细胞含草酸钙砂晶，并含多数淀粉粒。

【理化鉴别】见2020年版《中国药典》。

【伪劣品】

1.枸杞干皮　呈板片状或条片状，一般较根皮宽大。

2.香加皮　呈卷筒状或槽状，少数呈不规则的块片状，长3~10cm，直径1~2cm，厚0.2~0.4cm。外表面灰棕色或黄棕色，栓皮松软常呈鳞片状，易剥落。内表面淡黄色或淡黄棕色，较平滑，有细纵纹。体轻，质脆，易折断，断面不整齐，黄白色。有特异香气，味苦。（图70-3）

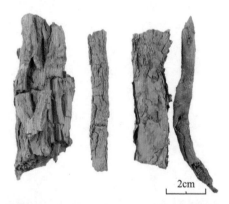

图70-3　左1：枸杞干皮；左2：枸杞根皮（地骨皮）；左3：杠柳干皮，左4：杠柳根皮（香加皮）

孙宝惠 经验

　　部分地区种植枸杞靠近盐碱地，导致地骨皮出现咸味，而《中国药典》规定的地骨皮为味微甘而后苦，与药典的规定不符。

（侯芳洁　温子帅）

第四章

叶类中药材

紫苏叶
PERILLAE FOLIUM

【本草考证】紫苏以"苏"为名始载于《名医别录》。《本草经集注》云:"叶下紫色,而气甚香,其无紫色、不香似荏者,多野苏,不堪用。"《本草纲目》曰:"紫苏、白苏皆以二三月下种,或宿子在地自生。其茎方,其叶圆而有尖,四围有巨齿,肥地者面背皆紫,瘠地者面青背紫,其面背皆白者,即白苏,乃荏也。紫苏嫩时采叶,和蔬茹之,或盐及梅卤作菹食,甚香,夏月作熟汤饮之。五六月连根采收……八月开细紫花,成穗作房,如荆芥穗。九月半枯时收子,子细如芥子而色黄赤,亦可取油如荏油。"《植物名实图考》云:"今处处有之,有面背俱紫、面紫背青二种,湖南以为常茹。"谓之紫菜据上述描述及紫苏叶附图,古代所用紫苏与今用紫苏叶原植物基本相符。有关紫苏叶的产区,《本草图经》云:"旧不载所出州土,今处处有之。"明代《本草品汇精要》以吴中者佳。

孙宝惠 经验

经考证紫苏和白苏自古就是作为两种不同的植物记载,药用植物记载都是以叶色紫者为好,与现在所用紫苏相一致。本植物变异极大,我国古书上称叶全绿的为"荏"即白苏,称叶两面紫色或面青背紫的为紫苏,但据近代分类学者 E. D. Merrill 的意见,认为二者同属一种植物,其变异不因栽培而起。又白苏与紫苏除叶的颜色不同外,其他可作为区别之点的,即白苏的花通常白色,紫苏花常为粉红至紫红色,果萼稍大,香气亦稍逊于紫苏,但差别微细,故将二者合并。

自元代开始,江、浙一带就是紫苏叶的主要产区。现在紫苏叶主产于湖北、河南、四川、江苏、广西、广东、浙江、河北、山西等地,以湖北、河南、四川、山东、江苏等地产量大,广东、广西、湖北、河北等地产者品质佳,行销全国并出口。

【来源】为唇形科植物紫苏 *Perilla frutescens*（L.）Britt. 的干燥叶（或带嫩枝）。

孙宝惠 经验

紫苏叶的药用部位由 1963 年版的"干燥叶"修改为后来历版《中国药典》的"干燥叶（或带嫩枝）"。其来源的拉丁名有所变化，但都是同一植物。

【植物形态】一年生、直立草本。茎高 0.3~2m，绿色或紫色，钝四棱形，具四槽，密被长柔毛。叶阔卵形或圆形，长 7~13cm，宽4.5~10cm，先端短尖或突尖，基部圆形或阔楔形，边缘在基部以上有粗锯齿，膜质或草质，两面绿色或紫色，或仅下面紫色，上面

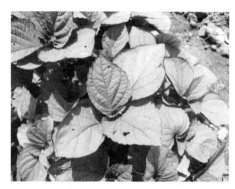

图 71-1　紫苏

被疏柔毛，下面被贴生柔毛，侧脉 7~8 对，位于下部者稍靠近，斜上升，与中脉在上面微突起下面明显突起，色稍淡；叶柄长 3~5cm，背腹扁平，密被长柔毛。轮伞花序 2 花，组成长 1.5~15cm、密被长柔毛、偏向一侧的顶生及腋生总状花序；花期 8~11 月，果期 8~12月。（图 71-1）

【采收加工】夏季枝叶茂盛时采收，除去杂质，晒干。

孙宝惠 经验

①带嫩枝者直径必须在 2~5mm 范围内。②七月份手工采摘上端，为去除顶端优势或者间苗，此紫苏叶价格较高。第二茬采收直接用镰刀割取整个植株，在田中直接用塑料布遮盖约 2~3 天，紫苏

叶可自然脱落，采收叶片，晒干即可。此叶片多皱缩，由于用塑料布遮盖多呈紫黑色，一般用于工厂投料，价格较低。

《中国药典》记载采收季节由"秋季果实成熟"时采收，改为"夏季枝叶茂盛时采收"。

【药材性状】叶片多皱缩卷曲、破碎，完整者展平后呈卵圆形，长4~11cm，宽2.5~9cm。先端长尖或急尖，基部圆形或宽楔形，边缘具圆锯齿。两面紫色或上表面绿色，下表面紫色，疏生灰白色毛，下表面有多数凹点状的腺鳞。叶柄长2~7cm，紫色或紫绿色。质脆。带嫩枝者，枝的直径2~5mm，紫绿色，断面中部有髓。气清香，味微辛。（图71-2）

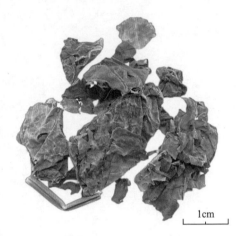

图71-2　紫苏

【饮片炮制】除去杂质和老梗；或喷淋清水，切碎，干燥。

本品呈不规则的段或未切叶。叶多皱缩卷曲、破碎，完整者展平后呈卵圆形。边缘具圆锯齿。两面紫色或上表面绿色，下表面紫色，疏生灰白色毛。叶柄紫色或紫绿色。带嫩枝者，枝的直径2~5mm，紫绿色，切面中部有髓。气清香，味微辛。

【显微鉴别】【理化鉴别】见2020年版《中国药典》。

【伪劣品】

孙宝惠 经验

　　红苏又名日本苏，在日本腌咸菜吃，叶提取色素做食品染料。本品在安国城边有栽培，引进约5年，120~180元/千克。出口日本、韩国，收鲜叶，近两年收干叶，要夏天的叶，不变色，在地里采叶晒干后，走韩国、日本。下霜后连地上部分一起割下。老叶变色，不能入药。

【规格等级】当前市场紫苏叶规格按照不同的加工方法分为散紫苏和祁紫苏，其中散紫苏根据颜色大小、完整度不同可以分为两个等级。

1. 散紫苏叶

一等：其叶片长4~11cm，宽2.5~9cm。两面紫色或上表面绿色，下表面紫色，质脆，叶柄无嫩枝。色紫，颜色鲜明。

二等：叶片长4~11cm，宽2.5~9cm。两面紫色或上表面绿色，下表面紫色，质脆，有叶柄和少许嫩枝。无杂质、虫蛀、霉变。色淡，颜色稍微发暗。

2. 祁紫苏叶 通常祁紫苏叶叶片叠齐，捆扎成小扎，叶片平直、完整，叶片长4~11cm，宽2.5~9cm。两面紫色或上表面绿色，下表面紫色，颜色鲜明，质脆。（图71-3）

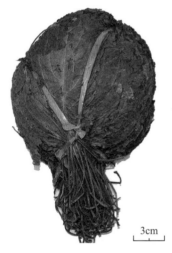

3cm

图71-3 祁紫苏叶

（郭利霄 宋军娜）

桑 叶
MORI FOLIUM

【本草考证】始载于《神农本草经》，被列为中品，附于桑根白皮项下，"气味苦甘寒，有小毒，主除寒热，出汗。"《本草拾遗》："叶丫者名鸡桑，最堪入用。"《本草图经》："桑叶可常服，以四月桑茂盛时采叶；又十月霜后，三分、二分已落时，一分在者名神仙叶即采取与前叶同阴干，捣末，丸散任服，或煎以代茶饮，令人聪明。又炙叶令微干，和桑衣煎服，治痢，亦主金疮及诸损伤止血。"《本草纲目》记述了五种不同的桑，"桑有数种，有白桑，叶大如掌而厚；鸡桑叶花而薄；子桑，先椹而后叶；山桑，叶尖而长。以子种者，不若压条而分者，桑生黄衣谓之金桑，其木必将槁也。"《百草镜》云："桑叶采过二次者，力薄无用。入药须止采过头叶者，则二叶力全，至大雪后犹青于枝上，或黄枯于枝上，皆可用。若经雪压更妙，雪晴之日即采下，线穿悬户阴干，其色渐黑，风吹作铁器声，故一名铁扇子，冬至后采者良。"《种树书》云："桑以构接，则桑大，桑根下埋龟甲，则茂盛不蛀。"说明古代药用桑来源多种，其中白桑与通用的桑相似。

孙宝惠 经验

> 历代本草记载，桑类中药的原植物其实并非一种。作为桑叶入药的品种除桑 *Morus alba*.L. 外，还应包括鸡桑 *Morus australis* Poir.、华桑 *Morus cathayana* Hemsl.、蒙桑 *Morus mongolica*（Bur.）Schneid. 以及它们的变种。

【来源】为桑科植物桑 *Morus alba* L. 的干燥叶。

【植物形态】乔木或为灌木，高3~10m或更高，胸径可达50cm，树皮厚，灰色，具不规则浅纵裂；冬芽红褐色，卵形，芽鳞覆瓦状排列，灰褐色，有细毛；小枝有细毛。叶卵形或广卵形，长

5~15cm，宽5~12cm，先端
急尖、渐尖或圆钝，基部圆
形至浅心形，边缘锯齿粗
钝，有时叶为各种分裂，表
面鲜绿色，无毛，背面沿脉
有疏毛，脉腋有簇毛；叶柄
长1.5~5.5cm，具柔毛；托
叶披针形，早落，外面密被
细硬毛。花单性，腋生或生

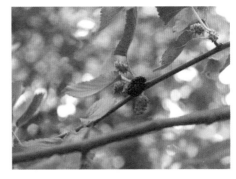

图72-1　桑树

于芽鳞腋内，与叶同时生出；雄花序下垂，长2~3.5cm，密被白色柔
毛；雌花序长1~2cm，被毛，总花梗长5~10mm被柔毛，雌花无梗；
聚花果卵状椭圆形，长1~2.5cm，成熟时红色或暗紫色。花期4~5
月，果期5~8月。（图72-1）

【采收加工】初霜后采收，除去杂质，晒干。

【药材性状】本品多皱缩、破碎。完整者有柄，叶片展平后呈卵
形或宽卵形，长8~15cm，宽7~13cm。先端渐尖，基部截形、圆形
或心形，边缘有锯齿或钝锯齿，有的不规则分裂。上表面黄绿色或
浅黄棕色，有的有小疣状突起；下表面颜色稍浅，叶脉突出，小脉
网状，脉上被疏毛，脉基具
簇毛。质脆。气微，味淡、
微苦涩。（图72-2）

【饮片炮制】除去杂质，
搓碎，去柄，筛去灰屑

本品为不规则的破碎
叶片。叶片边缘可见锯齿或
钝锯齿，有的有不规则分
裂。上表面黄绿色或浅黄棕
色；下表面颜色稍浅，叶脉
突出，小脉网状，脉上被疏

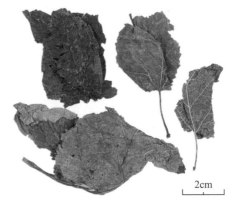

2cm

图72-2　桑叶药材

毛，脉基具簇毛。质脆。气微，味淡、微苦涩。

【显微鉴别】本品粉末黄绿色或黄棕色。上表皮有含钟乳体的大型晶细胞，钟乳体直径 47~77μm。下表皮气孔不定式，副卫细胞 4~6 个。非腺毛单细胞，长 50~230μm。草酸钙簇晶直径 5~16μm；偶见方晶。

孙宝惠 经验

　　桑叶中大型的钟乳体为碳酸钙结晶，是桑叶专属性的鉴别特征。生长年限越长，方晶也越多。

【理化鉴别】见 2020 年版《中国药典》。

【伪劣品】

1. 鲁桑　来源为桑科植物鲁桑 *Morus alba.* var. *multicaulis*（Perrott.）Loud. 的干燥叶。本品和正品的区别在于叶大而厚，叶长可达 30cm，表面泡状皱缩；聚花果圆筒状，长 1.5~2cm，成熟时白绿色或紫黑色，在江苏、浙江、四川及陕西等地多有栽培。因叶大，肉厚多汁，为家蚕的良好饲料。

2. 木芙蓉叶　来源为锦葵科木芙蓉 *Hibiscus mutabilis* L. 的干燥叶。叶柄圆，硬，中心有髓，表面有毛。桑叶长达 20cm。

3. 蒙桑　来源为桑科植物蒙桑 *Morus mongolica*（Bur.）Schneid. 的干燥叶。边缘锯齿先端为芒刺状，长 3mm，嫩叶两面具绒毛，后仅在背面主脉被少数长柔毛，表面有光泽。聚花果连柄长 2~2.5cm，圆柱形，红色或近紫黑色。

4. 鸡桑　来源为桑科植物鸡桑 *Morus australis* Poir. 的干燥叶。边缘有不整齐的锐锯齿或重锯齿，表面绿色，稍粗糙，无毛，仅沿叶脉有毛，背面浅绿色，叶脉疏生短柔毛。聚花果长 1~1.5cm。

5. 华桑　来源为桑科植物华桑 *Morus cathayana* Hemsl. 的干燥叶。叶表面粗糙，疏生刚伏毛，背面灰绿色，密生柔毛。

孙宝惠 经验

　　桑叶与鸡桑、蒙桑叶子区别主要看叶边缘、叶背面特征进行区分。蒙桑边缘锯齿先端为芒刺状；鸡桑边缘有不整齐的锐锯齿或重锯齿，仅沿叶脉有毛；华桑叶表面粗糙，密生柔毛。

（木盼盼　何　培）

淡竹叶

LOPHATHERI HERBA

【本草考证】"淡竹叶"这一名称首次出现在魏晋时期的《名医别录》，被列为中品，收载于竹叶项下，不能确定来源。之后南朝《本草经集注》、唐代《新修本草》、宋代《本草图经》及《证类本草》等古籍亦将淡竹叶列于竹叶项下，根据其文字描述及部分插图可以看出，这些本草古籍收载的淡竹叶其实均为禾本科植物淡竹的叶。

目前一种说法认为明代《滇南本草》记载的淡竹叶功用与现在应用的淡竹叶较为一致，认为《滇南本草》及之后本草记载的淡竹叶均来源于禾本科禾亚科淡竹叶，所以一部分人认为现今用的淡竹叶始载于《滇南本草》。但此书并没有记载淡竹叶的形态特征，另一种说法认为，李时珍在《本草纲目》中详细描述了淡竹叶的形态，所以现在大多数人认为淡竹叶始载于《本草纲目》。

【来源】为禾本科植物淡竹叶 *Lophatherum gracile* Brongn 的干燥茎叶。

【植物形态】多年生，具木质根头。须根中部膨大呈纺锤形小块根。秆直立，疏丛生，高 40~80cm，具 5~6 节。叶鞘平滑或外侧边缘具纤毛；叶舌质硬，长 0.5~1mm，褐色，背有糙毛；叶片披针形，长 6~20cm，宽 1.5~2.5cm，具横脉，有时被柔毛或疣基小刺毛，基部收窄成柄状。圆锥花序长 12~25cm，分枝斜生或开展，长 5~10cm；小穗线状披针形，长 7~12mm，宽 1.5~2mm，具极短柄；颖顶端钝，具 5 脉，边缘膜质，第一颖长 3~4.5mm，第二颖长 4.5~5mm；第一外稃长 5~6.5mm，宽约 3mm，具 7 脉，顶端具尖头，内稃较短，其后具长约 3mm 的小穗轴；不育外稃向上渐狭小，互相密集包卷，顶端具长约 1.5mm 的短芒；雄蕊 2 枚。颖果长椭圆形。花果期 6~10 月。

【药材性状】本品长 25~75cm。茎呈圆柱形，有节，表面淡黄绿色，断面中空。叶鞘开裂。叶片披针形，有的皱缩卷曲，长 5~20cm，宽 1~3.5cm；表面浅绿色或黄绿色。叶脉平行，具横行小脉，形成长方形的网格状，下表面尤为明显。体轻，质柔韧。气微，味淡。（图 73-1，图 73-2）

以叶大、梗少、不带根及花穗者为佳。

【饮片炮制】除去杂质，切段。

本品呈不规则的段、片，可见茎碎片、节和开裂的叶鞘。叶碎片浅绿色或黄绿色，有的皱缩卷曲，叶脉平行，具横行小脉，形成长方形的网格状，下表面尤为明显。体轻，质柔韧。气微，味淡。

孙宝惠 经验

淡竹叶表面淡黄绿色，如遇到颜色过于绿的样品，考虑伪品。淡竹叶有茎，此鉴别点可用于区别伪品。

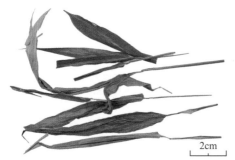

图 73-1　淡竹叶药材

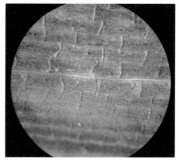

图 73-2　横行小脉形成长方形的网格状

【显微鉴别】见 2020 年版《中国药典》。

【伪劣品】

1. 鸭跖草　来源为鸭跖草科植物鸭跖草 *Commelina communis* L. 的干燥茎叶。本品叶少梗多，质脆，茎中部有髓极易破碎。

2. 中华淡竹叶　来源为淡竹叶的同属植物中华淡竹叶。区别如下：花穗着生于穗轴一侧，小穗比淡竹叶略宽。须根下部膨大呈纺锤形。

3. 竹叶　来源于禾本科植物淡竹 *Phyllostachys glauca* McClure 的干燥叶。呈狭披针形，长 7.5~16cm，宽 1~2cm，先端渐尖，基部钝形，叶柄长约 5mm，边缘之一侧较平滑，另一侧具小锯齿而粗糙；平行脉，次脉 6~8 对，小横脉甚显著；叶面深绿色，无毛，背面色较淡，基部具微毛；质薄而较脆。气弱，味淡。以色绿、完整、无枝梗者为佳。

（张　晟　温子帅）

大青叶

ISATIDIS FOLIUM

【本草考证】大青一名始见于《名医别录》，味苦，大寒，无毒。主治时气头痛，大热口疮。关于大青的产地，《证类本草》载其"今出东境及近道"，"今江东州郡及荆南、眉、蜀、濠、淄诸州皆有之"。《植物名实图考》载："今江西、湖南山坡多有之"。可见大青产地为今的华东、中南及四川，这与现今药材的大青分布是一致的。

大青的药用部位，最初《名医别录》中只载大青三四月采茎，阴干，可见当时只以茎入药；用叶入药见《新修本草》："大青用叶兼茎，不独用茎也。"其后沿用茎和叶至今。

对于大青的植物形态，苏颂曰："春生青紫茎，似石竹苗叶，花红紫色，似马蓼，亦似芫花，根黄。"李时珍曰："高二三尺，茎圆，叶长三四寸，面青背淡，对节而生，八月开小花，红色成簇，结青实大如椒颗，九月色赤"，《植物名实图考》载："叶和四五寸，开五瓣圆紫花，结实生青熟黑，唯实成时，花瓣尚在，宛似托盘，土人皆识之。"并附有较清晰的植物图。

追溯"大青"与"蓝"的历史关系，尽管历代本草均载："大青与蓝均可染青，蓝即染青之草也"；并有"青出于蓝而青于蓝"一说。但清朝以前的本草著作所记载的大青叶从未以蓝冠名，记载的蓝也未曾出现大青的别名。直至清代《本草求真》中才有记载："蓝叶与茎，即名大青，大泻肝胆实之。"此处将蓝的叶和茎统称为大青叶。《本经逢原》中亦有："本经取用蓝实，乃大青之子"。由此可知，从清代起，诸蓝之叶开始以大青叶为名。这点对后世的影响极深。从此开始将蓝的茎叶统称大青叶，沿用至今。《本草述钩元》载："凡证宜用大青者，如无，即以大叶蓝代之。"此证明确提示，大叶蓝可代用大青，难怪至今在药材和中医处方中，在不同地区均为诸蓝叶作大青叶用之。

古代本草中所记载的大青都比较单一，从产地、分布、植物形态、采收加工等方面考证，可以确定，本草中最早记载的大青植物即为现今应用的唇形科植物大青 *Clerodendrum cyrtophyllum* Turcz.。从清代开始由于大青与蓝的叶在治疗热毒疾病方面具有共性，两者可以通用，又因为大青产地欠广，故在历史进程中蓝叶逐步形成了大青叶商品的主流。长期以来，十字花科菘蓝、爵床科马蓝、蓼科蓼蓝、马鞭草科路边青等诸蓝之叶在中医临床中均被用作大青叶。

【来源】为十字花科植物菘蓝 *Isatis indigotica* Fort. 的干燥叶。

【植物形态】二年生草本植物，高 40~100cm；茎直立，绿色，顶部多分枝，植株光滑无毛，带白粉霜。基生叶莲座状，长圆形至宽倒披针形，长 5~15cm，宽 1.5~4cm，顶端钝或尖，基部渐狭，全缘或稍具波状齿，具柄；基生叶蓝绿色，

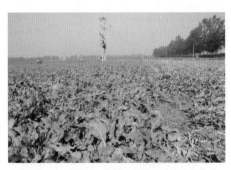

图 74-1　菘蓝（安国）

长椭圆形或长圆状披针形，长 7~15cm，宽 1~4cm，基部叶耳不明显或为圆形。萼片宽卵形或宽披针形，长 2~2.5mm；花瓣黄白，宽楔形，长 3~4mm，顶端接近于平截，具短爪。短角果近长圆形，扁平，无毛，边缘有翅；果梗细长，微下垂。种子长圆形，长 3~3.5mm，淡褐色。花期 4~5 月，果期 5~6 月。（图 74-1）

【采收加工】菘蓝用种子繁殖，大多为自产自种，当有多余的种子时也会向外出售，大青叶一般种植 1 年，大部分为 3 月份种植。生长年限为 1 年，如果采收种子，会将其留到第二年再进行采收，但此时的地下部分即板蓝根功效较差。农户使用的一种梯形刀片的

长把采收工具，可以将大青叶在叶基部铲断，保证菘蓝根的完整性，以便下次采收。自种植开始，从六月份开始采收，每月收一茬，共收三茬。第一茬为麦收时期采收，第二茬在7月份左右采收，第三茬在八月底九月初左右采收，第三茬采收时先收叶，后挖根。采收后的大青叶，直接在田地里晾晒，晒干后销售。

孙宝惠 经验

　　大青叶的采收季节与质量好坏关系密切，但采收季节又与产量存在关联性，寻找产量与质量的平衡点很关键。

　　【药材性状】本品多皱缩卷曲，有的破碎。完整叶片展平后呈长椭圆形至长圆状倒披针形，长5~20cm，宽2~6cm；上表面暗灰绿色，有的可见色较深稍突起的小点；先端钝，全缘或微波状，基部狭窄下延至叶柄呈翼状；叶柄长4~10cm，淡棕黄色。质脆。气微，味微酸、苦、涩。（图74-2）

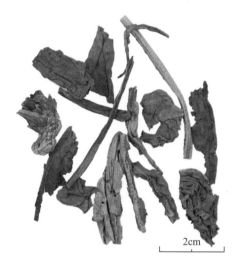

2cm

图74-2　大青叶药材

　　【饮片炮制】除去杂质，抢水洗，切碎，干燥。

　　本品为不规则的碎段。叶片暗灰绿色，叶上表面有的可见色较深稍突起的小点；叶柄碎片淡棕黄色。质脆。气微，味微酸、苦、涩。

　　【显微鉴别】【理化鉴别】见2020年版《中国药典》。

　　【伪劣品】

　　1.蓼蓝　来源为蓼科植物蓼蓝 *Persicaria tinctoria*（Aiton）Spach.

的干燥叶。叶片椭圆形，蓝绿色或黑蓝色，长 3~8cm，宽 2~5cm，全缘，无翼，有膜质托叶鞘。

2. 板蓝　来源为爵床科植物板蓝 *Strobilanthes cusia*（Nees）Kuntze 的干燥叶。叶片长椭圆形或倒卵状长圆形，灰绿色或黑绿色，长 8~15cm，宽 3~5cm，有细小浅锯齿，无翼，无托叶鞘。

3. 路边青　来源为唇形科植物大青 *Clerodendrum cyrtophyllum* Turcz. 的干燥叶。叶片长卵圆形或狭长卵圆形，棕黄色或棕黄绿色，长 5~15cm，宽 2~6cm，全缘或有微波状刺，无翼，无托叶鞘。

孙宝惠 经验

　　商品大青叶同名异物品甚多。由于不同科属植物的化学成分从类别到含量上均有较大差异，既不利于中药材及制剂生产的规范化、标准化，也不利于对其疗效的深入研究和总结。因此，《中国药典》根据全国使用情况，把大青叶的来源固定在菘蓝这个品种上是有一定科学依据的。

　　药理实验证明，在抗肿瘤、抗菌、抗炎和解热作用方面，大青叶的强度优于蓼大青叶。而且，大青叶对甲型流感病毒有明显的拮抗作用，无论是对病毒直接作用，还是治疗和预防均有效。故两者在临床上不宜混用。

（段绪红　温子帅）

第五章

花类中药材

金银花
LONICERAE JAPONICAE FLOS

【本草考证】最早的金银花有关记载，过去人们认为收载于《本草经集注》，以忍冬之名收载。其实"忍冬"之名最早记载于晋代葛洪《肘后备急方》。一直到唐代各类本草对金银花的记载均为"忍冬"。至北宋苏轼、沈括《苏沈良方》首次记载为"金银花"。南宋王介《履巉岩本草》记载："金银花，本草名忍冬。"说明金银花最早收载时名称为忍冬，即金银花最早收载于《肘后备急方》。一直到现在金银花的名称基本没有变化。

【来源】为忍冬科植物忍冬 *Lonicera japonica* Thunb. 的干燥花蕾或带初开的花。

1977~2000 年版《中国药典》增加了红腺忍冬、山银花、毛花柱忍冬三个来源，从 2005 年版《中国药典》又将其三个品种去除。2020 年版《中国药典》将"红腺忍冬"列在药材山银花的来源项下，金银花的来源为"忍冬"，作为两种药材。

【植物形态】半常绿藤本；幼枝红褐色，密被黄褐色、开展的硬直糙毛、腺毛和短柔毛，下部常无毛。叶纸质，卵形至矩圆状卵形，有时卵状披针形，稀圆卵形或倒卵形，极少有 1 至数个钝缺刻，长 3~5cm，顶端尖或渐尖，少有钝、圆或微凹缺，基部圆或近心形，有糙缘毛，上面深绿色，下面淡绿色，小枝上部叶通常两面均密被短糙毛，下部叶常平滑无毛而下面多少带青灰色；叶柄长 4~8mm，密被短柔毛。总花梗通常单生于小枝上部叶腋，与叶柄等长或稍较短，下方者则长达 2~4cm，密被短柔毛，并夹杂腺毛；苞片大，叶状，卵形至椭圆形，长达 2~3cm，两面均有短柔毛或有时近无毛；小苞片顶端圆形或截形，长约 1mm，为萼筒的 1/2~4/5，有短糙毛和腺毛；萼筒长约 2mm，无毛，萼齿卵状三角形或长三角形，顶端尖而有长毛，外面和边缘都有密毛；花冠白色，有时基部向阳面呈微红，后变黄

色，长 3~4.5cm，唇形，筒
稍长于唇瓣，很少近等长，
外被多少倒生的开展或半开
展糙毛和长腺毛，上唇裂片
顶端钝形，下唇带状而反曲；
雄蕊和花柱均高出花冠。花
期 4~6 月。（图 75-1）

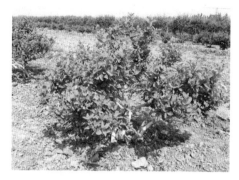

图 75-1　忍冬

【采收加工】夏初花开
放前采收，干燥。干燥方式
一般分为晒干或烘干。

【药材性状】本品呈棒
状，上粗下细，略弯曲，长
2~3cm，上部直径约 3mm，
下部直径约 1.5mm。表面
黄白色或绿白色（贮久色渐
深），密被短柔毛。偶见叶状
苞片。花萼绿色，先端 5 裂，
裂片有毛，长约 2mm。开放

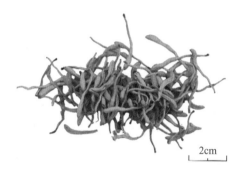

2cm

图 75-2　金银花药材

者花冠筒状，先端二唇形；雄蕊 5，附于筒壁，黄色；雌蕊 1，子房
无毛。气清香，味淡、微苦。（图 75-2）

孙宝惠 经验

①金银花根据花期和盛开的程度不同分别称"金花"（即花的
衰败期）、"银花"（即花的盛开期）、"大白棒"（即将盛开的花蕾）、
"绿棒"（即花蕾）。其中"大白棒"所含的绿原酸和木犀草苷的含
量最高，其次是"绿棒"。（图 75-3，图 75-4）

②金银花品种较多，主要为四季花和大毛花。四季花是指一年
四季（5、6、7、8、9 月等）都盛开的花。

③在采收过程中会存在抢青现象，抢青货一般雄蕊皱缩不平，

金银花　313

花瓣紧贴花丝。不同的加工方式金银花花柱的颜色不同，晒干的金银花花柱一般只是柱头发黑，而晒干的陈货柱头发黑其余部分发黄，烘干的金银花整个柱头都发黑。

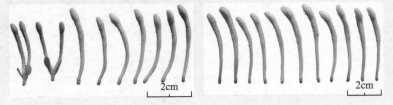

图 75-3 绿棒   图 75-4 大白棒

【显微鉴别】【理化鉴别】见 2020 年版《中国药典》。

【伪劣品】

孙宝惠 经验

①金银花存在增重现象，采用重晶石和糖进行增重，亦有将提取后的药渣掺入统货中进行出售，有些伪劣品是因为储存时间过长或者是加工方法不当造成。（图 75-5）

②变异品种：金银花栽培品系较多，其产量一般较高，一些嫁接品种以及多倍体品种的显微特征丢失，草酸钙簇晶增多，而非腺毛未找到。农业种植技术的介入导致中药材的种植面临着严峻挑战。有些观赏忍冬，其花期比普通金银花早 5~10 天，花期较长，一般从 5 月中旬至十月

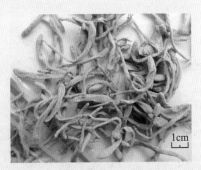

图 75-5 金银花增重

中旬，一年可开四次花，花呈红色，称"红金银花"。还有一些将金银花培养成树形，其产量为一般金银花的 2 倍。

（郭利霄　张　晟）

红花

CARTHAMI FLOS

【本草考证】红花入药始载于《开宝本草》，名红蓝花。《证类本草》引《开宝本草》云："红蓝花味辛，温，无毒。主治产后血运口噤，腹内恶血不尽绞痛。"《本草图经》曰："红蓝花即红花也，生梁汉及西域，今处处有之，人家场圃所种，冬而布子于熟地，至春生苗，夏乃有花，花下柎汇多刺，花蕊出柎上，圃人乘露采之，采已复出，至尽而罢，柎中结实，白颗如小豆大，其花曝干，以染真红，及作胭脂。主产后血病为胜。"《博物志》云："张骞得种于西域，今魏地亦种之。"《本草纲目》记载："红花二月、八月、十二月皆可以下种，雨后布子，如种麻法。初生嫩叶，苗亦可食。其叶如小蓟叶，至五月开花，如大蓟花而红色。侵晨采花捣熟，以水淘，布袋绞去黄汁又捣，以酸粟米泔清又淘，又绞袋去汁，以青蒿覆一宿，晒干，或捏成薄饼，阴干收之。"

根据历代本草对红蓝花的生长习性和植物形态的描述来看，古代所用的红花与《中国药典》所用红花基本相符。

【来源】为菊科植物红花 Carthamus tinctorius L. 的干燥花。

【植物形态】一年生草本植物。高 50~100cm。茎直立，上部分枝，全部茎枝白色或淡白色，光滑，无毛。中下部茎叶披针形、披状披针形或长椭圆形，长 7~15cm，宽 2.5~6cm，边缘大锯齿、重锯齿、小锯齿以至无锯齿而全缘，极少有羽状深裂的，齿顶有针刺，针刺长 1~1.5mm，向上的叶渐小，披针形，边缘有锯齿，齿顶针刺较长，长达 3mm。全部叶质地坚硬，革质，两面无毛无腺点，有光泽，基部无柄，半抱茎。头状花序多数，在茎枝顶端排成伞房花序，为苞叶所围绕，苞片椭圆形或卵状披针形，包括顶端针刺长 2.5~3cm，边缘有针刺，针刺长 1~3mm，或无针刺，顶端渐长，有篦齿状针刺，针刺长 2mm。总苞卵形，直径 2.5cm。总苞片 4 层，外层竖琴状，中部或下部有收缩，收缩以上叶质，绿色，边缘无针刺或有篦齿状针刺，针刺长达 3mm，顶端渐尖，有长 1~2mm，收缩以下黄白色；中内层硬膜质，倒披针状椭圆形至长倒披针形，长达 2.2cm，顶端渐尖。全部苞片无毛无腺点。小花

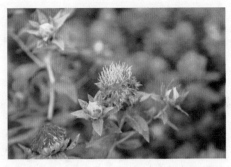

图 76-1　红花

红色、橘红色，全部为两性。瘦果倒卵形，长 5.5mm，宽 5mm，乳白色，有 4 棱，棱在果顶伸出，侧生着生面。无冠毛。花果期 5~8 月。（图 76-1）

【采收加工】红花的花期分为三个阶段，第一个阶段为金黄色，第二个阶段为杏黄色，第三个阶段为红色，红色为成熟期。采收时间是在晴天清晨露水未干时，花的颜色由黄变红时采收。采收过早则色黄而不红，干燥后有油性。

【药材性状】本品为不带子房的管状花，长 1~2cm。表面红黄色或红色。花冠筒细长，先端 5 裂，裂片呈狭条形，长 5~8mm；雄蕊 5，花药聚合成筒状，黄白色；柱头长圆柱形，顶端微分叉。质柔软。气微香，味微苦。（图 76-2）

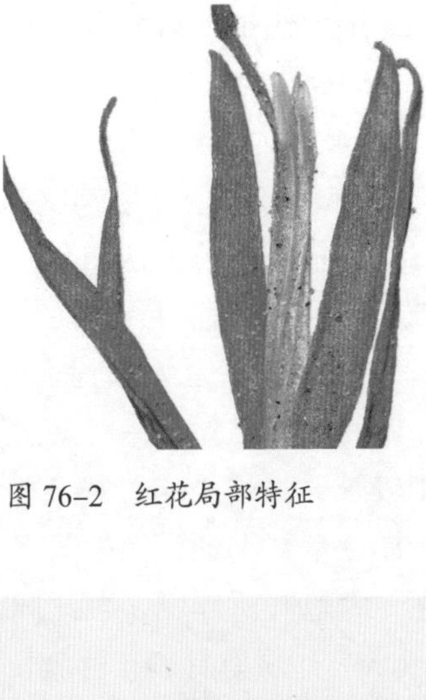

【显微鉴别】【理化鉴别】见 2020 年版《中国药典》。

图 76-2　红花局部特征

【伪劣品】

孙宝惠 经验

　　近年来红花的染色增重现象较为严重，亦有提取过的红花再增

重染色进行出售。增重的红花表面有附着物，花冠不松散，不自然舒展，较硬，重。也有含沙过多的红花，由于其生活环境原因造成。采用脂溶性或者水溶性的染料进行染色的红花颜色鲜艳，颜色偏深，干品

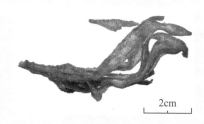

2cm

图76-3　红花增重

容易结团。提取过的红花花冠多呈透明状，花药筒扁，有的裂开，花柱上几乎无花粉粒附着。增重、染色的红花水溶液呈浑浊状，底部有沉淀的沙粒等增重物。(图76-3)

　　质量好的红花用手轻轻握之，绵软不扎手，松开后即散开呈自然状态。

（侯芳洁　郭利霄）

菊 花
CHRYSANTHEMI FLOS

【本草考证】始载于《神农本草经》被列为上品，名鞠华，一名节华，味苦平。主风，头眩肿痛，目欲脱，泪出，皮肤死肌，恶风湿痹。《名医别录》曰："一名日精，一名女节，一名女华，一名女茎，一名更生，一名周盈，一名傅延年，一名阴成，生雍州。正月采根，三月采叶，五月采茎，九月采花，十一月采实，皆阴干。"明代《本草纲目》："鞠，穷也。《月令》：九月，菊有黄华。华事至此而穷尽，故谓之。节华之名，亦取其应节候也。女节、女华，菊华之名也。治蔷、日精，菊根之名也。诸家以甘者为菊，苦者为苦薏，惟取甘者入药……菊类自有甘苦二种，食品须用甘菊，入药则诸菊皆可，但不得用野菊名苦薏者尔……秋花冬实，备受四气，饱经露霜，叶枯不落，花槁不零，味兼甘苦，性禀平和……黄者入金水阴分；白者，入金水阳分；红者，行妇人血分。皆可入药，其苗可蔬，叶可啜，花可饵，根实可药，囊之可枕，酿之可饮，自本至末，罔不有功。"

经考证历代本草中菊花与当今所用菊花基本一致。为菊科植物菊 *Chrysanthemum morifolium* Ramat. 的干燥头状花序。

【来源】为菊科植物菊 *Chrysanthemum morifolium* Ramat. 的干燥头状花序。

【植物形态】多年生草本植物，高 60~150cm。根状茎多少木质化；茎直立，具纵沟棱，基部有时木质化，上部多分枝。全株密被白色茸毛；单叶互生，有短柄，叶卵形至披针形，长 5~15cm，边缘有粗大锯齿或深裂，基部楔形，羽状浅裂或半裂，叶下面被白色短柔毛；头状花序直径 2.5~20cm，大小不一，药用多不超过 5cm。顶生或腋生；总苞半球形，绿色，总苞片多层，外层外面被柔毛；舌状花着生花序边缘，颜色各种（药用以白色与黄色为主），雌性；雌蕊1；管状花，两性位于花序中央，黄色，每花外具一卵状膜质鳞片，先端5裂，聚药雄蕊5；雌蕊1，子房下位。头状花序从外到内逐层开放，每隔1~2天开放1层，由于管状小花开放时雄蕊先熟，故不能自花授粉，杂交时也不用去雄。瘦果柱状，具四棱，无冠毛，一般不发育。花期9~11月，果期10~12月。（图77-1）

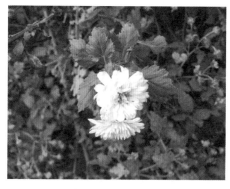

图77-1　贡菊

【品种产地】

1.亳菊　栽培品种有小亳菊（亳菊）、大亳菊（大马牙、臭花子）、特种亳菊三种。其中认为小亳菊质优。而大亳菊质次，但其花大、产量高为亳菊主栽品种。有关小亳菊和大亳菊的来源，有人认为是大亳菊为亳菊早期的栽培品种，而小亳菊是清朝从河南引种、依亳州药材市场的形成而发展的品种。传统的亳菊花阴干入药。花朵较松，容易散瓣是亳菊的重要特点。但亳菊朵较松，容易散瓣，呈灰白色，不够美观，产量低，用途窄，以药用品质优。

2.滁菊　明末起源全椒县，清成名于滁州大柳。全椒县曾为主产区，时称"全菊"。滁菊从形态学来看，与南北的品种区别较大，历史上也未查到有联系，可能是独立形成的品种。北方以饮品为主，兼以入药；南方以药用为主，尤其在江浙一带，被认为是药用菊花中最好的品种。俗谓杭菊湿，亳菊、徽菊燥，滁菊不湿不燥，故在江浙一带名医处方中常以滁菊代替其他菊花，而其他菊花不能代替滁菊。

3.贡菊　清代从浙江德清县引进歙县。栽培品种主要有"中熟品系""晚熟品系""药菊"三种。"中熟品系"是主栽品系，即传统的"贡菊"（黄山贡菊、徽州贡菊）。"晚熟品系"较"中熟品系"开花迟 15~20 天，品质最优，但产量低。中熟品系一般红杆，层多，花心小，以前的早熟品系习称"次菊""资菊"，一般青杆，花心大，花瓣零星，已淘汰。"药菊"黄色，朵较小，舌状花层数和个数均较少，花心较大，药味较浓，虽名"黄药菊"，但以茶用为主。

4. **杭菊**　历史渊源较为深远，早期以茶菊为主。现杭菊主产于浙江桐乡、江苏射阳以及湖北麻城，浙江桐乡是杭菊花的传统道地产区。湖北麻城以福田河镇为主产区，称为"麻城福白菊""福田河白菊花"，或"福白菊"。杭菊有杭白菊和杭黄菊之分；其中以杭白菊种植量大。栽培类型有早小洋菊、迟小洋菊、大洋菊、异种大白菊和小汤黄等。浙江桐乡早小洋菊商品以"胎菊"为主，以花蕾充分膨大，舌状花刚冲破包衣而未伸展为度，蒸汽杀青后烘干，主要供茶饮；后期，因杭白菊花序大都已经开放，兼作药用；传统加工的"杭菊饼"，现已少见，曾见于广西玉林市场。

5. **怀菊**　"四大怀药"之一，古本草多以河南为地道产地，历史最为悠久。栽培品种有怀小白菊（小怀菊）、怀小黄菊、怀大白菊（大怀菊）。小怀菊形态与小亳菊相同。怀小白菊以药用为主，种植较多，怀小黄菊以茶用为主。大怀菊为一个独立的品种也有认为怀大白菊（大怀菊）是由亳菊移栽变异的品种。现有一种怀珍珠菊是由野菊花培育出的怀菊新品种，在河南地区流通量较大，主要作为茶饮或花蕾入药。

6. **祁菊**　"八大祁药"之一。祁菊据 1936 年赵橘黄《祁州药志》记载移自亳菊或怀菊的产地。主产于河北安国及博野、定州等周边县市，安国南阳村种植较多。近几年河北邢台巨鹿祁菊生产发展较快，产量较大。安国种植的祁菊有传统的祁菊花和改良的祁菊花。前者色白有黄心味甘，品质优良，但由于多年的栽培导致管状花有些退化。后者是农林科学院培育的祁菊脱毒苗。恢复了管状花的性状，鲜花淡黄色，后期及干花也是白色，头状花序更大，产量更高，花期较传统菊花早 10 天左右，气味较淡。

7. **济菊**　产于山东济宁嘉祥县，又称"嘉菊"，为清朝时从亳州引种，现产量较小。

8. 川菊　主产于四川中江，文献曾报道已失种。2000年以后开始恢复川菊种植，出菊花商品量较小。

亳菊、怀菊、济菊和祁菊有亲缘关系。

【栽培种植】菊花的繁殖方式主要用分根繁殖和扦插繁殖，现多采用分根繁殖的方法，省工时，容易成活，但根系后期不太发达，易早衰，产量较低，易引起退化；扦插繁殖虽然根系发达，抗病性强，产量高，但费工费时，多不采用。

【采收加工】因各地菊花品种不同，具体的采收时期及方法略有差别，一般当花基本开齐，花瓣普遍洁白时，即可采收，一般花瓣平直，花色洁白，有80%花心散开，如遇早霜，则花色泛紫，影响加工后的质量。最好在晴天露水干后采收。如遇阴雨露水，则应将湿花晾干，防止腐烂变质，采摘时，尽量不带叶，使花梗短。滁菊传统多阴干，贡菊采用炭火烘焙，烘至象牙白色，杭菊多采用蒸花的方法。传统以蒸法杀青，先在芦帘或竹帘上摊晾2~3小时，散去花头表面水分，加工方法简便，但技术性强，稍有疏忽，就会影响色泽或品质。先上笼：将已散去表面水分的花头放入直径30cm左右的小蒸笼内，花心向外；厚度一般以4朵花厚3~4cm为宜。再杀青：上笼后即放在蒸汽炉上蒸煮，保持笼内温度90℃左右，为保持蒸时火力均匀，蒸1~2分钟后将蒸笼一起取出。时间不宜过短或过长。最后晾晒：将已蒸煮杀青过的菊花立即倒在竹帘或芦席上晾晒。日晒1~2天后翻花1次，3~5天后至7成干时置通风的室内摊晾。经2~3天后再置室外晒至干燥即成。晒后如发现有潮块，要拣出复晒。

《中国药典》要求在菊花盛开时分批采收。各地菊花采收方式不尽相同，江浙一带的菊花开花有先后，因此要分期分批采收，较北地区的菊花的花期则较为集中。一般当菊花盛开且花瓣洁白时，即可一次收获完成。加工方法虽有阴干或焙干，或熏、蒸后晒干等不同形式，但阴干的方式已很少采用，现热风干燥技术发展迅速。

孔增科等在涉县菊花晾干的实验表明，没有经过热烘的菊花气味最为纯正。金世元也有类似的看法，认为白菊花（亳、怀、川、祁）以前自然干燥气味不变，宣散止痛力较强，长于散风清热，杭菊、黄菊、贡菊、滁菊蒸或烘，宣散力较弱，长于平肝，清热明目。川芎茶调散用白菊花，叶天士治中风头晕目眩用黄菊花。与中药生升熟降的理论也有相似之处。20 世纪 60 年代之前白、杭、黄、滁在用药上是分开的。

【药材性状】

1.亳菊　呈倒圆锥形或圆筒形，有时稍压扁呈扇形，直径1.5~3cm，离散。总苞碟状；总苞片 3~4 层，卵形或椭圆形，草质，黄绿色或褐绿色，外面被柔毛，边缘膜质。花托半球形，无托片或托毛。舌状花数层，雌性，位于外围，类白色，劲直，上举，纵向折缩，散生金黄色腺点；管状花多数，两性，位于中央，为舌状花所隐藏，黄色，顶端 5 齿裂。瘦果不发育，无冠毛。体轻，质柔润，干时松脆。气清香，味甘、微苦。

2.贡菊　呈扁球形或不规则球形（中厚边薄，总苞碟状，翠绿色，基部内陷），直径 1.5~2.5cm。舌状花白色或类白色（短而浓密，由内至外层层叠压），斜生，上部反折，边缘稍内卷而皱缩，通常无腺点；管状花少，外露（体轻，松脆，气清香，味甘，微苦）。（图77-2）

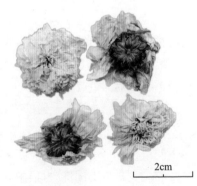

2cm

图 77-2　贡菊

3.滁菊　呈不规则球形或扁球形，直径 1.5~2.5cm。舌状花类白色，不规则扭曲，内卷，边缘皱缩，有时可见淡褐色腺点；管状花大多隐藏（香气浓郁）。

4. 杭菊　呈碟形或扁球形（压缩状，朵大瓣宽而疏，舌状花少），直径 2.5~4cm，常数个相连成片。舌状花类白色或黄色，平展或微折叠，彼此粘连，通常无腺点；管状花多数，外露。

5. 怀菊　本品呈不规则球形或扁球形，直径 1.5~2.5cm。多数为舌状花，舌状花类白色或黄色，不规则扭曲，内卷，边缘皱缩，有时可见腺点；管状花大多隐藏。

孙宝惠 经验

　　"怀菊"可以看到明显的管状花，近几年其产量有所增加，所以 2015 年版《中国药典》开始增加了"怀菊"的性状，但全国仍以"杭菊"和"贡菊"为主，安国市场"祁菊"相对较多。

　　怀菊与祁菊、川菊等并称药菊，一般性状统一描述，主要特点瓣长浓密，花心细小，质松柔软，气清香，味淡微苦。传统的祁菊花，色白有黄心，味甘，但由于多年的栽培导致管状花有些退化。

孙宝惠 经验

　　无硫菊花，色黄白，花萼色绿，朵疏松，易散瓣，气清香；熏硫菊花品相差，花萼浅灰绿色，朵紧，有刺鼻味。菊花传统就有熏硫的习惯，熏硫后不仅花瓣紧密，不易散瓣，同时还有利于干燥，防治生虫，便于储存的特点，但由于熏硫后品相差，销路差，价格低（如无硫祁菊约 40 元 / 千克，熏硫的祁菊约 20 元 / 千克）。

　　一般认为熏硫的中药材，颜色鲜亮，品相好，但是部分药材，刚熏硫后颜色鲜亮，时间一长，反而颜色更加晦暗。

【规格等级】

1. 亳菊花

一等：干货。呈圆珠笔盘或扁扇形。花朵大、瓣密、胞厚、不露心、花瓣长宽，白色，近基部微带红色。体轻，质柔软。气清香，味甘微苦，无散朵、枝叶、杂质、虫蛀、霉变。

二等：干货。呈圆珠笔盘或扁扇形。花朵中个、色微黄，近基部微带红色。气芳香，味甘微苦。无散朵、枝叶、杂质、虫蛀、霉变。

三等：干货。呈圆盘形或扁扇形。花朵小，色黄或暗。间有散朵。叶棒不超过5%。无杂质、虫蛀、霉变。

2. 滁菊花

一等：干货。呈绒球状或圆形（多为头花）朵大色粉白、花心较大、黄色。质柔。气芳香，味甘微苦。不散瓣。无枝叶、杂质、虫蛀、霉变。

二等：干货。呈绒球状或圆形（即二水花）。色粉白。朵均匀，不散瓣、无枝叶、杂质、虫蛀、霉变。

三等：干货。呈绒球状，朵小、色次（即尾花）。间有散瓣、并条，无杂质、虫蛀、霉变。

3. 贡菊花

一等：干货。花头较小，圆形，花瓣密、白色。花蒂绿色，花心小、淡黄色、均匀不散朵、体轻、质柔软。气芳香，味甘微苦。无枝叶、杂质、虫蛀、霉变。

二等：干货。花头较小，圆形色白、花心淡黄色，朵欠均匀，气芳香，味甘微苦。无枝叶、杂质、虫蛀、霉变。

三等：干货。花头小，圆形白色，花心淡黄色，朵不均匀。气芳香，味甘微苦，间有散瓣。无枝叶、杂质、虫蛀、霉变。

4. 药菊（怀菊、川菊、资菊）

一等：干货。呈圆形盘或扁扇形。朵大、瓣长，肥厚。花黄白色，间有淡红或棕红色。质松而柔。气芳香，味微苦。无散朵、枝叶、杂质、虫蛀、霉变。

二等：干货。呈圆形或扁扇形。朵较瘦小，色泽较暗。味微苦。间有散朵。无杂质、虫蛀、霉变。

5. 杭白菊

一等：干货。蒸花呈压缩状。朵大肥厚，玉白色。花心较大、黄色。气清香，味甘微苦。无霜打花、浦汤花（蒸制杀青时因水沸腾过大，使部分菊花被漫浸，品质差。）、生花、枝叶、杂质、虫蛀、霉变。

二等：干货。蒸花呈压缩状。花朵小、玉白色、心黄色。气清香，味甘微苦。间有不严重的霜打花和浦汤花。无枝叶、杂质、虫蛀、霉变。

6. 汤菊花（杭黄菊）

一等：干货。蒸花呈压缩状。朵大肥厚，色黄亮。气清香，味甘微苦。无严重的霜打花和浦汤花、生花、枝叶、杂质、虫蛀、霉变。

二等：干货。蒸花呈压缩状。花朵小、较瘦薄、黄色。气清香，味甘微苦。间有霜打花和浦汤花。无黑花、枝叶、杂质、虫蛀、霉变。

备注：菊花的产区较多，花形各异，所订的规格标准，是按照花形不同结合传统名称制订的。新产区产品，符合哪个品种，即按哪个品种规格分等。

【**显微鉴别**】【**理化鉴别**】见 2020 年版《中国药典》。

【**伪劣品**】

1. **七月菊** 七月菊又称脱毒贡菊、组培贡菊，是 2002 年应用组织培养技术对中熟品系的黄山贡菊进行提纯复壮，培养而得到的贡菊新品种。此品种有 7 月和 10 月两个花期的菊花品种，又称两季贡菊，产量高于传统黄山贡菊，但有明显苦味，又称苦贡菊，其中 10 月花期的第二季花，有较多管状花明显外露，又称为"太阳花"。有时两个花期不能完全分开，出现混杂现象。其中七月菊常常充当贡菊在市场出现。

正品贡菊与七月菊最主要区别是七月菊总苞基部凸起，味苦，微有刺鼻气味；正品贡菊，总苞凹陷，味甘，有清香气。虽然部分中药方面的检验机构认为，七月菊与正品贡菊性状不易区分，可以按正品处理，但是中药鉴别经验历来有重视性味的特点，中药是靠性味、禀气以及中医药理论下取类比象的思维来发挥作用的，并不是靠单纯的所谓化学成分或有效成分来发挥作用的。基于正品贡菊总苞凹陷而七月菊总苞外突的明显性状差异，更重要的是正品贡菊味甘，有清香气，七月菊味苦，微有刺鼻气味，在气味上有巨大差异，七月菊应该按贡菊的伪品处理。

2.北京菊　近两年常出现在市场，一般热风干燥者以北京菊出售，主要为茶饮，但蒸后常充当杭白菊。一般北京菊黄白色，但淡黄色清浅，而孙广振认为杭白菊蒸后黄色会更加明显。

3.胎菊　以花蕾充分膨大，舌状花刚冲破包衣而未伸展为度，蒸汽杀青后烘干，主要供茶。不可以按菊花药用。

4.霜打菊花　天气越暖和，菊花开得就越白越厚，如果下霜较早，菊花由于霜冻导致颜色会发紫色，影响菊花的品质。

（宋军娜　薛紫鲸）

合欢花

ALBIZIAE FLOS

【本草考证】"合欢"始载于《神农本草经》:"味甘平,生豫州山谷。安五脏,和心志,令人欢乐无忧,久服轻身明目,得所欲。"但未明确药用部位。"合欢皮"之名始见于唐代陈藏器《本草拾遗》。"合欢花"之名始见于北宋寇宗奭《本草衍义》:"合欢花,其色如今之醮晕线,上半白,下半肉红,散垂如丝,为花之异,其绿叶至夜则合,又谓之夜合花。"《新修本草》记载:"此树生叶似皂荚槐等,极细,五月花发,红白色,所在山涧中有之,今东西京(汉、隋、唐长安称西京,洛阳称东京)第宅山池间亦有种者,名曰合欢,或曰合昏。秋实作荚,子极薄细尔。"《本草图经》《证类本草》记载:"合欢,夜合也……人家多植于庭除间,木似梧桐,枝甚柔弱,似皂荚槐等,极细而繁密,互相交结,每一风来,辄似相解了,不相牵缀,其叶至暮而合故一名合昏。五月花发红白色,瓣上若丝茸然,至秋而实作荚,子极薄细,采皮及叶用,不拘时月。"

经本草考证可知历代本草所用合欢花与当今所用合欢 *Albizia julibrissin* Durazz. 基本一致,谢宗万考证历代合欢皮以合欢与山合欢(《植物志》山槐)*Albizia kalkora*(Roxb.)Prain 混用。

【来源】为豆科植物合欢 *Albizia julibrissin* Durazz. 的干燥花序或花蕾。

【植物形态】落叶乔木,高可达 16m,树冠开展;小枝有棱角,嫩枝、花序和叶轴被绒毛或短柔毛。托叶线状披针形,较小叶小,早落。二回羽状复叶,总叶柄近基部及最顶一对羽片着生处各有 1 枚腺体;羽片 4~12 对,栽培的有时达 20 对;小叶 10~30 对,线形至长圆形,长 6~12mm,宽 1~4mm,向上偏斜,先端有小尖头,有缘毛,有时在下面或仅中脉上有短柔毛;中脉紧靠上边缘。头状花序于枝顶排成圆锥花序;花粉红色;花萼管状,长 3mm;花冠长

8mm，裂片三角形，长 1.5mm，花萼、花冠外均被短柔毛；花丝长 2.5cm。荚果带状，长 9~15cm，宽 1.5~2.5cm，嫩荚有柔毛，老荚无毛。花期 6~7 月；果期 8~10 月。（图 78-1，图 78-2）

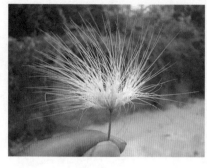
图 78-1 合欢花序

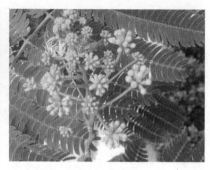
图 78-2 合欢花蕾

【采收加工】夏季花开放时择晴天采收或花蕾形成时采收，及时晒干。前者习称"合欢花"，后者习称"合欢米"。

【药材性状】

1. 合欢花 头状花序，皱缩成团。总花梗长 3~4cm，有时与花序脱离，黄绿色，有纵纹，被稀疏毛茸。花全体密被毛茸，细长而弯曲，长 0.7~1cm，淡黄色或黄褐色，无花梗或几无花梗。花萼筒状，先端有 5 小齿；花冠筒长约为萼筒的 2 倍，先端 5 裂，裂片披针形；雄蕊多数，花丝细长，黄棕色至黄褐色，下部合生，上部分离，伸出花冠筒外。气微香，味淡。（图 78-3，图 78-4）

2. 合欢米 呈棒槌状，长 2~6mm，膨大部分直径约 2mm，淡黄色至黄褐色，全体被毛茸，花梗极短或无。花萼筒状，先端有 5 小齿；花冠未开放；雄蕊多数，细长并弯曲，基部连合，包于花冠内。气微香，味淡。

【显微鉴别】本品粉末灰黄色。非腺毛单细胞，长 81~447μm。草酸钙方晶较多，存在于薄壁细胞中，直径 3~31μm。复合花粉粒呈扁球形，为 16 合体，直径 81~146μm，外围 8 个围在四周；单个分体呈类方形或长球形。

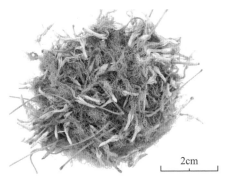

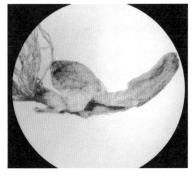

图 78-3　合欢花　　　　　　　　图 78-4　合欢花

【理化鉴别】见 2020 年版《中国药典》。

【伪劣品】

1. **藤合欢**　为卫矛科植物南蛇藤 *Celastrus orbiculatus* Thunb. 的干燥成熟果实。主产于辽宁、吉林、河北、河南等地。呈类球形，下侧具有宿存的花萼及短果柄，果皮常开裂成 3 瓣，基部相连或已离散；果瓣卵形，长 0.6~1cm，宽 6~8mm，黄色至橙黄色，顶部有尖突起。内面有一纵隔。种子 4~6 粒，集成球形，外被橙红色至黑红色的假种皮，剥掉假种皮可见卵形至长卵形的种子，表面灰棕色至红棕色，光滑。气清香，味苦，微辛。甘，平。补脾，安神，和血。用于神经衰弱、失眠。

2. **夜香木兰**　为木兰科植物夜香木兰 *Lirianthe coco*（Loureiro.）N. H. Xia&C. Y. Wu 的干燥花朵。主产于广东、广西、福建等地。呈不规则的团块状，直径约 2.5cm，花瓣黄褐色，共 6 枚，分两轮排列，单一花瓣呈倒卵形，皱缩，瓣厚而质坚脆。花蕊大型，黄色，呈半圆形莲座状，直径可达 1~1.5cm。花柄短，黑褐色，质硬脆。气香浓，味苦。味辛，性温。行气祛瘀，止咳止带。用于胁肋胀痛，乳房胀痛，疝气痛，癥瘕，跌打损伤，失眠，咳嗽气喘，白带过多。

3. **山合欢花**　为豆科植物山合欢 *Albizia kalkora*（Roxb.）Prain 的干燥花序。产于四川、河北、河南、江苏、浙江、山西、甘肃等地。头状花序皱缩成团，长 0.7~1cm，单个小花长 5~8mm，淡黄色至淡黄棕色，小花梗长 2~3mm。萼筒及花冠筒先端 5~6 裂，裂片三角形或长三角形。花蕾棒槌状，长 0.2~1cm。气微，味淡。

孙宝惠 经验

  山合欢花有小花梗，颜色淡，是鉴别合欢花和山合欢花的重要鉴别点；之前部分地方把藤合欢当作合欢花用；根据取类比象可以推断出合欢花可用于肝郁、烦躁、脱发等症。

（李新蕊　薛紫鲸）

第六章

果实及种子类
中药材

陈 皮

CITRI RETICULATAE PERICARPIUM

【本草考证】陈皮始载于《神农本草经》，原名"橘柚"，又名"橘皮"。两晋时代《名医别录》云："橘柚生江南及山南山谷。"宋代《本草图经》云："今江浙、荆襄、湖岭皆有之。"明代《本草品汇精要》云："道地广东。"陈仁山《药物出产辨》云："产广东新会为最。"

【来源】为芸香科植物橘 *Citrus reticulata* Blanco 及其栽培变种的干燥成熟果皮。药材分为"陈皮"和"广陈皮"。

孙宝惠 经验

"果皮宽松，内果皮极易分离的宽皮橘类均可作为陈皮入药。"

【植物形态】橘，常绿小乔木，高 3~4m，枝柔弱，通常有刺。叶互生，革质，披针形至卵状披针形，先端渐尖，基部楔形，全缘或具细钝齿。叶柄细长，叶翼不明显，顶端有关节。花单生或数朵簇生于枝端和叶腋，白色或淡红色，有柄，花萼杯状，5 裂，花瓣 5，雄蕊 18~24，花丝常 3~5 枝合生，子房圆形，柱头头状。柑果扁圆形，顶端稍凹陷，基部稍尖，横径 5~7cm，平滑光泽，果皮红色、朱红色、橙黄色或黄色，薄而疏松，易与内瓤剥离。瓤瓣 7~12，种子扁卵圆形，一端尖，白色，数粒至十数粒或无，内种皮淡棕色。胚浅绿色，子叶淡绿色。花期 3~4 月，果实成熟期 10~12 月。

【采收加工】果实成熟后，剥取果皮，晒干或低温干燥。

【药材性状】

1.陈皮　常剥成数瓣，基部相连，有的呈不规则的片状，厚 1~4mm。外表面橙红色或红棕色，有细皱纹和凹下的点状油室；内表面浅黄白色，粗糙，附黄白色或黄棕色筋络状维管束。质稍硬而脆。气香，味辛、苦。（图 79-1，图 79-2）

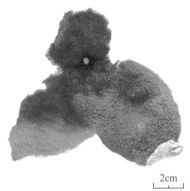

图 79-1　陈皮外表面

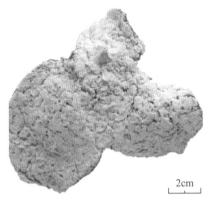

图 79-2　陈皮内表面

2.广陈皮　常 3 瓣相连，形状整齐，厚度均匀，约 1mm。外表面橙黄色至棕褐色，点状油室较大，对光照视，透明清晰。质较柔软。(图 79-3)

【饮片炮制】除去杂质，喷淋水，润透，切丝，干燥。

本品呈不规则的条状或丝状。外表面橙红色或红棕色，有细皱纹和凹下的点状油室。内

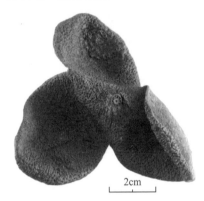

图 79-3　广陈皮外表面

表面浅黄白色，粗糙，附黄白色或黄棕色筋络状维管束。气香，味辛、苦。

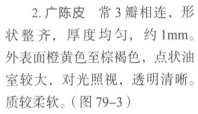

内表面黄白色，粗糙，"粗糙"为重要鉴别点，且粗糙的果皮上附有橘络者为正品。

【规格等级】

1.陈皮　统货：干货。常剥成数瓣，基部相连，有的呈不规则

的片状，厚 1~4mm。外表面橙红色或红棕色，有细皱纹和凹下的点状油室；内表面浅黄白色，粗糙，附黄白色或黄棕色筋络状维管束。质稍硬而脆。气香，味辛、苦。无杂质、虫蛀、霉变、病斑。

　　2.广陈皮

　　一等：干货。常 3 瓣相连，形状整齐，厚度均匀，约 1mm。点状油室较大，对光照视，透明清晰。质较柔软。外表面橙红色或棕紫色，显皱缩。内表面白色、略呈海绵状。气香，味辛、苦。无杂质、虫蛀、霉变、病斑。

　　二等：干货。常 3 瓣相连，形状整齐，厚度均匀，约 1mm。点状油室较大，对光照视，透明清晰。质较柔软。外表面橙红色或红棕色，内表面类白色、较光洁。气香，味辛、苦。无杂质、虫蛀、霉变、病斑。

　　统货：干货。常 3 瓣相连，形状整齐，厚度均匀，约 1mm。外表面橙红色、红棕色或棕紫色，内表面白色或类白色。点状油室较大，对光照视，透明清晰。质较柔软。气香，味辛、苦。无杂质、虫蛀、霉变、病斑。

　　备注：

　　（1）橘皮系指各地所产橘子果皮，不包括广柑皮。广柑皮有需要者可另订规格。

　　（2）广陈皮系指广东的新会等地所产的大红柑的果皮。

　　（3）广东地区所产的四会皮、潮皮，浙江地区所产的橘皮，不在此内。可酌情自订。

　　（4）凡粘有泥土或污染的橘皮不得收购和使用。

　　【显微鉴别】本品粉末黄白色至黄棕色。中果皮薄壁组织众多，细胞形状不规则，壁不均匀增厚，有的呈连珠状。果皮表皮细胞表面呈多角形、类方形或长方形，垂周壁稍厚，气孔类圆形，直径 18~26μm，副卫细胞不清晰；侧面观外被角质层，靠外方的径向壁增厚。草酸钙方晶成片存在于中果皮薄壁细胞中，呈多面体形、菱形或双锥形，直径 3~34μm，长 5~53μm，有的一个细胞内含有由两个多面体构成的平行双晶或3~5个方晶。橙皮苷结晶大多存在于薄壁细胞中，黄色或无色，呈圆形或无定形团块，有的可见放射状条纹。可见螺纹导管、孔纹导管和网纹导管及较小的管胞。

【理化鉴别】见 2020 年版《中国药典》。

【伪劣品】甜橙皮　本品为甜橙 *Citrus sinensis* Osbeck 的成熟果皮。果皮厚 0.5~2mm，外表橙黄色或淡棕红色，油点不明显，内表面平滑、质硬，香气淡，味微苦酸。常混入橘皮中，部分地区作陈皮使用。

（刘爱朋　苏　畅）

枳 实
AURANTII FRUCTUS IMMATURUS

【本草考证】枳，始载于《神农本草经》，被列为中品。陈藏器谓："旧云江南为橘，江北为枳。"宋代《本草图经》苏颂谓："今洛西、江湖州郡皆有之，以商州者为佳。木如橘而小，高五七尺。叶如橙，多刺。春生白花，至秋成实。七月、八月采者为实，九月、十月采者为壳。今医家以皮厚而小者为枳实，完大者为枳壳，皆以翻肚如盆口状、陈久者为胜。近道所出者，欲呼臭橘，不堪用。"明代《本草纲目》将枳实、枳壳合并于"枳"下，云："枳实、枳壳气味、功用俱同，上世亦无分别。魏晋以来，始分实、壳之用。"古代本草记载的枳虽为枸橘，但药用枳壳、枳实在宋代以后发生了变迁，改为用酸橙的果实，以果实大小及成熟程度来区分。现以酸橙及其栽培变种或甜橙的干燥幼果为枳实药用。

【来源】为芸香科植物酸橙 *Citrus aurantium* L. 及其栽培变种或甜橙 *Citrus sinensis* Osbeck 的干燥幼果。

【植物形态】

1.**酸橙**　常绿小乔木，高 4~6m，茎有长刺。叶互生、革质、卵状矩圆形或倒卵形，先端短渐尖，钝头，基部宽楔形或钝圆，全缘或有不明显的波状齿，有半透明油点，背面叶脉明显。叶柄有狭长形或狭长倒心形的叶翼，与叶片之间有关节。花单生或数朵簇生于当年新枝顶端或叶腋，白花、花萼杯状，5 裂，花瓣 5，雄蕊多数，花丝基部部分合生，子房上位，柱头粗大。柑果圆球形、略扁，果皮粗糙，成熟时橙黄色。花期 4 月，果实成熟期 11 月。

2.**甜橙**　常绿小乔木，高 3~5m，分枝多，无毛，刺少或无刺。叶互生，革质，叶柄短，有狭叶翼，顶端有关节，叶椭圆形或卵圆形，先端短渐尖，微凹，基部宽楔形或面形，全缘或有不明显的波状齿，有半透明油点。花单生或数朵簇生，白色，有柄，花萼 3~5

裂，裂片三角形，花瓣5，雄蕊多数，花丝下部联合成5~12组，雌蕊1，子房近球形，柱头头状。柑果扁圆形或近球形，熟时橙黄色或橙红色，果皮细，皮瓤紧贴，不易剥离，瓤囊8~13瓣，果汁黄色，味甜。花期4月，果实成熟期11~12月。

【采收加工】5~6月收集自落的幼果，除去杂质，按大小分等。大者横切两瓣，先仰晒，后复晒至全干；小者直接晒干，为鹅眼枳实。

【药材性状】本品呈半球形，少数为球形，直径0.5~2.5cm。外果皮黑绿色或棕褐色，具颗粒状突起和皱纹，有明显的花柱残迹或果梗痕。切面中果皮略隆起，厚0.3~1.2cm，黄白色或黄褐色，边缘有1~2列油室，瓤囊棕褐色。质坚硬。气清香，味苦、微酸。（图80-1，图80-2）

【饮片炮制】

1. 枳实　除去杂质，洗净，润透，切薄片，干燥。

本品呈不规则弧状条形或圆形薄片。切面外果皮黑绿色至暗棕绿色，中果皮部分黄白色至黄棕色，近外缘有1~2列点状油室，条片内侧或圆片中央具棕褐色瓤囊。气清香，味苦、微酸。

2. 麸炒枳实　取枳实片，照麸炒法（通则0213）炒至色变深。

本品形如枳实片，色较深，有的有焦斑。气焦香，味微苦、微酸。

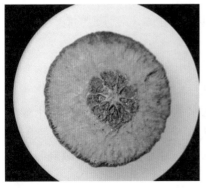

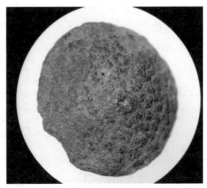

图80-1　枳实　　　　　　图80-2　枳实外表面

【规格等级】

一等：干货。幼果横切两瓣，呈扁圆片形，隆起，表面现象表黑色或黑褐色，具颗粒状突起和皱纹。切面果肉黄白色。肉厚瓤小，质坚硬。气清香，味苦微酸。直径 1.5~2.49cm。无杂质、虫蛀、霉变。

二等：干货。幼果横切两瓣，呈扁形，表面表黑色或黑褐色，具颗粒状突起和皱纹。切面隆起，果肉黄白色，肉厚瓤小，质坚硬，罐子清香。味苦微酸。直径 1.5cm 以下。间有未切的个子，但不得超过 30%。无杂质、虫蛀、霉变。

【显微鉴别】【理化鉴别】见 2020 年版《中国药典》。

【伪劣品】

1. 香圆枳实　为芸香科植物香圆 *Citrus grandis × junos* 的未成熟干燥幼果。主产于江西、江苏、浙江、湖北等省，产地亦习惯将本品作枳实入药用。干燥的幼果呈球形、倒卵球形或矩圆形，商品常切成两瓣，为扁半圆球形或扁平状，直径 0.5~3cm。较小的幼果表面密被黄白色的绒毛，渐大则渐秃净而粗糙，灰红棕色或暗棕绿色，有时可见不规则的黄白色斑点，并密生多数油点及网状隆起的粗皱纹。较大者外表皮棕褐色至黑褐色，果顶有"金钱环"，基部有果柄痕。切面果肉较粗糙，黄白色，厚 6~9mm，外果皮下方散有 1~2 列点状的油室，果皮不易剥离；中央棕褐色，有 10~12 个稍突起的瓤囊，每瓤内有种子数枚；中心柱径宽 2~5mm。有强烈的香气，味酸而后苦。

2. 绿衣枳实　为芸香科植物枳（枸橘）*Citrus trifoliata* L. 的干燥未成熟的幼果。主产于福建、陕西、广西等地，在产地亦作枳实入药用。本品即为《神农本草经》记载的早期枳实入药品种。干燥的幼果呈圆球形，直径 2~3cm，商品多横切成半球形。果实表面绿黄色，散有众多小油点及微隆起的皱纹，被有细柔毛。顶端有明显的花柱基，基部有短果柄或果柄脱落后的痕迹。横断面果皮厚 3~5mm，边缘外侧散有 1~2 列棕黄色油点，瓤囊 6~8 瓣，瓤内汁胞干缩，呈棕褐色，近成熟的果实每瓣内有种子数粒，呈长椭圆形；中心柱坚实，宽4~6mm，约占断面直径的1/6。气香，汁胞味微酸苦。

3. 柑橘枳实　为芸香科植物柑橘 *Citrus reticulata* Blanco 及其栽培变种的干燥未成熟幼果。主产于福建、浙江等地，广东、广西、湖南、湖北等地亦有出产。本品实为药材青皮，但在一些地区亦混作枳实入药用，应注意加以区别。干燥的幼果呈类球形，直径1~2cm。表面灰绿色或黑绿色，微粗糙，有细密凹下的点状细点。顶端有稍突起的花柱残基，基部有圆形的果柄痕。质坚硬，断面外层果皮黄白色或淡棕色，厚1~3mm，外缘有油点1~2列，中央有8~10个瓤囊，淡棕色。气清香，味苦辛。

4. 柚子枳实　为芸香科植物柚 *Citrus maxima*（Burm.）Merr. 的干燥未成熟幼果。主产于广东、广西、陕西、四川、江西等地。在一些地区亦常混作枳实入药用。干燥的幼果果实呈扁半球形或扁平形，外果皮黑褐色，果顶有突尖，尖处有柱基痕，切面黄棕色，瓤小，显著外凸，果皮向外翻。

孙宝惠 经验

枳实和青皮可通过气味区别出来。枳实气清香，味苦，微酸；青皮较之气味淡；甜橙的气味不如酸橙的强烈；中医认为湖南所产鹅眼枳实质优效佳，但往往辛弗林的含量不符合《中国药典》规定，这种矛盾有待解决；注意古今用药的差异，有同名异物、同物异名现象。

（郭　梅　李　昌　刘爱朋　李新蕊）

砂 仁

AMOMI FRUCTUS

【本草考证】始载于唐代《药性论》称:"缩砂密,出波斯国,味苦辛。"但是在唐代时我国的广东阳春、高州两县就有砂仁产出。《药海本草》中记载:"缩砂密,生西海(今越南、泰国、柬埔寨等国家)及西戎(即波斯国)诸国。"宋代《开宝本草》记载:"生南地"。《本草图经》记载"今唯岭南山泽间有之",并附有新洲缩砂图。《药物出产辨》记载:"产广东阳春为最,以蟠龙山为第一。"

现在《云南中药资源名录》中较为详细地记载了砂仁产云南境内,所出砂仁的具体产地和品种在 20 世纪 80 年代以前以广东阳春产量最大,其次是广西、云南。从 20 世纪 80 年代后期开始云南所产砂仁已经远远超过广东,跃居全国第一。

孙宝惠 经验

砂仁始载于唐代本草,含国产和进口品种,二者同期存在。唐代多从东南亚进口,唐末宋初有国产砂仁出现,均产自广东阳春,后逐渐引种到阳春周围及广西、云南、福建等地。从 20 世纪 80 年代后期,砂仁产地发生根本变化,主产地已由广东转移至云南。

20 世纪 80 年代中期,国内市场曾对云南所产砂仁品种与品质产生怀疑,据石汝明等学者调查,云南砂仁出现味酸泛甜、内仁粒数过多等"品质"问题的主要原因是生产过程中采收过晚、加工控温不当造成的,而其优越、独特的生长环境又促使砂仁内仁粒数超过《中国药典》规定值,这并非其品种问题影响其品质,而是广东阳春砂引种至云南特殊地理条件下的结果。表明云南主流品种仍是阳春砂仁。

【来源】为姜科植物阳春砂 *Amomum villosum* Lour.、绿壳砂 *Amomum villosum* Lour. var. xanthioides T. L. Wu et Senjen 或海南砂 *Amomum longiligulare* T. L. Wu 的干燥成熟果实。

孙宝惠 经验

　　1963 年版《中国药典》来源为阳春砂和缩砂，产地主要分为国产和进口两种，缩砂为进口品种。1977~1985 年版《中国药典》去除了缩砂，将海南砂纳入。1990~2020 年版《中国药典》在此基础上又增加了绿壳砂，从拉丁名看绿壳砂是阳春砂的变种。

　　【采收加工】一般在 7 月底至 8 月初收获，注意勿踩伤匍匐茎，用剪刀剪断果柄，对鲜果进行烘焙，以免因遇连日阴雨，引起发霉，影响质量。分"杀青""压实"和"复火"三个工序。上放竹筛，每筛放鲜果 75~100kg，顶用草席盖好封闭。从灶口送入燃烧的木炭，盖上谷壳防火过猛。每 2 小时将鲜果翻动一次，待焙至五至七成干时，把果取出倒入桶内或麻袋内压实，使果皮与种子紧贴，再放回竹筛内用文火慢慢烘干即成，鲜果 50kg 可得干果 10~12.5kg。

　　【药材性状】

　　1.阳春砂、绿壳砂　呈椭圆形或卵圆形，有不明显的三棱，长 1.5~2cm，直径 1~1.5cm。表面棕褐色，密生刺状突起，顶端有花被残基，基部常有果梗。果皮薄而软。种子集结成团，具三钝棱，中有白色隔膜，将种子团分成 3 瓣，每瓣有种子 5~26 粒。种子为不规则多面体，直径 2~3mm；表面棕红色或暗褐色，有细皱纹，外被淡棕色膜质假种皮；质硬，胚乳灰白色。气芳香而浓烈，味辛凉、微苦。（图 81-1，图 81-2）

　　2.海南砂　呈长椭圆形或卵圆形，有明显的三棱，长 1.5~2cm，直径 0.8~1.2cm。表面被片状、分枝的软刺，基部具果梗痕。果皮厚而硬。种子团较小，每瓣有种子 3~24 粒；种子直径 1.5~2mm。气味稍淡。

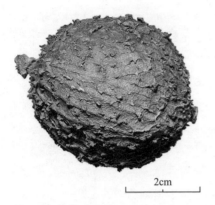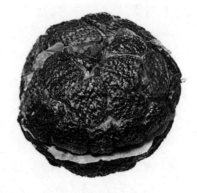

2cm

图 81-1　阳春砂药材 　　　　　　　　图 81-2　阳春砂种子团

【饮片炮制】除去杂质。用时捣碎。

【显微鉴别】阳春砂种子横切面：假种皮有时残存。种皮表皮细胞 1 列，径向延长，壁稍厚；下皮细胞 1 列，含棕色或红棕色物。油细胞层为 1 列油细胞，长 76~106μm，宽 16~25μm，含黄色油滴。色素层为数列棕色细胞，细胞多角形，排列不规则。内种皮为 1 列栅状厚壁细胞，黄棕色，内壁及侧壁极厚，细胞小，内含硅质块。外胚乳细胞含淀粉粒，并有少数细小草酸钙方晶。内胚乳细胞含细小糊粉粒和脂肪油滴。

粉末灰棕色。内种皮厚壁细胞红棕色或黄棕色，表面观呈多角形，壁厚，非木化，胞腔内含硅质块；断面观为 1 列栅状细胞，内壁及侧壁极厚，胞腔偏外侧，内含硅质块。种皮表皮细胞淡黄色，表面观呈长条形，常与下皮细胞上下层垂直排列；下皮细胞含棕色或红棕色物。色素层细胞皱缩，界限不清楚，含红棕色或深棕色物。外胚乳细胞类长方形或不规则形，充满细小淀粉粒集结成的淀粉团，有的包埋有细小草酸钙方晶。内胚乳细胞含细小糊粉粒和脂肪油滴。油细胞无色，壁薄，偶见油滴散在。

【理化鉴别】见 2020 年版《中国药典》。

【伪劣品】

孙宝惠 经验

目前市场上存在的混淆品主要是姜科植物豆蔻属和山姜属的干燥成熟果实,主要为海南假砂仁、疣果砂仁、印度砂仁、长序砂仁、土砂仁等。

1. 海南假砂仁　来源为姜科植物海南假砂仁 *Amomum. chinense* Chun 的果实。呈长卵形,长 0.9~2.5cm,直径为 0.5~1.4cm。果实略显钝三棱,果皮表面有软刺,刺状突起较大,倒伏,纵棱线明显;表面土棕色至褐色,顶端有花被残基,基部有果梗,果梗上微有毛绒;果皮厚而硬,不易

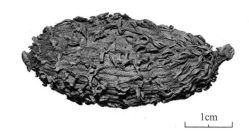

图 81-3　海南假砂仁药材

撕裂,内表面可见纵走维管束;种子团长卵圆形,具钝三棱,多丁瘪,被黄棕色至褐色的隔膜分成 3 室,每室有种子 4~26 粒种子;种子呈不规则卵圆形,直径为 3~4mm,外被黄棕色的假种皮,薄,种皮暗棕色,表面有不规则条纹;合点明显不深陷,种脊呈浅沟状,不明显;纵切面胚乳近喇叭状,横切面呈椭圆形;胚呈棒状,子叶略弯曲。气弱,味淡。(图 81-3)

2. 疣果豆蔻　来源为姜科植物疣果豆蔻 *Amomum muricarpum* Elm. 的果实。呈近圆形,长 0.9~2cm,直径 0.8~1.7cm。果皮外有明显的刺状突起稍密,棕褐色,顶端有花被残基,基部常有果梗,果梗上毛绒稍短;果皮稍厚而硬,不易剥离,果皮内表面维管束纵走棱线明显。种子团呈钝三棱形,被黄棕色的隔膜分成 3 室,每室种子 2~30 粒。种子呈不规则的多面体,直径 1.5~2.5mm,外被膜质假种皮,呈黄棕色,较薄,种皮呈棕红色或者棕褐色,表面有不规则

条纹，质地硬；合点明显不深陷；种脊不明显呈浅窄沟状；纵切面胚乳近喇叭状，横切面呈椭圆形；胚呈棒状不弯曲。气弱，味微辛苦。（图81-4）

3. 香豆蔻　来源为姜科植物香豆蔻 Amomum subulatum Roxb. 的果实。呈长卵形，一侧稍平坦，长1.1~2.1cm，直径为0.4~1.6cm。果皮表面有明显的不规则的纵棱和刺状突起；表面灰褐色至棕褐色，顶端有花被残基，基部有果梗，果梗上有密集的短毛绒；果皮厚而硬，不易纵向撕裂，内表面纵走维管束明显；种子团长卵形，被黄棕色的隔膜分成3室，每室种子5~26粒；种子呈不规则形，直径1.5~2.5mm，外被浅棕色的假种皮，较薄，表面有纵向纹理；合点明显不深陷；种脊呈浅沟状，明显；纵切面内胚乳近喇叭状，横切面呈椭圆形；胚棒状，子叶顶端略弯曲。气香，味辛辣。（图81-5）

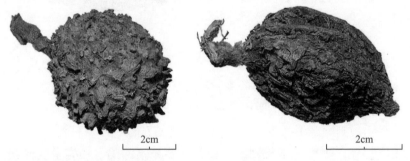

2cm　　　　　　　　　　　　　　2cm

图81-4　疣果砂仁药材　　　图81-5　香豆蔻药材

4. 长序砂仁　来源为姜科植物长序砂仁 Amomum gagnepainii T. L. Wu et al. 的果实。呈长圆形或长椭圆形，长1.2~2.4cm，直径0.5~1.8cm。果皮表面纵走棱线明显；表面灰棕色或褐棕色，有稀疏的较软的刺状突起，顶端有花被残基，基部有果梗，果梗上毛绒短；果皮厚而硬，质坚韧，不易撕裂，内表面可见纵走的维管束；种子团椭圆形或者长圆形，被灰白至黄棕色的隔膜将种子团分成3室，每室有种子5~25粒；种子呈不规则形，直径为3~4mm，外被黄白色或黄棕色的膜质假种皮，较厚，种皮呈棕黑色，有不规则条纹；合

点明显不深陷；种脊呈浅沟状，明显；纵切面内胚乳扁球形，横切面呈椭圆形；胚棒状，子叶略弯。气弱，味淡。（图81-6）

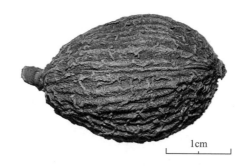

图81-6　长序砂仁药材

市场上还有一种称为土砂仁的品种，价格较低，种子团比正品砂仁的种子团小很多。亦有将山姜、香砂等的种子团混作砂仁来用。另外砂仁中含有的主要成分为挥发油类成分，存放的时间长会导致挥发油的含量减少，有一些砂仁有增重现象。带壳的砂仁剥开种皮有发霉现象。

（郭利霄　张　晟）

瓜 蒌

TRICHOSANTHIS FRUCTUS

【本草考证】本品始载于《神农本草经》，被列为中品。宋代苏颂《本草图经》载："栝楼生洪农山谷及山阴地，今所在有之……三四月生苗，引藤蔓，叶如甜瓜叶，作叉，有细毛，七月开花，似葫芦花，浅黄色，实在花下，大如拳，生青，至九月熟，赤黄色。"以上所描述形态特征均与今用之瓜蒌相符。

【来源】本品为葫芦科植物栝楼 *Trichosanthes kirilowii* Maxim. 或双边栝楼 *Trichosanthes rosthornii* Harms 的干燥成熟果实。

【植物形态】栝楼为多年生草质藤本植物。块根肥厚肉质、粗长，圆柱状或纺锤形、稍扭曲，可深入土中 1~2m，直径 3~5cm，个别分枝，外皮灰黄色，疏生横长突起皮孔及细纵纹，富含淀粉，断面白色。茎攀缘，多分枝，有浅纵棱和沟槽，有白色柔毛，藤长可

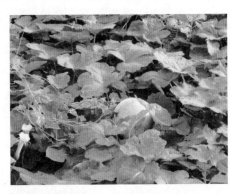

图 82-1　栝楼

达 10m 以上。卷须腋生，常 2~3 分枝。单叶互生，叶片纸质；叶片宽卵状心形或扁心形，常 3~9 浅裂至中裂，稀深裂或不裂，长和宽均 5~25cm，两面稍被毛；具粗壮长柄（3~10cm），疏被长柔毛。花雌雄异株，生于叶腋，花冠白色。雄花数朵，生于总花梗上呈总状花序，顶端流苏状，花冠 5 裂；雌花单生，子房椭圆形。瓠果，宽椭圆形或近球形，长 8~20cm，直径 6~15cm，干重 50~150g，幼时绿色，熟时橙黄色。种子多数，60~230 个不等，椭圆形或近圆形扁平，一端微凹，似瓜子，棕色，长 1.2~2.0cm，宽 0.8~1.5cm，厚 3~4mm，

千粒重 200~250g。花期 6~8 月，果期 6~10 月。（图 82-1）

【采收加工】用种子繁殖的栝楼当年主要是营养生长，一般不开花，到第二年才开花结果，第三年块根肥大，并可采收块根。块根繁殖者当年可开花结果，第二年便可采收块根。

栝楼栽种后 1~2 年后开始结果。秋分前后果实先后成熟。当果实呈淡黄色时，便可分批采摘。如采收过早，肉质不厚，种子不成熟；采收过晚，果皮变薄，产量减少。

采摘后，把茎蔓连果蒂编成辫子挂起晾干，或将鲜瓜用纸包好挂起晾干，即成瓜蒌，勿暴晒，否则色泽深暗，晾干则色泽鲜红。一般不采取烘干法，若要烘干应先晾干月余后进行，温度控制 40~50℃，一周左右烘干。一般亩产干果 200~400kg。

将成熟的果实剖开，取出瓜瓤和种子，晒干或烘干，即成瓜蒌皮。

瓜瓤和种子加草木灰用手反复揉搓，在水中淘净瓜瓤，晒干即成瓜蒌子。

【药材性状】本品呈类球形或宽椭圆形，长 7~15cm，直径 6~10cm。表面橙红色或橙黄色，皱缩或较光滑，顶端有圆形的花柱残基，基部略尖，具残存的果梗。轻重不一。质脆，易破开，内表面黄白色，有红黄色丝络，果瓤橙黄色，黏稠，与多数种子黏结成团。具焦糖气，味微酸、甜。（图 82-2）

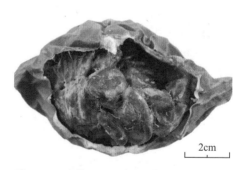

2cm

图 82-2　瓜蒌

以个整齐、皮厚柔韧、皱缩、色杏黄或红黄、糖性足、不破碎者为佳。

孙宝惠 经验

瓜蒌内种子有个别不成熟，属于正常现象。

【饮片炮制】压扁，切丝或切块。

本品呈不规则的丝或块状。外表面橙红色或橙黄色，皱缩或较光滑；内表面黄白色，有红黄色丝络，果瓢橙黄色，与多数种子黏结成团。具焦糖气，味微酸、甜。

【显微鉴别】【理化鉴别】见 2020 年版《中国药典》。

【伪劣品】

1. 多卷须栝楼　来源为同属植物多卷须栝楼 Trichosanthes rosthornii var. malticirrata（C. Y. Cheng et Yueh）S. K. Chen 的成熟果实。果皮形似双边栝楼。

2. 中华栝楼　来源为同属植物中华栝楼 rosthornii Harms 的成熟果实。分布于贵州、云南。植株近似双边栝楼。叶裂片有三角形齿，中裂片长菱形；种子椭圆形，黄棕色，全缘或有 1~4 个波齿。果皮形似双边栝楼。

3. 截叶栝楼　来源为同属植物截叶栝楼 Trichosanthes truncata C. B. Clarke 的成熟果实。又名：大瓜蒌。分布于广西、贵州、云南、四川等。植株叶不裂或 2~3 浅裂至深裂，叶基平截或浅心形。果实长卵形，长 14~20cm，宽 7~8m；外皮橙黄色，果瓢橙黄色；种子大而光滑，长 2~3cm，黄棕色或浅棕色。果皮壳状，外表橙黄色，光滑，常切成 2 至数瓣，长 14~20cm，有残存果梗痕。质较硬，不易折断，气微特异，味淡，微酸。

4. 长果栝楼　来源为同属植物长果栝楼 Trichosanthes villosa Bl. 的成熟果实。果皮黄棕色，表面光滑，花柱残基和果梗上残留棕褐色长柔毛。内表面常附有墨绿色果瓢，质硬。味淡。

5. 红花栝楼　来源为同属植物红花栝楼 Trichosanthes rubriflos Thorel ex Cayla 的成熟果实。果皮浅橙黄色或棕黄色，纵剖成瓣，皱缩或不皱缩。果梗粗短，深陷入果皮中，易脱落。内表面常黏附墨绿色果瓤。味苦。

6. **长萼栝楼** 来源为同属植物长萼栝楼 *Trichosanthes laceribractea* Hayata 的成熟果实。果皮卵圆形，外表橙红色或暗红色，光滑，顶端花柱残基细，短圆锥形，果梗易脱落，凹窝浅小。内表面常黏附墨绿色果瓤。味苦。

7. **马干铃栝楼** 来源为同属植物马干铃栝楼 *Trichosanthes lepiniana* (Naud.) Cogn. 的成熟果实。果皮陀螺形或漏斗形。外表黄棕色或红棕色，较光滑。顶端花柱残基细锥状，果梗易脱落，留下凹陷窝。内表面常黏附墨绿色果瓤，味苦。

8. **王瓜** 来源为同属植物王瓜 *Trichosanthes cucumeroides* (Ser.) Maxim. 的成熟果实。又名栝蒌皮。果皮壳状，多横切成两个半球形，中空，直径约4cm。表面红黄色或黄色，果梗细短，内面类白色。质脆，折断面薄如纸，整齐不分层。江苏、浙江、上海曾作栝蒌皮使用。但不作瓜蒌皮。

9. **木鳖子** 来源为同科植物苦瓜属木鳖子 *Momordica cochinchinensis* (Lour.) Spreng. 的成熟果实。果皮壳状，纵剖成瓣形，外表浅橙黄色，有肉质刺状突起。广西、贵州部分地区曾误作瓜蒌皮使用。

孙宝惠 经验

①建议在药典中增加对瓜蒌性状中瓜蒌种子边缘有无沟纹的描述。如剥开瓜蒌后发现种子没有沟纹，则不符合药用瓜蒌的性状特征。②市场上发现了一种瓜蒌的伪品，由瓜蒌加淀粉、糖伪制而成。将瓜蒌掏空后，淘洗瓜蒌子，选取不成熟种子加淀粉、糖再装回掏空的瓜蒌中，压扁、切丝。用600斤淀粉，100斤红糖，300斤皮与不成熟的籽压制后切丝。该品呈不规则的丝或块状。外表面橙红色或橙黄色，皱缩或较光滑；切面可见棕色淀粉糊与不成熟白色种子黏结。瓜皮有重叠现象，有糖和淀粉气味，无瓜蒌丝特有的橙黄色黏稠

果瓤和红黄色丝络及焦糖气。③瓜蒌未成熟或近成熟时采集，种仁大多不成熟，或发霉、走油，可见瓜蒌皮上有霉斑，种子断面可见明显发黄。

附：

1. **瓜蒌皮** 为葫芦科植物栝楼 *Trichosanthes kirilowii* Maxim. 或双边栝楼 *Trichosanthes rosthornii* Harms 的干燥成熟果皮。秋季采摘成熟果实，剖开，除去果瓤及种子，阴干。本品常切成2至数瓣，边缘向内卷曲，长6~12cm。外表面橙红色或橙黄色，皱缩，有的有残存果梗；内表面黄白色。质较脆，易折断。具焦糖气，味淡、微酸。双边栝楼果皮较薄，浅棕色，稍皱缩或较光滑。本品甘，寒。归肺、胃经。清热化痰，利气宽胸。用于痰热咳嗽，胸闷胁痛。

2. **瓜蒌子** 为葫芦科植物栝楼 *Trichosanthes kirilowii* Maxim. 或双边栝楼 *Trichosanthes rosthornii* Harms 的干燥成熟种子。秋季采摘成熟果实，剖开，取出种子，洗净，晒干。栝楼种子呈扁平椭圆形，长12~15mm，宽6~10mm，厚约3.5mm。表面浅棕色至棕褐色，平滑，沿边缘有1圈沟纹。顶端较尖，有种脐，基部钝圆或较狭。种皮坚硬；内种皮膜质，灰绿色，子叶2，黄白色，富油性。气微，味淡。双边栝楼种子较大而扁，长15~19mm，宽8~10mm，厚约2.5mm。表面棕褐色，沟纹明显而环边较宽。顶端平截。

（郭　梅　何　培　刘爱朋　温子帅）

薏苡仁

COICIS SEMEN

【本草考证】薏苡仁始载于《神农本草经》，被列为上品。《本草纲目》及《神农本草经》中薏苡仁别名解蠡："因其叶似蠡实叶而解散。"这里"蠡实"指鸢尾科植物马蔺的种子。二者均为长条叶，不同之处马蔺叶基生较紧密，薏苡生于结上较松散。另有解释"蠡"有虫蛀木之意，《神农本草经》载"其根下三虫。"解蠡有治虫之意。

经考证，古今药用或食用薏苡的原植物主要是薏苡中种壳较薄，淀粉含量高的品种及其栽培种。原植物学名在 2020 年版《中国药典》中为薏苡 *Coix lacryma-jobi* L. var. *ma-yuen*（Roman.）Stapf. 在《中国植物志》中为薏米 *Coix chinensis* Tod.。

【来源】为禾本科植物薏苡 *Coix lacryma-jobi* L. var. *ma-yuen*（Roman.）Stapf 的干燥成熟种仁。

【植物形态】一年生草本植物。秆高 1~1.5m，具 6~10 节，多分枝。叶片宽大开展，无毛。总状花序腋生，雄花序位于雌花序上部，具 5~6 对雄小穗。雌小穗位于花序下部，为甲壳质的总苞所包；总苞椭圆形，先端成颈状之喙，并具一斜口，基部短收缩，长 8~12mm，宽 4~7mm，有纵长直条纹，质地较薄，揉搓和手指按压可破，暗褐色或浅棕色。颖果大，长圆形，长 5~8mm，宽 4~6mm，厚 3~4mm，腹面具宽沟，基部有棕色种脐，质地粉性坚实，白色或黄白色。雄小穗长约 9mm，宽约 5mm；雄蕊 3 枚，花药长 3~4mm。花果期 7~12 月。（图 83-1）

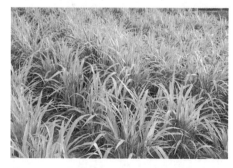

图 83-1 薏苡

【药材性状】本品呈宽卵形或长椭圆形，长 4~8mm，宽 3~6mm。表面乳白色，光滑，偶有残存的黄褐色种皮；一端钝圆，另端较宽而微凹，有 1 淡棕色点状种脐；背面圆凸，腹面有 1 条较宽而深的纵沟。质坚实，断面白色，粉性。气微，味微甜。（图 83-2，图 83-3）

【饮片炮制】麸炒薏苡仁　取净薏苡仁，照麸炒法，炒至微黄色。本品形如薏苡仁，微鼓起，表面微黄色。

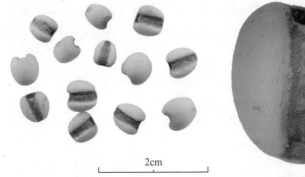

图 83-2　薏苡仁

图 83-3　薏苡仁腹面纵沟

【显微鉴别】【理化鉴别】见 2020 年版《中国药典》。

【伪劣品】草珠子　为禾本科植物草珠子 *Coix lacryma-jobi* L. 的干燥成熟种仁。本品呈宽卵形，长 4~5mm，宽 4~6mm。表面乳白色，略透明，光滑，偶有残存的红棕色种皮，两端平截，一端有棕黑色点状种脐，背面圆凸，腹面有 1 条宽而深的纵沟。质坚实，断面白色或半透明角质样。气微，味微甜。

正品原植物学名在 2020 年版《中国药典》中为薏苡 *Coix lacryma-jobi* L. var. *ma-yuen*（Roman.）Stapf.，在《中国植物志》中为薏米 *Coix chinensis* Tod.。（图 83-4）

甲壳质的总苞所包；总苞甲壳质，质地较软而薄，表面具纵长条纹，揉搓和手指按压可破，椭圆形，先端成颈状之喙，并具一斜口，基部短收缩，基端之孔小，不易穿线成串，不作工艺用。颖果质地粉性坚实，淀粉丰富，食用价值大。

伪品草珠子原植物学名在《中国植物志》中为薏苡 *Coix lacryma-jobi* L.。本种为念佛串珠用的菩提珠子，

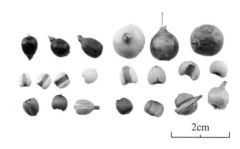

图83-4　正品（左）与伪品（右）总对比

总苞骨质坚硬，外表美观，具珐琅质，按压不破，光泽而平滑，基端之孔大，易于穿线成串，工艺价值大，但质硬，淀粉少，食用价值小。

孙宝惠 经验

草珠子的个大，腹面中间的纵沟较宽，正品薏苡仁个稍小，腹面中间纵沟较窄。

备注：薏苡仁均来源于栽培品，全国大部分地区均有出产。主要分布于福建、浙江、河北、辽宁、江苏等省区，福建浦城产者名"浦薏米"；河北安国产者名"祁薏米"；辽宁产者名"关薏米"，最为著名。

（李　昌　薛紫鲸）

连 翘

FORSYTHIAE FRUCTUS

【本草考证】经考证我国最早医药文献（汉魏六朝至唐宋）如《神农本草经》等所载的连翘，均以中国植物志中金丝桃科植物黄海棠 *Hypericum ascyron* L. 的全草为药用连翘之正品。

木犀科连翘药用始自宋代。寇宗奭《本草衍义》对连翘含义的重新释名（"今止用其子，拆之，其间片片相比如翘，应以此得名"）而确信无疑。参考宋《本草图经》"泽州连翘"的附图，亦与之吻合。再则《本草品汇精要》确定以泽州（今山西境）产连翘为道地药材。

金丝桃科黄海棠虽然药用历史悠久，延续使用时间也长。但到了宋代，连翘正品的位置，由木犀科连翘取代，并逐渐成为全国药用连翘的主流品种，乃至最终成为国家法定的正品，而最早药用的品种——湖南连翘，却转而退居于地区习用品的位置。多数作红旱莲使用。

【来源】为木犀科植物连翘 *Forsythia suspensa*（Thunb.）Vahl 的干燥果实。

【植物形态】落叶灌木。枝开展或下垂，棕色、棕褐色或淡黄褐色，小枝土黄色或灰褐色，略呈四棱形，疏生皮孔，节间中空，节部具实心髓。叶通常为单叶，或 3 裂至三出复叶，叶片卵形、宽卵形或椭圆状卵形至椭圆形，长 2~10cm，宽 1.5~5cm，先端锐尖，基部圆形、宽楔形至楔形，叶缘除基部外具锐锯齿或粗锯齿，上面深绿色，下面淡黄绿色，两面无毛；叶柄长 0.8~1.5cm，无毛。花通常单生或 2 至数朵着生于叶腋，先于叶开放；花梗长 5~6mm；花萼绿色，果卵球形、卵状椭圆形或长椭圆形，长 1.2~2.5cm，宽 0.6~1.2cm，先端喙状渐尖，表面疏生皮孔；果梗长 0.7~1.5cm。花期 3~4 月，果期 7~9 月。（图 84-1）

【采收加工】青翘采收在7月底至9月底，果皮呈青色尚未老熟时采摘，采用蒸笼蒸15分钟后取出晒干。老翘采收在9月底之后，青翘转入熟透的黄色老翘时采摘，晒干或烘干。连翘芯为老翘中的种子，筛出，晒干即可。

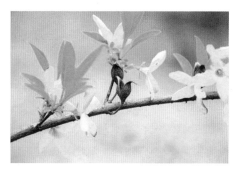

图 84-1 连翘（示花及未脱落的果）

【药材性状】本品呈长卵形至卵形，稍扁，长1.5~2.5cm，直径0.5~1.3cm。表面有不规则的纵皱纹和多数突起的小斑点，两面各有1条明显的纵沟。顶端锐尖，基部有小果梗或已脱落。青翘多不开裂，表面绿褐色，

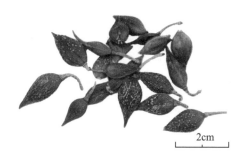

图 84-2 连翘（青翘）

突起的灰白色小斑点较少；质硬；种子多数，黄绿色，细长，一侧有翘。老翘自顶端开裂或裂成两瓣，表面黄棕色或红棕色，内表面多为浅黄棕色，平滑，具一纵隔；质脆；种子棕色，多已脱落。气微香，味苦。（图84-2）

【显微鉴别】【理化鉴别】见2020年版《中国药典》。

【伪劣品】黄海棠　为金丝桃科植物黄海棠 *Hypericum ascyron* L. 的干燥地上部分。夏季果实近成熟时采割，晒干。本品微苦，性寒。有平肝，凉血，止血，解毒，消肿的功效。常用于头痛，吐血，跌打损伤，疮疖等病症。

孙宝惠 经验

连翘现在最大的问题就是抢青严重，由于连翘抢青后连翘苷的

含量反而更高，而传统的老翘连翘苷的含量多不合格，导致当今市场上基本都是青翘，且抢青货较多。抢青货主要特征种子不是黄绿色。中药是靠性味、禀气以及中医药理论下取类比象的思维来发挥作用的，并不是靠单纯的化学成分或有效成分来发挥作用的。单纯靠植物化学的方式进行中药的检验失之偏颇，尤其是非专属性成分的检测更没有实际意义。传统老翘、青翘与连翘心功效侧重有别，老翘熟透色黄质轻，清热解毒之力减弱而长于疏散风热，青翘含生青之气而长于清热解毒，连翘心取类比象，长于清心利尿，连翘叶清心明目，利心肺，保肝，亦可以做茶。

（张丽丽　薛紫鲸）

麦 芽

HORDEI FRUCTUS GERMINATUS

【本草考证】麦芽入药始见于梁代陶弘景的《名医别录》，但古代把"芽"叫作"蘖"。因此明代以前的历代本草，有"麦蘖""蘖米"而无"麦芽"之名，"蘖"本义泛指发芽的五谷。从明代李时珍《本草纲目》"矿麦蘖一名麦芽"，在"蘖米"项下首次提出"麦芽"。历代本草所载大麦的原植物包括：大麦 Hordeum vulgare Linn. 及其变种 var. vulgare、青稞 var. nudum Hook. F. 和藏青稞 var. trifurcatum（Schlecht.）Alet.；栽培二棱大麦 H. distichon Linn. 及其栽培变种。作为发芽用的大麦均为皮大麦，即包有内稃和外稃片的颖果。不用裸麦，而青稞和藏青稞为裸麦。资料记载，收集市售麦芽商品，经鉴定为大麦 Hordeum vulgare Linn. 种下的栽培变种六棱皮大麦。

《中国药典》将麦芽、谷芽、稻芽列为三味中药。

【来源】为禾本科植物大麦 Hordeum vulgare L. 的成熟果实经发芽干燥的炮制加工品。

孙宝惠 经验

《中国药典》描述的用水浸泡后，保持适宜温、湿度的描述较为简略，实际操作过程中还要对浸泡时间、温度及湿度进行多次摸索，孙广振经试验得知一般 30℃以下发芽 3 天为宜。另外待胚芽长至约 5mm 时所指的应该是指除去麦麸之后测量的，因为芽是从大麦的基部开始生长的，如果麦麸不破的情况下最终会从大麦的顶端发出，但大麦长度一般在 8~12mm。所以说《中国药典》要求的胚芽长至约 5mm 时，只是到达了大麦的中部，还没有到达大麦的顶端。更不能把胚根当作胚芽来测量。一般情况下外面出现胚根时，里面便有了胚芽，对于胚根已经被碰掉的麦芽来说，可以通过牙嗑来检验是否为发过芽的大麦。一般发芽处理后的很容易用牙嗑碎，

麦 芽 357

掰开麦麸，里面松散呈粉性，未经发芽处理的很坚硬，磕开后不呈粉性，颗粒状。原理是随着发芽的进行，一些淀粉酶及其他活性物质增加，胚乳中含的淀粉、蛋白质、半纤维素等高分子物质逐步溶解，可溶性的低分子糖类和含氮物质不断增加，使大麦的胚乳内部坚硬的结构变得疏松易碎所致。但是如果发芽太过，胚芽长出顶部太长也会使其内部消耗太过而只剩下空壳，应当引起注意。

【植物形态】一年生草本植物。秆粗壮，光滑无毛，直立，高50~100cm。叶鞘松弛抱茎，多无毛或基部具柔毛；两侧有两披针形叶耳；叶舌膜质，长 1~2mm；叶片长 9~20cm，宽 6~20mm，扁平。穗状花序长 3~8cm（芒除外），径约 1.5cm，小穗稠密，每节着生三枚发育的小穗；小穗均无柄，长 1~1.5cm（芒除外）；颖线状披针形，外被短柔毛，先端常延伸为 8~14mm 的芒；外稃具 5 脉，先端延伸成芒，芒长 8~15cm，边棱具细刺；内稃与外稃几等长。颖果熟时黏着于稃内，不脱出。（图 85-1）

【药材性状】本品呈梭形，长 8~12mm，直径 3~4mm。表面淡黄色，背面为外稃包围，具 5 脉；腹面为内稃包围。除去内外稃后，腹面有 1 条纵沟；基部胚根处生出幼芽和须根，幼芽长披针状条形，长约 5mm。须根数条，纤细而弯曲。质硬，断面白色，粉性。气微，味微甘。（图 85-2）

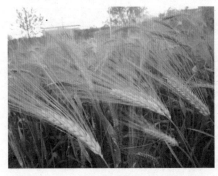 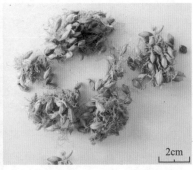

图 85-1　大麦（摄于河北中医学院药田）　图 85-2　麦芽

【饮片炮制】

1. **炒麦芽**　取净麦芽，照清炒法炒至棕黄色，放凉，筛去灰屑。本品形如麦芽，表面棕黄色，偶有焦斑。有香气，味微苦。

2. **焦麦芽**　取净麦芽，照清炒法炒至焦褐色，放凉，筛去灰屑。本品形如麦芽，表面焦褐色，有焦斑。有焦香气，味微苦。

【**显微鉴别**】【**理化鉴别**】见 2020 年版《中国药典》。

【**伪劣品**】

市场上有将大麦直接掺入麦芽的现象，可节省发芽的成本和损耗，但也有发芽太过的大麦。

（谭喆天　薛紫鲸）

栀　子
GARDENIAE FRUCTUS

【本草考证】本品始载于《神农本草经》，被列为中品。《名医别录》云："生南阳川谷，九月采实，曝干。"《本草经集注》云："处处有，亦两三种小异，以七棱者为良。经霜乃取之。今皆入染用。"《本草图经》云："今南方及西蜀州郡皆有之。木高七八尺，叶似李而厚硬，又似樗蒲子，二三月生白花，花皆六出，甚芳香，俗说即西域詹匐也。夏秋结实，如诃子状，生青熟黄，中仁深红……此亦有两三种，入药者山栀子，方书所谓越桃也。皮薄而圆小，刻房七棱至九棱者为佳。"

经考证古代栀子的原植物与当今药用商品栀子基本相符合。

【来源】为茜草科植物栀子 *Gardenia jasminoides* Ellis 的干燥成熟果实。

【植物形态】灌木，高 0.3~3m；嫩枝常被短毛，枝圆柱形，灰色。叶对生，革质，稀为纸质，少为 3 枚轮生，叶形多样，通常为长圆状披针形、倒卵状长圆形、倒卵形或椭圆形，长 3~25cm，宽 1.5~8cm，顶端渐尖或短尖而钝，基部楔形或短尖，两面常无毛，上面亮绿，下面色较暗；侧脉 8~15 对，在下面凸起，在上面平；叶柄长 0.2~1cm；托叶膜质。花芳香，通常单朵生于枝顶，花梗长 3~5mm；果卵形、近球形、椭圆形或长圆形，黄色或橙红色，长 1.5~7cm，直径 1.2~2cm，有翅状纵棱 5~9 条，顶部的宿存萼片长达 4cm，宽达 6mm；种子多数，扁，近圆形而稍有棱角，长约 3.5mm，宽约 3mm。花期 3~7 月，果期 5 月至翌年 2 月。（图 86-1）

【药材性状】本品呈长卵圆形或椭圆形，长 1.5~3.5cm，直径 1~1.5cm。表面红黄色或棕红色，具 6 条翅状纵棱，棱间常有 1 条明显的纵脉纹，并有分枝。顶端残存萼片，基部稍尖，有残留果梗。果皮薄而脆，略有光泽；内表面色较浅，有光泽，具 2~3 条隆起的

假隔膜。种子多数，扁卵圆形，集结成团，深红色或红黄色，表面密具细小疣状突起。气微，味微酸而苦。（图86-2）

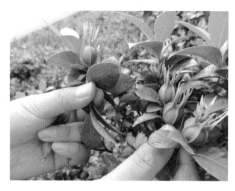

图86-1　栀子（江西湖口）

【饮片炮制】

1.栀子　除去杂质，碾碎。

本品呈不规则的碎块。果皮表面红黄色或棕红色，有的可见翅状纵横。种子多数，扁卵圆形，深红色或红黄色。气微，味微酸而苦。

2.炒栀子　取净栀子，照清炒法炒至黄褐色。

本品形如栀子碎块，黄褐色。

3.焦栀子　取栀子，或碾碎，照清炒法用中火炒至表面焦褐色或焦黑色，果皮

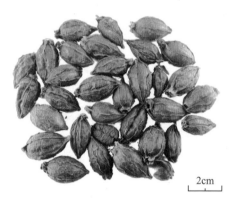

2cm

图86-2　栀子（湖南栽培）

内表面和种子表面为黄棕色或棕褐色，取出，放凉。

本品形状同栀子或为不规则的碎块，表面焦褐色或焦黑色。果皮内表面棕色，种子表面为黄棕色或棕褐色。气微，味微酸而苦。

孙宝惠 经验

栀子的颜色会随着采收时间及产地的变化而有差异，但有些产区的栀子呈现出介于典型正品栀子与水栀子的性状，如部分河南产的栀子。现在一般认为江西产的野生栀子红而皮薄圆小者质量最佳。

【规格等级】

一等：干货。呈长圆形或椭圆形，饱满。表面橙红色、红黄色、淡红色、淡黄色。具有纵棱，顶端有宿存萼片。皮薄革质。略有光泽。破开后种子聚集成团状，淡红色、紫红色或棕黄色。气微，味微酸而苦。无黑果、杂质、虫蛀、霉变。

二等：干货，呈长圆形或圆形，较瘦小。表面橙黄色、暗紫色或带青色具有纵棱，顶端有宿存萼片。皮薄革质。破开后，种子聚集成团状，棕红色、红黄色、暗棕色、棕褐色。气微，味微酸而苦。间有怪形果或破碎。无黑果、杂质、虫蛀、霉变。

备注：

（1）本品不包括长大形的水栀子。

（2）一、二等的区别，不是果的大小区分，主要是以栀子果的成熟程度、是否饱满和色泽深浅来分等级。

（3）无论何种栀子，均要防止抢青，严禁采收嫩果。

【显微鉴别】【理化鉴别】 见 2020 年版《中国药典》。

【伪劣品】

1.大栀子　为茜草科植物长果栀子 *Gardenia jasminoides* f. Longicarpa Z. W. Xie et Okada 的干燥成熟果实。9~11 月果实成熟呈红黄色时采收，除去果梗和杂质，蒸至上汽或置沸水中略烫，取出，干燥。

呈长卵圆形或椭圆形，长 3.5~5.5cm，直径 1.0~2.5cm。表面橙红色、棕红色或棕褐色，具 6 条翅状纵棱，棱间常有 1 条明显的纵脉纹，并有分枝。顶端残存萼片，基部稍尖，偶有残留果梗。果皮薄而脆，略有光泽；内表面色较浅，有光泽，具 2~3 条隆起的假隔膜。种子多数，扁

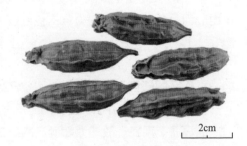

2cm

图 86-3　大栀子（福建）

卵圆形，集结成团，深红色或黄红色，表面密具细小疣状突起。气微，味微酸、苦。（图86-3）

2.栀子秋果及抢青　江西湖口栽培的栀子秋天再开一次花，所产秋果约占5%~10%，秋果含量是6%，正常栀子含量是4%~5%，福建福鼎栽培的栀子无秋果，理化指标与传统栀子无区别。不可以单纯的含量高低来评价栀子的质量。

（郑　倩　薛紫鲸）

山茱萸
CORNI FRUCTUS

【本草考证】始载于《神农本草经》，被列为中品，药用部位为果实。《雷公炮炙论》"使山茱萸须去内核。"《梦溪笔谈》云："山茱萸能补骨髓者，取其核温涩秘精气……今人或削取肉用，而弃之核，大非古人之意。"《和剂局方》云："山茱萸凡使先须捣碎焙干用，或只和核使亦得"。《普济本事方》方剂均脚注"连核用"。《医学衷中参西录》张锡纯云："其核与肉之性相反，用时务须将核去净。近阅医报，有言核味涩，性亦主收敛，服之恒使小便不利，椎破尝之，果有涩味者，其说或可信。"

由本草考证可知历代本草对山茱萸用药是否去核并没有统一的说法，谢宗万认为，五味子本以果实（主要为果肉）入药，但其种子含活性成分木脂素，有医疗价值。由此得到启发，山茱萸果核（内含种子）也可能具医疗价值的化学成分，何况古人早有连果核一同使用的经验和论述。但果核坚硬，用时宜轧碎使种子成分易被浸出。

【来源】为山茱萸科植物山茱萸 *Cornus officinalis* Sieb.et Zucc. 的干燥成熟果肉。

【植物形态】落叶乔木或灌木，高 4~10m；树皮灰褐色；小枝细圆柱形，无毛或稀被贴生短柔毛，冬芽顶生及腋生，卵形至披针形，被黄褐色短柔毛。叶对生，纸质，卵状披针形或卵状椭圆形，长 5.5~10cm，宽 2.5~4.5cm，先端渐尖，基部宽楔形或近于圆形，全缘，上面绿色，无毛，下面浅绿色，稀被白色贴生短柔毛，脉腋密生淡褐色丛毛，中脉在上面明显，下面凸起，近于无毛，侧脉 6~7 对，弓形内弯；叶柄细圆柱形，长 0.6~1.2cm，上面有浅沟，下面圆形，稍被贴生疏柔毛。伞形花序生于枝侧，有总苞片 4，卵形，厚纸质至革质，长约 8mm，带紫色，两侧略被短柔毛，开花后脱落；总花梗粗壮，长约 2mm，微被灰色短柔毛；花小，两性，先叶开放；核果长椭圆形，长 1.2~1.7cm，直径 5~7mm，红色至紫红色；核骨质，狭椭圆形，长约 12mm，有几条不整齐的肋纹。花期 3~4 月；果期 9~10 月。（图 87-1）

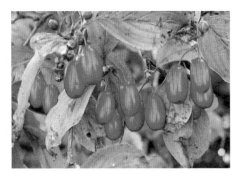

图 87-1　山茱萸果

【采收加工】主产于浙江天目山、河南伏牛山、陕西秦岭南坡，安徽、山西、山东亦产，以浙江产品个大、肉厚、色红品质为优，为浙江道地药材，河南产量最大。由《中国药典》收载变化可知，山茱萸鲜果软化去核由文火焙烘变为用文火烘或置沸水中略烫，增加了置沸水中略烫的产地初加工的方法。

1.火烘　将鲜果放在竹笼内用文火烘焙至膨胀（防止烘焦），冷却后去核，置阳光下晒干。

2.水煮　将鲜果置入沸水中泡约 10 分钟或煮 5 分钟软化均匀，捞出，稍凉，捏去核，将果肉晒干或烘干。

火烘者，色泽紫红，肉厚，质量好，且少损失；水煮者，质量较次，且损耗大。莫诺苷和马钱苷为环烯醚萜苷类，不稳定，易受外界因素影响发生氧化，引起颜色变化。在烘干法加工药材时，温度是影响山茱萸样品外观和质量的重要因素，故在实际生产中，应严格控制烘干温度。以 55℃为最优选择。

【药材性状】本品呈不规则的片状或囊状，长 1~1.5cm，宽 0.5~1cm。表面紫红色至紫黑色，皱缩，有光泽。顶端有的有圆形宿萼痕，基部有果梗痕。质柔软。气微，味酸、涩、微苦。（图 87-2）

【饮片炮制】酒萸肉　取净山萸肉，照酒炖法或酒蒸法，炖或蒸至酒吸尽。（注意：用黄酒，不可以用白酒）

本品形如山茱萸，表面紫黑色或黑色，质滋润柔软。微有酒香气。

【规格等级】统货：干货。果肉呈不规则的片状或囊状。表面鲜红、紫红色至暗红色，皱缩、有光泽。味酸涩。果核不超过3%。无杂质、虫蛀、霉变。

【显微鉴别】见2020年版《中国药典》。

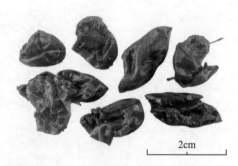

2cm

图87-2　浙江山萸肉

孙宝惠 经验

山茱萸果核为非药用部位，果核和果梗作为中药材的杂质检查是不得过3%的，饮片山萸肉是要求除去杂质和残留果核。果核中的石细胞不应该作为显微鉴别的必要特征。而果皮表皮细胞是可以作为中成药中所含山萸肉的主要显微鉴别特征的。商品山茱萸带核太多，商家以此来增加重量，实际工作中要严格控制。

【理化鉴别】见2020年版《中国药典》。

【伪劣品】

孙宝惠 经验

山茱萸以肉厚、色紫红、油润柔软者为佳，陈货颜色紫黑，表面一般带白霜。白霜是有机酸析出造成的，注意与增重品的区别。2013年除浙江货外全部为黄皮货，据说是因为气候原因，采收期到了，果实未成熟采摘了。2014年都变为紫红色。

（相聪坤　薛紫鲸）

枳 壳

AURANTII FRUCTUS

【本草考证】《神农本草经》只有枳实而无枳壳，说明上古时期枳实、枳壳可能不分。《名医别录》谓枳实"九月、十月采。"说明当时所用的枳实是已经成熟的果实，而非幼果，这由陶弘景云："枳实采，破令干，除核，微炙令干用"的记载，更可证实枳实是熟果，因只有熟果或近成熟的果实才有核可去。《新修本草》谓："枳实，日干乃得，阴便湿烂也。用当去核及中瓤乃佳，今或用枳壳乃尔，若称枳实，须合核瓤用者，殊不然也，误矣。"可见《新修本草》所称枳实与枳壳为一物，即仍为成熟枸橘之去瓤者。枳壳之名，首见于唐《药性论》。《开宝本草》因其与枳实"主疗稍别"始将枳壳单独立为一条。《本草拾遗》载："江北有枳无橘。"对照《证类本草》附图，汝州枳壳和成州枳实均是枸橘 *Poncirus trifoliata*（L.）Raf.。至宋代，枳实不但品种有变，其药用部分在采收期方面也有变，即唐代以前，枳实为枸橘的成熟果实，自宋代以后，枳实就以酸橙的幼果为枳实，其近成熟的果实为枳壳的佳品了。

依据枳实（壳）古今药用品种的考证，可以认为唐代以前医方中所用枳实，如《金匮要略》枳实薤白桂枝汤以及《伤寒论》中所用枳实，均可沿用枸橘的成熟果实，但根据宋代寇宗奭的见解，"张仲景治伤寒仓卒之病，承气汤中用枳实，皆取其疏通决泄破结实之义"，亦可改用质优的酸橙幼果。宋代以后医方中的枳实（壳），以一律采用酸橙枳实（壳）为宜。

【来源】本品为芸香科植物酸橙 *Citrus aurantium* L. 及其栽培变种的干燥未成熟果实。

1963 年版《中国药典》所收的香圆 *Citrus wilsonii* Tanaka. 属于柚的杂交种，《中国植物志》记载香圆在栽培上有细皮香圆或称滑皮香圆与粗皮香圆或称香圆枳壳又称粗皮枳壳，后者的香气最浓。

Swingle 认为香圆是柚与宜昌橙的自然杂交种。综观各器官形态及其果皮有特殊浓郁香气，似为柚与香橙的自然杂交种较为可能。顶端有花柱残痕及隆起的环圈习称"金钱环"。其成熟果实为中药香橼的来源之一。

枳壳的来源中栽培变种主要有黄皮酸橙 Citrus aurantium 'Huangpi'、代代花 Citrus aurantium 'Daidai'、朱栾 Citrus aurantium 'Chuluan'、塘橙 Citrus aurantium 'Tangcheng'。

【植物形态】小乔木，枝叶茂密，刺多，徒长枝的刺长达 8cm。叶色浓绿，质地颇厚，翼叶倒卵形，基部狭尖，长 1~3cm，宽 0.6~1.5cm，或个别品种几无翼叶。总状花序有花少数，有时兼有腋生单花，有单性花倾向，即雄蕊发育，雌蕊退化；花蕾椭圆形或近圆球形；花萼 5 或 4 浅裂，有时花后增厚，无毛或个别品种被毛；花大小不等，花径 2~3.5cm；雄蕊 20~25 枚，通常基部合生成多束。果圆球形或扁圆形，果皮稍厚至甚厚，难剥离，橙黄至朱红色，油胞大小不均匀，凹凸不平，果心实或半充实，瓤囊 10~13 瓣，果肉味酸，有时有苦味或兼有特异气味；种子多且大，常有肋状棱，子叶乳白色，单或多胚。花期 4~5 月，果期 9~12 月。

秦岭南坡以南各地，通常栽种，有时亦为半野生。

【品种产地】酸橙大抵可分为黄皮酸橙与红皮酸橙两大类。尚有一些变异型与自然杂交种。

1.黄皮酸橙　性状较原始，果皮较厚，表面粗糙或有皱襞，色淡黄或橙黄，含油较多，香气较浓，剥离较困难，果肉味甚酸，常兼有苦味或特异气味。长江以南、五岭以北较多栽种，在山地偶有半野生的。这一类的代表有：

（1）黄皮酸橙，又称酸柑子、臭柑子、药橘子。主产于湖北西部、湖南、贵州东部。湖南的主产区在沅江一带及西部各地。本地区内的中药枳实及枳壳即用其果制成。果肉甚酸，瓤囊有苦味；种子多且大。

（2）枸头橙，又称皮头橙、大黄橙。主产区在浙江黄岩一带。

根系发达，性耐旱，耐盐碱，嫁接后树形大，树龄长，冬季落叶少，产量高，是嫁接柑橘类的优良砧木。果肉甚酸且有特异气味；种子多，其顶部略弯钩。

2.红皮酸橙　果皮橙红色，皮较薄，稍粗糙，较易剥离，果较大，果心近于中空，果肉味酸，有时带苦味。这一类的代表有：

（1）小红橙，主产于江苏、浙江二省。是嫁接宽皮橘类的砧木之一，但树龄较短，耐寒性较差。果扁圆形，鲜橙红色，油胞凹陷，果皮稍粗糙，尚易剥离，果心大而空，果肉酸，有时稍带苦味；子叶偶有淡绿色。

（2）朱栾，又称香栾、酸栾。主产于江苏、浙江二省。亦用作砧木。未成熟的果作药用，代枳实或枳壳。果形似小红橙但较大，橙红色，果心空或半充实，果肉酸，无异味。

（3）代代酸橙，简称代代，又名回青橙、春不老，玳玳圆。果近圆球形，果顶有浅的放射沟，果萼增厚呈肉质，果皮橙红色，略粗糙，油胞大，凹凸不平，果心充实，果肉味酸。主产地在浙江。

花芳香，用以熏茶叶称为代代花茶。其果经霜不落，若不采收，则在同一树上有不同季节结出的果，故又称代代果。成熟果有时在夏秋季节又转回青绿色，故又名回青橙。是因为果皮的叶绿素在果的成熟过程中逐渐解体，变为黄至朱红色，但遇气温及水分条件发生变化时，足以促进其生理生化活动，又产生出新的叶绿素，从而又变为青绿色。

3.杂交种　酸橙的杂交种有酸橙与甜橙、酸橙与柚、酸橙与宽皮橘类等多种杂交，较常见的有：

（1）虎头柑，主产于福建（漳州、厦门）、台湾、广东东部各地。可能是酸橙与柚的杂交后代。叶质颇厚，叶缘上半段有圆钝齿。少花的总状花序，果皮淡黄，有厚有薄，药用代枳壳，前者称粗皮枳壳，后者称细皮枳壳，果皮绵质而松软，中心柱大而空，瓤囊壁厚而韧、果肉有柚的风味，但味甚酸则又似酸橙；种子有纵肋棱，子叶乳白色，多胚。

（2）南庄橙是酸橙的一个杂交种或栽培变异型。叶狭长近似柳叶。果扁圆形，果皮甚厚且粗糙，橙黄色，油胞大，果心大，半充实，果肉甚酸；种子多胚。

（3）日本夏橙，在台湾、福建、广东一些柑橘园艺场有栽种。可能是酸橙与宽橘类的杂交后代或其他起源。果于春末夏初成熟，通常圆球形，果皮橙黄色，略厚，果肉偏酸，常兼有苦味。

【药材性状】本品呈半球形，直径3~5cm。外果皮棕褐色至褐色，有颗粒状突起，突起的顶端有凹点状油室；有明显的花柱残迹或果梗痕。切面中果皮黄白色，光滑而稍隆起，厚0.4~1.3cm，边缘散有1~2列油室，瓤囊7~12瓣，少数至15瓣，汁囊干缩呈棕色至棕褐色，内藏种子。质坚硬，不易折断。气清香，味苦、微酸。（图88-1）

【饮片炮制】

1. 枳壳　除去杂质，洗净，润透，切薄片，干燥后筛去碎落的瓤核。

本品呈不规则弧状条形薄片。切面外果皮棕褐色至褐色，中果皮黄白色至黄棕色，近外缘有1~2列点状油室，内侧有的有少量紫褐色瓤囊。（图88-2）

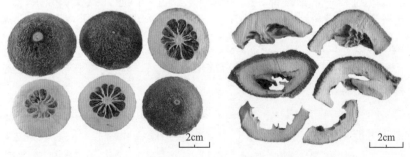

图88-1　川枳壳　　　　　　　图88-2　枳壳饮片

2. 麸炒枳壳　取枳壳片，照麸炒法炒至色变深。

本品形如枳壳片，色较深，偶有焦斑。

孙宝惠 经验

　　川枳壳和江枳壳，质地坚实沉重，中果皮较厚，青皮白口，湘枳壳中果皮相对较薄，品相相对较差，对于麸炒枳壳的性状描述不应该有焦斑，对于一般药材的炮制清炒法按具体品种的要求有的一般可以出现焦斑，对于加辅料炒的一般不应出现焦斑，当然也不能为上色好看而在麸炒的过程中随意加白糖，对于麸炒枳壳来说应该加上具有焦香气。

【规格等级】

　　一等：干货。横切对开，呈扁圆形。表面绿褐色或棕褐色，有颗粒状突起。切面黄白色或淡黄色，肉厚、瓤小。质坚硬。气清香，味苦微酸。直径 3.5cm 以上，肉厚 0.5cm 以上。无虫蛀、霉变。

　　二等：干货。横切对开。呈扁圆形。表面绿褐色或棕褐色，有颗粒状突起切面黄白色或淡黄色，肉薄，质坚硬。气清香，味苦微酸。直径 2.5cm 以上，肉厚 0.5cm 以上。无虫蛀、霉变。

　　备注：枳壳系按主产于四川、江西、湖南的酸橙果实制订的标准，其他习惯用的枳壳可自行制订标准。

【显微鉴别】【理化鉴别】见 2020 年版《中国药典》。

【伪劣品】

　　1. 衢枳壳　为芸香科植物常山胡柚 Citrus × changshan-huyou Y. B. Chang 的干燥未成熟果实。主产于浙江。7 月果皮尚绿时采收，自中部横切为两半，晒干或低温干燥。呈不规则弧状条形薄片，完整者直径 3~5cm。切面外果皮棕褐色至褐色，中果皮黄白色至黄棕色，近外缘有 1~2 列点状油室，内侧有的有少量紫褐色瓤囊。质脆。气香，味苦、微酸。胡柚是柚与甜橙的自然杂交种。（图 88-3）

　　2. 香圆　来源为芸香科植物香圆 Citrus wilsonii Tanaka 的干燥未成熟果实。秋季果实成熟时采收，趁鲜切片，晒干或低温干燥。香圆亦可整个或对剖两半后，晒干或低温干燥。本品呈类球形，半球形或圆片，直径4~7cm。表面黑绿色或黄棕色，密被凹陷的小油点及网状隆起的粗皱纹，顶端有花柱残痕及隆起的环圈，俗称："金钱环"，基部有果梗残基。质坚硬。剖面或横切薄片，边缘油点明显；中果皮厚0.7~1.5cm（成熟香圆中果皮厚约0.5cm），粗糙不平，向外翻转，外缘油点1~2列；瓤囊9~11室，黑褐色，种子不明显（成熟香圆棕色或淡红棕色，间或有黄白色种子）。气香，味酸而苦。（图88-4）

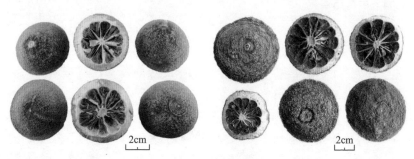

图88-3 衢枳壳　　　　　　图88-4 香圆

3.绿衣枳壳　来源为芸香科植物枸橘 *Poncirus trifoliata*（L.）Raf. 的干燥未成熟果实。果较小，直径2~3.5cm，果皮表面被有黄绿茸毛，习称为"黄皮枳壳"。剖面果皮肉薄，厚在0.5cm以下。瓤囊6~9瓣。气香薄，味淡微苦酸。（图88-5）

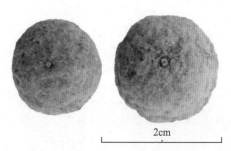

图88-5 枸橘

孙宝惠 经验

衢枳壳即胡柚，与正品枳壳性状相似但质地相对轻泡，含量一般合格，提前采的含量还高，中果皮质地软，不坚实，瓤囊组织一般颜色较浅，有的可见金钱环，中果皮尝起来非常麻舌，并且持续的时间较长（湖南枳壳也麻，但持续时间较短），也有苦味，有些过硫货稍带粉色。

（侯芳洁　薛紫鲸）

酸枣仁
ZIZIPHI SPINOSAE SEMEN

【本草考证】《神农本草经》载有"酸枣"一名，被列为上品。《本草拾遗》中记载："蒿阳子曰，余家于滑台，今酸枣县，即滑之属邑也，其地名酸枣焉。其树高数丈，径围一二尺，木理极细，坚而且重，其树皮亦细，文似蛇鳞。其枣圆小而味酸，其核微圆，其仁稍长，色赤如丹，此医之所重，居人不易得。今市之卖者，皆棘子为之。山枣树如棘，子如生枣，里有核如骨，其肉酸滑好食，山人以当果。"《开宝本草》："酸枣小而圆，其核中仁微扁。"《本草图经》记载："今近京及西北州郡皆有之，野生多在坡坂及城垒间。似枣木而皮细，其木心赤色，茎叶俱青，花似枣花，八月结实，紫红色，似枣而圆小，味酸。"陶弘景曰："今出东山间，云即是山枣树，子似武昌枣而味极酸"。陈藏器《本草拾遗》云："其枣圆小，而味酸，其核微圆而仁稍长，色赤如丹。"《本草纲目》列酸枣于木部灌木类，列枣于果类，说明酸枣非食用之大枣，酸枣是灌木而非大乔木。

《植物名实图考》中的酸枣，就其附图观之，也证实古今药用酸枣品种一致。

【来源】 为鼠李科植物酸枣 *Ziziphus jujuba* Mill. var.spinosa （Bunge）Hu ex H.F.Chou 的干燥成熟种子。

【植物形态】落叶灌木或小乔木，高 1~4m；小枝呈之字形弯曲，紫褐色。酸枣树上的托叶刺有 2 种，一种直伸，长达 3cm，另一种常弯曲。叶互生，叶片椭圆形至卵状披针形，长 1.5~3.5cm，宽 0.6~1.2cm，边缘有细锯齿，基部 3 出脉。花黄绿色，2~3 朵簇生于叶腋。核果小，近球形或短矩圆形，熟时红褐色，近球形或长圆形，长 0.7~1.2cm，味酸，核两端钝。花期 6~7 月，果期 8~9 月。（图 89-1）

【采收加工】

（1）采摘酸枣：秋末冬初采摘成熟果实。但多地抢青现象严重，此时酸枣未完全成熟，导致酸枣仁干瘪，易出现黑仁。

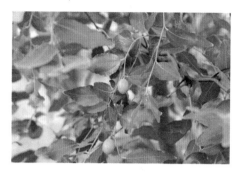

图 89-1　酸枣树

（2）晾晒酸枣：前期酸枣一般将果皮晒红即可去果肉；后期酸枣生长期长，品质好，一般将其晒干，果肉用于制作酸枣面。

（3）去果肉：前期货：晒红后的酸枣放入去果肉机中去果肉，酸枣核从旁边出来，倒进池子中用水清洗，果肉从下面直接排到排污池中。后期货：酸枣晒干后，用碌碡碾去表面的果皮，再用机器将酸枣肉与酸枣核分开，酸枣核用水清洗。

（4）脱壳：多在农历 9~10 月份进行脱壳，有时也根据行情，留货到来年再脱壳，此时陈货脱壳后酸枣仁颜色较暗。

（5）分离壳仁：脱壳后电动筛选机初步筛选和震动筛选机精选，最后将难以分开的酸枣仁进行水漂，这种酸枣仁较干瘪，品质较差，一般为抢青货，漂洗后晾晒，易出现黑仁。

（6）色选：用色选机根据颜色将酸枣仁进行分选，选出颜色发暗或颜色较浅的品质较差的酸枣仁，多有黑仁。

孙宝惠 经验

不同的采收加工方式会导致酸枣仁颜色不同。采收较早则酸枣仁颜色浅，采收较晚则颜色深；采收时将酸枣砸开与用时将其砸开相比，酸枣仁颜色不同。另外，酸枣的入药部位为其干燥的成熟种子，故一定不能抢青。

【药材性状】本品呈扁圆形或扁椭圆形，长 5~9mm，宽 5~7mm，厚约 3mm。表面紫红色或紫褐色，平滑有光泽，有的有裂纹。有的两面均呈圆隆状突起；有的一面较平坦，中间有 1 条隆起的纵线纹；另一面稍突起。一端凹陷，可见线形种脐；另端有细小突起的合点。种皮较脆，胚乳白色，子叶 2，浅黄色，富油性。气微，味淡。（图89-2，图 89-3）

【饮片炮制】除去残留果核，用时捣碎。

孙宝惠 经验
若酸枣仁中长两个籽时，中间纵棱线即不明显。

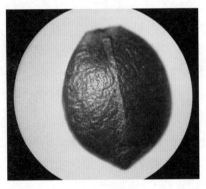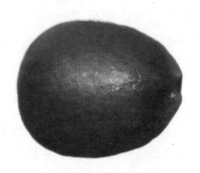

图 89-2 酸枣－纵纹线　　　　图 89-3 酸枣－另一面稍突起

【规格等级】

一等：干货。呈扁圆形或扁椭圆形，饱满。表面深红色或紫褐色，有光泽。断面内仁浅黄色，有油性。味甘淡。核壳不超过 2%。碎仁不超过 5%。无黑仁、杂质、虫蛀、霉变。

二等：干货。呈扁圆形或扁椭圆形，较瘪瘦。表面深红色或棕黄色。断面内仁浅黄色。有油性。味甘淡。核壳不超过 5%，碎仁不超过 10%。无杂质、虫蛀、霉变。

【显微鉴别】本品粉末棕红色。种皮栅状细胞棕红色，表面观呈多角形，直径约 15μm，壁厚，木化，胞腔小；侧面观呈长条形，外壁增厚，侧壁上、中部甚厚，下部渐薄；底面观呈类多角形或圆多角形。种皮内表皮细胞棕黄色，表面观长方形或类方形，垂周壁连珠状增厚，木化。子叶表皮细胞含细小草酸钙簇晶和方晶。

孙宝惠 经验

　　酸枣的药用部位为其干燥成熟种子，酸枣仁核属于非药用部位，故若观察有石细胞，证明样品中混有酸枣仁核。

　　【理化鉴别】见 2020 年版《中国药典》。

　　【伪劣品】理枣仁　为鼠李科植物滇刺枣 *Ziziphus mauritiana* Lam. 的干燥成熟种子。秋季采收成熟果实，除去果肉及核状内果皮，收集种子，晒干。多产于云南和缅甸，属于云南省地方习用品种，收载于《云南省中药材标准》2005 年版。呈扁球形或扁椭圆形，红棕色或黄棕色，有的具淡黄棕色斑点状花纹，有光泽，宽 4~6mm，厚 1~3mm。腹面平坦，边缘隆起，中间具 1mm 宽的纵棱；另一面隆起。种皮脆，内含黄白色种仁，富油性。气微，味微酸。

　　　　　　　　　　　　　　　　　　　　　　（郭　梅　侯芳洁）

莱菔子

RAPHANI SEMEN

【来源】为十字花科植物萝卜 *Raphanus sativus* L. 的干燥成熟种子。

【植物形态】二年或一年生草本植物，高 20~100cm；直根肉质，长圆形、球形或圆锥形，外皮绿色、白色或红色；茎有分枝，无毛，稍具粉霜。基生叶和下部茎生叶大头羽状半裂，长 8~30cm，宽 3~5cm，顶裂片卵形，侧裂片 4~6 对，长圆形，有钝齿，疏生粗毛，

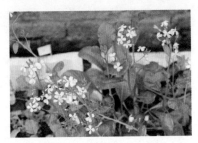

图 90-1　萝卜

上部叶长圆形，有锯齿或近全缘。总状花序顶生及腋生；花白色或粉红色，直径 1.5~2cm；花梗长 5~15mm；萼片长圆形，长 5~7mm；花瓣倒卵形，长 1~1.5cm，具紫纹，下部有长 5mm 的爪。长角果圆柱形，长 3~6cm，宽 10~12mm，在相当种子间处缢缩，并形成海绵质横隔；顶端喙长 1~1.5cm；果梗长 1~1.5cm。种子 1~6 个，卵形，微扁，长约 3mm，红棕色，有细网纹。花期 4~5 月，果期 5~6 月。（图 90-1）

【采收加工】夏季果实成熟时采割植株，晒干，搓出种子，除去杂质，再晒干。

【药材性状】呈类卵圆形或椭圆形，稍扁，长 2.5~4mm，宽 2~3mm。表面黄棕色、红棕色或灰棕色。一端有深棕色圆形种脐，一侧有数条纵沟。种皮薄而脆，子叶

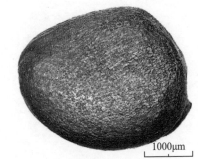

1000μm

图 90-2　表面纹理

2，黄白色，有油性。气微，味淡、微苦辛。（图 90-2）

【饮片炮制】

1. 莱菔子　除去杂质，洗净，干燥。用时捣碎。

2. 炒莱菔子　取净莱菔子，照清炒法炒至微鼓起。用时捣碎。

本品形如莱菔子，表面微鼓起，色泽加深，质酥脆，气微香。

孙宝惠 经验

　　莱菔子表面一定是黄棕色、灰棕色或者红棕色，不是该颜色的都属于伪品，即使是一个科的也不应该入药，不符合药典性状的规定，凡是入药的外表面颜色均应该为棕色系。一般云南产的莱菔子颜色较为浅，红萝卜籽为浅黄棕色。甘肃产的莱菔子较大一些。

【显微鉴别】【理化鉴别】见 2020 年版《中国药典》。

【伪劣品】

孙宝惠 经验

　　收购莱菔子时注意，不是水洗货易掺红沙石和小红土块。可放入自封袋稍稍摇晃，看袋子的干净程度来判断，也可放入玻璃盘中进行摇晃即可检验干净程度。也可用光滑的磁铁棒插入莱菔子药材中，检验是否有铁块等杂质。

【规格等级】市场上分为选货和统货两种。选货又分一等和二等。

一等：大小均匀，饱满，含有杂质较少。

二等：大小均匀，饱满，杂质稍多。

统货：大小不一，含有部分杂质。

（郭利霄　相聪坤）

女贞子
LIGUSTRI LUCIDI FRUCTUS

【本草考证】女贞子原名女贞实，始载于《神农本草经》，被列为上品。《新修本草》云："女贞叶似枸骨及冬青树等，其实九月熟，黑似牛李子……叶大，冬茂。"《蜀本图经》曰："树高数丈，花细，青白色。"《本草纲目》云："女贞、冬青、枸骨，三树也。女贞即今俗呼蜡树者……东人因女贞茂盛，亦呼为东青，与冬青同名异物，盖一类二种尔。二种皆因子自生，最易长。其叶厚而柔长，绿色，面青背淡。女贞叶长者四五寸，子黑色；冻青叶微团，子红色，为异。其花皆繁，子并累累满树，冬月鹳鹆喜食之，木肌皆白腻。今人不知女贞，但呼为蜡树。"

从上述的植物形态描述以及《本草图经》中的女贞附图来看，本草所指的女贞应该就是木犀科植物女贞 *Ligustrum lucidum* Ait. 的成熟果实。

【来源】为木犀科植物女贞 *Ligustrum lucidum* Ait. 的干燥成熟果实。

【植物形态】灌木或乔木，高可达25m；树皮灰褐色。枝黄褐色、灰色或紫红色，圆柱形，疏生圆形或长圆形皮孔。叶片常绿，革质、卵形、长卵形或椭圆形至宽椭圆形，长 6~17cm，宽 3~8cm，先端锐尖至渐尖或钝，基部圆形或近圆形，有时宽楔形或渐狭，叶缘平坦，上面光亮，两面无毛，中脉在上面凹入，下面凸起，侧脉 4~9 对，两面稍凸起或有时不明显；叶柄长

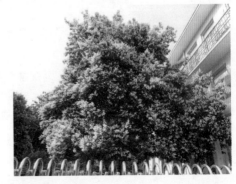

图 91-1　女贞

1~3cm，上面具沟，无毛。圆锥花序顶生，长 8~20cm，宽 8~25cm；花序梗长 0~3cm；果肾形或近肾形，长 7~10mm，径 4~6mm，深蓝黑色，成熟时呈红黑色，被白粉；果梗长 0~5mm。花期 5~7 月，果期 7 月至翌年 5 月。（图 91-1）

【采收加工】冬季果实成熟时采收，除去枝叶，稍蒸或置沸水中略烫后，干燥；或直接干燥。

孙宝惠 经验

《中国药典》相关记载的主要变化是在其加工方法上，1963 年版《中国药典》是将果实"略熏后，晒干"，1977 年版后则为需要将果实"稍蒸"或者是置于沸水中略烫后干燥，或者是直接干燥。

【药材性状】本品呈卵形、椭圆形或肾形，长 6~8.5mm，直径 3.5~5.5mm。表面黑紫色或灰黑色，皱缩不平，基部有果梗痕或具宿萼及短梗。体轻。外果皮薄，中果皮较松软，易剥离，内果皮木质，黄棕色，具纵棱，破开后种子通常为 1 粒，肾形，紫黑色，油性。气微，味甘、微苦涩。（图 91-2）

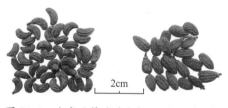

图 91-2　女贞子肾形（左）、豆豉形（右）

【饮片炮制】

1.女贞子　除去杂质，洗净，干燥。

2.酒女贞子　取净女贞子，照酒炖法或酒蒸发炖至酒吸尽或蒸透。

本品形如女贞子，表面黑褐色或灰黑色，常附有白色粉霜。微有酒香气。

孙宝惠 经验

目前市场上所售的女贞子有豆豉形和肾形。豆豉形一般含 2 粒种子，肾形一般含一粒种子。

【显微鉴别】【理化鉴别】见 2020 年版《中国药典》。

【伪劣品】

孙宝惠 经验

　　仅靠《中国药典》规定的含量和浸出物不足以说明女贞子的质量，一些抢青货的含量虽也符合《中国药典》的规定，但其种子发黑，不符合《中国药典》中有关性状的描述。只要严格控制女贞子的采收期，其含量和浸出物多数都可以远远超过《中国药典》规定的指标，所以要防止抢青采收。有些产地的豆豉形女贞子的含量较肾形女贞子的含量高。女贞子中晚期货，外果皮薄，中果皮松软属于劣品。另外还需要注意鉴别提取过的女贞子，其颜色发浅，质地轻。

（郭利霄　李　玲）

五味子

SCHISANDRAE CHINENSIS FRUCTUS

【本草考证】五味子始载于《神农本草经》，被列为上品，其"味酸性温，主益气，咳逆上气，劳伤羸瘦，补不足，强阴，益男子精。生山谷，味酸，当以木为五行之先也。"

关于五味子之名称，《尔雅》中释义为："五味，皮肉甘酸，核中辛苦，都有咸味，味既具矣，故其字以味，且能养五脏也。"《唐本草》注云："五味，皮肉甘、酸，核中辛、苦，都有咸味，此则五味具也。"故名五味子，此名一直沿用至今。

关于五味子之产地和植物形态，《名医别录》载："五味子生齐山（今安徽贵池）山谷及代郡（今山西大同）。"《本草经集注》载："五味子今第一出高丽，多肉而酸、甜，次出青州（今山东境内），冀州（今属河北柏乡），味过酸，其核并似猪肾。又有建平者（今属四川巫山），少肉，核形不相似，味苦，亦良。此药多膏润，烈日曝之，乃可捣筛。荪蓉为之使，恶萎蕤，胜乌头。"《唐本草》载："五味子蔓生木上，其叶似杏而大，子作房如落葵，大如樱子，出蒲州（今山西永济）及蓝田（陕西蓝田）山中。"《蜀本草》载："五味子蔓生，茎赤色，花黄白，子生青熟紫，亦具五色，味甘者佳。"《本草图经》载："五味子今河东、陕西州郡（今陕西、甘肃、内蒙古）尤多，杭越间（今浙江杭州、江苏）亦有之，春初生苗，引赤蔓于高木，其长六七尺。叶尖圆似杏叶，三四月开黄白花，类小莲花。七月成实，丛生茎端，如豌豆许大，生青熟红紫。今有数种，大抵相近，而以味甘者为佳。"《证类本草》除引上述本草描述外，并附有号州五味子（今陕西宝鸡）、越州五味子（今浙江绍兴）、秦州五味子（今甘肃天水）图。《本草纲目》载："五味，今有南北之分，南产者色红，北产者色黑，入滋补必用北者乃良。"《雷公炮炙论》载：五味子小颗皮皱泡者，有白扑盐霜，一重，其味酸、咸、苦、辛、甘味全者，真也。《植物名实图考》载:"五味子以北产者良",并绘有一种五味子图。

综上,经考证可得历代本草对五味子的产地和植物形态记载较详,归纳起来五味子的主要特征是木质藤本,茎赤,花黄白色,叶似杏叶,果实具五味。从汉代《神农本草经》至清代《植物名实图考》,五味子原植物已不止 1 种,根据产地来看主要有北五味子和南五味子。此外产于建平(四川巫山)的五味子应为金山五味子,当地称为五味藤,果实做五味子入药,为四川东部地区习用品。南、北五味子之分则是在李时珍的《本草纲目》中明确提出的。

【来源】为木兰科植物五味子 *Schisandra chinensis*(Turcz.)Baill. 的干燥成熟果实。

【植物形态】落叶木质藤本,除幼叶背面被柔毛及芽鳞具缘毛外余无毛;幼枝红褐色,老枝灰褐色,常起皱纹,片状剥落。叶膜质,宽椭圆形,卵形、倒卵形,宽倒卵形,或近圆形,长 5~10cm,宽 3~5cm,先端急尖,基部楔形,上部边缘具胼胝质的疏浅锯齿,近基部全缘;侧脉每边 3~7 条,网脉纤细不明显;

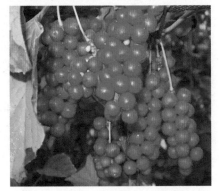

图 92-1　五味子(张丹摄于五岳寨)

叶柄长 1~4cm,两侧由于叶基下延成极狭的翅。雄花:花梗长 5~25mm,中部以下具狭卵形苞片,花被片粉白色或粉红色,6~9 片,长圆形或椭圆状长圆形,长 6~11mm,宽 2~5.5mm,外面的较狭小;雌花:花梗长 17~38mm,花被片和雄花相似;聚合果长 1.5~8.5cm,聚合果柄长 1.5~6.5cm;小浆果红色,近球形或倒卵圆形,径 6~8mm,果皮具不明显腺点;种子 1~2 粒,肾形,长4~5mm,宽 2.5~3mm,淡褐色,种皮光滑,种脐明显凹入成 U 形。花期 5~7 月,果期 7~10 月。(图 92-1)

【药材性状】本品呈不规则的球形或扁球形,直径 5~8mm。表面红色、紫红色或暗红色，皱缩，显油润；有的表面呈黑红色或出现"白霜"。果肉柔软，种子1~2，肾形，表面棕黄色，有光泽，种皮薄而脆。果肉气微，味酸；种子破碎后，有香气，味辛、微苦。（图92-2，图92-3）

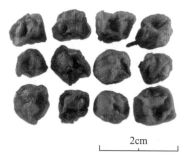

图 92-2　五味子（吉林靖宇栽培）

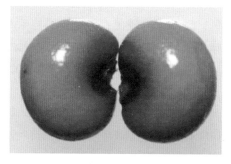

图 92-3　五味子种子（吉林靖宇栽培）

【饮片炮制】

1. 五味子　除去杂质。用时捣碎。

2. 醋五味子　取净五味子，照醋蒸法蒸至黑色。用时捣碎。本品形如五味子，表面乌黑色，油润，稍有光泽。有醋香气。

孙宝惠 经验

　　五味子家种为主流商品，野生与家种品基本没有太大的区别，只是野生品有一小部分未成熟的果实，分级筛选后无区别。性状描述的种子1~2，偶有3粒。五味子表面有"白霜"是由于储藏时间较久。五味子产地加工，烘干或晒干。40℃烘干，色较深，晒干色较红。五味子含五味子醇甲0.36%~1.09%（规定0.40%），而南五味子仅有0.03%~0.07%。五味子越饱满含量越低，五味子的种子含五味子醇甲高达1.0%（规定不得低于0.40%）。膨胀剂对五味子成分基本无影响。打膨胀剂的目的是鲜果产量高，做饮料用。五味子提取后种皮质脆，种仁阴茬。五味子抢青的多，应10月采收，9月就有采收，抢青品染色后出售。

【规格等级】

一等：干货。呈不规则球形或椭圆形。表面紫红色或红褐色，皱缩，肉厚，质柔润。内有肾形种子1~2粒。果肉味酸，种子有香气，味辛微苦。干瘪粒不超过2%，无枝梗、杂质、虫蛀、霉变。

二等：干货。呈不规则球形或椭圆形。表面黑红、暗红或淡红色，皱缩，内较薄，内有肾形种子1~2粒。果肉味酸，种子有香气，味辛微苦。土瘪粒不超过20%。无枝梗、杂质、虫蛀、霉变。

【显微鉴别】【理化鉴别】见2020年版《中国药典》。

【伪劣品】

1.南五味子　本品为木兰科植物华中五味子 *Schisandra sphenanthera* Rehd.et Wils. 的干燥成熟果实。秋季果实成熟时采摘，晒干，除去果梗和杂质。

本品呈球形或扁球形，直径4~6mm。表面棕红色至暗棕色，干瘪，皱缩，果肉常紧贴于种子上。种子1~2，肾形，表面棕黄色，有光泽，种皮薄而脆。果肉气微，味微酸。(图92-4)

2.染色增重的五味子

3.使用了膨大剂及熏硫的五味子　(图92-5)

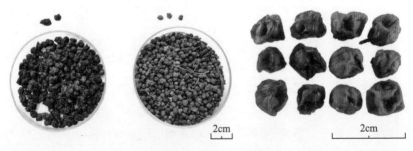

图92-4　左为北五味子，右为南五味子

图92-5　使用了膨大剂并熏硫的五味子

4.火棘果　为蔷薇科植物火棘 *Pyracantha fortuneana*（Maxim.）Li 的果实。

（李　昌　薛紫鲸）

枸杞子
LYCII FRUCTUS

【本草考证】本品载于《神农本草经》，被列为上品。《名医别录》始分枸杞根、枸杞子。苏颂谓："今处处有之。春生苗，叶如石榴而较薄堪食，俗呼为甜菜。其茎干高三五尺，作丛。六月、七月生小红紫花，随便结红实，形微长如枣核，其根名地骨。"李时珍谓："后世唯取陕西者良，而又以甘州者为绝品。今陕之兰州、灵州、九原以西，枸杞并是大树，其叶厚、根粗；河西及甘州者，其子圆如樱桃，曝干紧小少核。干亦红润甘美，味如葡萄，可作果食，异于他处者。"本章所述包括枸杞与宁夏枸杞两种。

【植物形态】灌木或小乔木状。主枝数条，粗壮，果枝细长，先端通常弯曲下垂，外皮淡灰黄色，刺状枝短而细，生于叶腋，长1~4cm。叶互生或丛生于短枝上；叶片披针形或卵状长圆形，长2~8cm，宽0.5~3cm。花腋生，2~6朵簇生于短枝上；花冠漏斗状，5裂；花冠管部较裂片稍长，粉红色或深紫红色，具暗紫色脉纹；雄蕊5，着生于花冠管中部；雌蕊1，子房长圆形。浆果倒卵形，熟时鲜红色，种子多数。花期5~10月，果期6~10月。

【来源】为茄科植物宁夏枸杞 *Lycium barbarum* L. 的干燥成熟果实。

【品种产地】枸杞子近年因引种地区较多，由于自然条件不同，产品质量有差别，故分为西宁枸杞，血枸杞两个品种。

1.西枸杞（也称宁夏枸杞、甘枸杞、新疆枸杞） 宁夏的中宁、中卫、吴忠、灵武、银川、石嘴山，甘肃的张掖、武威、民勤、庄浪，新疆的精河、博湖、博乐为主产地。内蒙古的乌拉特前旗、土默特左旗、托克托和林格尔，陕西的靖边、定边、榆林、绥德、蒲城，青海的共和、都兰、乐都、民和也产。以宁夏中宁、中卫地区栽培历史悠久，具有粒大、糖分足、肉厚、籽少、味甜的特点，品质优良，为著名的道地药材。

2.血枸杞　天津的静海、杨柳青，河北的青县、大城、深州市、衡水、巨鹿、任泽区、黄骅、盐山，山东的德州、宁津、庆云，山西的清徐均有产。主产于宁夏中宁、中卫。现扩种到宁夏银川、周原、平罗、惠农，内蒙古乌拉特前旗、土默特左旗、托克托旗，以及巴彦淖尔市的磴口、新疆精河、陕西靖边、甘肃庄浪等地。具有颗粒均匀，皮薄、籽多、糖质较少、色泽鲜红、味甜微酸的特点。

【栽培种植】宁夏枸杞多为栽培。本品喜气候凉爽，具有喜阳光、耐旱、耐寒、耐盐碱的特性。枸杞对气温适应性很广，-25℃下越冬无冻害；在年降雨量251.5mm的干旱荒漠地上仍能生长。在阳光下生长迅速，发育健壮；在庇荫下生长不良，怕水渍。对土壤要求不严格，以肥沃、排水良好的中性或微酸性矿壤土栽培为宜。

种植方法：一般分为播种育苗、扦插繁殖和移栽，一般多采用移苗方法。这种方法结果早，省工、省时而且经济。家种枸杞分软条和硬架两种。软条枝密长而下垂，顶端似圆锥形，一般分三层，俗称"三层楼"。硬架似伞状，枝条短而较稀，俗称"霸王乱点头"。硬架所结的果实最多，以后逐年衰老，结果渐少。

【采收加工】宁夏枸杞采果期在6~8月，通常5~7天采摘1次，采摘过早或过迟，果实干燥后色泽均不佳，并忌在有晨露和雨水未干时采摘。采摘果实时，要轻摘、轻放、轻拿，否则果实受伤变黑。置阴凉处摊开晾至果皮起皱时再移至太阳光下，晒至外皮干硬，果肉柔软即可。晒时不宜用手翻动，以免变黑。如遇雨天可用文火烘干。

【药材性状】本品呈类纺锤形或椭圆形，长6~20mm，直径3~10mm。表面红色或暗红色，顶端有小突起状的花柱痕，基部有白色的果梗痕。果皮柔

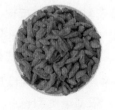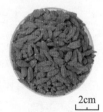

2cm

图93-1　枸杞子（示夏果及秋果）

韧，皱缩；果肉肉质，柔润。种子 20~50 粒，类肾形，扁而翘，长 1.5~1.9mm，宽 1~1.7mm，表面浅黄色或棕黄色。气微，味甜。以粒大、肉厚、籽少、色红、质柔润、味甜者为佳。（图 93-1，图 93-2）

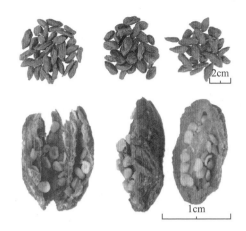

图 93-2 从左向右依次分别为宁夏枸杞子、青海枸杞子、瓜州枸杞子

【规格等级】

1. 西枸杞

一等：干货。呈椭圆形或长卵形。果皮鲜红，紫红或红色，糖质多。质柔软滋润。味甜。每 50g 370 粒以内。无油果、杂质、虫蛀、霉变。

二等：干货。呈椭圆形或长卵形。果皮鲜红或紫红色，糖质多。质柔软滋润。味甜。每 50g 580 粒以内。无油果、杂质、虫蛀、霉变。

三等：干货。呈椭圆形或长卵形。果皮红褐或淡红色，糖质较少。质柔软滋润。味甜。每 50g 900 粒以内。无油果、杂质、虫蛀、霉变。

四等：干货。呈椭圆形或长卵形。果皮红褐或淡红色，糖质少。味甜。每 50g 1100 粒以内。油果不超过 15%。无杂质、虫蛀、霉变。

五等：干货。呈椭圆形或长卵形。色泽深浅不一，糖质少，味甜。每 50g 1100 粒以外，破子，油果不超过 30%。无杂质、虫蛀、霉变。

2. 血枸杞

一等：干货。呈类纺锤形，略扁。果皮鲜红色或深红色。果肉柔润。味甜微酸。每 50g 600 粒以内。无油果、黑果、杂质、虫蛀、霉变。

二等：干货。呈类纺锤形，略扁。果皮鲜红色或深红色。果肉柔润，味甜微酸。每 50g 800 粒以内，油果不超过 10%。无黑果、杂质、虫蛀、霉变。

三等：干货。呈类纺锤形，略扁。果皮紫红色或淡红色，深浅不一，味甜微酸。每 50g 800 粒以外，包括油果。无黑果、杂质、虫蛀、霉变。

【显微鉴别】【理化鉴别】见 2020 年版《中国药典》。

【伪劣品】

1. 黄果枸杞　来源为茄科植物黄果枸杞 *Lycium barbarum* var. *auranticarpum* K. F. Ching 的成熟果实。宁夏枸杞栽培变种。果实球形，橙黄色。

2. 中华枸杞　来源为茄科植物枸杞 *Lycium chinense* Mill. 的成熟果实。又名：野枸杞、土枸杞、杜枸杞。全国南北地区广有分布。为地骨皮的来源。果实粒小，椭圆形两端略尖。表面暗红色，无光泽，果肉薄，种子 10~30 粒，瘪瘦，味酸甜微苦。全国部分地区有作土杞子使用的习惯。

孙宝惠 经验

河北枸杞籽多，河北医生习用，认为功效优于宁夏枸杞。

3. 北方枸杞　来源为茄科植物北方枸杞 *Lycium chinense*. var. *potaninii*（Pojarkova）A. M. Lu 的成熟果实。又名：大果枸杞、长果枸杞。河北北部地区有分布，巨鹿县一度大面积栽培。果实扁椭圆形，长 15~25mm，直径 5~9mm。表面鲜红色或枣红色，皱缩显光泽。质柔软，果肉薄，种子 13~22 粒。味苦涩而麻。本品不作枸杞入药。

4. 西北地区野生枸杞

（1）甘枸杞 *Lycium turcomanicum* Turcz. 的成熟果实。又名土库曼枸杞。野生于新疆等地。

（2）新疆枸杞 *Lycium dasystemum* Pojarkova 的成熟果实。又名毛

蕊枸杞。野生于新疆、青海、甘肃等地。

以上 2 种果实卵圆形，长 6~10mm，直径 2~4mm。表面暗红色，无光泽，皱缩瘪瘦，质略柔软，味甜而酸。质次，产量极少。

（3）黑果枸杞 *Lycium ruthenicum* Murr. 的成熟果实。又名哈萨克枸杞。野生于西北地区。果实成熟时紫黑色。不作枸杞入药，多用于保健品。

（侯芳洁　温子帅　苏　畅）

青 皮
CITRI RETICULATAE PERICARPIUM VIRIDE

【本草考证】"青皮"一名始载于《珍珠囊》。《本草纲目》:"青橘皮古无用者,至宋时医家始用之。"

经考证青皮所用品种与陈皮同,只是采收期的不同。

【来源】为芸香科植物橘 *Citrus reticulata* Blanco 及其栽培变种的干燥幼果或未成熟果实的果皮。

1963 年版《中国药典》青皮分为"青皮子""个青皮""四花青皮"。1977 年版《中国药典》入药部位为未成熟果实的外层果皮,更加明确;但 1977~2020 年版《中国药典》不再表述"青皮子"。1963~1977 年版《中国药典》青皮来源只是柑橘(橘)(*Citrus reticulata* Blanco),1985~2020 年版《中国药典》青皮来源扩大为橘 *Citrus reticulata* Blanco 及其栽培变种。

【植物形态】小乔木。分枝多,枝扩展或略下垂,刺较少。单身复叶,翼叶通常狭窄,或仅有痕迹,叶片披针形,椭圆形或阔卵形,大小变异较大,顶端常有凹口,中脉由基部至凹口附近成叉状分枝,叶缘至少上半段通常有钝或圆裂齿,很少全缘。花单生或 2~3 朵簇生;花萼不规则 5~3 浅裂;花瓣通常长 1.5cm 以内;雄蕊 20~25 枚,花柱细长,柱头头状。果形种种,通常扁圆形至近圆球形,果皮甚薄而光滑,或厚而粗糙,淡黄色、朱红色或深红色,甚易或稍易剥离,橘络甚多或较少,呈网状,易分离,通常柔嫩,中心柱大而常空,稀充实,瓢囊 7~14 瓣,稀较多,囊壁薄或略厚,柔嫩或颇韧,汁胞通常纺锤形,短而膨大,稀细长,果肉酸或甜,或有苦味,或另有特异气味;种子或多或少数,稀无籽,通常卵形,顶部狭尖,基部浑圆,子叶深绿、淡绿或间有近于乳白色,合点紫色,多胚,少有单胚。花期 4~5 月,果期 10~12 月。分枝多,枝扩展或略下垂,单身复叶,翼叶通常狭窄,或仅有痕迹。酸橙原植物单身复叶下面

的小叶很小，香橼的单身复叶的小叶很大，橘类的小叶呈关节状，三者可以区别。（图94-1）

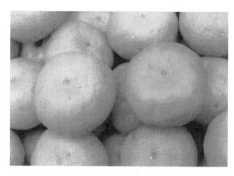

图94-1 橘

【品种产地】

1. 浙青皮　产于浙江黄岩、温州、衢州等地，温州产者肉厚（系柑类），台州产者粒小，衢州产者粒大肉薄，且显黄色（均系橘类）。

2. 潮青皮　习称"潮匀"（产广东潮州，均匀），小橘被风打落，入泥，其土色黄，称"黄土潮匀"（蕉柑幼实），肉坚实，为青皮佳品。福建闽侯、漳州所产称"橘干"皮色黑，称"黑土潮匀"。

以上品种主销江、浙及长江下游各地。

3. 泡青　打落时期较晚，瓤已成，皮壳较薄，体轻泡松，福建红橘，油分充足，质佳，温、台、江西产者油分较差，衢州者外皮已黄，为次，主销长江流域。扣青则较泡青较小，药用较多，多切薄片或对开；青皮籽则系细小幼嫩果实。

4. 四花青皮　七八月柑橘将成熟，但外皮尚青，瓤已饱满，在果皮上纵剖成四瓣至基部，除尽瓤瓣，晒干，习称"四花青皮"，以福建产者为佳，油分足而内色洁白，质细尖脆，称"建四花"；江西产者皮纹粗糙，色显青褐，油分较淡，品质差，称"江西四花"；广东新会亦有产，外青肉细，亦佳，但产量小，称"广四花"；此外黄岩、温州、台湾均产，均次，主销北方和出口。

【药材性状】

1. 四花青皮　果皮剖成4裂片，裂片长椭圆形，长4~6cm，厚0.1~0.2cm。外表面灰绿色或黑绿色，密生多数油室；内表面类白色或黄白色，粗糙，附黄白色或黄棕色小筋络。质稍硬，易折断，断面外缘有油室1~2列。气香，味苦、辛。（图94-2）

2. 个青皮　呈类球形，直径 0.5~2cm。表面灰绿色或黑绿色，微粗糙，有细密凹下的油室，顶端有稍突起的柱基，基部有圆形果梗痕。质硬，断面果皮黄白色或淡黄棕色，厚 0.1~0.2cm，外缘有油室 1~2 列。瓤囊 8~10 瓣，淡棕色。气清香，味酸、苦、辛。（图 94-3）

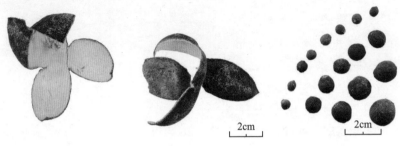

图 94-2　四花青皮　　　　　　　　　图 94-3　个青皮

孙宝惠 经验

　　鉴别要重视中药材的气味，个青皮有酸味而四花青皮没有酸味，而酸味主要是瓤囊部分的味道，由于四花青皮已经除尽瓤瓣，所以没有酸味。

【显微鉴别】【理化鉴别】见 2020 年版《中国药典》。

【伪劣品】

1. 枳实　为芸香科植物酸橙及栽培变种或甜橙的干燥幼果。本品呈半球形，少数为球形，直径 0.5~2.5cm。外果皮黑绿色或暗棕绿色，具颗粒状突起和皱纹，有明显的花柱残迹或果梗痕。切面中果皮略隆起，厚 0.3~1.2cm，黄白色或黄褐色，边缘有 1~2 列油室，瓤囊棕褐色。质坚硬。气清香，味苦、微酸。

2. 柚的小果实　为芸香科植物柚 Citrus grandis（L.）Osbeck 的干燥幼果。本品呈扁半球形或扁平形。外果皮黑褐色，果顶有突尖，尖处有柱基痕，切面黄棕色，瓤小，显著外凸，果皮外翻。

3. 成熟的小橘子　为芸香科植物橘 *Citrus reticulata* Blanco 及其栽培变种的个小的成熟的果实。

孙宝惠 经验

　　对于个青皮要注意《中国药典》要求的直径的上限不能超过 2cm。多数劣品个青皮及其炮制品的直径上限超过 2cm。

（宋军娜　薛紫鲸）

苦杏仁
ARMENIACAE SEMEN AMARUM

【本草考证】杏仁始载于《神农本草经》，名为杏核仁，被列为下品，记载："杏核仁，味甘温，主咳逆上气，雷鸣，喉痹下气，产乳，金创，寒心，奔豚，生川谷。"《名医别录》云："杏核味苦，冷利有毒。生晋山（今山西省），得火良。"唐代《新修本草》和《千金翼方》的记载与上述本草记载相同。由此可见，在唐代以前就发现杏仁入药有甜仁和苦仁两种，但未明确区分，可能两种在混用。宋代《图经衍义本草》指出"今处处有之。其实亦数种，黄而圆者名金杏，相传云种出济南郡之分流山，彼人谓之汉帝杏，今近都多傅之，熟最早。其扁而青黄者名木杏，味酢，不及金杏。杏子入药，今以东来者为胜，仍用家园种者。山杏不堪入药。"宋代《本草衍义》指出杏实晒蓄为干果，其深赭色，核大而扁者，为金杏。此等须接，其他皆不逮也。如山杏辈，只可收仁。又有白杏，至熟色青白或微黄，其味甘淡而不酸。由此可知，从宋代开始有了杏的品种记载，并以果肉可食的栽培甜杏仁入药为主。明代《本草品汇精要》和《本草纲目》的记载与宋代文献基本相同。

巴坦杏在明代已广泛应用，原产波斯，1300多年前传入我国，其仁也有甜、苦两种。李时珍谓之"壳薄而仁甘美"，即当时所用之为甜巴坦杏仁，功用主治与杏仁相似，据此可知，明代所用杏仁亦以甜杏仁为主。

清代叶天士云："杏果本苦，且属核仁而有小毒。"《本草从新》称："甜杏仁出山东、河南，不入药。"《本草便读》也称："甜杏仁别有一种，味甘性平，可供果实。"据此可知，清代则以苦杏仁入药为主。

杏仁入药自古以来就以家种杏的种仁为主，并有甜杏仁和苦杏仁两类。唐代以前甜杏仁和苦杏仁未明确区分，可能两种在混用。宋代、明代所用仁则以甜杏仁为主。清代及现代则以苦杏仁入药为主。（现代认为杏仁止咳平喘的有效成分为苦杏仁苷，在苦杏仁中的含量达 3% 以上，而在甜杏仁中含量极微，故以苦杏仁入药。）

【来源】为蔷薇科植物山杏 *Prunus armeniaca* L.var.*ansu* Maxim.、西伯利亚杏 *Prunus sibirica* L.、东北杏 *Prunus mandshurica*（Maxim.）Koehne 或杏 *Prunus armeniaca* L. 的干燥成熟种子。

【植物形态】

1. 西伯利亚杏 *Prunus sibirica* L. ［《中国植物志》名山杏 *Armeniaca sibirica*（L.）Lam.］灌木或小乔木，高 2~5 米；树皮暗灰色；小枝无毛，稀幼时疏生短柔毛，灰褐色或淡红褐色。叶片卵形或近圆形，长 5~10cm，宽 4~7cm，先端长渐尖至尾尖，基部圆形至近心形，叶边有细钝锯齿，两面无毛，稀下面脉腋间具短柔毛；叶柄长 2~3.5cm，无毛，有或无小腺体。花单生，直径 1.5~2cm，先于叶开放；果实扁球形，直径 1.5~2.5cm，黄色或橘红色，有时具红晕，被短柔毛；果肉较薄而干燥，成熟时开裂，味酸涩不可食，成熟时沿腹缝线开裂；核扁球形，易与果肉分离，两侧扁，顶端圆形，基部一侧偏斜，不对称，表面较平滑，腹面宽而锐利；种仁味苦。花期 3~4 月，果期 6~7 月。

2. 杏 （《中国植物志》拉丁名 *Prunus Armeniaca vulgaris* Lam. var. *vulgaris*） 乔木，高 5~8 米；树冠圆形、扁圆形或长圆形；树皮灰褐色，纵裂；多年生枝浅褐色，皮孔大而横生，一年生枝浅红褐色，有光泽，无毛，具多数小皮孔。叶片宽卵形或圆卵形，长 5~9cm，宽 4~8cm，先端急尖至短渐尖，基部圆形至近心形，叶边有圆钝锯齿，两面无毛或下面脉腋间具柔毛；叶柄长 2~3.5cm，无毛，基部常具 1~6 腺体。花单生，直径 2~3cm，先于叶开放；花梗短，长 1~3mm，被短柔毛；果实球形，稀倒卵形，直径约 2.5cm 以上，白色、黄色至黄红色，常具红晕，微被短柔毛；果肉多汁，成熟时不开裂；核卵形或椭圆形，两侧扁平，顶端圆钝，基部对称，稀不对称，表面稍粗糙或平滑，腹棱较圆，常稍钝，背棱较直，腹面具龙骨状棱；种仁味苦或甜。花期 3~4 月，果期 6~7 月。

产全国各地，多数为栽培，尤以华北、西北和华东地区种植较多，少数地区逸为野生，在新疆伊犁一带野生成纯林或与新疆野苹果林混生，海拔可达 3000 米。世界各地也均有栽培。（图95-1）

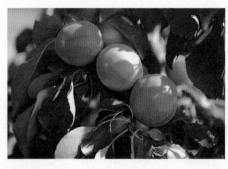

图 95-1　杏（河北巨鹿）

3. 山杏　为杏的变种，《中国植物》名野杏（变种），《河北习见树木图说》名山杏。叶片基部楔形或宽楔形；花常 2 朵，淡红色；果实近球形，红色；核卵球形，离肉，表面粗糙而有网纹，腹棱常锐利。

本变种主要产我国北部地区，栽培或野生，尤其在河北、山西等省普遍野生，山东、江苏等省也产。日本、朝鲜有分布。

4. 东北杏　乔木，高 5~15 米；树皮木栓质发达，深裂，暗灰色；嫩枝无毛，淡红褐色或微绿色。叶片宽卵形至宽椭圆形，长 5~12cm，宽 3~6cm，先端渐尖至尾尖，基部宽楔形至圆形，有时心形，叶边具不整齐的细长尖锐重锯齿，幼时两面具毛，逐渐脱落，老时仅下面脉腋间具柔毛；叶柄长 1.5~3cm，常有 2 腺体。花单生，直径 2~3cm，先于叶开放；花梗长 7~10mm，无毛或幼时疏生短柔毛；果实近球形，直径 1.5~2.6cm，黄色，有时向阳处具红晕或红点，被短柔毛；果肉稍肉质或干燥，味酸或稍苦涩，果实大的类型可食，有香味；核近球形或宽椭圆形，长 13~18mm，宽 11~18mm，两侧扁，顶端圆钝或微尖，基部近对称，表面微具皱纹，腹棱钝，侧棱不发育，具浅纵沟，背棱近圆形；种仁味苦，稀甜。花期 4 月，果期 5~7 月。

【品种产地】杏久经栽培，我国杏的主要栽培品种，按用途可分以下三类。

1. 食用杏类　果实大，肥厚多汁，甜酸适度，着色鲜艳，主要供生食，也可加工用。在华北、西北各地的栽培品种约有 200 个以上。按果皮、果肉色泽约可分为三类：果皮黄白色的品种，如北京水晶杏、河北大香白杏；果皮黄色者，如甘肃金妈妈杏、山东历城大峪杏和青岛辘轴鲜等；果皮近红色的品种，如河北关老爷脸、山西永济红梅杏和清徐沙金红杏等。这些都是优良的食用品种。

2. 仁用杏类　果实较小，果肉薄。种仁肥大，味甜或苦，主要采用杏仁，供食用及药用，但有些品种的果肉也可干制。甜仁的优良品种，如河北的白玉扁、龙王扁、北山大扁队西的迟梆子、克拉拉等。苦仁的优良品种，如河北的西山大扁、冀东小扁等。

3. 加工用杏类　果肉厚，糖分多，便于干制。有些甜仁品种，可肉、仁兼用。例如新疆的阿克西米西、克孜尔苦曼提、克孜尔达拉斯等，都是鲜食、制干和取仁的优良品种。

【采收加工】苦杏仁的加工过程：闷，脱果肉，晾晒果核，脱核，挑拣。首先是闷的过程，采收成熟果实，袋中闷 2~3 天，闷过程中温度变高，加速果实熟化过程，果肉变绵软，利于脱肉。脱果肉即果实闷至绵软即可脱果肉。晾晒果核：即选晴天，将脱出的果核平摊晾晒 2~3 天，至手摇果核内有响声为准。(《中国药典》规定夏季采收成熟果实，除去果肉和核壳，取出种子，晒干。) 脱核：将晾晒好的果核用脱壳机进行脱壳。

【药材性状】本品呈扁心形，长 1~1.9cm，宽 0.8~1.5cm，厚 0.5~0.8cm。表面黄棕色至深棕色，一端尖，另端钝圆，肥厚，左右不对称，尖端一侧有短线形种脐，圆端合点处向上具多数深棕色的脉纹。种皮薄，子叶 2，乳白色，富油性。气微，味苦。（图 95-2）

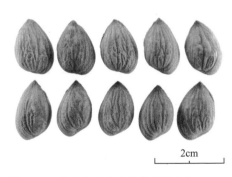

2cm

图 95-2　苦杏仁（山东新泰东北杏）

【饮片炮制】

1. 苦杏仁　用时捣碎。

2. 燀苦杏仁　取净苦杏仁，照燀法去皮。用时捣碎。

本品呈扁心形。表面乳白色或黄白色，一端尖，另端钝圆，肥厚，左右不对称，富油性。有特异的香气，味苦。

3. 炒苦杏仁　取燀苦杏仁，照清炒法（通则0213）炒至黄色。用时捣碎。

本品形如燀苦杏仁，表面黄色至棕黄色，微带焦斑。有香气，味苦。

【显微鉴别】【理化鉴别】详见2020年版《中国药典》。

【伪劣品】

1. 桃仁　来源为蔷薇科植物桃 *Prunus persica*（L.）或山桃 *Prunus davidiana*（Carr.）Franch. 的干燥成熟种子。果实成熟后采收，除去果肉和核壳，取出种子，晒干。本品呈扁长卵形，长1.2~1.8cm，宽0.8~1.2cm，厚0.2~0.4cm。表面黄棕色至红棕色，密布颗粒状突起。一端尖，中部膨大，另端钝圆稍偏斜，边缘较薄。尖端侧有短线形种

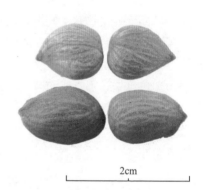

2cm

图95-3　上为杏仁下为桃仁

脐，圆端有颜色略深不甚明显的合点，自合点处散出多数纵向维管束。种皮薄，子叶2，类白色，富油性。气微，味微苦。（图95-3）

2. 山桃仁　呈类卵圆形，较小而肥厚，长约0.9cm，宽约0.7cm，厚约0.5cm。

孙宝惠 经验

　　山桃果肉很薄不能吃，但种子是桃仁的主流品种。桃仁的价格一般高于苦杏仁。串枝红的苦杏仁基部偏斜较大，常被用来充当家

种桃仁，但家种桃仁多杂交品种，子叶常见一大一小，横切两子叶结合线多呈"S"形，而苦杏仁两子叶结合线多呈"一"形。再有就是野生山杏仁充当山桃仁，由于桃仁含油性更高，所以桃仁质地一般较苦杏仁饱满酥脆；苦杏仁一般较硬，因此可用指甲或牙签扎一下，一般桃仁容易被扎碎，而苦杏仁不宜扎碎，此种方法也可用于苦杏仁和桃仁的鉴别。

3. 甜杏仁　来源为蔷薇科植物杏 *Prunus armeniaca* L. 及其栽培变种味甜者的干燥成熟种子。夏季采收成熟果实，除去果肉和核壳，取出种子晒干。本品呈扁心形，长 1.6~2.6cm，宽 1.2~1.6cm，厚 0.5~0.6cm。表面淡棕色至暗棕色，一端尖锐，另端钝圆，肥厚，左右略对称。尖端有珠孔，附近有短形的种脐。种脊明显，在合点处分出多数深棕色的脉纹。种皮甚厚。除去种皮，可见乳白色叶子 2 片，富油性，子叶结合面常不现空隙。气微，味微甜而不苦。

4. 炒苦杏仁次品及苦杏仁油粒　炒苦杏仁目前所用都是热锅炒，进锅就产生烟点，内在与生品几乎无区别，即热锅烫了一下。优质炒苦杏仁表面规定炒至黄白色至棕黄色较为合适，《中国药典》规定炒至棕黄色，也有一部分很容易炒过头而影响质量。

附：

1. **串枝红**　串枝红杏是经自然杂交产生的新品种，1957 年，国家著名果树专家在巨鹿县的纪家寨村，发现了这种杏，他根据这种杏短枝多、颜色鲜红、果实成串等特点，将其命名为串枝红。

主要分布在河北省巨鹿县及保定满城。巨鹿县为"全国杏良种示范推广基地""串枝红生产基地"和"串枝红出口基地"。串枝红杏主要销往山东、安徽，出口俄罗斯、印度、越南等做罐头。国内罐头厂家将副产品杏仁销往各大药市，因此，此种种仁为流通苦杏仁的主要来源，品种待定。

2. **金太阳杏** 金太阳杏是山东省果树研究所从国外引进的特早熟新品种。果实近圆球形，果色金黄色，平均单果重 66.9g，最大果重 87.5g。果面光洁，纤维少，汁液较多，有香气，含可溶性固形物 14.6%，果实发育期 65 天。该品种结果早，成花容易，连续结果能力强，果实成熟期 5 月下旬。

3. **大扁杏** 大扁杏是近年来在我国北方推广栽植的以龙王帽、优一、白玉扁、一窝蜂等优良品系为主的甜仁杏品种。主要以西伯利亚杏为砧木嫁接方法繁殖。

（薛紫鲸　张丽丽　李　昌）

桃 仁
PERSICAE SEMEN

【本草考证】原名桃核仁，始载于《神农本草经》，被列为下品。《本草经集注》载："今处处有，京口（今江苏镇江市）者亦好，当取解核种之为佳。又有小桃，其仁不堪用。"《本草图经》谓："京东、陕西出者尤大而美。大都佳果多是圃人以他木接根上栽之，遂至肥美，殊失本性，此等药中不可用之，当以一生者为佳。"《名医别录》记载："桃核，七月采，取仁、阴干，花三月三日采，阴干……生太山。"《本草衍义》载："桃品亦多……山中一种正是《月令》中桃始华者，但花多子少，不堪唆，惟堪取仁……入药惟以山中生者为正。"《本草蒙筌》谓："味苦、甘，气平。苦重于甘，阴中阳也。无毒。远近乡落，处处有之。山谷自生者为佳，杂木相接者勿用（如李接桃之类，实虽肥美，殊失本性）。七月采实，劈核取仁。泡去皮尖，研皮泥烂（古方谓桃仁泥）。入手厥阴包络，及足厥阴肝经。润大肠血燥难便，去小腹血凝成块。逐瘀血止痛，生新血通经。盖苦以破气，甘能生新血故也。"《本草纲目》载："桃品甚多，易于栽种，且早结实……惟山中毛桃，小而多毛，核黏味恶。其仁充满多脂，可入药用。"《本草经解》曰："气平，味苦甘，无毒，主瘀血，血闭癥瘕邪气，杀小虫（双仁者大毒）。"

孙宝惠 经验

由上可知古代桃仁来源于桃属多种植物的种子，但以非嫁接的桃或山桃的种子为好，与今桃仁药用情况一致。桃仁味苦，甘，平，无毒，主瘀血，血闭癥瘕，杀小虫。与其同源的有：桃花、桃枭（果实经冬不落者）、桃蠹（食桃树之虫）、桃胶（桃树受伤流出的树脂）等。

【来源】为蔷薇科植物桃 Prunus persica（L.）Batsch 或山桃 Prunus davidiana（Carr.）Franch. 的干燥成熟种子。

【植物形态】乔木，高 3~8m；树冠宽广而平展；树皮暗红褐色，老时粗糙呈鳞片状；小枝细长，无毛，有光泽，绿色，向阳处转变成红色，具大量小皮孔；叶片长圆披针形、椭圆披针形或倒卵状披针形，长 7~15cm，宽 2~3.5cm，先端渐尖，基部宽楔形，上面无毛，下面在脉腋间具少数短柔毛或无毛，叶边具细锯齿或粗锯齿，齿端具腺体或无腺体；叶柄粗壮，长 1~2cm，常具 1 至数枚腺体，有时无腺体。花单生，先于叶开放，直径 2.5~3.5cm；花梗极短或几无梗；果实形状和大小均有变异，卵形、宽椭圆形或扁圆形，直径 5~7cm，长几与宽相等，色泽变化由淡绿白色至橙黄色，常在向阳面具红晕，外面密被短柔毛，稀无毛，腹缝明显，果梗短而深入果洼；果肉白色、浅绿白色、黄色、橙黄色或红色，多汁有香味，甜或酸甜；核大，离核或黏核，椭圆形或近圆形，两侧扁平，顶端渐尖，表面具纵、横沟纹和孔穴；种仁味苦，稀味甜。花期 3~4 月，果实成熟期因品种而异。（图 96-1）

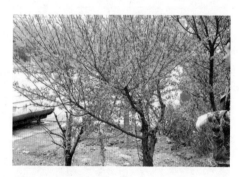

图 96-1　桃

【采收加工】待果实成熟时采收。夏桃种子干瘪，多不药用。将采摘的成熟果实，除去果肉，取出果核，将果核先进行干燥，后放在有许多小洞穴的木板上或砖块上，再用锤逐个砸破，取出种仁，除去破碎的，晒干即得。

历版药典记载中其采收季节由最初的秋季采收，修改为"夏、秋二季采收"，又修改为"果实成熟后采收"。其炮制品从 1963~1977 年版《中国药典》仅有"燀桃仁"，到之后的《中国药典》增加了炒桃仁。

【药材性状】

1.桃仁　呈扁长卵形，长 1.2~1.8cm，宽 0.8~1.2cm，厚 0.2~0.4cm。表面黄棕色至红棕色，密布颗粒状突起。一端尖，中部膨大，另端钝圆稍偏斜，边缘较薄。尖端侧有短线形种脐，圆端有颜色略深不甚明显的合点，自合点处散出多数纵向维管束。种皮薄，子叶 2，类白色，富油性。气微，味微苦。（图 96-2）

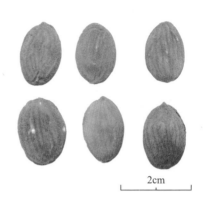

2cm

图 96-2　桃仁

2.山桃仁　呈类卵圆形，较小而肥厚，长约 0.9cm，宽约 0.7cm，厚约 0.5cm。

【饮片炮制】

1.桃仁　除去杂质。用时捣碎。

2.燀桃仁　取净桃仁，照燀法去皮。用时捣碎。

本品呈扁长卵形，长 1.2~1.8cm。宽 0.8~1.2cm，厚 0.2~0.4cm。表面浅黄白色，一端尖，中部膨大，另端钝圆稍偏斜，边缘较薄。子叶 2，富油性。气微香，微微苦。

3.燀山桃仁　呈类卵圆形，较小而肥厚，长约 1cm，宽约 0.7cm，厚约 0.5cm。

孙宝惠 经验

全世界有 40 多种桃，桃在我国已经有三千年的栽培历史，培育了数个品种，除做果树外，还有做花卉使用。我国桃的品种可以划分为五个品群：北方桃品种群、南方桃品种群、黄肉桃品种群、蟠桃品种群、油桃品种群。而《中国药典》规定药用品种是桃 *Prunus persica*（L.）Batsch 或山桃 *Prunus davidiana*（Carr.）Franch. 的干燥成熟种子，其他品种的干燥成熟种子不能入药。桃仁、杏仁外观有些相似，但桃仁入心肝经，走血分。杏仁归肺经，走气分。桃仁有升发之性，杏仁偏于降气。

【显微鉴别】桃仁：石细胞黄色或黄棕色，侧面观贝壳形、盔帽形、弓形或椭圆形，高 54~153μm，底部宽约至 180μm，壁一边较厚，层纹细密；表面观呈类圆形、圆多角形或类方形，底部壁上纹孔大而较密。山桃仁：石细胞淡黄色、橙黄色或橙红色，侧面观呈贝壳形、矩圆形、椭圆形或长条形，高 81~198μm，宽约至 128μm；表面观呈类圆形、类六角形、长多角形或类方形，底部壁厚薄不匀，纹孔较小。

【理化鉴别】见 2020 年版《中国药典》。

【伪劣品】

1. 劣品的桃仁　表面黄棕色至红棕色，有的走油或瘪瘦。劣品燀桃仁，如燀后没有及时过冷水则会造成表面走油现象。

2. 苦杏仁　为蔷薇科植物山杏 *Prunus armeniaca* L. var. *ansu* Maxim.、西伯利亚杏 *Prunus sibirica* L.、东北杏 *Prunus mandshurica*（Maxim.）Koehne 或杏 *Prunus armeniaca* L. 的干燥成熟种子。本品呈扁心形，长 1~1.9cm，宽 0.8~1.5cm，厚 0.5~0.8cm。表面黄棕色至深棕色，一端尖，另端钝圆，肥厚，左右不对称，尖端一侧有短线形种脐，圆端合点处向上具多数深棕色的脉纹。种皮薄，子叶 2，乳白色，富油性。气微，味苦。

3. 甜杏仁　为蔷薇科植物杏 *Prunus armeniaca* L. 或山杏 *Prunus. armeniaca* L. var *ansu* Maxim. 栽培品种的干燥成熟种子。夏季采收成熟果实，除去果肉和核壳，取出种子，晒干。本品呈扁心形，长 1.6~2.6cm，宽 1.2~1.6cm，厚 0.6cm。表面淡棕黄色至暗棕色，顶端尖锐，基部钝圆，左右略对称。尖端有珠孔，一侧有短形种脐。圆端合点处向上具多数深棕色的脉纹。种皮薄。质硬，较坚实，子叶 2，乳白色，子叶结合面常无空隙。气微，味微甜而不苦。

孙宝惠 经验

　　桃仁表面的维管束脉纹分枝较少，几乎不分枝，偶有分枝，基部稍尖。苦杏仁表面维管束一般多分枝，底部钝圆，桃仁一般比苦杏仁薄一些。桃仁横断面子叶略呈"S"形，苦杏仁断面子叶间呈"I"形。

表96　桃仁及其常见易混品鉴别表

品名	桃仁	苦杏仁	甜杏仁
性状	扁长卵形，中部膨大，微苦	呈扁心形，一端尖，另端钝圆，左右不对称，苦	呈扁心形，左右略对称，微甜而不苦
性味归经	苦、甘，平。归心、肝、大肠经	苦，微温；有小毒。归肺、大肠经	甘，平，归肺、大肠经。
功能主治	活血祛瘀，润肠通便，止咳平喘。用于经闭痛经，癥瘕痞块，肺痈肠痈，跌打损伤，肠燥便秘，咳嗽气喘	降气止咳平喘，润肺通便。用于咳嗽气喘，胸满痰多，肠燥便秘	润肺止咳。用于虚肺久咳，气喘。
用法用量	5~10g	5~10g，生品入煎剂后下。	6~9g

（郭利霄　段绪红）

菟丝子
CUSCUTAE SEMEN

【本草考证】始载于《神农本草经》，被列为上品。《吕氏春秋》中记载："或谓兔丝无根也，其根不属地，茯苓是也。"《淮南子·说山训》："千年之松，下有茯苓，上有菟丝"，"菟丝无根而生茯苓，抽菟丝死。"西晋文学家陆机云："书传多云：菟丝无根，其根不属地，今观其苗初生，才若丝遍地，不能自起，得他草梗则缠绕随而上生其根，渐绝于地而寄空中，信书传之不谬也。然云上有菟丝，下有茯苓，抽之则菟丝死，又云菟丝初生之根，其形似兔，掘取剖其血以和丹服之，今人未见其如此者，岂有一类乎？"《名医别录》载："一名菟缕，一名唐蒙，一名玉女，一名赤纲，一名菟累，生朝鲜川泽田野；蔓延草木之上，色黄而细为赤纲，色浅而大者为菟累，九月采实曝干。"陶弘景云："田野墟落中甚多，皆浮生蓝纻麻蒿之上。旧言下有获茯苓，上有菟丝，今未必尔。"说明梁代时已完全否定了茯苓菌丝称作菟丝的说法。《日华子本草》云："苗茎似黄麻丝，无根株，多附田中草，被缠死，或生一丛如席阔，开花结子不分明，如碎黍米粒，八九月以前采。"《本草图经》云："今近京亦有之，以冤句（今山东菏泽）者为胜，夏生苗如综，蔓延草木之上，或云无根，假气而生，六七月结实极细，如蚕子，土黄色，九月收采曝干，得酒良。其实有二种：色黄而细者名赤纲，色浅而大者名菟累，其功用并同。"《本草纲目》记载："火焰草即菟丝子，阳草也。多生荒园古道，其子入地，初生有根，及长延草物，其根自断，无叶有花，白色微红，香亦袭人，结实如秕豆而细，色黄，生于梗上尤佳，惟怀孟林（今河南省沁阳市）中多有之"。

孙宝惠 经验

　　根据古文献记载，汉代以前的"兔丝"是指茯苓的菌丝，并非现在所说的旋花科菟丝子。梁代以后"菟丝"均与现在所指《中国药典》记载的菟丝子一致。

【来源】为旋花科植物南方菟丝子 *Cuscuta australis* R.Br. 或菟丝子 *Cuscuta chinensis* Lam. 的干燥成熟种子。

【植物形态】菟丝子：
一年生寄生草本。茎缠绕，黄色，纤细，直径约1mm，无叶。花序侧生，少花或多花簇生成小伞形或小团伞花序，近于无总花序梗；蒴果球形，直径约3mm，几乎全为宿存的花冠所包围，成熟时整齐周裂。种子2~49，淡褐色，卵形，长约1mm，表面粗糙。（图97-1）

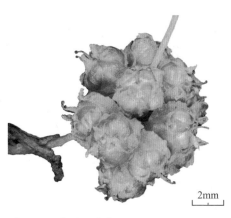

2mm

图97-1　菟丝子果实

南方菟丝子：一年生寄生草本。茎缠绕，金黄色，纤细，直径1mm左右，无叶。花序侧生，少花或多花簇生成小伞形或小团伞花序，总花序梗近无；苞片及小苞片均小，鳞片状；花梗稍粗壮，长1~2.5mm；蒴果扁球形，直径3~4mm，下半部为宿存花冠所包，成熟时不规则开裂，不为周裂。通常有4种子，淡褐色，卵形，长约1.5mm，表面粗糙。

孙宝惠 经验

菟丝子与南方菟丝子原植物主要区别是花冠的部分，菟丝子花在体式镜下观察可以看到明显的棱，而南方菟丝子没有这一现象。在果期，菟丝子的蒴果全部为宿存的花冠所包围，南方菟丝子仅下半部被宿存的花萼包围。

【采收加工】秋季果实成熟时采收，晒干，打下种子，除去杂质。

【药材性状】本品呈类球形，直径1~2mm。表面灰棕色至棕褐色，粗糙，种脐线形或扁圆形。质坚实，不易以指甲压碎。气微，味淡。（图97-2）

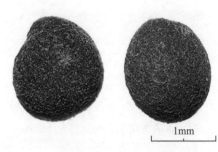

图97-2　南方菟丝子（左）和菟丝子（右）

【显微鉴别】

（1）粉末鉴别见2020年版《中国药典》。

（2）取本品少量，加沸水浸泡后，表面有黏性；加热煮至种皮破裂时，可露出黄白色卷旋状的胚，形如吐丝。"丝"是指菟丝子的胚。（图97-3）

【理化鉴别】见2020年版《中国药典》

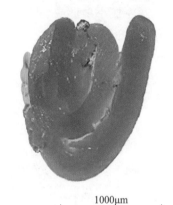

1000μm

图97-3　菟丝子煮熟吐丝

【伪劣品】

1.大菟丝子（日本菟丝子、吐丝、无娘藤子、川菟丝子）　为旋花科植物金灯藤 Cuscuta japonica Choisy 的干燥成熟种子。9~10月采收成熟的果实，晒干，去果壳、杂质。一年生寄生缠绕草本，茎较粗壮，肉质，直径1~2mm，黄色，常带紫红色瘤状斑点，无毛，多分枝，无叶。花无柄或几无柄，形成穗状花序，长达3cm，基部常多分枝；蒴果卵圆形，长约5mm，近基部周裂。种子1~2个，光滑，长2~2.5mm，褐色。花期8月，果期9月。

本品呈类圆球形或略显三棱形，直径2~3mm。表面淡黄色、黄

棕色或棕褐色，两侧微凹陷。种脐圆形，色稍淡。质坚硬，不易破碎。气微，味微苦涩，嚼之微有黏滑感。（图97-4）

孙宝惠经验

①取大菟丝子加水适量煮至种皮破裂时，彼此黏结有滑腻感，并露出黄白色卷旋状的胚，形如吐丝。②大菟丝子的胚比菟丝子的胚大，但没有菟丝子的胚弯曲。③大菟丝子的茎为常为紫红色，比菟丝子和南菟丝子的植物茎要粗壮。花冠呈倒挂钟状。

2. 千穗谷　为苋科植物千穗谷 *Amaranthus hypochondriacus* L. 的干燥种子。

呈扁球形，直径 0.8~1.1mm。表面黄绿色至棕黄色，光滑，无凹入的种脐，边缘有一圈加厚的环带，似铁饼状。种子水煮至种皮破裂，可见白色卷曲成半圆形的胚，可见子叶两枚。（图97-5）

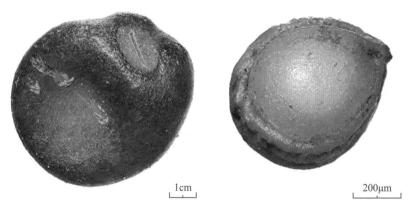

1cm	200μm
图97-4　大菟丝子	图97-5　千穗谷

孙宝惠经验

千穗谷的大小与菟丝子极其相似，但是性状不同，其上的一圈铁饼环是一个重要的鉴别点。其用水煮会有白色的半环状的胚露出。

3. 冻裂、杂物以及植物来源不明的种子

孙宝惠 经验

①南方菟丝子与菟丝子的最大区别在于菟丝子的喙状突起不明显。②由于菟丝子是寄生植物，在采收加工的过程中难免会将寄主的种子或者是果实掺入其中。要注意寄主是否为有毒物质，以免影响药物的安全性。③大菟丝子的主要化学成分是有机酸，菟丝子主要化学成分是胆甾醇、菜油甾醇等。

表97　菟丝子及其常见易混品鉴别表

	菟丝子	大菟丝子	千穗谷
大小	1~2mm	2~3mm	0.8~1.1mm
种脐形状	线形或扁圆形，凹陷	圆形，凹陷	不凹陷
表面	粗糙	平整	光滑，有一加厚的环带
指压易碎度	不易	不易	易
纵剖面	胚呈旋转状	胚旋转状	胚近圆形

（郭利霄　郑　倩）

山 楂
CRATAEGI FRUCTUS

【本草考证】以山楂之名载入本草始见于《本草纲目》。在此之前多以其他名称载入。唐代《新修本草》木部下品中称之为"赤爪草"。宋代《证类本草》赤爪木项下均载:"赤爪实,味酸冷,无毒。一名羊求,一名鼠楂。"陈藏器《本草拾遗》中载:"赤爪草,即鼠楂求也,生高原,求似小楂而赤,人食之。"《证类本草》外木蔓类,"滁州棠毬子"项下载:"棠毬子生滁州,三月开白花,随便结实,其味酢而涩。"《履巉岩本草》称之:"山裹果子。"宋代《日用本草》称:"茅楂"。唐代《新修本草》载:"赤爪木,味苦寒……实,味酸冷……小树生高五六尺,叶似香葇,子似虎掌爪,大如小林檎,赤色。出山南(今湖北襄阳)、申州(今河南信阳)、安州(今湖北安陆市)、随州(今湖北随州市)。"宋代《证类本草》滁州棠毬子项下载:"图经曰:棠毬子生滁州(今安徽滁州市一带),三月开白花,随便结实,其味酢而涩,采无时,彼土人用治痢疾及腰疼皆效,他处亦有而不入药用。"《本草纲目》载:"山楂……其类有两种,皆生山中。一种小者,山人呼为棠杭子,茅楂、猴楂,可入药用。树高数尺,叶有五尖,丫尖有刺。三月开五出小白花,实有赤黄二色,肥者如小林檎,小者如指头,九月乃熟,小儿采而卖之。闽人取熟者去皮核,捣和糖、蜜、做山楂糕,以充果物。其核状如牵牛子,黑色甚坚。一种大者,山人呼为羊杭子。树高丈余,花叶皆同,但实稍大而色黄绿,皮色肉虚为异尔。初甚酸涩,经霜乃可食,功应相同,而采药者不收。"

孙宝惠 经验

据以上历代本草的植物描述,山楂在历史上分为两种,一种大的只为食用,一种小者入药。小者应为野山楂 *Crataegus cuneata*

Sieb. et Zucc.，大者应为湖北山楂 *Crataegus hupehensis* Sarg 或山楂 *Crataegus pinnatifida* Bunge。

【来源】为蔷薇科植物山里红 *Crataegus pinnatifida*. Bge. var. *major* N.E.Br. 或山楂 *Crataegus pinnatifida* Bge. 的干燥成熟果实。

【植物形态】

1. 山楂　落叶乔木，高达 6m；刺长约 1~2cm，有时无刺；小枝圆柱形，当年生枝紫褐色，无毛或近于无毛，疏生皮孔，老枝灰褐色；叶片宽卵形或三角状卵形，稀菱状卵形，长 5~10cm，宽 4~7.5cm，先端短渐尖，基部截形至宽楔形，通常两侧各有 3~5 羽状深裂片，裂片卵状披针形或带形，先端短渐尖，边缘有尖锐稀疏不规则重锯齿，侧脉 6~10 对，有的达到裂片先端，有的达到裂片分裂处；叶柄长 2~6cm，无毛；托叶草质，镰形，边缘有锯齿。伞房花序具多花，直径 4~6cm，总花梗和花梗均被柔毛，花后脱落，减少，花梗长 4~7mm；果实近球形或梨形，直径 1~1.5cm，深红色，有浅色斑点；小核 3~5，外面稍具棱，内面两侧平滑；萼片脱落很迟，先端留一圆形深洼。花期 5~6 月，果期 9~10 月。

2. 山里红　本变种果形较大，直径可达 2.5cm，深亮红色；叶片大，分裂较浅。（图 98-1）

【药材性状】本品为圆形片，皱缩不平，直径 1~2.5cm，厚 0.2~0.4cm。外皮红色，具皱纹，有灰白色小斑点。果肉深黄色至浅棕色。中部横切片具 5 粒浅黄色果核，但核多脱落而中空。有的片上可见短而细的果梗或花萼残迹。气微清香，味酸、微甜。

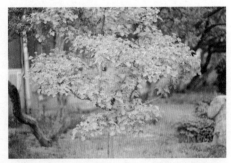

图 98-1　山里红

【饮片炮制】

1.净山楂　除去杂质及脱落的核。

本品形如山楂片，果肉黄褐色，偶见焦斑。气清香，味酸、微甜。（图98-2）

2.焦山楂　取净山楂，照清炒法炒至表面焦褐色，内部黄褐色。

3.炒山楂　取净山楂，照清炒法炒至色变深。

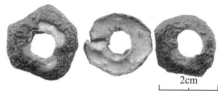

2cm

图98-2　山楂饮片

本品形如山楂片，表面焦褐色，内部黄褐色，有焦香气。

【显微鉴别】本品粉末暗红棕色至棕色。石细胞单个散在或成群，无色或淡黄色，类多角形、长圆形或不规则形，直径19~125μm，孔沟及层纹明显，有的胞腔内含深棕色物。果皮表皮细胞表面观呈类圆形或类多角形，壁稍厚，胞腔内常含红棕色或黄棕色物。草酸钙方晶或簇晶存于果肉壁细胞中。

【理化鉴别】见2020年版《中国药典》。

【伪劣品】同科植物台湾林檎 *Malus doumeri*（Bois）Chev. 及尖嘴林檎 *Malus melliana*（Hand.–Mazz.）Rehd. 的干燥果实。本品圆片状。直径1~2.5cm。外表棕红色或棕褐色，无斑点。果实先端隆起，突萼长筒状；果心分离，果皮薄。种子扁卵圆形。每室2颗，长0.8~1cm，宽0.5~0.7cm。气微，味酸。表皮细胞多角形，含有棕色块，石细胞较大。

备注：市场根据山楂加工方式不同和产品的性状差异，对山楂有不同的称呼。

去核山楂片：去除中部果核的山楂。

带核山楂：中部带有1~5粒浅黄色果核的山楂，有的核脱落而中空。

纵切片：沿果柄花萼平行方向切（剪）而成的山楂切片。

横切片：沿果柄花萼垂直方向切（剪）而成的山楂切片。中部

横切片具5枚浅黄色果核，但核有的脱落而中空

中间片：山楂中间部分切出的1~3片圆形片。一个山楂两刀（或两剪）可切（剪）成三片，中间片只有1个，厚度较大，一般在1cm以上；一个山楂三刀可切成四片，中间片有2个；一个山楂四刀可切成五片，中间片有3个，厚度较小，一般在0.2cm以上。纵切而成的中间片，有的可见短而细的果柄或花萼残迹。

边片：山楂外侧部分切出的2片圆形片，直径应在1cm以上。山楂横切而成的边片，一般可见短而细的果柄或花萼残迹。

受损片：受损不完整的山楂切片。

杂质率：脱落的山楂果核及果柄、碎末质量占样品总质量的百分比。

（郭利霄　侯芳洁）

紫苏子
PERILLAE FRUCTUS

【本草考证】

紫苏以"苏"为名始载于《名医别录》。《本草经集注》云："叶下紫色，而气甚香，其无紫色、不香似荏者，多野苏，不堪用。"《本草纲目》曰："紫苏、白苏皆以二三月下种，或宿子在地自生。其茎方，其叶圆而有尖，四围有巨齿，肥地者面背皆紫，瘠地者面青背紫，其面背皆白者，即白苏，乃荏也。紫苏嫩时采叶，和蔬茹之，或盐及梅卤作菹食，甚香，夏月作熟汤饮之。五六月连根采收……八月开细紫花，成穗作房，如荆芥穗。九月半枯时收子，子细如芥子而色黄赤，亦可取油如荏油。"《植物名实图考》云："今处处有之，有面背俱紫、面紫背青二种，湖南以为常茹。"据上述描述及紫苏叶附图，古代所用紫苏与今用紫苏叶原植物基本相符。有关紫苏叶的产区，《本草图经》云："旧不载所出州土，今处处有之。"明代《本草品汇精要》以吴中者佳。清代《江南通志》有条文记载。《浙江通志》则云："《至元嘉禾志》海盐（今浙江海盐县）出者佳。"

孙宝惠 经验

经考证紫苏和白苏自古就是作为两种不同的植物记载，药用植物记载都是以叶色紫者为好，与现在所用紫苏相一致。本植物变异极大，我国古书上称叶全绿的为"荏"即白苏，称叶两面紫色或面青背紫的为紫苏，但据近代分类学者 E. D. Merrill 的意见，认为二者同属一种植物，其变异不过因栽培而起。又白苏与紫苏除叶的颜色不同外，其他可作为区别之点的，即白苏的花通常白色（紫苏花常为粉红至紫红色），果萼稍大，香气亦稍逊于紫苏，但差别细微，故将二者合并。

自元代开始，江、浙一带就是紫苏叶的主要产区。现在紫苏叶主产于湖北、河南、四川、江苏、广西、广东、浙江、河北、山西等地，以湖北、河南、四川、山东、江苏等地产量大；广东、广西、湖北、河北等地产者品质佳，销全国并出口。

【来源】为唇形科植物紫苏 *Perilla frutescens*（L.）Britt. 的干燥成熟果实。

孙宝惠 经验

　　从历版药典来看，1963 年版、1977~1985 年之后的《中国药典》拉丁名的名称上有所改变，主要是定名人发生了变化，但是其原植物还是同一种。

【植物形态】一年生、直立草本植物。茎高 0.3~2m，绿色或紫色，钝四棱形，具四槽，密被长柔毛。叶阔卵形或圆形，长 7~13cm，宽 4.5~10cm，先端短尖或突尖，基部圆形或阔楔形，边缘在基部以上有粗锯齿，膜质或草质，两面绿色或紫色，或仅下面紫色，上面

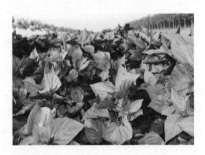

图 99-1　紫苏

被疏柔毛，下面被贴生柔毛，侧脉 7~8 对，位于下部者稍靠近，斜上升，与中脉在上面微突起下面明显突起，色稍淡；叶柄长 3~5cm，背腹扁平，密被长柔毛。轮伞花序 2 花，组成长 1.5~15cm、密被长柔毛、偏向一侧的顶生及腋生总状花序；小坚果近球形，灰褐色，直径约 1.5mm，具网纹。花期 8~11 月，果期 8~12 月。（图 99-1）

【采收加工】紫苏子一般生长年限为一年，采收时，直接将全株采收，在田地中，遮盖塑料布，约 2~3 天，紫苏叶可自然脱落，此时进行种子采收。采收时，直接将紫苏穗捆成一小捆，将上面的紫苏子抖落即可。

【药材性状】本品呈卵圆形或类球形，直径约 1.5mm。表面灰棕

色或灰褐色，有微隆起的暗紫色网纹，基部稍尖，有灰白色点状果梗痕。果皮薄而脆，易压碎。种子黄白色，种皮膜质，子叶2，类白色，有油性。压碎有香气，味微辛。（图99-2）

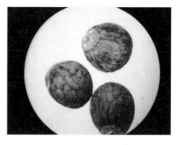

图99-2　紫苏子

1.紫苏子　除去杂质，洗净，干燥。

2.炒紫苏子　取净紫苏子，照清炒法炒至有爆声。

本品形如紫苏子，表面灰褐色，有细裂口，有焦香气。

孙宝惠 经验

①不同产地的紫苏子其颜色稍有变化，甘肃产的紫苏子颜色偏深，河南河北的颜色稍浅，体积稍小。②市场上根据紫苏子颗粒大小饱满程度、有无杂质等分为两个等级：选货和统货。

【显微鉴别】【理化鉴别】见2020年版《中国药典》。

【伪劣品】

孙宝惠 经验

①一般河北产的紫苏子较小，山西紫苏子较大。②紫苏子常见的混淆品是白苏子，其果实较大，为灰白色或者淡灰色，表面有微隆起的网纹（图99-3）。此外还有地方习用品东北产的油苏子（红褐色，体积较小）和内蒙古产的小苏子（灰棕色，体积最小）。

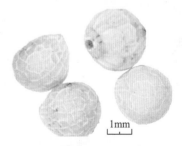

1mm

图99-3　白苏子

（郭利霄　宋军娜）

夏枯草
PRUNELLAE SPICA

【本草考证】夏枯草始载于《神农本草经》，被列为下品，"味苦辛寒，治寒热瘰疬，鼠瘘头痛，破癥，散瘿结气、脚肿湿痹、轻身。"《新修本草》云"此草生平泽，叶似旋覆，首春即生，四月穗出，其花紫白，似丹参花，五月便枯，处处有之。"《本草图经》曰"冬至后生，叶似旋覆，三月、四月开花作穗，紫白色似丹参花，结子亦作穗，至五月枯，四月采。"《本草纲目》中记载"苗高一二尺许，有细齿，背白多纹，茎端作穗，长一二寸，穗中开淡紫红色花，一穗有细子四粒。"

孙宝惠 经验

结合古本草附图，可确证本草记载的夏枯草为今之夏枯草属植物。古代夏枯草的品种和现今大多地区药用情况吻合。

【来源】本品为唇形科植物夏枯草 *Prunella vulgaris* L. 的干燥果穗。

【植物形态】多年生草本植物；根茎匍匐，在节上生须根。茎高20~30cm，上升，下部伏地，自基部多分枝，钝四棱形，其浅槽，紫红色，被稀疏的糙毛或近于无毛。茎叶卵状长圆形或卵圆形，大小不等，长 1.5~6cm，宽 0.7~2.5cm，先端钝，基部圆形、截形至宽楔形，下延至叶柄成狭翅，边缘具不明显的波状齿或几近全缘，草质，上面橄榄绿色，具短硬毛或几无毛，下面淡绿色，几无毛，侧脉 3~4 对，在下面略突出，叶柄长 0.7~2.5cm，自下部向上渐变短；花序下方的一对苞叶似茎叶，近卵圆形，无柄或具不明显的短柄。轮伞花序密集组成顶生长 2~4cm 的穗状花序，每一轮伞花序下承以苞片；小坚果黄褐色，长圆状卵珠形，长 1.8mm，宽约 0.9mm，微具沟纹。花期 4~6 月，果期 7~10 月。（图 100-1）

【采收加工】夏季果穗呈棕红色时采收，除去杂质，晒干。

【药材性状】本品呈圆柱形，略扁，长1.5~8cm，直径0.8~1.5cm；淡棕色至棕红色。全穗由数轮至10数轮宿萼与苞片组成，每轮有对生苞片2片，呈扇形，先端尖尾状，脉纹明显，外表面有白毛。每一苞片内有花3朵，花冠多已脱落，宿萼二唇形，内有小坚果4枚，卵圆形，棕色，尖端有白色突起。体轻。气微，味淡。（图100-2）

【显微鉴别】【理化鉴别】见2020年版《中国药典》。

【伪劣品】夏枯草陈货。果穗颜色暗。

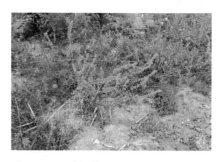

图100-1　夏枯草

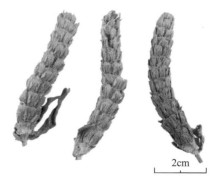

2cm

图100-2　夏枯草药材

孙宝惠 经验

①夏枯草的采收季节很重要，夏季果穗必须带棕红色时采收。夏枯草 Prunella vulgaris L. 为主流品种，主产于江苏、安徽、浙江等地。②山菠菜 Prunella asiatica Nakai，也叫长冠夏枯草，代夏枯草入药，主产于东北、华北。硬毛夏枯草 Prunella hispida Benth.，与夏枯草混用或代夏枯草入药，主产于四川和云南石灰岩干旱地区，野生，收载入《云南省药品标准》（1974年版）。

（木盼盼　王振江）

豆 蔻
AMOMI FRUCTUS ROTUNDUS

【本草考证】白豆蔻始载于《开宝本草》曰："白豆蔻出伽古罗国，呼为多骨。其草形如芭蕉，叶似杜若，长八九尺而光滑，冬夏不凋，花浅黄色，子作朵如葡萄，初出微青，熟者变白，七月采之。"《本草图经》载："白豆蔻出伽古罗国，今广州、宜州亦有之，不及蕃舶者佳。苗类芭蕉，叶似杜若，长八九尺而光滑，冬夏不凋，花浅黄色，子作朵如葡萄，生青熟白，七月采。"《证类本草》《本草蒙筌》对白豆蔻的形态特征描述同上。从记载与附图来看古代记载的白豆蔻为姜科山姜属植物。上述本草描述的"草形如芭蕉，花浅黄色，子作朵如葡萄"与《植物名实图考》中玉桃项描述"叶如芭蕉，抽长茎，开花成串，花苞如小绿桃，开花露瓣，如黄蝴蝶花稍大，花镜有地涌金莲，相差仿佛"两者记载的应为同一种植物。《证类本草》《本草蒙筌》《植物名实图考》等本草描述的白豆蔻和玉桃与姜科山姜属植物草豆蔻花、果特征很相似，古人看到的就是广州、宜州所产白豆蔻和玉桃应为同一种植物，即草豆蔻。而李时珍《本草纲目》记载另一种白豆蔻药材特征与上述不同，曰："子圆大如牵牛子，其壳白厚，其仁如缩砂仁入药去皮炒用。"这里所记载的应为出自伽古罗国的舶来品，从其药材性状描述来看应为豆蔻属植物白豆蔻 *Amomum kravanh* Pierre ex Gagnep. 或爪哇白豆蔻 *Amomum compactum* Soland ex Maton 的干燥成熟果实。

孙宝惠 经验

古本草所记载的白豆蔻来源有两大类：一是产于我国古代广州、宜州的白豆蔻，即现在的草豆蔻的成熟果实，二是从伽古罗国进口的白豆蔻及爪哇白豆蔻的成熟果实。古本草对白豆蔻原植物的记载混乱，把进口白豆蔻的原植物与产自广州、宜州的白豆蔻原植物作相同描述，附图均为山姜属植物草豆蔻，这很有可能由于未见过伽古罗国的白豆蔻原植物。

【来源】为姜科植物白豆蔻 *Amomum kravanh* Pierre ex Gagnep. 或爪哇白豆蔻 *Amomum compactum* Soland ex Maton 的干燥成熟果实。

【植物形态】茎丛生，株高 3m，茎基叶鞘绿色。叶片卵状披针形，长约 60cm，宽 12cm，顶端尾尖，两面光滑无毛，近无柄；叶舌圆形，长 7~10mm；叶鞘口及叶舌密被长粗毛。穗状花序自近茎基处的根茎上发出，圆柱形，稀为圆锥形，长 8~11cm，宽 4~5cm，密被覆瓦状排列的苞片；蒴果近球形，直径约 16mm，白色或淡黄色，略具钝三棱，有 7~9 条浅槽及若干略隆起的纵线条，顶端及基部有黄色粗毛，果皮木质，易开裂为三瓣；种子为不规则的多面体，直径约 3~4mm，暗棕色，种沟浅，有芳香味。花期：5 月；果期：6~8 月。

【药材性状】

1.原豆蔻　呈类球形，直径 1.2~1.8cm。表面黄白色至淡黄棕色，有 3 条较深的纵向槽纹，顶端有突起的柱基，基部有凹下的果柄痕，两端均具浅棕色绒毛。果皮体轻，质脆，易纵向裂开，内分 3 室，每室含种子约 10

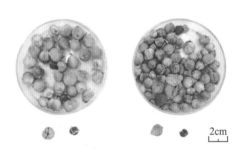

图 101　豆蔻

粒；种子呈不规则多面体，背面略隆起，直径 3~4mm，表面暗棕色，有皱纹，并被有残留的假种皮。气芳香，味辛凉略似樟脑。（图 101）

2.印尼白蔻　个略小。表面黄白色，有的微显紫棕色。果皮较薄，种子瘦瘪。气味较弱。

【饮片炮制】除去杂质，用时捣碎。

假种皮包裹着种子，是很薄的隔膜，用水泡后观察是否有隔膜。

【显微鉴别】【理化鉴别】见 2020 年版《中国药典》。

【伪劣品】泰国小白蔻　姜科植物豆蔻属一种植物的干燥成熟果实。与豆蔻类似，体略小，直径 0.8~1.2cm。表面无皱纹，浅黄色，质较轻瘦瘪。

中医常说的紫蔻是大个的、皮厚硬、饱满、气芳香的原蔻，表面并不发紫。表面发紫的是印尼小白蔻。市场上常见的多为印尼小白蔻，质地松泡，用手捏很脆，表面颜色发紫。药方上常见的蔻仁、蔻米、紫豆蔻、紫蔻都为豆蔻中最好的原豆蔻，白豆蔻为药典中的印尼小白蔻。草果又名老蔻，有臭大姐的味道，必须去皮后入药；草豆蔻又名白豆蔻。

白蔻不捣碎质轻，易漂浮，几小时后才完全吸水溶胀后才开始发挥疗效。因此最好捣碎入药，后下，有利于有效成分的溶出，更好地发挥疗效。

（木盼盼　张　晟）

香 橼
CITRI FRUCTUS

【本草考证】香橼始载于《本草图经》，原名枸橼。《本草经集注》在果部豆蔻条下言及枸橼时称："枸橼，温。"晋代嵇含《南方草木状》载："钩缘子，形如瓜，皮似橙而金色，胡人重之，极芬芳，肉甚厚白，如芦菔。"《本草拾遗》谓："枸橼生岭南，大叶，柑橘属也。子大如盏。"《本草图经》在橘柚项下，载："枸橼，如小瓜状，皮若橙而光泽可爱，肉甚厚，切如萝菔，虽味短而香氛大胜柑橘之类。置衣中笥，则数日香不歇……今闽广、江西皆有，彼人但谓之香橼子。"

孙宝惠 经验

上述形态特征与今之枸橼相符。《本草纲目》将枸橼单独列为一条，又名香橼、佛手柑，按其描述实为佛手柑，并非枸橼。在古代，香橼的药材品种多指枸橼。

【来源】为芸香科植物枸橼 *Citrus medica* L. 或香圆 *Citrus wilsonii* Tanaka 的干燥成熟果实。

【植物形态】

1. 枸橼 小乔木或灌木，单叶互生，无叶翼或略有痕迹，长 8~15cm，宽 3.5~6.5cm，边缘有锯齿，半透明油腺点。总状花序，雄蕊 30~60，雌蕊 1，子房 10~13 室，每室胚珠多数。柑果，长圆形、卵形或近球形，10~25cm，先端乳头状突起，果皮粗糙或平滑，熟时柠檬黄，芳香，瓤囊小。

2. 香圆 乔木，高 9~11m，单身复叶，互生，长 5~12cm，宽 2~5cm，全缘或波状锯齿，两面无毛，半透明油腺点。花单生、簇生，也有总状花序，白色，雄蕊 25~36，子房 10~11 室。柑果，长圆形，圆形或扁圆形，先端乳头状突起，果皮通常粗糙而有皱纹或平滑，成熟时橙黄色，有香气，种子多数。

孙宝惠 经验

　　枸橼，果实顶端有突起，表面有比较粗的棱状结构，瓤囊小，中果皮会较厚，古代典籍里常描述为色白，像萝卜。而香圆的中果实顶端有金钱环，果皮较薄，药典规定成熟时才可入药，因此药材颜色是黄色的。香圆未成熟的果实，是发青色的，常作为枳壳的伪品，但是可见顶端的金钱环。

　　【采收加工】秋季果实成熟时采收，趁鲜切片，晒干或低温干燥。香圆亦可整个或对剖两半后，晒干或低温干燥。

　　【药材性状】

　　1.枸橼　为圆形或长圆形片，直径4~10cm，厚0.2~0.5cm。横切片外果皮黄色或黄绿色，边缘呈波状，散有凹入的油点；中果皮厚1~3cm，黄白色或淡棕黄色，有不规则的网状突起的维管束；瓤囊10~17室。纵切片中心柱较粗壮。质柔韧。气清香，味微甜而苦辛。

　　2.香圆　类球形，半球形或圆片，直径4~7cm。表面黑绿色或黄棕色，密被凹陷的小油点及网状隆起的粗皱纹，顶端有花柱残痕及隆起的环圈，基部有果梗残基。质坚硬。剖面或横切薄片，边缘油点明显；中果皮厚约0.5cm；瓤囊9~11室，棕色或淡红棕色，间或有黄白色种子。气香，味酸而苦。

　　【饮片炮制】未切片者，打成小块；切片者润透，切丝，晾干。（图102）

　　1.枸橼　本品呈不规则块状或丝条状，厚0.2~0.5cm。外果皮黄色或

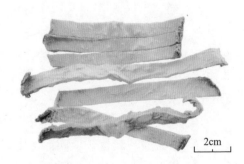

2cm

图102　香橼饮片（优级）

黄绿色，边缘呈波状，散有凹入的油点；中果皮黄白色或淡棕黄色，有不规则的网状突起的维管束；瓤囊偶见。质柔韧。气清香，味微甜而苦辛。

2. 香圆　本品呈不规则块状或丝条状。表面黑绿色或黄棕色，密被凹陷的小油点及网状隆起的粗皱纹，质坚硬。边缘油点明显；瓤囊棕色或淡红棕色，间或有黄白色种子。气香，味酸而苦。

【显微鉴别】【理化鉴别】见 2020 年版《中国药典》。

【伪劣品】

1. 柚子皮　柚的干片无香，常呈波浪状皱缩，皮多青色。果皮较细腻，质地较脆，味苦，无甜或酸味。

2. 佛手　为芸香科植物佛手 *Citrus medica* L. var. *sarcodactylis* Swingle 的干燥果实。两种药材个子货在形态上极易区分，但切成饮片后鉴别难度加大。香橼横切片边缘油室不明显，佛手的则很明显。

孙宝惠 经验

市场上存在皱皮柑充作香橼，但皱皮柑的干片薄而果心大，果皮的油点也较大。佛手是香橼的变种，也常作为香橼的伪品，但香气比香橼更浓郁，香橼的瓤囊组织明显，佛手的瓤囊组织不明显。香橼中的枸橼切成丝以后，可以泡水后观察边缘是否有齿，有的就是佛手。可以从佛手的角度区别出香橼。

（木盼盼　侯芳洁）

预知子
AKEBIAE FRUCTUS

【本草考证】本品别名八月札，始载于宋《开宝本草》，记载为"有皮壳，如皂荚子"。传说取两枚缀在衣领上，遇到蛊毒物，便有声响，因而有预知之称。《本草图经》描述为"作蔓生，依木本上。叶绿，有三角，面深背浅。七八月有实作房，生青，熟深红色。每房有子五六枚，如皂荚子，斑褐色，光润如飞蛾"，并有附图，壁州预知子。明代《本草蒙筌》中也有相似描述。由此可初步认定古代记载预知子的原植物为葫芦科植物王瓜。《日华子诸家本草》《本草纲目》和《本草纲目拾遗》则认为预知子为天球草（盒子草），与古本草及现代均不同。《本草图经》中记载"预知子旧不载所出州土。今淮、蜀、汉、黔、壁诸州有之……今蜀人极贵重，云以难得"，可以看出古时预知子产地为安徽、四川、湖北等地，而王瓜分布于长江以南各省，与其产地相吻合。

孙宝惠 经验

传统药用预知子为葫芦科植物王瓜 *Trichosanthes cucumeroides*（Ser.）Maxim. 的果实，而不是《中国药典》记载的木通科植物果实。

【来源】为木通科植物木通 *Akebia quinata*（Thunb.）Decne.、三叶木通 *Akebia trifoliata*（Thunb.）Koidz. 或白木通 *Akebia trifoliata*（Thunb.）Koidz. var. *australis*（Diels）Rehd. 的干燥近成熟果实。

【植物形态】

1. 木通 *Akebia quinata*（Thunb.）Decne. 为落叶木质藤本植物。茎纤细，圆柱形，缠绕，茎皮灰褐色，有圆形、小而凸起的皮孔；芽鳞片覆瓦状排列，淡红褐色。掌状复叶互生或在短枝上的簇生，通常有小叶 5 片，偶有 3~4 片或 6~7 片；叶柄纤细，长 4.5~10cm；小叶纸质，倒卵形或倒卵状椭圆形，长 2~5cm，宽 1.5~2.5cm，先端圆或凹入，具小凸尖，基部圆或阔楔形，上面深绿色，下面青白色；中脉在上面凹入，下面凸起，侧脉每边 5~7 条，与网脉均在两面凸起；小叶柄纤细，长 8~10mm，中间 1 枚长可达 18mm。伞房花序式的总状花序腋生，长 6~12cm，疏花，基部有雌花 1~2 朵，以上 4~10 朵为雄花；总花梗长 2~5cm；着生于缩短的侧枝上，基部为芽鳞片所包托；花略芳香。果孪生或单生，长圆形或椭圆形，长 5~8cm，直径 3~4cm，成熟时紫色，腹缝开裂；种子多数，卵状长圆形，略扁平，不规则地多行排列，着生于白色、多汁的果肉中，种皮褐色或黑色，有光泽。花期 4~5 月，果期 6~8 月。

2. 三叶木通 Akebia trifoliata (Thunb.) Koidz.　落叶木质藤本。茎皮灰褐色，有稀疏的皮孔及小疣点。掌状复叶互生或在短枝上的簇生；叶柄直，长 7~11cm；小叶 3 片，纸质或薄革质，卵形至阔卵形，长 4~7.5cm，宽 2~6cm，先端通常钝或略凹入，具小凸尖，基部截平或圆形，边缘具波状齿或浅裂，上面深绿色，下面浅绿色；侧脉每边 5~6 条，与网脉同在两面略凸起；中央小叶柄长 2~4cm，侧生小叶柄长 6~12mm。总状花序自短枝上簇生叶中抽出，下部有 1~2 朵雌花，以上约有 15~30 朵雄花，长 6~16cm；总花梗纤细，长约 5cm。果长圆形，长 6~8cm，直径 2~4cm，直或稍弯，成熟时灰白略带淡紫色；种子极多数，扁卵形，长 5~7mm，宽 4~5mm，种皮红褐色或黑褐色，稍有光泽。花期 4~5 月，果期 7~8 月。

3. 白木通 Akebia trifoliata (Thunb.) Koidz. var. australis (Diels) Rehd.　小叶革质，卵状长圆形或卵形，长 4~7cm，宽 1.5~3（5）cm，先端狭圆，顶微凹入而具小凸尖，基部圆、阔楔形、截平或心形，边通常全缘；有时略具少数不规则的浅缺刻。总状花序长 7~9cm，腋生或生于短枝上。果长圆形，长 6~8cm，直径 3~5cm，熟时黄褐色；种子卵形，黑褐色。花期 4~5 月，果期 6~9 月。

【采收加工】夏、秋二季果实绿黄时采收，晒干，或置沸水中略烫后晒干。

【药材性状】本品呈肾形或长椭圆形，稍弯曲，长3~9cm，直径1.5~3.5cm。表面黄棕色或黑褐色，有不规则的深皱纹，顶端钝圆，基部有果梗痕。质硬，破开后，果瓤淡黄色或黄棕色；种子多数，扁长卵形，黄棕色或紫褐色，具光泽，有条状纹理。气微香，味苦。（图103）

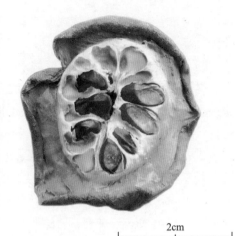

2cm

图 103　预知子

【饮片炮制】洗净，晒干。用时打碎。

孙宝惠 经验

　　市场上很难见到个子货，基本均为趁鲜切片，如按《中国药典》检验则不符合规定，只有北京的炮制规范收载了趁鲜切片的情况。

【显微鉴别】本品粉末黄棕色。果皮石细胞较多，类多角形、类长圆形或不规则形，直径13~90μm，壁厚，纹孔及孔沟明显，可见层纹，有的胞腔内含草酸钙方晶。草酸钙方晶直径4~14μm。种皮表皮细胞黄棕色，类长方形，直径6~16μm。果皮表皮细胞表面观呈多角形，有的胞腔内含黄棕色物。

【理化鉴别】见2020年版《中国药典》。

（木盼盼　张丽丽）

槟 榔
ARECAE SEMEN

【本草考证】槟榔始载于李当之《药录》,《名医别录》将其列入中品,谓:"疗寸白,生南海。"《本草经集注》载:"此有三四种:出交州,形小而味甘;广州以南者,形大而味涩;核亦有大者,名猪槟榔,作药皆用之。又小者,南人名蒳子,俗人呼为槟榔孙,亦可食。"《本草图经》载:"槟榔生南海,今岭外州郡皆有之,大如桄榔,而高五七丈,正直无枝,皮似青桐,节如桂竹,叶生木巅,大如楯头,又似甘蕉叶。其实作房,从叶中出,旁有刺,若棘针,重叠其下,一房数百实,如鸡子状,皆有皮壳………其实春生,至夏乃熟……"尖长而有紫文者名槟,园而矮者名榔,槟力小,榔力大。今医家不复细分,但取作鸡心状,存坐正稳心不虚,破之作锦文者为佳。《本草纲目》载:"槟榔树初生若笋竿积硬,引茎直上,茎干颇似桄榔,椰子而有节,旁无枝柯,条从心生。端顶有叶如甘蕉,条派开破,风至则如羽扇扫天之状。三月叶中肿起一房,因自拆裂,出穗凡数百颗,大如桃李,又生刺重累于下,以护其实,五月成熟,剥去其皮,煮其肉而干之,皮皆筋丝,与大腹皮同也。"槟榔为南方植物,《齐民要术》卷十引《南方草物状》云:"槟榔,三月花色,仍连着实,实大如卵。十二月熟,其色黄。剥其子,肥强可不食,唯种作子。青其子,并壳取实曝干之,以扶留藤、古贲灰合食之。食之则滑美,亦可生食,最快好。交趾、武平、兴古、九真有之。"此即今之槟榔 Areca catechu L.。唐代槟榔主要由安南都护府、爱州进贡,两地所辖,今多在越南境。《通典》专门提到:"安南都护府贡蕉十端、槟榔二千颗、鲛鱼皮二十斤、蚺蛇胆二十枚。""(爱州)贡槟榔五百颗,犀角二十斤。"此外,交州也产槟榔,见《千金翼方·药出州土》。槟榔的产地此后基本无变化,如《本草图经》云:"槟榔生南海,今岭外州郡皆有之。"《医林纂要·药性》:"槟榔,生闽、广濒海之地。"

槟榔在国内主要出产于海南、广东、广西等地区。古代将槟榔分为多种名称，有山槟榔、猪槟榔、鸡心槟榔、大腹子等等，均为现在《中国药典》所载槟榔。其名称的区分主要根据其形态不同，由于环境因素的影响，以至于某些形态特征会产生不同程度的变异，古本草中所记载的槟榔应均与现在药用槟榔一致。

【来源】为棕榈科植物槟榔 *Areca catechu* L. 的干燥成熟种子。

【植物形态】茎直立，乔木状，高 10m 多，最高可达 30m，有明显的环状叶痕。叶簇生于茎顶，长 1.3~2m，羽片多数，两面无毛，狭长披针形，长 30~60cm，宽 2.5~4cm，上部的羽片合生，顶端有不规则齿裂。雌雄同株，花序多分枝，花序轴粗壮压扁，分枝曲折，长 25~30cm，上部

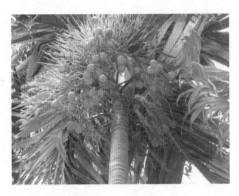

图 104-1 槟榔

纤细，着生 1 列或，2 列的雄花，而雌花单生于分枝的基部；果实长圆形或卵球形，长 3~5cm，橙黄色，中果皮厚，纤维质。种子卵形，基部截平，胚乳嚼烂状，胚基生。花果期 3~4 月。（图 104-1）

【采收加工】春末至秋初采收成熟果实，用水煮后，干燥，除去果皮，取出种子，干燥。

【药材性状】呈扁球形或圆锥形，高 1.5~3.5cm，底部直径 1.5~3cm。表面淡黄棕色或淡红棕色，具稍凹下的网状沟纹，底部中心有圆形凹陷的珠孔，其旁有 1 明显瘢痕状种脐。质坚硬，不易破

碎，断面可见棕色种皮与白色胚乳相间的大理石样花纹。气微，味涩、微苦。（图104-2）

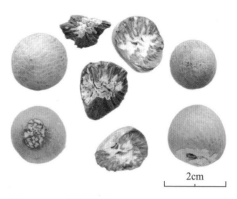

图104-2　槟榔药材

【饮片炮制】

1.槟榔　除去杂质，浸泡，润透，切薄片，阴干。

本品呈类圆形的薄片。切面可见棕色种皮与白色胚乳相间的大理石样花纹。气微，味涩、微苦。

2.炒槟榔　取槟榔片，照清炒法（通则0213）炒至微黄色。

本品形如槟榔片，表面微黄色，可见大理石样花纹。

【显微鉴别】本品横切面：种皮组织分内、外层，外层为数列切向延长的扁平石细胞，内含红棕色物，石细胞形状、大小不一，常有细胞间隙；内层为数列薄壁细胞，含棕红色物，并散有少数维管束。外胚乳较狭窄，种皮内层与外胚乳常插入内胚乳中，形成错入组织；内胚乳细胞白色，多角形，壁厚，纹孔大，含油滴和糊粉粒。

本品粉末红棕色至棕色。内胚乳细胞极多，多破碎，完整者呈不规则多角形或类方形，直径56~112μm，纹孔较多，甚大，类圆形或矩圆形，外胚乳细胞呈类方形、类多角形或作长条状，胞腔内大多数充满红棕色至深棕色物。种皮石细胞呈纺锤形，多角形或长条形，淡黄棕色，纹孔少数，裂缝状，有的胞腔内充满红棕色物。

【理化鉴别】见2020年版《中国药典》。

【伪劣品】

1.枣槟榔　为棕榈科植物槟榔 *Areca catechu* Linne. 的干燥未成熟或近成熟果实。扁橄榄状，表面暗棕色，有细密的纵皱纹，气微香，味甘。

　　槟榔正品表面有网状沟纹，表面淡黄棕色或淡红棕色，气微，味涩、微苦。

　　2. 槟榔劣品　黄曲霉毒素含量超标。

　　3. 硫熏品　无硫槟榔颜色暗，容易发生霉变，而含硫的槟榔颜色鲜艳，不容易发生霉变。

　　槟榔趁鲜切片，中间一般无空隙。含硫的槟榔颜色鲜艳，不含硫的颜色暗淡。

（木盼盼　郑　倩）

车前子
PLANTAGINIS SEMEM

【本草考证】车前最早见于《诗经·周南·芣苢》篇，该诗描绘了古人采集车前草叶及种子的劳动过程，"芣苢"即车前。车前子作药用始载于《神农本草经》，被列为上品，"车前子，一名当道"。车前叶及根入药始见《名医别录》，曰："一名芣苢，一名虾蟆衣，一名牛遗，一名胜舃。"《本草经集注》云："人家路边甚多，其叶捣取汁服，疗泻精甚验"，其后诸本草多收录。《本草纲目》云："幽州人谓之牛舌草，蛤蟆喜藏伏于下，故江东称为蛤蟆衣。"由此可见古代车前异名较多，车前子的名字伴随在车前异名之中。《名医别录》记载车前子："味咸，无毒，主男子伤中，女子淋沥，不欲食，养肺，强阴，益精，令人有子，明目，治赤痛。"并增加叶及根的性味功效。《本草备要》记载："车前草甘寒，凉血去热，止吐衄，消痈，明目通淋；车前子甘、寒，清肺肝风热，渗膀胱湿热，利小便而不走气，强阴益精，令人有子。"《中药大辞典》记载："车前草利水、清热、明目、祛痰，主治小便不通、淋浊、带下、尿血、黄疸、水肿、热痢、泄泻、鼻衄、目赤肿痛、喉痹乳蛾、咳嗽、皮肤溃疡等；车前子，入肾、膀胱经，性味甘、寒，利水、清热、明目、祛痰，治小便不通、淋浊、带下、尿血、暑湿泻痢、咳嗽多痰、湿痹、目赤障翳。"

历代文献所记载的车前子、车前草的功效基本相同。

【来源】 为车前科植物车前 *Plantago asiatica* L. 或平车前 *Plantago depressa* Willd. 的干燥成熟种子。

【植物形态】

1. 车前 *Plantago asiatica* L. 二年生或多年生草本植物。须根多数。根茎短，稍粗。叶基生呈莲座状，平卧、斜展或直立；叶片薄纸质或纸质，宽卵形至宽椭圆形，长 4~12cm，宽 2.5~6.5cm，先端钝圆至急尖，基部宽楔形或近圆形，两面疏生短柔毛；脉5~7条；叶柄长2~15cm，基部扩大成鞘，疏生短柔毛。穗状花序细圆柱状，长3~40cm，紧密或稀疏，下部常间断；蒴果纺锤状卵形、卵球形或圆锥状卵形，长3~4.5mm，于基部上方周裂。种子5~6，卵状椭圆形或椭圆

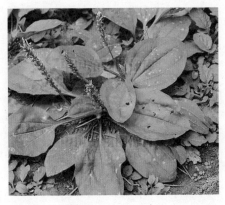

图105-1 车前草

形，长1.5~2mm，具角，黑褐色至黑色，背腹面微隆起；子叶背腹向排列。花期4~8月，果期6~9月。（图105-1）

2.平车前 *Plantago depressa* Willd. 一年生或二年生草本植物。直根长，具多数侧根，多少肉质。根茎短。叶基生呈莲座状，平卧、斜展或直立；叶片纸质，椭圆形、椭圆状披针形或卵状披针形，长3~12cm，宽1~3.5cm，先端急尖或微钝，基部宽楔形至狭楔形，下延至叶柄，上面略凹陷，于背面明显隆起，两面疏生白色短柔毛；叶柄长2~6cm，基部扩大成鞘状。穗状花序细圆柱状，上部密集，基部常间断，长6~12cm；蒴果卵状椭圆形至圆锥状卵形，长4~5mm，于基部上方周裂。种子4~5，椭圆形，腹面平坦，长1.2~1.8mm，黄褐色至黑色；子叶背腹向排列。花期5~7月，果期7~9月。

【采收加工】夏、秋二季种子成熟时采收果穗，晒干，搓出种子，除去杂质。

【药材性状】本品呈椭圆形、不规则长圆形或三角状长圆形，略扁，长约2mm，宽约1mm。表面黄棕色至黑褐色，有细皱纹，一面有灰白色凹点状种脐。质硬。气微，味淡。（图105-2）

【饮片炮制】盐车前子 取净车前子，照盐水炙法（通则0213）炒至起爆裂声时，喷洒盐水，炒干。

本品形如车前子，表面黑褐色。气微香，味微咸。

【显微鉴别】

1. 车前　粉末深黄棕色。种皮外表皮细胞断面观呈类方形或略切向延长，细胞壁黏液质化。种皮内表皮细胞表面观呈类长方形，直径 5~19μm，长约至 83μm，壁薄，微波状，常作镶嵌状排

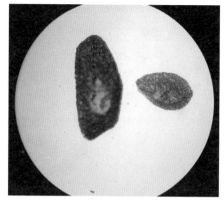

图 105-2　车前种子

列。内胚乳细胞壁甚厚，充满细小糊粉粒。

2. 平车前　种皮内表皮细胞较小，直径 5~15μm，长 11~45μm。

【理化鉴别】见 2020 年版《中国药典》。

【伪劣品】

1. 党参子　呈卵状椭圆形。长约 1.5~1.8mm，宽 0.6~1.2mm。表面棕褐色，无光泽。脐点位于种子基部，呈圆形凹窝状。表面具颗粒状凸起，密被纵向浅纹。

2. 荆芥子　呈椭圆形，或长梭形。长约 1.5mm，宽约 0.6mm。表面黄棕色至棕黑色，略有光泽。脐点位于种子基部。表面具雕刻状、长条形纹理，与种子的长轴走向一致。

3. 青葙子　呈扁圆形，少数呈圆肾形，中间微隆起。直径 1~1.5mm。表面黑色或红黑色，光泽度较强。脐点位于侧边凹窝处。种子表面颗粒状突起，呈同心环状排列。

4. 小车前子　本品为车前科植物大车前 *P.major* L. 的干燥成熟种子。呈不规则长圆形或三角状长圆形，略扁，长约 1mm，宽约 0.5mm。表面微性状特征与车前子微性状特征基本相同，大小约为车前子一半。

5. 茺蔚子　呈三棱形，一端稍宽，平截状，另一端渐窄而钝尖。三条棱线非常明显。长 2~3mm，宽约 1.5mm。表面棕色至灰棕色。

无光泽。侧面密被深色斑点。

　　6.葶苈子　呈扁卵形，或长圆形略扁。长约 0.8~1.2mm，宽约 0.5mm。表面棕色或红棕色，被有干燥黏液，有光泽。脐点位于凹入端或平截处。种子表面网纹明显，长方形网纹长轴与种子短轴平行。

（木盼盼　张　晟）

荔枝核

LITCHI SEMEN

【本草考证】《食疗本草》记载："荔仁益智，健气，补脾滋肝。"《本草纲目》记载："荔枝核入厥阴，行散气滞，其实双结而核肖睾丸，故其治癩疝卵肿，有述类象形之义。"《药性歌括四百味》记载更明确："荔枝核温，理气散寒，疝瘕腹痛，服之俱安。"《本草备要》记载其："避寒邪，治胃脘痛。"《玉楸药解》亦记载："止咳，养心神，止烦渴，暖补脾精，滋补肝血。"

荔枝为热带水果，《文选》刘达注引《南裔志》云："龙眼、荔枝，生朱提南广县、犍为僰道县，随江东至巴郡江州县，往往有荔枝。树高五六丈，常以夏生，其变赤可食。"《艺文类聚》引《南中八郡志》也说"犍为僰道县出荔枝"，记载云南昭通、四川宜宾、重庆合川出产荔枝。《南方草木状》提到汉武帝元鼎六年破南越，建扶荔宫，"自交趾移植百株于庭"。《广州记》亦云"荔枝精者，子如鸡卵大，壳朱肉白，核如鸡舌香"，这是岭南荔枝。荔枝核入药见于《本草衍义》中《本草图经》云："荔枝生岭南及巴中，今泉、福、漳、嘉、蜀、愉、涪州、兴化军及二广州郡皆有之。其品闽中第一，蜀川次之，岭南为下"。《本草纲目》亦曰："今闽中四郡所出特奇，蔡襄谱其种类至三十余品肌肉甚厚，甘香莹白，非广、蜀之比也。"《药物出产辨》记载："荔枝核产广东，以番禺、增城、东莞为多出，新安、惠州、汕尾亦有。"综上所述，荔枝核出产两广、福建、四川，重庆亦有，一般以福建、广东出产为佳。

孙宝惠 经验

现用荔枝核功效主要以治疗胃脘痛为主。产地以福建为佳。

【来源】为无患子科植物荔枝 *Litchi chinensis* Sonn. 的干燥成熟

种子。

【植物形态】常绿乔木，高通常不超过 10m，有时可达 15m 或更高，树皮灰黑色；小枝圆柱状，褐红色，密生白色皮孔。叶连柄长 10~25cm 或过之；小叶 2 或 3 对，较少 4 对，薄革质或革质，披针形或卵状披针形，有时长椭圆状披针形，长 6~15cm，宽 2~4cm，顶端骤尖或尾状短渐尖，全缘，腹面深绿色，有光泽，背面粉绿色，两面无毛；侧脉常纤细，在腹面不很明显，在背面明显或稍凸起；小叶柄长 7~8mm。花序顶生，阔大，多分枝；花梗纤细，长 2~4mm，有时粗而短；萼被金黄色短绒毛；雄蕊 6~7，有时 8，花丝长约 4mm；子房密覆小瘤体和硬毛。果卵圆形至近球形，长 2~3.5cm，成熟时通常暗红色至鲜红色；种子全部被肉质假种皮包裹。花期春季，果期夏季。产我国西南部、南部和东南部，尤以广东和福建南部栽培最盛。亚洲东南部也有栽培，非洲、美洲和大洋洲都有引种的记录。荔枝是我国南部有悠久栽培历史的著名果树，一般公认其原产地在我国南部的热带、亚热带地区。据报道近年来在海南和云南人迹罕至的热带森林中先后找到了野生荔枝，为上述结论提供了直接的证据。（图 106-1）

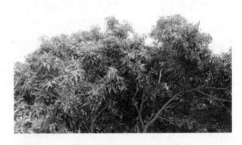

图 106-1　荔枝（摄于厦门海沧）

【药材性状】本品呈长圆形或卵圆形，略扁，长 1.5~2.2cm，直径 1~1.5cm。表面棕红色或紫棕色，平滑，有光泽，略有凹陷及细波纹，一端有类圆形黄棕色的种脐，直径约 7mm。质硬。子叶 2，棕黄色。气微，味微甘、苦、涩。（图 106-2）

以粒大、饱满、光亮者为佳。

【饮片炮制】荔枝核用时捣碎

【显微鉴别】本品粉末棕黄色。镶嵌层细胞黄棕色，呈长条形，由数个细胞为一组，作不规则方向嵌列。星状细胞淡棕色，呈不规则星状分枝，分枝先端平截或稍钝圆，细胞间隙大，壁薄。石细胞成群或单个散在，呈类圆形、类方形、类多角形、长方形或长圆形，多有突起或分枝。子叶细胞呈类圆形或类圆多角形，充满淀粉粒，并可见棕色油细胞。

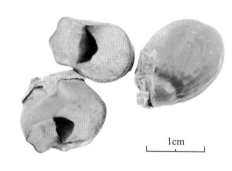

图 106-2　荔枝核

【理化鉴别】见 2020 年版《中国药典》。

【伪劣品】荔枝核在水分含量高或储存环境湿度大的情况下，容易变质发霉。内部发霉的荔枝核不可药用。

孙宝惠 经验

　　荔枝核本身角质层较厚，不易干燥。看似外表干燥，其实内部未必干燥。

（相聪坤　温子帅）

补骨脂
PSORALEAE FRUCTUS

【本草考证】始载于唐代甄权《药性论》曰："婆固脂，一名破故纸，味苦辛。能主男子腰疼膝冷，囊湿，逐诸冷痹顽，止小便利，腹中冷。"只简要说明了补骨脂的功效，植物形态和药材性状未涉及描述。首次提出了"婆固脂"及别名"破故纸"，阐述其为舶来之品。五代《日华子本草》曰："破故纸，兴阳事，治冷劳，明耳目。南蕃者色赤，广南者色绿。又名胡韭子。"提出别名"胡韭子"，并说明舶来品与本土所产在颜色上有区别。宋代掌禹锡《开宝本草》始称"补骨脂"，曰："一名破故纸，生广南诸州及波斯国。树高三四尺，叶小似薄荷。其舶上来者最佳。"对原植物形态做了简要的介绍，认为进口品种质量较佳。本书始将补骨脂作为药材正名，破故纸为别名。而后各代医家分而沿袭之。宋代苏颂《本草图经》曰："补骨脂，生广南诸州及波斯国，今岭外山坂间多有之，不及蕃舶者佳。"对于补骨脂舶来品质佳，古代医家的看法较一致。"茎高三四尺，叶似薄荷。花微紫色，实如麻子圆扁而黑。九月采，或云胡韭子也。胡人呼婆固脂，故别名破故纸。"其详细的植物形态描写，及"梧州补骨脂"的附图来看，与今之所用药材的原植物形态一致。"此物本自外藩随海舶而来，非中华所有，蕃人呼为补骨鸱，语讹为破故纸也。"阐述了"破故纸"一名的由来，又有了别名"补骨鸱"。清代汪讱庵《本草易读》曰："破故纸……生岭南及波斯，今四川合州亦有之。茎高三四尺，叶小似薄荷。花微黑色，实如麻子圆扁而黑，九月采。"古代医家对补骨脂的描述相似，均与现今植物形态相一致。明代李时珍《本草纲目》对其释名为："破故纸（开宝），婆固脂（药性论），胡韭子（日华子）。时珍曰补骨脂言其功也。胡人呼为婆固脂，而俗讹为破故纸也。胡韭子因其子之状相似，非胡地之韭子也。"对补骨脂的别名进行了解释。明代缪希雍《本草经疏》记载补骨脂："能暖水脏，阴中生阳，壮火益土之要药也。其主五劳七伤。大温而辛，火能消物，故能堕胎。"对补骨脂的功能主治做了分析概括。

【来源】为豆科植物补骨脂 *Psoralea corylifolia* L. 的干燥成熟果实。

【植物形态】一年生直立草本植物，高 60~150cm。枝坚硬，疏被白色绒毛，有明显腺点。叶为单叶，有时有 1 片长约 1~2cm 的侧生小叶；托叶镰形，长 7~8mm；叶柄长 2~4.5cm，有腺点；小叶柄长 2~3mm，被白色绒毛；叶宽卵形，长 4.5~9cm，宽 3~6cm，先端钝或锐尖，基部圆形或心形，边缘有粗而不规则的锯齿，质地坚韧，两面有明显黑色腺点，被疏毛或近无毛。花序腋生，有花 10~30 朵，组成密集的总状或小头状花序，总花梗长 3~7cm，被白色柔毛和腺点；苞片膜质，披针形，长

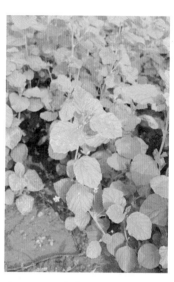

图 107-1　补骨脂

3mm，被绒毛和腺点；花梗长约 1mm；花萼长 4~6mm，被白色柔毛和腺点，萼齿披针形，下方一个较长，花冠黄色或蓝色，花瓣明显具瓣柄，旗瓣倒卵形，长 5.5mm；雄蕊 10，上部分离。荚果卵形，长 5mm，具小尖头，黑色，表面具不规则网纹，不开裂，果皮与种子不易分离；种子扁。花、果期 7~10 月。（图 107-1）

【采收加工】秋季果实成熟时采收果序，晒干，搓出果实，除去杂质。

【药材性状】本品呈肾形，略扁，长 3~5mm，宽 2~4mm，厚约 1.5mm。表面黑色、黑褐色或灰褐色，具细微网状皱纹。顶端圆钝，

有一小突起，凹侧有果梗
痕。质硬。果皮薄，与种子
不易分离；种子1枚，子叶
2，黄白色，有油性。气香，
味辛、微苦。（图107-2~图
107-4）

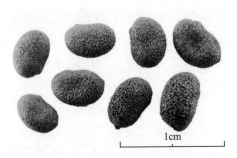

图 107-2　补骨脂药材

【饮片炮制】

1.补骨脂　除去
杂质。

2.盐补骨脂　取
净补骨脂，照盐炙法
（通则0213）炒至微
鼓起。

本品形如补骨
脂。表面黑色或黑褐
色，微鼓起。气微
香，味微咸。

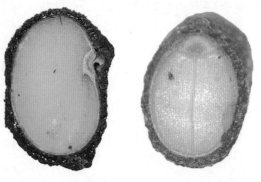

图 107-3　补骨脂纵切面　图 107-4　补骨脂横切面

【显微鉴别】本
品粉末灰黄色。种皮栅状细胞侧面观有纵沟纹，光辉带1条，位于
上侧近边缘处，顶面观多角形，胞腔极小，孔沟细，底面观呈圆多
角形，胞腔含红棕色物。支持细胞侧面观哑铃形，表面观呈类圆形。
壁内腺（内生腺体）多破碎，完整者类圆形，由十数个至数十个纵
向延长呈放射状排列的细胞构成。草酸钙柱晶细小，成片存在于中
果皮细胞中。

【理化鉴别】见2020年版《中国药典》。

【伪劣品】

1.沙苑子　为豆科植物蔓黄芪 *Astragalus complanatus* Bunge 的干
燥成熟种子。略呈圆肾形而稍扁，长2~2.5mm，宽1.5~2mm，厚约
1mm。表面光滑，呈绿褐色至灰褐色，边缘一侧凹陷处具明显的种

脐。质坚硬，除去种皮可见淡黄色子叶两片，胚根弯曲，长约 1mm。无臭，味淡，嚼之有豆腥味。

2. 曼陀罗子　为茄科植物洋金花 *Datura metel* L. 或毛曼陀 *Datura innoxia* Mill. 的果实或种子。蒴果近球形或扁球形，直径约 3cm，茎部有浅盘状宿萼及短果柄。表面黄绿色，疏生粗短刺。果皮木质化，成熟时作不规则 4 瓣裂。种子多数，扁平，三角形，宽约 3mm，淡褐色。气特异，味微苦。有毒。

3. 进口补骨脂　表面黑褐色，较饱满。味辛、微苦。补骨脂素含量不合格。

4. 补骨脂团块　产地广西，蒸过，黏结为团块，补骨脂素和异补骨脂素含量 1.35%。

5. 补骨脂药渣（图 107-5）

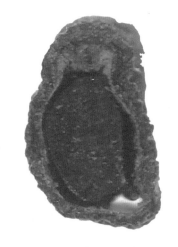

图 107-5　补骨脂药渣横切面

孙宝惠 经验

①补骨脂原植物具腺点较多，饮片中补骨脂多混有苞片杂质，应除去；②进口补骨脂指标性成分一般含量不够。

（段绪红　李新蕊）

蒺 藜
TRIBULI FRUCTUS

【本草考证】蒺藜始载于《神农本草经》，原名蒺藜子，《本草纲目》释名说"蒺，疾也，藜，利也，其刺伤人甚疾而利也。"《本草经集注》云："多生道上而叶布地，子有刺，状如菱而小。"《本草图经》引郭璞注《尔雅》云："布地蔓生，细叶，子有三角刺人是也。"《本草衍义》记载："蒺藜有两等，一等杜蒺藜，即今之道旁布地而生，或生墙上，有小黄花，结芒刺。"李时珍描述其植物形态："蒺藜，叶如初生皂荚叶，整齐可爱。刺蒺藜状如赤根菜子及细菱三角四刺，实有仁。"根据以上蒺藜的植物形态及生长环境的描述，并参考《订类本草》附图"秦州蒺藜子"及《植物名实图考》的蒺藜图，其原植物应该就是蒺藜科蒺藜 *Tribulus terrestris* L.。

孙宝惠 经验

历代本草在蒺藜条下提到一种白蒺藜，或称沙苑蒺藜者。如《本草图经》云："又一种白蒺藜，今生同洲沙苑，牧马草地最多，而近道亦有之，绿叶细蔓，绵布沙上。七月开花黄紫色，如豌豆花而小，九月结实作荚子，便可采其实，味甘而微腥，褐绿色，与蚕种子相类而差大。"为豆科植物蔓黄芪的干燥成熟种子，名为沙苑子。

【来源】为蒺藜科植物蒺藜 *Tribulus terrestris* L. 的干燥成熟果实。

【植物形态】一年生草本植物。茎平卧，无毛，被长柔毛或长硬毛，枝长 20~60cm，偶数羽状复叶，长 1.5~5cm；小叶对生，3~8 对，矩圆形或斜短圆形，长 5~10mm，宽 2~5mm，先端锐尖或钝，基部稍偏斜，被柔毛，全缘。花腋生，花梗短于叶，花黄色；果有分果瓣 5，硬，长 4~6mm，无毛或被毛，中部边缘有锐刺 2 枚，下部常有小锐刺 2 枚，其余部位常有小瘤体。花期5~8月，果期6~9月。全国各地有分布。生于沙地、荒地、山坡、居民点附近。全球温带都有。（图108-1）

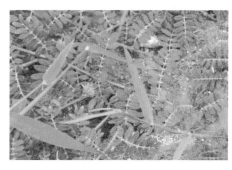

图108-1　蒺藜

【药材性状】本品由5个分果瓣组成，呈放射状排列，直径7~12mm。常裂为单一的分果瓣，分果瓣呈斧状，长3~6mm；背部黄绿色，隆起，有纵棱和多数小刺，并有对称的长刺和短刺各1对，两侧面粗糙，有网纹，灰白色。质坚硬。气微，味苦、辛。（图108-2）

以颗粒均匀、饱满坚实、色灰白者为佳。

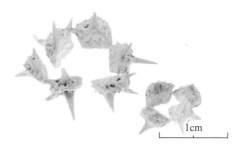

1cm

图108-2　蒺藜药材

【饮片炮制】

1. 蒺藜　除去杂质。

2. 炒蒺藜　取净蒺藜，照清炒法炒至微黄色。

本品多为单一的分果瓣，分果瓣呈斧状，长3~6mm；背部棕黄色，隆起，有纵棱，两侧面粗糙，有网纹。气微香，味苦、辛。

孙宝惠 经验

　　市场上经常会出现放置时间较久的蒺藜，炮制成炒蒺藜。由于《中国药典》并未规定蒺藜断面的颜色，仅规定了蒺藜背部黄绿色，炒蒺藜背部棕黄色，并未规定子叶和胚乳的颜色（陈货子叶和胚乳会发黑）。不法商家钻空子，使用蒺藜陈货加工成炒蒺藜。

【显微鉴别】本品粉末黄绿色。内果皮纤维木化，上下层纵横交错排列，少数单个散在，有时纤维束与石细胞群相联结。中果皮纤维多成束，多碎断，直径15~40μm，壁甚厚，胞腔疏具圆形点状纹孔。石细胞长椭圆形或类圆形，黄色，成群。种皮细胞多角形或类方形，直径约30μm，壁网状增厚，木化。草酸钙方晶直径8~20μm。

【理化鉴别】见2020年版《中国药典》。

【伪劣品】

1. 大花蒺藜　来源为蒺藜科植物大花蒺藜 *Tribulus cistoides* L. 的干燥果实。本品由5个分果瓣组成，呈放射状排列，直径7~12mm。常裂为单一的分果瓣，分果瓣类长方形，长6~7mm，一侧渐窄成刃状；背部淡黄色，稍隆起，有多数尖疣状小突起，并具白色短柔毛。中部并有对称的粗而长的硬刺1对，刺呈八字形排列，两侧粗糙，略凹凸不平并有脉纹，灰白色。质坚硬。气微，味微苦、辛。

2. 软蒺藜　来源为藜科植物中亚滨藜 *Atriplex centralasiatica* Iljin 和西伯利亚滨藜 *Atriplex sibirica* L. 的干燥果实。（山东省中药材标准2012版收载）。本品胞果外被2片宿存苞片，直径4~14mm，土黄色或浅绿色。果胞有2种类型：一种呈扁平扇形，有3条射线状隆起的主脉及网状细脉，无刺状突起。苞片边缘波状或稍呈5浅裂。基部具一渐细的短果柄。剥去苞片可见一枚扁圆形胞果，表面棕黄色，略光滑，一侧有喙状突起。果皮薄，种子表面棕红色，剥去后内有油质的胚与胚乳。一种果胞外侧具珊瑚状刺状软突起，种子表面呈棕褐色，光滑。气微，味微酸、咸。

孙宝惠 经验

《中国药典》规定，秋季果实成熟时采割植株，若未及时采收或采收后未及时干燥，则会出现药材颜色发黑的现象。

（何　培　温子帅）

地肤子
KOCHIAE FRUCTUS

【本草考证】地肤子始载于《神农本草经》，陶弘景曰"今田野间亦多，皆取茎苗为扫帚"。《蜀本草图经》曰："叶细茎赤，初生薄地，花黄白，子青白色，今所在有。"《救荒本草》有独扫苗，谓其"生田野中，今处处有之。叶似竹形而柔弱细小，拵茎而生，茎叶梢间结小青子，小如粟粒，科茎老时可为扫帚"。《植物名实图考》："今河南北通呼扫帚菜，《救荒本草》谓之独帚，可为恒蔬，茎老以为扫帚。"

【来源】为藜科植物地肤 *Kochia scoparia*（L.）Schrad. 的干燥成熟果实。

【植物形态】一年生草本植物，高 50~100cm。根略呈纺锤形。茎直立，圆柱状，淡绿色或带紫红色，有多数条棱，稍有短柔毛或下部几无毛；分枝稀疏，斜上。叶为平面叶，披针形或条状披针形，长 2~5cm，宽 3~7mm，无毛或稍有毛，先

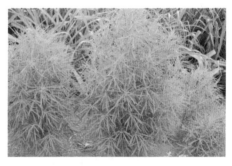

图 109-1　地肤

端短渐尖，基部渐狭，入短柄，通常有 3 条明显的主脉，边缘有疏生的锈色绢状缘毛；茎上部叶较小，无柄，1 脉。花两性或雌性，通常 1~3 个生于上部叶腋，构成疏穗状圆锥状花序，花下有时有锈色长柔毛。胞果扁球形，果皮膜质，与种子离生。种子卵形，黑褐色，长 1.5~2mm，稍有光泽；胚环形，胚乳块状。花期 6~9 月，果期 7~10 月。全国各地均产。生于田边、路旁、荒地等处。分布于欧洲及亚洲。（图 109-1）

【采收加工】秋季果实成熟时采收植株，晒干，打下果实，除去杂质。

【药材性状】本品呈扁球状五角星形，直径1~3mm。外被宿存花被，表面灰绿色或浅棕色，周围具膜质小翅5枚，背面中心有微突起的点状果梗痕及放射状脉纹5~10条；剥离花被，可见膜质果皮，半透明。种子扁卵形，长约1mm，黑色。气微，味微苦。（图109-2）

以色灰绿、饱满、无杂质者为佳。

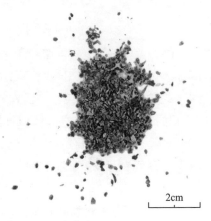

2cm

图109-2　地肤子

【显微鉴别】【理化鉴别】见2020年版《中国药典》。

【伪劣品】扫帚菜　为藜科植物扫帚菜 *Kochia scoparia*（L.）Schrad. f. *trichophylla*（Hort.）Schinz et Thell. 的干燥成熟果实。本品呈扁球状五角星形，直径1~3mm。外被宿存花被，表面粉红色。栽培作扫帚用。晚秋枝叶变红，可供观赏。

（温子帅　齐兰婷）

牛蒡子
ARCTII FRUCTUS

【本草考证】牛蒡子始载于《名医别录》："恶实，味辛、平，无毒。主明目，补中，去风伤。"唐代《新修本草》记载："生鲁山平泽，鲁山在邓州东北。其草叶大如芋，子壳如茺蔚子。"宋代《本草图经》记载："叶如芋而长。实似葡萄核而褐色，外壳如栗球，小而多刺，鼠过之则缀惹不可脱，故谓之鼠粘子。"并记载"生鲁山平泽，今处处有之。"说明分布广泛。宋代《本草衍义》记载："恶实是子也，今谓之牛蒡。未去萼时，又谓之鼠粘子，根谓之牛菜。子在萼中，萼上有细钩，多至百十，谓之芒则误矣。"明代《本草纲目》记载："牛蒡古人种子，以肥壤栽之，剪苗淘为蔬，取根煮曝为脯，云甚益人，今人亦罕食之。三月生苗，起茎高者三四尺，四月开花成丛，淡紫色，结实如枫而小，萼细刺百十攒簇之，一有子数十颗。七月采子，十月采根。"在明代已开始栽培。明代《本草品汇精要》："生鲁山平泽今处处有之，道地蜀州。"以蜀州为道地产区。

综上，古今所用一致。

【来源】为菊科植物牛蒡 *Arctium lappa* L. 的干燥成熟果实。

【植物形态】二年生草本植物，具粗大的肉质直根，长达 15cm，径可达 2cm，有分枝支根。茎直立，高达 2m，粗壮，基部直径达 2cm，通常带紫红或淡紫红色，有多数高起的条棱，分枝斜生，多数，全部茎枝被稀疏的乳突状短毛及长蛛丝毛并混杂以棕黄色的小腺点。基生叶宽卵形，长达 30cm，宽达 21cm，边缘稀疏的浅波状凹齿或齿尖，基部心形，有长达 32cm 的叶柄，两面异色，上面绿色，有稀疏的短糙毛及黄色小腺点，下面灰白色或淡绿色，被薄绒毛或绒毛稀疏，有黄色小腺点，叶柄灰白色，被稠密的蛛丝状绒毛及黄色小腺点，但中下部常脱毛。茎生叶与基生叶同形或近同形，具等样的及等量的毛被，接花序下部的叶小，基部平截或浅心形。头状花序多数或少数在茎枝顶端排成疏松的伞房花序或圆锥状伞房花序，花序梗粗壮。瘦果倒长卵形或偏斜倒长卵形，长5~7mm，宽2~3mm，两侧压扁，浅褐色，有多数细脉纹，有深褐色的色斑或无色斑。冠毛多层，浅褐色；冠毛刚毛糙毛状，不等长，长达3.8mm，基部不连合成环，分散脱落。花果期

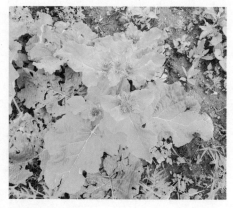

图110-1　牛蒡

6~9月。全国各地普遍分布。生于山坡、山谷、林缘、林中、灌木丛中、河边潮湿地、村庄路旁或荒地，海拔750~3500m。（图110-1）

【采收加工】秋季果实成熟时采收果序，晒干，打下果实，除去杂质，再晒干。

【药材性状】本品呈长倒卵形，略扁，微弯曲，长5~7mm，宽2~3mm。表面灰褐色，带紫黑色斑点，有数条纵棱，通常中间1~2条较明显。顶端钝圆，稍宽，顶面有圆环，中间具点状花柱残迹；基部略窄，着生面色较淡。果皮较硬，子叶2，淡黄白色，富油性。气微，味苦后微辛而稍麻舌。（图110-2）

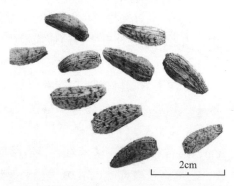

2cm

图110-2　牛蒡子

【饮片炮制】

1. 牛蒡子　除去杂质，洗净，干燥。用时捣碎。

2. 炒牛蒡子　取净牛蒡子，照清炒法（通则0213）炒至略鼓起、

微有香气。用时捣碎。

本品形如牛蒡子，色泽加深，略鼓起。微有香气。

【显微鉴别】本品粉末灰褐色。内果皮石细胞略扁平，表面观呈尖梭形、长椭圆形或尖卵圆形，长 70~224μm，宽 13~70μm，壁厚约至20μm，木化，纹孔横长；侧面观呈类长方形或长条形，侧弯。中果皮网纹细胞横断面观呈类多角形，垂周壁具细点状增厚；纵断面观呈细胞延长，壁具细密交叉的网状纹理。草酸钙方晶直径3~9μm，成片存在于黄色的中果皮薄壁细胞中，含晶细胞界限不分明。子叶细胞充满糊粉粒，有的糊粉粒中有细小簇晶，并含脂肪油滴。

【理化鉴别】见 2020 年版《中国药典》。

孙宝惠 经验

牛蒡子常见伪品有绒毛牛蒡子、大鳍蓟、木香果实、水飞蓟、紫穗槐等。牛蒡子味苦，后微辛而麻舌，是重要的鉴别点。除绒毛牛蒡外其他混伪品均不含草酸钙方晶，牛蒡子的草酸钙方晶在 9μm 以下，绒毛牛蒡子的较大。绒毛牛蒡子表面纵棱突出，较粗糙，顶面观呈多角形；水飞蓟表面光滑，顶面观呈无黑色圆环；大鳍蓟表面具明显横纹，顶面观呈多角形；木香果实较大，易于区分；紫穗槐与牛蒡子形态差异较大，直观上很容易区分，只是大小相近。

（王振江　李新蕊）

王不留行

VACCARIAE SEMEN

【本草考证】王不留行始载于《神农本草经》。《蜀本草》："叶似菘蓝……三月收苗，五月收子"；《本草纲目》："多生麦地……正圆如细珠可爱……子壳有五棱壳……此物性走而不住，虽有王命不能留其行，故名……苗子皆可用"；《救荒本草》："其茎对节生叉，叶似石竹子叶而宽短"；《本草疏证》："凡物之浑圆者，皆转旋极速而不滞……"；《本草图经》："五月采苗茎，晒干用，俗间亦谓之剪金草。"；《日华子本草》："王不留行，根、苗、花、子并通用。"

由本草考证可知，历代本草王不留行药用植物种及药用部位并不统一，但以麦蓝菜的干燥成熟种子为主流品种。

【来源】为石竹科植物麦蓝菜 *Vaccaria segetalis*（Neck.）Garcke 的干燥成熟种子。1963 年版《中国药典》的植物来源的学名王不留行（*Vaccaria pyramidata* Medie）与当今麦蓝菜不一致，但经药材性状描述可知实为同物异名，来源一致。另外 1963 年版《中国药典》的采收期为夏秋二季种子成熟时，1985~2020 年版《中国药典》为夏季果实成熟，笔者认为 1985~2015 年版《中国药典》以夏为主更符合当今实际情况，而 1963 年版《中国药典》描述的种子成熟时，比 1985~2020 年版《中国药典》果实成熟时更具有对药用部位的针对性。现在药用品种以河北内丘等地大量栽培为主，而 1963 版《中国药典》时期的品种以野生为主。

孙宝惠 经验

要重视名称规范化，无论是原植物名称、药材名还是饮片名称，都应趋于统一，尽量不用别名、俗称等。当今中药混乱很大一部分的原因是名称混乱，使用规范化的名称，有利于临床的安全合理用药。

【植物形态】一年生或二年生草本植物，高 30~70cm，全株无毛，微被白粉，呈灰绿色。根为主根系。茎单生，直立，上部分枝。叶片卵状披针形或披针形，长 3~9cm，宽 1.5~4cm，基部圆形或近心形，微抱茎，顶端急尖，具 3 基出脉。伞房花序稀疏；花梗细，长 1~4cm；蒴果宽卵形或近圆球形，长 8~10mm；种子近圆球形，直径约 2mm，红褐色至黑色。花期 5~7 月，果期 6~8 月。（图 111-1）

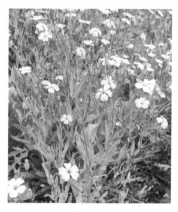

图 111-1　麦蓝菜

【药材性状】本品呈球形，直径约 2mm。表面黑色，少数红棕色，略有光泽，有细密颗粒状突起，一侧有 1 凹陷的纵沟。质硬。胚乳白色，胚弯曲成环，子叶 2。气微，味微涩、苦。（图 111-2）

【显微鉴别】【理化鉴别】见 2020 年版《中国药典》。

【伪劣品】

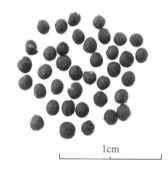

1cm

图 111-2　王不留行

1. 王不留行　来源为桑科植物薜荔 Ficus pumila L. 的干燥的隐头花花序托。（1990 年版《广西中药材标准》）

2. 广东王不留行　来源为桑科植物薜荔 Ficus pumila L. 的干燥的隐头花花序托。秋季花序托变淡黄色时采摘近成熟的隐头花序托，投入沸水稍烫约 1 分钟取出，纵剖成 2~4 片，除净花序托内的瘦果，晒干。

本品呈倒卵状圆锥形或长椭圆形。纵切片呈瓢状或槽状，向内卷凹或呈不规则片状，长 3.5~6cm，宽 1.5~4cm，厚 0.2~0.5cm。外表面灰黄绿色、黄棕色或棕褐色，常有未除净的众多枯萎的花或细小长形圆球状果实。顶端截形，中央有一圆形突起，正中有一小孔，孔内充塞膜质小苞片，孔外通常有短的果柄或果柄痕。体轻，质硬而脆，易折断。气微弱，味甘淡微涩。

此外，地方习用品的功能主治与《中国药典》王不留行有所不同，主要是壮阳固精，利湿通乳。或祛风利湿，活血解毒。（笔者在广西玉林银丰中药材市场考察时发现，玉林市场流通的王不留行绝大部分为薜荔 *Ficus pumila* L. 的干燥的隐头花花序托，有将瘦果去净的，也有不去瘦果的。）

孙宝惠 经验

要重视国标和各地方标准，如有同名异物，当地方标准与国标冲突时，当以国标为准，地方标准应进行修改。例如 2004 年版《广东省中药材标准第一册》的广东王不留行名称是可以与 2015 年版《中国药典》王不留行进行区别的，可以保留；1990 年版《广西中药材标准》王不留行名称与 2020 年版《中国药典》王不留行混淆，应进行修改，否则应视为伪品，特别是当功效主治有明显区别时，更应当注意。

（薛紫鲸　侯芳洁）

火麻仁
CANNABIS FRUCTUS

【本草考证】火麻仁始载于《神农本草经》并被列为上品，曰："麻蒉，一名麻勃。麻子，味甘平，主补中益气，肥健不老神仙。生川谷。"《名医别录》曰："麻勃（雌花序），此麻花上勃勃者，七月七日采。良，子九月采，生太山。"《本草经集注》："其子中人（仁），合丸药并酿酒，大善，而是滑利性。"宋代《本草图经》，曰："今处处有，皆田圃所莳，绩其皮以为布者。麻蒉，一名麻勃，麻上花勃勃者，七月七日采。麻子九月采，入土者不用……今用麻仁，极难去壳，医家多以水浸。经三两日，煮令壳破，曝干。新瓦上擂取自用。"明代《本草纲目》："曰：大麻即今火麻，亦曰黄麻……叶狭而长，状如益母草叶，一枝七叶或九叶。五六月开细黄花成穗，随即结实，大如胡荽子，可取油。"清代《本草求真》："火麻仁，入药微炒研用，入丸汤泡去壳。"《本草拾遗》云："麻子去风，令人心欢。"

孙宝惠 经验

①从本草记载来看，火麻仁的植物来源古今是相同的，为桑科植物大麻。②关于入药部位，汉代时以其雌花花序（麻勃）和果实（麻子）入药，也并未指出需要除去果皮。③从陶弘景指出"麻子"以种仁入药为佳后，历代本草中都以"种仁"入药，虽然《本草纲目》将大麻的果实称为"麻"，但其附录的方剂将其称为"麻子仁""麻仁"或"大麻仁"，说明"麻子"以种仁入药。同时不同的本草中也记载"麻子"去壳的方法。④从本草记载和现代研究来看，"麻子"的果皮是有毒性的，《本草拾遗》指出，服用"麻子"可以产生欣快感，现代研究也证明果皮中含有麻醉性成分"大麻酚类物质"，也说明古人用"麻子"去壳，只用其种仁是有其道理的。

【来源】为桑科植物大麻 *Cannabis sativa* L. 的干燥成熟果实。

　　【植物形态】一年生直立草本植物，高 1~3m，枝具纵沟槽，密生灰白色贴伏毛。叶掌状全裂，裂片披针形或线状披针形，长 7~15cm，中裂片最长，宽 0.5~2cm，先端渐尖，基部狭楔形，表面深绿，微被糙毛，背面幼时密被灰白色贴

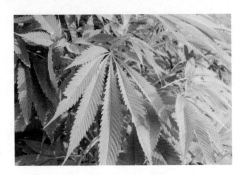

图 112-1　大麻

状毛后变无毛，边缘具向内弯的粗锯齿，中脉及侧脉在表面微下陷，背面隆起；叶柄长 3~15cm，密被灰白色贴伏毛；托叶线形。雄花序长达 25cm；花黄绿色，花被 5，膜质，外面被细伏贴毛，雄蕊 5，花丝极短，花药长圆形；小花柄长约 2~4mm；雌花绿色；花被 1，紧包子房，略被小毛；子房近球形，外面包有苞片。瘦果为宿存黄褐色苞片所包，果皮坚脆，表面具细网纹。花期 5~6 月，果期为 7 月。（图 112-1）

　　【药材性状】本品呈卵圆形，长 4~5.5mm，直径 2.5~4mm。表面灰绿色或灰

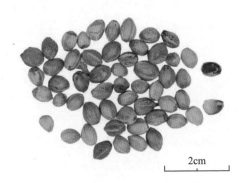

2cm

图 112-2　火麻仁药材

黄色，有微细的白色或棕色网纹，两边有棱，顶端略尖，基部有 1 圆形果梗痕。果皮薄而脆，易破碎。种皮绿色，子叶 2，乳白色，富油性。气微，味淡。(图 112-2)

以仁整齐饱满、色白、油性足、而不泛油、无外壳者为佳。

【饮片炮制】

1. 火麻仁　除去杂质及果皮。

2. 炒火麻仁　取净火麻仁，照清炒法（通则 0213）炒至微黄色，有香气。

孙宝惠 经验

火麻仁饮片规定要求除去杂质及果皮，所以饮片应有除果皮及杂质外的种仁（包括种皮）。

【理化鉴别】见 2020 年版《中国药典》。

【伪劣品】菠菜子　为藜科植物菠菜 *Spinacia oleracea* L. 的成熟果实。胞果卵圆形或卵状三角形，长 2~4mm，直径约 2~3mm，两侧扁，顶端较钝或具 2~4 个疣状或棘状突起，基部较尖，扁平。灰绿色黄棕色或棕色，粗糙，有粗细、深浅不一的皱纹。胞果皮硬、韧，厚 0.3mm，果皮膜质，棕褐色，与种皮贴生，种子直立，略扁，胚乳白色，粉质，胚环形，黄白色。

（程月召　温子帅）

葶苈子

DESCURAINIAE SEMEN LEPIDII SEMEN

【本草考证】葶苈子始载于《神农本草经》。《名医别录》载:"葶苈生藁城平泽及田野,立夏后采实,阴干。"陶弘景在《本草经集注》中曰:"出彭城者最胜,今近道亦有。母即公荠也。子细黄至苦,用之当熬。"《雷公炮炙论》中指出:"凡使勿用赤须子,真相似,只是味微甘苦耳。葶苈子之苦,入顶也。"苏颂在《本草图经》中曰:"今汴东、陕西、河北州郡皆有之,曹州者尤胜。初春生苗叶,高六七寸,似荠,根白色,枝茎俱青。三月开花,微黄。结角,子扁小如黍粒微长,黄色。"此种记载应为独行菜 *Lepidium apetalum* Willd. 即北葶苈子。《本草图经》又载:"又有一种狗芥草,叶近根下作歧,生角细长,取时必须分别此二种也。"此种记载应为播娘蒿 *Descurainia sophia*(L.)Webb. ex Prantl 即南葶苈子。寇宗奭在《本草衍义》中已明确将葶苈分成苦、甜二种,认为"葶苈有甜、苦二种,其形则一也。经既言味辛苦,即甜者不复更入药也"。王好古在《汤液本草》中指出两者皆可入药,但主治不同,"苦甜二味,主治不同。仲景泻肺汤用苦,余方或有用甜者,或有不言甜苦者。大抵苦则下泄,甜则少缓,量病人虚实用之,不可不审"。本草虽云治同,而甜苦之味安得不异?《本草纲目》:"葶苈甘苦两种,正如牵牛黑白二色,急缓不同;又如葫芦甘苦二味,良毒亦异。大抵甜者下泄之性缓,虽泄肺而不伤;苦者下泄之性急,既泄肺而易伤胃,故以大枣辅之。然肺中水气膹满急者,非此不能除,但水去则止,不可过剂尔。"李时珍在甜、苦葶苈的植物来源上提出:"实叶皆似芥,一名狗芥。然则狗芥即是葶苈矣。盖葶苈有甜苦二种。狗芥味微甘,即甜葶苈也。或云甜葶苈是蒫蒉子,考其功用亦似不然。"

　　2020 年版《中国药典》将十字花科植物独行菜和播娘蒿的种子列为正品葶苈子，但是葶苈子的"甜苦之说"一直比较混乱，如《常用中草药图谱》把独行菜称为"甜葶苈"，播娘蒿称为"苦葶苈"；而《中华大辞典》把独行菜称为"苦葶苈"，播娘蒿称为"甜葶苈"。为进一步规范葶苈子的名称和方便商品的流通，应遵循《中国药典》的描述，通用南北之说。

【来源】为十字花科植物播娘蒿 *Descurainia sophia*（L.）Webb. ex Prantl 或独行菜 *Lepidium apetalum* Willd. 的干燥成熟种子。前者习称"南葶苈子"，后者习称"北葶苈子"。

【植物形态】

　　1. 独行菜　一年或二年生草本植物，高 5~30cm；茎直立，有分枝，无毛或具微小头状毛。基生叶窄匙形，一回羽状浅裂或深裂，长 3~5cm，宽 1~1.5cm；叶柄长 1~2cm；茎上部叶线形，有疏齿或全缘。总状花序在果期可延长至 5cm；

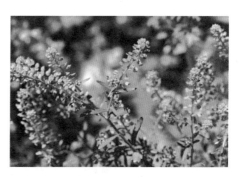

图 113-1　独行菜（摄于保定满城）

萼片早落，卵形，长约 0.8mm，外面有柔毛；花瓣不存或退化成丝状，比萼片短；雄蕊 2 或 4。短角果近圆形或宽椭圆形，扁平，长 2~3mm，宽约 2mm，顶端微缺，上部有短翅，隔膜宽不到 1mm；果梗弧形，长约 3mm。种子椭圆形，长约 1mm，平滑，棕红色。花果期 5~7 月。（图 113-1）

　　2. 播娘蒿　一年生草本植物，高 20~80cm，有毛或无毛，毛为叉状毛，以下部茎生叶为多，向上渐少。茎直立，分枝多，常于下

部呈淡紫色。叶为 3 回羽状
深裂，长 2~12cm，末端裂
片条形或长圆形，裂片长
3~5mm，宽 0.8~1.5mm，下
部叶具柄，上部叶无柄。花
序伞房状，果期伸长；长角
果圆筒状，长 2.5~3cm，宽
约 1mm，无毛，稍内曲，与
果梗不成 1 条直线，果瓣

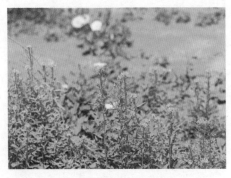

图 113-2　播娘蒿（摄于保定满城）

中脉明显；果梗长 1~2cm。种子每室 1 行，种子形小，多数，长圆
形，长约 1mm，稍扁，淡红褐色，表面有细网纹。花期 4~5 月。（图
113-2）

【采收加工】由于安国葶苈子主要为野生，相较于其他品种，比
较常见，一般见于田间地头，分北葶苈子和南葶苈子两种，一般农
户采集的以南葶苈子为主，麦收时期采收。同时政府部门会雇佣农
民收割在政府所辖闲置田地生长的葶苈子。

孙宝惠 经验

药材市场上以播娘蒿的种子（南葶苈子）居多，主要是因为南
葶苈子为长角果，内含种子数量较多，采收较为容易。独行菜为短
角果，每室仅有一枚种子，采收相对困难。

【药材性状】

1.南葶苈子　呈长圆形略扁，长约 0.8~1.2mm，宽约 0.5mm。表
面棕色或红棕色，微有光泽，具纵沟 2 条，其中 1 条较明显。一端
钝圆，另端微凹或较平截，种脐类白色，位于凹入端或平截处。气
微，味微辛、苦，略带黏性。（图 113-3）

2.北葶苈子　呈扁卵形，长 1~1.5mm，宽 0.5~1mm。一端钝圆，
另端尖而微凹，种脐位于凹入端。味微辛辣，黏性较强。

以籽粒充实、均匀、黄棕色、无杂质者为佳。

【饮片炮制】

1.葶苈子　除去杂质和灰屑。

2.炒葶苈子　取净葶苈子，照清炒法（通则0213）炒至有爆声。

本品形如葶苈子，微鼓起，表面棕黄色。有油香气，不带黏性。

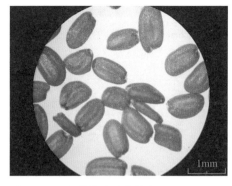

图113-3　南葶苈子（药材）

【显微鉴别】【理化鉴别】见2020年版《中国药典》。

【伪劣品】

1.荠菜种子　来源为十字花科一年生或两年生草本植物荠 *Capsella bursa-pastoris*（L.）Medic. 的成熟种子。成熟种子窄椭圆形，稍扁。长0.6~1.0mm，宽0.4~0.6mm。在自然光下呈黄褐色至红褐色。种脐端有白色物。种皮表面突起的棱围成近长方形的小格，长方形的小格长轴与种子的长轴平行。

2.花旗杆种子　来源为十字花科一年生或两年生草本植物花旗杆 *Dontostemon dentatus*（Bunge）Lédeb. 的成熟种子。成熟种子窄椭圆形，长0.8~1.0mm，宽0.4~0.6mm。在自然光下呈黄褐色至红褐色。种脐端有白色物。种皮表面突起的棱围成近圆形小格，近圆形小格在种子表面均匀排列。

3.北美独行菜种子　来源为十字花科一年生草本植物北美独行菜 *Lepidium virginicum* Linn. 的成熟种子。种子半圆形（刀状）。较扁，长约1~1.5mm，宽为0.5~1mm。在自然光下呈浅红色至黄棕色，种脐处呈白色稍尖，另一端钝圆。种子两侧有较为明显的沟。种皮表面突起的棱围成近长方形的小格，长方形的小格沿种脐成轮状排列，种子边缘有一圈较薄的透明细胞。

4.蔊菜种子　来源为十字花科一年生草本植物蔊菜 *Rorippa indica* (L.) Hiern 的成熟种子。干燥种子为椭圆形或近椭圆形，饱满。长 0.3~0.6mm，直径约 0.3m 左右。在自然光下种子呈红褐色至黄棕色。种脐处颜色较暗。种皮表面皱纹突起成棱脊围成近正方形或多边形，直径为 0.02mm 左右，近种脐处多边形较小，远种脐处较大。质地坚硬。

（侯芳洁　温子帅）

第七章

全草类中药材

蒲公英
TARAXACI HERBA

【本草考证】本品始载于《唐本草》："蒲公英，叶似苦苣，花黄，断有白汁，人皆啖之。"宋代《本草图经》云："蒲公草旧不著所出州土，今处处平泽田园中皆有之。春初生苗，叶如苦苣，有细刺，中心抽一茎，茎端出一花，色黄如金钱，断其茎有白汁出，人亦啖之，俗称蒲公草，语讹为仆公罂是也。水煮汁以疗妇人乳痈，又捣以傅疮，皆佳。"宋代《本草衍义》曰："蒲公英今地丁（指黄花地丁）也，四时常有花，花罢飞絮，絮中有子，落处即生，所以庭园间亦有者，盖因风而来也。"明代《救荒本草》载有："孛孛丁菜，又名黄花苗。生田野中，苗初塌地生，叶似苦苣菜，微短小，叶丛中间蹿葶，梢头开黄花，茎叶折之皆有白汁，味微苦。"明代《本草纲目》曰："地丁，江之南北颇多，他处亦有之，岭南绝无，小科布地，四散而生，茎、叶、花、絮并似苦苣，但小耳。嫩苗可食。"

由上可见古代本草所记载的蒲公草和蒲公英均为菊科蒲公英属植物。

【来源】为菊科植物蒲公英 *Taraxacum mongolicum* Hand.–Mazz.、碱地蒲公英 *Taraxacum borealisinense* Kitam. 或同属数种植物的干燥全草。

2010~2020 年版《中国药典》中在 1977 年版基础上去掉异苞蒲公英，将其同属数种植物均收载为蒲公英药材来源。2010 年版《中国药典》中碱地蒲公英的拉丁名有所变化，更改为"*Tarxacum borealisinense* Kitam."，并一直沿用至 2020 年版。

【植物形态】多年生草本植物，具白色乳状汁液。茎花葶状。花葶 1 至数个，直立、中空，无叶状苞片叶，上部被蛛丝状柔毛或无毛。叶基生，密集成莲座状，具柄或无柄，叶片匙形、倒披针形或披针形，羽状深裂、浅裂，裂片多为倒向或平展，或具波状齿，稀全缘。头状花序单生花葶顶端；瘦果纺锤形或倒锥形，有纵沟，果体上部或几全部有刺状或瘤状突起，稀光滑，上端突然缢缩或逐渐收缩为圆柱形或圆锥形的喙基，喙细长，少粗短，稀无喙；冠毛多层，白色或有淡的颜色，毛状，易脱落。（图114-1）

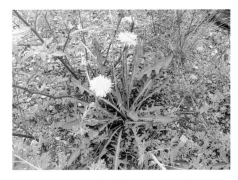

图 114-1　碱地蒲公英

【采收加工】野生品蒲公英，春至秋季花初开时连根采挖，除去杂质，洗净，晒干。栽培品蒲公英，为保证其根的完整性，以便下次采收，一般于叶基部铲断，最后一次采收时连根挖出，晒干。

孙宝惠 经验

由于生长采收方式的不同，野生品一般叶片小，颜色暗绿，头状花序较多，个子货一般带根，土较多。栽培品一般是割取地上部分，不带根，土少，且叶片大，颜色鲜艳。

【药材性状】本品呈皱缩卷曲的团块。根呈圆锥状，多弯曲，长3~7cm；表面棕褐色，抽皱；根头部有棕褐色或黄白色的茸毛，有的已脱落。叶基生，多皱缩破碎，完整叶片呈倒披针形，绿褐色或暗灰绿色，先端尖或钝，边缘浅裂或羽状分裂，基部渐狭，下延呈柄状，下表面主脉明显。花茎1至数条，每条顶生头状花序，总苞片多层，内面一层较长，花冠黄褐色或淡黄白色。有的可见多数具白色冠毛的长椭圆形瘦果。气微，味微苦。（图114-2）

【饮片炮制】除去杂质，洗净，切段，干燥。

本品为不规则的段。根表面棕褐色，抽皱；根头部有棕褐色或黄白色的茸毛，有的已脱落。叶多皱缩破碎，绿褐色或暗灰绿色，完整者展平后呈倒披针形，先端尖或钝，边缘浅裂或羽状分裂，基部渐狭，下延呈柄状。头状花序，总苞片多层，花冠黄褐色或淡黄白色。有时可见具白色冠毛的长椭圆形瘦果。气微，味微苦。

【显微鉴别】【理化鉴别】见 2020 年版《中国药典》。

【伪劣品】市场上蒲公英几乎无伪品。

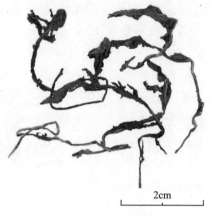

2cm

图 114-2 蒲公英 – 表面棕褐色

孙宝惠 经验

蒲公英药用部位为干燥全草，即包括花、叶、根，不带根的蒲公英是不合格的。仅用咖啡酸为对照品进行理化鉴别和含量测定，缺乏专属性。

（郭 梅 郭 龙 刘爱朋 李新蕊）

茵 陈
ARTEMISIAE SCOPARIAE HERBA

【本草考证】本品原名茵陈蒿，始载于《神农本草经》，被列为上品。《名医别录》载："茵陈生太山及丘陵坂岸上。"陶弘景谓："似蓬蒿而叶紧细。秋后茎枯，经冬不死，至春又生。"苏颂谓："春初生苗，高三五寸，似蓬蒿而叶紧细，无花实，五月、七月采空叶阴干，今谓之茵陈。"李时珍谓："今山茵陈二月生菌，其茎如艾。其叶如淡色青蒿而背白，叶歧紧细而扁整。九月开细花黄色，结实大如艾子。"

以上所述的特征，与现今应用的茵陈蒿和滨蒿相似，古今用药品种一致。

【来源】为菊科植物滨蒿 Artemisia scoparia Waldst. et Kit. 或茵陈蒿 Artemisia capillaris Thunb. 的干燥地上部分。

【植物形态】

1.滨蒿 一至二年生草本植物，根多垂直。茎直立，高 40~100cm，多分枝，嫩枝被灰白色绢毛，老枝近无毛，不育枝上部叶较大，密集，下部叶有长柄，叶片长圆形，2 或 3 回羽状全裂，最终裂片倒披针形或线形，顶端尖，常被绢毛；中部叶 2 回羽状全裂，基部抱茎，裂片线形；上部叶无柄，3 裂或不裂，裂片短。头状花序多数，直径 1mm，有梗，排列成总状花序；瘦果小，长圆形或倒卵形，长约 0.7mm。花期 8~9 月，果期 9~10 月。（图 115-1）

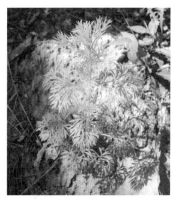

图 115-1 滨蒿

2.茵陈蒿 与滨蒿的不同点：茵陈蒿为多年生草本植物，基生叶有柄，2~3 回羽状全裂或掌状分裂，最终裂片线形，花枝的叶无柄，

羽状全裂成丝状。花序直径 1.5~2mm；总苞片 3~4 层。每一花托上生两性花和雌花各 5 朵。（图 115-2）

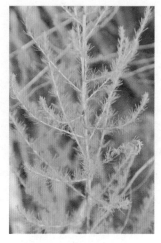

图 115-2　茵陈蒿

【采收加工】春季幼苗高 6~10cm 时采收或秋季花蕾长成至花初开时采割，除去杂质和老茎，晒干。春季采收的习称"绵茵陈"，秋季采割的称"花茵陈"。

【药材性状】

1.绵茵陈　多卷曲成团状，灰白色或灰绿色，全体密被白色茸毛，绵软如绒。茎细小，长 1.5~2.5cm，直径 0.1~0.2cm，除去表面白色茸毛后可见明显纵纹；质脆，易折断。叶具柄；展平后叶片呈一至三回羽状分裂，叶片长 1~3cm，宽约1cm；小裂片卵形或稍呈倒披针形、条形，先端锐尖。气清香，味微苦。（图 115-3）

2.花茵陈　茎呈圆柱形，多分枝，长 30~100cm，直径2~8mm；表面淡紫色或紫色，

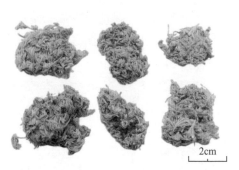

图 115-3　茵陈

有纵条纹，被短柔毛；体轻，质脆，断面类白色。叶密集，或多脱落；下部叶二至三回羽状深裂，裂片条形或细条形，两面密被白色柔毛；茎生叶一至二回羽状全裂，基部抱茎，裂片细丝状。头状花序卵形，多数集成圆锥状，长 1.2~1.5mm，直径 1~1.2mm，有短梗；总苞片 3~4 层，卵形，苞片 3 裂；外层雌花 6~10 个，可多达 15 个，内层两性花 2~10 个。瘦果长圆形，黄棕色。气芳香，味微苦。

【饮片炮制】除去残根和杂质，搓碎或切碎。绵茵陈筛去灰屑。

【显微鉴别】绵茵陈：本品粉末灰绿色。非腺毛"T"字形，长

600~1700μm，中部略折成"V"字形，两臂不等长，细胞壁极厚，胞腔多呈细缝状，柄 1~2 细胞。叶下表皮细胞垂周壁波状弯曲，气孔不定式，副卫细胞 3~5 个。腺毛较小，顶面观呈椭圆形或鞋底状，细胞成对叠生。

【理化鉴别】见 2020 年版《中国药典》。

【伪劣品】

1. 冷蒿　为菊科植物冷蒿 *Artemisia frigida* Willd. 干燥地上部分。本品茎呈细圆柱形，直径 2~2.5mm。茎、叶密被淡灰黄或黄白色短绒毛。质硬，易折断，断面平整，髓部大，海绵状。叶皱缩成柔软的灰白色小团，展开后叶片轮廓长圆形，羽状全裂，小裂片线状披针形，长 2~3mm，先端锐尖。头状花序半球形，直径 2.5~3mm；总苞片背面密被短柔毛。瘦果长圆形，顶端偶有膜质冠状边缘。气微，味苦。广泛分布于新疆、青海、内蒙古、河北及东北地区。河北张家口、内蒙古、吉林、新疆部分地区以其幼苗作茵陈入药。

2. 白莲蒿　为菊科草本植物或半灌木植物白莲蒿 *Artemisia stechmanniana* Bess. 的干燥幼苗。青海称之为贡蒿。分布于我国北部地区。黑龙江和青海部分地区以其幼苗作茵陈用。朝鲜也有此等类似情况。

3. 青蒿　为菊科植物黄花蒿 *Artemisia annua* L. 的干燥地上部分。本品茎呈圆柱形，上部多分枝，长 30~80cm，直径 0.2~0.6cm 表面黄绿色或棕黄色，具纵棱线；质略硬，易折断，断面中部有髓。叶互生，暗绿色或棕绿色，卷缩易碎，完整者展平后为三回羽状深裂，裂片和小裂片矩圆形或长椭圆形，两面被短毛。气香特异，味微苦。

孙宝惠 经验

茵陈采挖地上部分，根为非药用部位，春季幼苗 6~10cm 时采挖或秋季花蕾期采收，绵茵陈应去除老茎。

（李新蕊　苏　畅　侯芳洁）

白花蛇舌草
HEDYOTIS DIFFUSAE HERBA

【来源】为茜草科植物白花蛇舌草 *Hedyotis diffusa*（Willd.）Roxb. 的干燥全草。

【植物形态】一年生无毛纤细披散草本植物，高20~50cm；茎稍扁，从基部开始分枝。叶对生，无柄，膜质，线形，长 1~3cm，宽 1~3mm，顶端短尖，边缘干后常背卷，上面光滑，下面有时粗糙；中脉在上面下陷，侧脉不明显；托叶长 1~2mm，基部合生，顶部芒尖。花单生或双生于叶腋；蒴果膜质，扁球形，直径

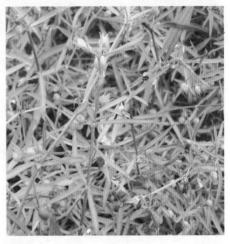

图 116-1　白花蛇舌草

2~2.5mm，宿存萼檐裂片长 1.5~2mm，成熟时顶部室背开裂；种子每室约 10 粒，具棱，干后深褐色，有深而粗的窝孔。花期春季。（图116-1）

【采收加工】从中秋（9月中旬）至 10 月 25 日。春播较夏播品种早一周采收。采收后，挑选晴朗的天气，利用特定的工具将白花蛇舌草自根部铲起，铲 1~2 米后摊开，撕开，继续铲下一部分。待整片地铲完之后，平摊在此片生长原地上晾晒 3 天，然后用运输工具运至农户家中，垛成垛，露天闷。一般需要闷一个月至霜冻时期（11月份），闷至 8~9 成干时就可打包。

孙宝惠 经验

闷是因为白花蛇舌草的果实为实心的个体，晾晒不易干燥，通过露天闷使果实中的水分充分排出，此种方法干燥效果显著，不易引起药材的霉变。

【药材性状】本品全草缠绕成团状，灰绿色至灰棕色。主根略弯曲，直径 0.2~0.4cm；须根纤细，淡灰棕色。茎细而卷曲，圆柱形或类方形，具纵棱，基部多分枝。质脆，易折断，断面中央有白色髓或中空。叶对生，完整叶片呈线状或条状披针形，长 1~3.5cm，宽 0.2~0.4cm.顶端渐尖，边缘反卷，花偶见，单个或成对。叶腋常见蒴果留存，果柄长 0.2~1.2cm；蒴果扁球形，直径 0.2~0.3cm.两侧各有一条纵沟，顶端可见 1~4 枚齿状突起。气微，味淡。（图 116-2，图 116-3）

【饮片炮制】除去杂质抢水洗净，稍润，切段或片，干燥。

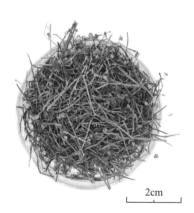

图 116-2　白花蛇舌草饮片

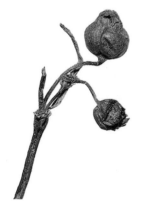

图 116-3　白花蛇舌草（果实）

【显微鉴别】【理化鉴别】见 1993 年版《湖北省中药材标准》。

【伪劣品】水线草　为茜草科植物伞房花耳草 *Hedyotis corymbosa* （L.）Lam. 的干燥全草。夏、秋季采收，除去杂质，晒干。全长

10~40cm。根呈细圆柱形，弯曲，长 10~15mm，直径 1mm 左右，灰褐色，须根众多。茎四棱柱形，灰绿色，粗约 1mm，棱上被疏散短毛。单叶对生，无柄，多卷曲，展开后呈线形或线状披针一形，长 1~2.5cm，宽 1~3mm，黑绿色，托叶膜质，顶端有数条刺。伞房花序腋生，也有花单生，花序柄长 5~10mm，线状，极纤弱。蒴果 2~5 个近球形，长和宽相等，约 2mm，淡黄绿色，种子多数细小，呈三角形。无臭，味淡。

鉴别点：白花蛇舌草茎呈圆柱形或略扁，花数量在 1~2 个，单生或双生于叶腋，花或果梗短不明显。水线草茎四棱，花（或果）2~5，花腋生集成伞房花序，总花梗细瘦，丝状，长 6~20cm。

孙宝惠 经验

水线草与白花蛇舌草共生，二者均为雌雄异株、异花授粉植物，苗期若不加以剔除，生长旺盛期水线草长势较白花蛇舌草好；即使白花蛇舌草种植时纯度控制得好，但是也避免不了其他农田的水线草由蜜蜂等授粉，一旦授粉也会变异为

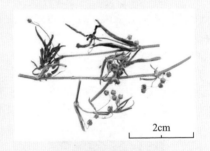

图 116-4　水线草

水线草。农户对此种情况也都了解，当地将水线草习称"大叶小花草"，将白花蛇舌草习称"小叶大花草"。因此白花蛇舌草药材中水线草掺伪是不可避免的。同时还发现有极少数药农误种植了水线草的情况。水线草较正品每千克便宜 1~2 元。

备注：白花蛇舌草未被《中国药典》收载，均在地标收载。

（郭利霄　张丽丽）

北败酱

SONCHI BRACHYOTI HERBA

【本草考证】苣荬菜一名最早见于《植物名实图考》："北地极多，亦曰甜苣，长根肥白微红，味苦回甘……其叶长数寸，锯齿森森，中露白脉，花开正如蒲公英。"《救荒本草》载："苦苣菜，俗名天精菜。今处处有之，苗踏地生，其叶光者似黄花苗，叶花者似山苦荬，茎叶中有白汁。

【来源】为菊科植物苣荬菜 *Sonchus brachyotus* D. C. 的干燥全草。

【植物形态】多年生草本植物。根垂直直伸，多少有根状茎。茎直立，高 30~150cm，有细条纹，上部或顶部有伞房状花序分枝，花序分枝与花序梗被稠密的头状具柄的腺毛。基生叶多数，与中下部茎叶全形倒披针形或长椭圆形，羽状或倒向羽状深裂、半裂或浅裂，全长 6~24cm，高 1.5~6cm，侧裂片 2~5 对，顶裂片稍大，全部叶裂片边缘有小锯齿或无锯齿而有小尖头；上部茎叶及接花序分枝下部的叶披针形或线钻形，小或极小；全部叶基部渐窄成长或短翼柄，

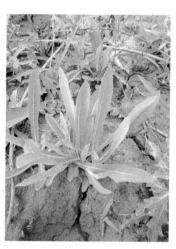

图 117-1　苣荬菜

但中部以上茎叶无柄，基部圆耳状扩大半抱茎，顶端急尖、短渐尖或钝，两面光滑无毛。头状花序在茎枝顶端排成伞房状花序。瘦果稍压扁，长椭圆形，长 3.7~4mm，宽 0.8~1mm，每面有 5 条细肋，肋间有横皱纹。冠毛白色，长 1.5cm，柔软，彼此纠缠，基部连合成环。花果期 1~9 月。（图 117-1）

【药材性状】本品根茎呈长圆柱形，下部渐细，长 3~10cm，上

部直径 0.2~0.5cm，表面淡黄棕色，有纵皱纹，上部有近环状突起的叶痕。基生叶卷缩或破碎，完整者展平后呈长圆状披针形，边缘有稀疏缺刻或羽状浅裂，裂片三角形，边缘有细尖齿，上表面灰绿色，下表面色较浅，

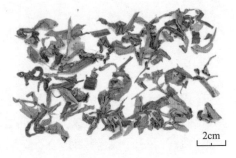

图 117-2　北败酱

基部渐窄呈短柄，有的带幼茎，长 3~6cm。茎生叶互生，基部耳状，无柄，抱茎。质脆，气微，味微咸。（图 117-2）

本品以叶多、色绿、无花者为佳。

孙宝惠 经验

市场上北败酱的主要的问题在于采收期较晚，《中国药典》要求春、夏二季花开前采挖，如果采收较晚，原植物已经进入花果期，药材中花果较多，质量较次，适时采收显得尤为重要。但即使适时采收，北败酱若是贮藏过久，颜色也会加深，影响药材质量，应当引起注意。

【伪劣品】

1. 劣质北败酱　采收时间较晚或贮存不当，颜色变深的北败酱。

2. 黄花败酱　圆柱茎，茎节膨大有细根，叶羽花黄败酱臭，倒生粗毛叶对生。

3. 白花败酱　节间长，数条根茎较粗壮，茎无分枝倒白毛，头顶腋生小白花。

3. 苏败酱（莤蒚）　灰黄纵棱苏败酱，断面白髓果序，果实卵圆呈扁平，黄褐种子同心环。

（张　晟　薛紫鲸）

荆 芥
SCHIZONEPETAE HERBA

【本草考证】荆芥一名始载于《吴普本草》，时珍曰："按吴普本草云，假苏一名荆芥"。而假苏一名则始载于《神农本草经》，被列为中品。故历代本草如《本草经集注》《本草拾遗》《本草纲目》等多以假苏作为正名，而到了明清时期的本草，如《本草蒙筌》《救荒本草》等以及现代则均以荆芥为正名。

《神农本草经》记载："假苏味辛温，主寒热，鼠瘘，瘰疬，生疮，破结聚气，下瘀血，除湿痹。"《吴普本草》中描述："叶似落藜而细"，后诸家本草多沿其说。《本草纲目》记载："方茎细叶，似独帚叶而狭小，淡黄绿色，八月开小花，作穗成房"，观其所述形态及附图，均似今之荆芥。其他本草记载也相似，为治风血药，具有祛风、止血功能。

孙宝惠 经验

《本草蒙筌》《救荒本草》《证类本草》载有"成州假苏"及"越州假苏"图，均与现荆芥相似。《中国药典》记载"解表散风，透疹，消疮"，与《神农本草经》记载使用功效相一致。故古本草所记载应为现在《中国药典》中的荆芥。

【来源】为唇形科植物荆芥 *Schizonepeta tenuifolia* Briq. 的干燥地上部分。

孙宝惠 经验

从历版《中国药典》来看，其来源与采收时期未发生太大的变化，仅在其来源部分将"干燥带花序的地上部分"修改为"干燥地上部分"，但是在 1977~2020 版《中国药典》中还记载"夏、秋二季花开到顶、穗绿时采割"，所以荆芥药材还是应该包括花序部分，其实质上没有区别。《中国药典》规定的荆芥 *Schizonepeta tenuifolin* Briq. 与《中国植物志》中的裂叶荆芥 *Schizonepeta tenuifolin* Briq. 用的是相同的拉丁名，故其应该是裂叶荆芥 *Schizonepeta tenuifolin* Briq.。

【植物形态】一年生草本植物。茎高 0.3~1m，四棱形，多分枝，被灰白色疏短柔毛，茎下部的节及小枝基部通常微红色。叶通常为指状三裂，大小不等，长 1~3.5cm，宽 1.5~2.5cm，先端锐尖，基部楔状渐狭并下延至叶柄，裂片披针形，宽

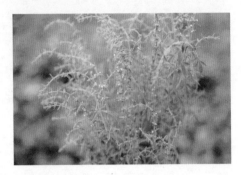

图 118-1　荆芥

1.5~4mm，中间的较大，两侧的较小，全缘，草质，上面暗橄榄绿色，被微柔毛，下面带灰绿色，被短柔毛，脉上及边缘较密，有腺点；叶柄长约 2~10mm。花序为多数轮伞花序组成的顶生穗状花序，长 2~13cm，通常生于主茎上的较长大而多花，生于侧枝上的较小而疏花，但均为间断的；小坚果长圆状三棱形，长约 1.5mm，径约 0.7mm，褐色，有小点。花期 7~9 月，果期在 9 月以后。（图 118-1）

【采收加工】夏、秋二季花开到顶、穗绿时采割，除去杂质，晒干。

孙宝惠 经验

　　1963~2000 年版《中国药典》规定其炮制品加工方法为"洗净，润透，切段，晒干"，而 2005~2020 年版《中国药典》则规定"洗净，润透，于 50℃烘 1 小时，切段"，不是晒干而是选择烘干。2010~2020 年版《中国药典》将"晒干"又修改为"干燥"。干燥有

很多方法，其中包括晒干、烘干、阴干等方式，在干燥方式上规定有所变化。

【药材性状】本品茎呈方柱形，上部有分枝，长 50~80cm，直径 0.2~0.4cm；表面淡黄绿色或淡紫红色，被短柔毛；体轻，质脆，断面类白色。叶对生，多已脱落，叶片 3~5 羽状分裂，裂片细长。穗状轮伞花序顶生，长 2~9cm，直径约 0.7cm。花冠多脱落，宿萼钟状，先端 5 齿裂，淡棕色或黄绿色，被短柔毛；小坚果棕黑色。气芳香，味微涩而辛凉。

【饮片炮制】

1. 荆芥　除去杂质，喷淋清水，洗净，润透，于 50℃烘干 1 小时，切段，干燥。

本品呈不规则的段。茎呈方形，表面淡黄绿色或淡紫红色，被短柔毛。切面类白色。叶多已脱落。穗状轮伞花序。气芳香，味微涩而辛凉。（图 118-2）

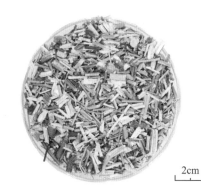

2cm

图 118-2　荆芥饮片

孙宝惠 经验

以色淡绿或黄绿色，穗长而密，气香者为佳。但是目前存在最大的问题是荆芥药材中无花穗、无叶，含量几乎都不合格，属于劣品。荆芥、苏叶配伍治疗高热效果较好，较润、较轻柔地起到解表的作用。同时也可以解血中的热，取其轻轻之性来疏发阳气的作用。对于治疗上部的血热出血效果较好。

2. 荆芥穗　除去杂质及残梗。

本品为穗状轮伞花序呈圆柱形，长约 2~15cm，直径约 7mm。花冠多脱落，宿萼黄绿色或淡棕色，钟形，萼齿 5，质脆易碎，内有棕黑色小坚果。气芳香，味微涩而辛凉。

3. 荆芥炭　取荆芥穗段，置热锅内，用武火炒炒至表面黑褐色，内部焦黄色，喷淋清水少许，熄灭火星，取出，晾干。

本品呈不规则段，长 5mm。全体黑褐色。茎方柱形，体轻，质脆，断面焦褐色。叶对生，多已脱落。花冠多脱落，宿萼钟状。略具焦香气，味苦而辛。

【显微鉴别】本品粉末黄棕色。宿萼表皮细胞垂周壁深波状弯曲。腺鳞头部 8 细胞，直径 96~112μm，柄单细胞，棕黄色。小腺毛头部 1~2 细胞，柄单细胞。非腺毛 1~6 细胞，大多具壁疣。外果皮细胞表面观呈多角形，壁黏液化，胞腔含棕色物；断面观细胞类方形或类长方形，胞腔小。内果皮石细胞淡棕色，表面观呈垂周壁深波状弯曲，密具纹孔。纤维直径 14~43μm，壁平直或微波状。

【理化鉴别】见 2020 年版《中国药典》。

【伪劣品】

孙宝惠 经验

　　多裂叶荆芥为唇形科植物多裂叶荆芥 *Schizonepeta multifida* (L.)Briq. 的干燥地上部分，形态与正品近似。区别为：茎上部分枝不多，叶宽卵形，3~5 深裂，裂片较宽而钝。花蓝紫色，花序不间断。小裂叶荆芥下部间断，上部不间断。裂叶荆芥花穗有间断性。分布于东北、华北、甘肃、青海、宁夏等地。《中国药典》规定入药部位为地上部分，在药材中常混有地下部分属于非药用部位，不可入药。

（郭利霄　王振江）

佩　兰

EUPATORII HERBA

【本草考证】佩兰始载于《本草再新》。考其命名，可能与《礼记》"佩兰苣"及《楚辞》曰"纫秋兰以为佩"记载有关，李时珍曰：《离骚》言其绿叶紫茎素枝，可纫、可佩，可藉、可膏、可浴……"《名医别录》记载："兰草生太吴池泽，四月、五月采。"《神农本草经集注》记载："太吴应是吴国太伯所居，故呼太吴。今东间有煎泽草，名兰香，是今人所种都梁香草地。泽兰亦名都梁香。"《本草拾遗》记载："圆茎紫萼，八月花白。俗名兰香，煮以洗浴。生溪涧水旁，人间亦多种之，以饰庭池。"《蜀本草》记载："生下湿地，叶似泽兰，尖长有岐，花红白色而香。"《唐本草》中记载："兰即兰泽香草也，圆茎紫萼，八月花白，俗名兰香，煮以洗浴。"《证类本草》载："图经云生下湿地，叶似泽兰、尖长有岐，花红白色而香。"陈藏器云："兰草、泽兰二物同名……兰草生泽畔，叶光润，阴小紫，五月、六月采，阴干，妇人和油泽头，故云兰泽，李云都梁香是也。"《开宝本草》对兰草的描述最为精辟，谓："叶似马兰，故名兰草。其叶有岐，俗呼燕尾香。时人煮水以浴，疗风，故又名香水兰。"《本草衍义》曰："兰草长及一二尺，四时常青。花黄绿色，中间瓣上有细紫点。"《本草衍义补遗》曰："兰叶禀金水之气而似有火，人知其花香之贵，而不知其叶有药方，盖其叶能散久积陈郁之气甚有力。"李时珍曰："兰草、泽兰一类二种也，俱生水旁下湿处。二月宿根生苗成丛，紫茎素枝，赤节绿叶，叶对节生，有细齿，但以茎园节长，叶光有歧者为兰草；茎微方，节短而叶有毛者为泽兰。"《本草纲目》正误项下载："寇、朱二氏所说，乃近世所谓兰花，非古之兰草。"可见古时亦有人将兰草与观赏花卉之兰花相混淆。

孙宝惠 经验

佩兰在古代早期本草称之为"兰草"，《神农本草经》列"兰草"于上品，其后，历代本草均有收载。别名有：水香、香水兰、女兰、香草、燕尾香、大泽兰、省头草、都梁香、孩儿菊，兰香等。纵观以上本草对兰草的记述，圆茎紫萼，叶似泽兰，尖长有歧，叶对节生；叶光润、阴小紫、有细齿等特点，再参看《本草纲目》与《植物名实图考》之兰草附图，可以确证古代本草中记载的兰草，就是现今中药佩兰，其原植物为菊科植物佩兰 *Eupatorium fortunei* Turcz.。

【来源】为菊科植物佩兰 *Eupatorium fortunei* Turcz. 的干燥地上部分。

孙宝惠 经验

从历版《中国药典》收载来看，其来源一直为"为菊科植物佩兰 *Eupatorium fortunei* Turcz. 的干燥地上部分。"仅在采收加工部分有修改，由"夏季"采收，修改为"夏、秋"两季采收。

【植物形态】多年生草本植物，高 40~100cm。根茎横走，淡红褐色。茎直立，绿色或红紫色，基部茎达 0.5cm，分枝少或仅在茎顶有伞房状花序分枝。全部茎枝被稀疏的短柔毛，花序分枝及花序梗上的毛较密。中部茎叶较大，三全裂或三深裂，总叶柄长 0.7~1cm；中裂片较大，长椭圆形或长椭圆状披针形或倒披针形，长 5~10cm，宽 1.5~2.5cm，顶端渐尖，侧生裂片与中裂片同形但较小，上部的茎叶常不分裂；或全部茎叶不裂，披针形或长椭圆状披针形或长椭圆形，长 6~12cm，宽 2.5~4.5cm，叶柄长 1~1.5cm。全部茎叶两面光滑，无毛无腺点，羽状脉，边缘有粗齿或不规则的细齿。中部以下茎叶渐小，基部叶花期枯萎。头状花序多数在茎顶及枝端排成复伞

房花序，花序径 3~6cm。瘦
果黑褐色，长椭圆形，5 棱，
长 3~4mm，无毛无腺点；冠
毛白色，长约 5mm。花果期
7~11 月。(图 119-1)

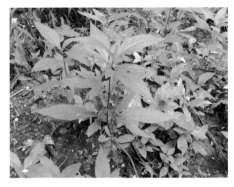

图 119-1　佩兰

【采收加工】夏、秋二
季分两次采割，除去杂质，
晒干。

【药材性状】本品茎呈
圆柱形，长 30~100cm，直
径 0.2~0.5cm；表面黄棕色
或黄绿色，有的带紫色，有
明显的节和纵棱线；质脆，
断面髓部白色或中空。叶对
生，有柄，叶片多皱缩、破
碎，绿褐色；完整叶片 3 裂
或不分裂，分裂者中间裂片
较大，展平后呈披针形或长
圆状披针形，基部狭窄，边
缘有锯齿；不分裂者展平后

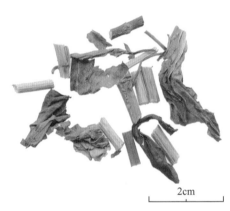

图 119-2　佩兰饮片

呈卵圆形、卵状披针形或椭圆形。气芳香，味微苦。(图 119-2)

【饮片炮制】除去杂质，洗净，稍润，切段，干燥。

本品呈不规则的段。茎圆柱形，表面黄棕色或黄绿色，有的带
紫色，有明显的节和纵棱线。切面髓部白色或中空。叶对生，叶片
多皱缩、破碎，绿褐色。气芳香，味微苦。

【显微鉴别】【理化鉴别】见 2020 年版《中国药典》。

【伪劣品】泽兰　为唇形科植物硬毛地笋 Lycopus lucidus Turcz.
var. hirtus Regel 的干燥地上部分。本品呈不规则的段。茎方柱形，四
面均有浅纵沟，表面黄绿色或带紫色，节处紫色明显，有白色茸毛。

切面黄白色，中空。叶多破碎，展平后呈披针形或长圆形，边缘有锯齿。有时可见轮伞花序，气微，味淡。与佩兰的主要区别在其茎，佩兰茎为圆形，泽兰茎为方形。

（郭利霄　程月召）

墨旱莲
ECLIPTAE HERBA

【本草考证】墨旱莲原称"金陵草"，始载于唐代孙思邈的《千金·月令》："益髭发，变白为黑"。唐代苏敬、李绩的《新修本草》、宋代苏颂的《本草图经》等多以"鳢肠"为名。《名医别录》收鳢鱼肠（即黑鱼），药材基源为鳢科动物乌鳢的肠。明代李时珍《本草纲目》：鳢，乌鱼也，其肠亦乌，此草揉茎，断之有墨汁出，故名，俗称墨菜是也。明代以后多以"旱莲草"为正名，如明代兰茂《滇南本草》、明代陈嘉谟《本草蒙筌》等。民国以后，以"墨旱莲"为正名，始见于民国王一仁《饮片新参》。

经本草考证得知，历代本草主要分为墨旱莲和红旱莲两个类型，前者为菊科植物鳢肠 *Eclipta prostrata* L. 的干燥地上部分，与 2020 版《中国药典》收载情况相同（即《本草图经》花细而白，其实若小莲房）。后者为金丝桃科（《中国植物志》为藤黄科、金丝桃亚科、金丝桃属）湖南连翘 *Hypericum ascyron* L.（《中国植物志》正名黄海棠，即《本草图经》"颇似莲花而黄色，实亦作房而圆，南人谓之莲翘者"）的干燥地上部分。

【来源】本品为菊科植物鳢肠 *Eclipta prostrata* L. 的干燥地上部分。

【植物形态】一年生草本植物。高达 60cm，通常自基部分枝，被贴生糙毛。叶长圆状披针形或披针形，无柄或有极短的柄，顶端尖或渐尖，边缘有细锯齿或有时仅波状，两面被密硬糙毛。头状花序径 6~8mm，有长 2~4cm 的细花序梗；总苞球状钟形，总苞片绿色，草质，5~6 个排成 2 层，外围的雌花 2 层，舌状，长 2~3mm，舌片短，顶端 2 浅裂或全缘，中央的两性花多数，花冠管状，白色，长约 1.5mm，顶端 4 齿裂；花柱分枝钝，有乳头状突起；花托凸，有披针形或线形的托片。托片中部以上有微毛；瘦果暗褐色，雌花的瘦果三棱形，两性花的瘦果扁四棱形，顶端截形，具 1~3 个细齿，基部稍缩小，边缘具白色的肋，表面有小瘤状突起，无毛。花期 6~9 月。

【药材性状】本品全体被白色茸毛。茎呈圆柱形，有纵棱，直径2~5mm；表面绿褐色或墨绿色。叶对生，近无柄，叶片皱缩卷曲或破碎，完整者展平后呈长披针形，全缘或具浅齿，墨绿色。头状花序直径2~6mm。瘦果椭圆形而扁，长2~3mm，棕色或浅褐色。气微，味微咸。（图120）

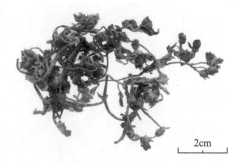

图120　墨旱莲药材

【饮片炮制】本品呈不规则的段。茎圆柱形，表面绿褐色或墨绿色，具纵棱，有白毛，切面中空或有白色髓。叶多皱缩或破碎，墨绿色，密生白毛，展平后，可见边缘全缘或具浅锯齿。头状花序。气微，味微咸。

【显微鉴别】【理化鉴别】见2020年版《中国药典》。

【伪劣品】红旱莲　本品为藤黄科植物黄海棠 *Hypericurn ascyron* L. 的干燥地上部分。夏季果实近成熟时采割，晒干。东北、华东、台湾等习用，主产于湖南、湖北、江西、安徽、河南等地。

本品长40~70cm，无毛，红棕色或棕褐色。茎上部类四方形，具四棱，基部圆柱形。叶多皱缩，展平后呈广披针形，长5~10cm，宽1~2cm，全缘，散有腺点。花偶见，棕黄色，萼片5，花瓣5，雄蕊5束，与花瓣对生。蒴果圆锥形，长约1.5cm，径0.8~1cm，萼片常宿存，纵裂成5瓣。种子细小，红棕色。气微，味微苦涩。微苦，性寒。有平肝，凉血，止血，解毒，消肿的功效。常用于头痛，吐血，跌打损伤，疮疖等病症。

备注：在部分地区，朝天委陵菜、蟛蜞菊、小连翘等也用作习用品或混淆品。

（郭　龙　薛紫鲸）

广藿香

POGOSTEMONIS HERBA

【本草考证】广藿香以"藿香"之名始载于东汉杨孚的《异物志》,"藿香交趾有之",首次明确了藿香的产地交趾,即今之越南河内地区。三国《南州异物志》云:"藿香出典逊国也,属扶南,香形如都梁,可以着衣服中",既对广藿香的产地、性状进行记载,藿香在当时用作香料的习俗也可由此推知。西晋嵇含的《南方草木状》则更为详尽地记载了广藿香的产地、种植和采收加工:"藿香,榛生。民自种之,五六月采。曝之,乃芳芬耳。出交趾、武平、兴古、九真。"宋《本草图经》云:"藿香旧附五香条,不著所出州土,今岭南郡多有之,人家亦多种植。二月生苗,梗甚密,作丛,叶似桑而小薄。六月、七月采之曝干,乃芳香,须黄色然后可收。"《本草蒙筌》列藿香为草部中品,亦以蒙州藿香附图,云:"岭南郡州,人多种莳,七月收采,气甚芬香。市家多掺棉花叶、茄叶假充,不可不细择尔。"据《证类本草》所绘蒙州藿香,其品种即为今用的 *Pogostemon cablin*。蒙州即今广西蒙山县,则宋代藿香的种植,除广东外,尚及广西。

孙宝惠 经验

泰昌藿香取材于广州石牌地区,以叶大、根净、柔软、清香著称,规格以八成梗二成叶称"二八"者为良,专供药用,质量最好。广东产的主供药用,海南产主供提挥发油出口。

【来源】为唇形科广藿香 *Pogostemon cablin*(Blanco)Benth. 的干燥地上部分。

【植物形态】

1.**广藿香** 多年生芳香草本或半灌木。茎直立,高 0.3~1m,四棱形，分枝，被绒毛。叶圆形或宽卵圆形，长2~10.5cm，宽1~8.5cm，先端钝或急尖，基部楔状渐狭，边缘具不规则的齿裂，草质，上面深绿色，被绒毛，老时渐稀疏，下面淡绿色，被绒毛，侧脉约5对，

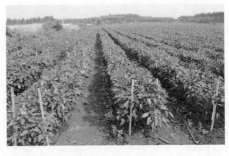

图 121-1　广藿香（广东湛江）

与中肋在上面稍凹陷或接近于平坦，下面突起；叶柄长 1~6cm，被绒毛。轮伞花序 10 至多花，下部的稍疏离，向上密集，排列成长4~6.5cm，宽 1.5~1.8cm 的穗状花序，穗状花序顶生及腋生，密被长绒毛，具总梗，梗长 0.5~2cm，密被绒毛；苞片及小苞片线状披针形，比花萼稍短或与其近等长，密被绒毛。花萼筒状，长 7~9mm，外被长绒毛，内被较短的绒毛，齿钻状披针形，长约为萼筒 1/3。花冠紫色，长约 1cm，裂片外面均被长毛。雄蕊外伸，具髯毛。花柱先端近相等 2 浅裂。花盘环状。花期 4 月。

　　本种原产我国中部和北部，现由东北至西南各省区，西北直至新疆均有栽培。朝鲜、日本、蒙古国、中亚各国、俄罗斯、欧洲等地以及印度、越南亦均有栽培。（图 121-1）

　　2. 石牌广藿香　枝条较瘦小，表面较皱缩，灰黄色或灰褐色，节间长 3~7cm，叶痕较大而凸出，中部以下被栓皮，纵皱较深，断面渐呈类圆形，髓部较小。叶片较小而厚，暗绿褐色或灰棕色。

　　3. 海南广藿香　枝条较粗壮，表面较平坦，灰棕色至浅紫棕色，节间长 5~13cm，叶痕较小，不明显凸出，枝条近下部始有栓皮，纵皱较浅，断面呈钝方形。叶片较大而薄，浅棕褐色或浅黄棕色。

孙宝惠 经验

　　石牌广藿香叶小而厚，叶痕大，表面较皱缩，节间短，断面类圆形；海南广藿香叶大而薄，叶痕小，表面较平坦，节间长，断

面钝方形。藿香叶子偏于散湿，叶梗偏于宽中理气，浙江产藿香偏于走表，广藿香入中焦，偏于走里走表，较其他地区产的药效更好。

【采收加工】枝叶茂盛时采割，日晒夜闷，反复至干。

【药材性状】本品茎略呈方柱形，多分枝，枝条稍曲折，长30~60cm，直径 0.2~0.7cm；表面被柔毛；质脆，易折断，断面中部有髓；老茎类圆柱形，直径 1~1.2cm，被灰褐色栓皮。叶对生，皱缩成团，展平后叶片呈卵形或椭圆形，长 4~9cm，宽 3~7cm；两面均被灰白色绒毛；先端短尖或钝圆，基部楔形或钝圆，边缘具大小不规则的钝齿；叶柄细，长 2~5cm，被柔毛。气香特异，味微苦。

孙宝惠 经验

枝条直径不超过 7mm，老茎的直径不超过 1.2cm。注意广藿香大多是破碎的，可能为故意打碎，一般是不符合规定。可以从直径上看出。广藿香越嫩品质一般越好。

【饮片炮制】除去残根和杂质，先抖下叶，筛净另放；茎洗净，润透，切段，晒干，再与叶混匀。

本品呈不规则的段。茎略呈方柱形，表面灰褐色、灰黄色或带红棕色，被柔毛。切面有白色髓。叶破碎或皱缩成团，完整者展平后呈卵形或椭圆形，两面均被灰白色绒毛；基部楔形或钝圆，边缘具大小不规则的钝齿；叶柄细，被柔毛。气香特异，味微苦。（图 121-2）

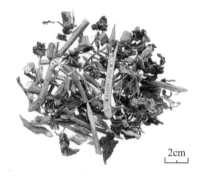

2cm

图 121-2　广藿香饮片

孙宝惠 经验

实际上在产区，叶子就已经脱落，叶子和茎分开卖。混在一起，一般无法衡量是否符合规定，所以都单买。叶破碎或皱缩成团，整个感觉有毛茸茸感。叶表面颜色发绿的一般质量不好。

【显微鉴别】本品叶片粉末淡棕色。叶表皮细胞呈不规则形，气孔直轴式。非腺毛 1~6 细胞，平直或先端弯曲，长约至 590μm，壁具疣状突起，有的胞腔含黄棕色物。腺鳞头部 8 细胞，直径 37~70μm；柄单细胞，极短。间隙腺毛存在于叶肉组织的细胞间隙中，头部单细胞，呈不规则囊状，直径 13~50μm，长约至 113μm；柄短，单细胞。小腺毛头部 2 细胞；柄 1~3 细胞，甚短。草酸钙针晶细小，散在于叶肉细胞中，长约至 27μm。

孙宝惠 经验

广藿香显微特征为含有大量的非腺毛，壁上有疣状突起，草酸钙针晶细小。

【理化鉴别】见 2020 年版《中国药典》。

【伪劣品】劣品广藿香　产地广东。茎的直径有 25% 超过 1.2cm（规定老茎直径 1~1.2cm），百秋李醇（不得少于 0.10%）0.17%，浸出物（不得少于 2.5%）3.7%。

孙宝惠 经验

广藿香的茎超过 1.2cm，带根，叶子含量不达标，性状上就属于劣品，即使理化鉴别符合规定，也应该做劣品处理。

（木盼盼　何　培）

麻　黄

EPHEDRAE HERBA

【本草考证】麻黄始载于《神农本草经》，其功能"发表出汗，止咳逆上气"，在使用上，陶弘景提出"先煮一二沸，去上沫，沫令人烦"，此描述正与麻黄碱发汗、平喘、中枢兴奋功能及心血管活性相吻合，由此知古用麻黄即是含麻黄碱的 *Ephedra* 属植物。《酉阳杂俎》最早描述麻黄的植物形态："麻黄茎端开花，花小而黄，簇生，子如覆盆子，可食。至冬枯死如草，及春却青。"麻黄种子呈浆果状，假花被发育成革质假种皮，包围种子，最外面为红色肉质苞片，多汁可食，俗称"麻黄果"，在常见 *Ephedra* 属植物中，唯有草麻黄 *Ephedra sinica* 的雌球花单生枝，最与段成式说"茎端开花"相符，其余各种花皆生于节上。《本草图经》云："苗春生，至夏五月则长及一尺已来。梢上有黄花，实如百合瓣而小，又似皂子，味甜，微有麻黄气，外皮红，里仁子黑，根紫赤色。俗说有雌雄二种，雌者于三月、四月内开花，六月内结子，雄者无花，不结子。至立秋后收采其茎，阴干令青。"从苏颂的描述来看，无论是雌雄异株，还是植株大小，都接近于今之 *Ephedra sinica*（草麻黄）。

孙宝惠 经验

据《证类本草》所绘同州、茂州麻黄图例，其为 *Ephedra* 属植物固然没有问题，而品种难以判断。若从该属植物的分布来看，陕西同州（今大荔）仅有木麻黄 *Ephedra equisetina* 分布，而四川茂州（今茂汶）及其周边分布多者主要是异株矮麻黄 *Ephedra minuta* var. Dioeca C.Y.Cheng 和单子麻黄 *Ephedra monosperma* Gmel. ex Mey，《证类本草》所绘是否这些品种，不能确定。

【来源】为麻黄科植物草麻黄 *Ephedra sinica Stapf*、中麻

黄 *Ephedra intermedia* Schrenk et C. A. Mey. 或 木 贼 麻 黄 *Ephedra equisetina* Bge. 的干燥草质茎。

【植物形态】

1.草麻黄　草本状灌木，高 20~40cm；木质茎短或呈匍匐状，小枝直伸或微曲，表面细纵槽纹常不明显，节间长 2.5~5.5cm，多为 3~4cm，径约 2mm。叶 2 裂，鞘占全长 1/3~2/3，裂片锐三角形，先端急尖。雄球花多呈复穗状，常具总梗，苞片通常 4 对，雄蕊 7~8，花丝合生，稀先端稍分离；雌球花单生，在幼枝上顶生，在老枝上腋生，常在成熟过程中基部有梗抽出，使雌球花呈侧枝顶生状，卵圆形或矩圆状卵圆形，苞片 4 对，下部 3 对合生部分占 1/4~1/3，最上一对合生部分达 1/2 以上；雌花 2，胚珠的珠被管长 1mm 或稍长，直立或先端微弯，管口隙裂窄长，约占全长的 1/4~1/2，裂口边缘不整齐，常被少数毛茸。雌球花成熟时肉质红色，矩圆状卵圆形或近于圆球形，长约 8mm，径 6~7mm；种子通常 2 粒，包于苞片内，不露出或与苞片等长，黑红色或、灰褐色，三角状卵圆形或宽卵圆形，长 5~6mm，径 2.5~3.5mm，表面具细皱纹，种脐明显，半圆形。花期 5~6 月，种子 8~9 月成熟。

2.中麻黄　灌木，高 20~100cm；茎直立或匍匐斜上，粗壮，基部分枝多；绿色小枝常被白粉呈灰绿色，径 1~2mm，节间通常长 3~6cm，纵槽纹较细浅。

叶 3 裂及 2 裂混见，下部约 2/3 合生成鞘状，上部裂片钝三角形或窄三角披针形。雄球花通常无梗，数个密集于节上成团状，稀 2~3 个对生或轮生于节上，具 5~7 对交叉对生或 5~7 轮（每轮 3 片）苞片，雄花有 5~8 枚雄蕊，花丝全部合生，花药无梗；雌球花 2~3 成簇，对生或轮生于节上，无梗或有短梗，苞片 3~5 轮（每轮 3 片）或 3~5 对交叉对生，通常仅基部合生，边缘常有明显膜质窄边，最上一轮苞片有 2~3 雌花；雌花的珠被管长达 3mm，常呈螺旋状弯曲。雌球花成熟时肉质红色，椭圆形、卵圆形或矩圆状卵圆形，长 6~10mm，径 5~8mm；种子包于肉质红色的苞片内，不外露，3 粒或 2 粒，形状变异颇大，常呈卵圆形或长卵圆形，长 5~6mm，径约 3mm。花期 5~6 月，种子 7~8 月成熟。为我国分布最广的麻黄之一，产于辽宁、河北、山东、内蒙古、山西、陕西、甘肃、青海及新疆等省区，以西北各省区最为常见。抗旱性强，生于海拔数百米至 2000 多米的干旱荒漠、沙滩地区及干旱的山坡或草地上。阿富汗、伊朗和俄罗斯也有分布。等模式标本采自俄罗斯。供药用，唯生物碱含量较木贼麻黄和草麻黄为少。肉质多汁的苞片可食，根和茎枝在产地常作燃料。在生长较大时具木质茎，形体也较高大，在无花时常易与木贼麻黄 *Ephedra equisetina* Bunge 和膜果麻黄 *Ephedra przewalskii* Stapf 相混，唯木贼麻黄的小枝节间细而常较短，叶全为 2 裂与本种不同。膜果麻黄的叶几乎全为 3 裂，而本种则为 2~3 裂混见，也可区分。

3. 木贼麻黄　直立小灌木，高达 1m，木质茎粗长，直立，稀部分匍匐状，基部径达 1~1.5cm，中部茎枝一般径 3~4mm；小枝细，径约 1mm，节间短，长 1~3.5cm，多为 1.5~2.5cm，纵槽纹细浅不明显，常被白粉呈蓝绿色或灰绿色。叶 2 裂，长 1.5~2mm，褐色，大部合生，上部约 1/4 分离，裂片短三角形，先端钝。雄球花单生或 3~4 个集生于节上，无梗或开花时有短梗，卵圆形或窄卵圆形，长 3~4mm，宽 2~3mm，苞片 3~4 对，基部约 1/3 合生；雌球花常 2 个对生于节上，成熟时肉质红色，长卵圆形或卵圆形，长 8~10mm，径 4~5mm，具短梗；种子通常 1 粒，窄长卵圆形，长约 7mm，径 2.5~3mm，顶端窄缩成颈柱状，基部渐窄圆，具明显的点状种脐与种阜。花期 6~7 月，种子 8~9 月成熟。

【采收加工】秋季采割绿色的草质茎，晒干。

【药材性状】

1. 草麻黄　呈细长圆柱形，少分枝，直径 1~2mm。有的带少量棕色木质茎。表面淡绿色至黄绿色，有细纵脊线，触之微有粗糙感。节明显，节间长 2~6cm。节上有膜质鳞叶，长 3~4mm；裂片 2（稀 3），锐三角形，先端灰白色，反曲，基部联合成筒状，红棕色。体

轻，质脆，易折断，断面略呈纤维性，周边绿黄色，髓部红棕色，近圆形。气微香，味涩、微苦。（图122-1）

2. 中麻黄　多分枝，直径1.5~3mm，有粗糙感。节上膜质鳞叶长2~3mm，裂片3（稀2），先端锐尖。断面髓部呈三角状圆形。

3. 木贼麻黄　较多分枝，直径1~1.5mm，无粗糙感。节间长1.5~3cm。膜质鳞叶长1~2mm；裂片2（稀3），上部为短三角形，灰白色，先端多不反曲，基部棕红色至棕黑色。（图122-2）

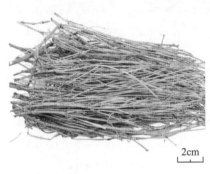

图 122-1　草麻黄　　　　　　　图 122-2　木贼麻黄

【饮片炮制】

1. 麻黄　除去木质茎、残根及杂质，切段。

本品呈圆柱形的段。表面淡黄绿色至黄绿色，粗糙，有细纵脊线，节上有细小鳞叶。切面中心显红黄色。气微香，味涩、微苦。

2. 蜜麻黄　取麻黄段，照蜜炙法炒至不粘手。每100kg麻黄，用炼蜜20kg。

本品形如麻黄段。表面深黄色，微有光泽，略具黏性。有蜜香气，味甜。

【显微鉴别】本品横切面：①草麻黄：表皮细胞外被厚角质层；脊线较密，有蜡质疣状突起，两脊线间有下陷气孔。下皮纤维束位于脊线处，壁厚，非木化。皮层较宽，纤维成束散在。中柱鞘纤维束新月形。维管束外韧型，8~10个。形成层环类圆形。木质部呈三角状。髓部薄壁细胞含棕色块；偶有环髓纤维。表皮细胞外壁、皮层薄壁细胞及纤维均有多数微小草酸钙砂晶或方晶。②中麻黄：维管束 12~15 个。形成层环类三角形。环髓纤维成束或单个散在。③木贼麻黄：维管束 8~10 个。形成层环类圆形。无环髓纤维。

【理化鉴别】见 2020 年版《中国药典》。

【伪劣品】膜果麻黄　来源为麻黄科植物膜果麻黄 *Ephedra przewalskii* Stapf. 的干燥草质茎。产于甘肃、新疆、青海、宁夏、内蒙古。形似中麻黄，木质茎的外皮易呈麻绒状脱落，灰白色；草质茎顶部常见螺旋状弯曲。髓部红棕色，三角形、圆形或椭圆形。

孙宝惠 经验

　　汉唐以前，用药非常注重"气"的阴阳。如"地上为阳，地下为阴"等。麻黄，地上为阳，地下为阴。所以，麻黄和麻黄根的作用是迥异的。这是古人对一味药材不同部位气味细分的结果。这也是麻黄"去根"的原因。

（木盼盼　李　昌）

鱼腥草

HOUTTUYNIAE HERBA

【本草考证】鱼腥草名见《名医别录》，被列为下品。原名为
"蕺"。"蕺"始见于《备急千金要方》："味辛，微温，有小毒。"《名
医别录》："蕺菜即鱼腥草，开花如海棠，色白，中有长绿心突出，以
其叶覆鱼，可不速馁，湖南夏时煎水为饮以解暑。"《唐本草》记载：
"此物叶似荞麦，肥地亦能蔓生，茎紫赤色，多生湿地、山谷阴处。
山南、江左人好生食之，关中谓之菹菜。"宋代《本草图经》："蕺菜，
山谷阴处湿地有之，作蔓生，茎紫赤色，叶如荞麦而肥。"宋代《履
巉岩本草》："鱼腥草，性凉，无毒。"明代李时珍曰："其叶腥气，故
乎为鱼腥草。"明代《食物本草》记载："蕺菜一名鱼腥草……鱼腥草
即紫蕺。"清代《医林纂要探源》记载："蕺，宿命鱼腥草，又名臭猪
草。"清代《草药图经》记载："臭草根 又名鱼腥草。"清代《遵义府
志》记载："侧耳根即蕺菜，荒年民掘食其根。"清代《植物名实考》
记载："鱼腥草生湿地。细茎短叶，秋作细穗如线，三叉，天阴即气
腥，马不食之。"

孙宝惠 经验

①历代本草记载的鱼腥草名称虽然不一致，但均与现在用的
鱼腥草为同一来源。②鱼腥草别名：蕺、蕺菜、菹菜、鱼腥草、紫
蕺、侧耳根、臭猪草、臭草根。③我国鱼腥草的食用历史达到 2400
多年的历史，历代本草鱼腥草用治肺痈、肺痈吐脓、吐血等证，主
要以浙江为其道地产区。

【来源】为三白草科植物蕺菜 *Houttuynia cordata* Thunb. 的新鲜
全草或干燥地上部分。

孙宝惠 经验

1963 年版《中国药典》规定其药用部位为干燥的茎叶，强调采收时间为夏、秋二季。1977~2000 年版《中国药典》将药用部位修改为干燥的地上部分，采收期也修改为夏季叶茂盛花穗多时采收。2005 年之前的历版药典不将鲜品收入药典，2005 版至 2020 版药典将鱼腥草的鲜品也收入其中

【植物形态】腥臭草本，高 30~60cm；茎下部伏地，节上轮生小根，上部直立，无毛或节上被毛，有时带紫红色。叶薄纸质，有腺点，背面尤甚，卵形或阔卵形，长 4~10cm，宽 2.5~6cm，顶端短渐尖，基部心形，两面有时除叶脉被毛外余均无毛，背面常呈紫红色；叶脉 5~7 条，全部基出或最内 1 对离基约 5mm 从中脉发出，如为 7 脉时，则最外 1 对很纤细或不明显；叶柄长 1~3.5cm，无毛；托叶膜质，长 1~2.5cm，顶端钝，下部与叶柄合生而成长 8~20mm 的鞘，且常有缘毛，基部扩大，略抱茎。花序长约 2cm，宽 5~6mm；总花梗长 1.5~3cm，无毛；蒴果长 2~3mm，顶端有宿存的花柱。花期 4~7 月。

【采收加工】鲜品全年均可采割；干品夏季茎叶茂盛花穗多时采割，除去杂质，晒干。

【药材性状】

1.鲜鱼腥草　茎呈圆柱形，长 20~45cm，直径 0.25~0.45cm；上部绿色或紫红色，下部白色，节明显，下部节上生有须根，无毛或被疏毛。叶互生，叶片心形，长 3~10cm，宽 3~11cm；先端渐尖，全缘；上表面绿色，密生腺点，下表面常见紫色；叶柄细长，基部与托叶合生成鞘状。穗状花序顶生。具鱼腥气，味涩。

2.干鱼腥草　茎呈扁圆柱形，扭曲，表面黄棕色，具纵棱数条；质脆，易折断。叶片卷折皱缩，展平后呈心形，上表面暗黄绿色至暗棕色，下表面灰绿色或灰棕色。穗状花序黄棕色。

【饮片炮制】

1. **鲜鱼腥草** 除去杂质。

2. **干鱼腥草** 除去杂质,迅速洗净,切段,干燥。

本品为不规则的段。茎呈扁圆柱形,表面淡红棕色至黄棕色,有纵棱。叶片多破碎,黄棕色至暗棕色。穗状花序黄棕色。搓碎具鱼腥气,味涩。(图 123-1~ 图 123-4)

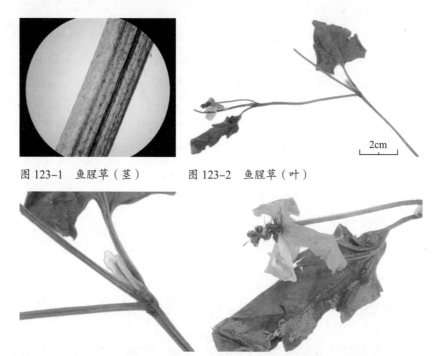

图 123-1　鱼腥草(茎)　　图 123-2　鱼腥草(叶)

图 123-3　鱼腥草(膜质托叶)　　图 123-4　鱼腥草(花)

【显微鉴别】本品粉末灰绿色至棕色。油细胞类圆形或椭圆形,直径 28~104μm,内含黄色油滴。非腺毛 1~16 细胞,基部直径 12~104μm,表面具线状纹理。腺毛头部 2~5 细胞,内含淡棕色物,直径 9~24μm。叶表皮细胞表面具波状条纹,气孔不定式。草酸钙簇晶直径可达 57μm。

孙宝惠 经验

叶表皮细胞具有波状纹理，该特征较为典型。

【理化鉴别】见 2020 年版《中国药典》。

【伪劣品】

孙宝惠 经验

①鱼腥草的伪品较少，有些药材会带有非要用部位，如根未去净。②经提取后的鱼腥草药渣，手碾易碎。

（郭利霄　郑　倩）

仙鹤草

AGRIMONIAE HERBA

【本草考证】本品原名龙牙草，始见于《本草图经》，曰："龙牙草生施州，株高二尺以来，春夏有苗叶，至秋冬而枯，其根味辛、涩、温，无毒，春夏采之。"《救荒本草》将龙牙草称为龙芽草，谓："龙芽草一名瓜香草，生辉县鸭子口山野间，苗高一尺余，茎多涩毛，叶形如地棠叶而宽大，叶头齐团，每五叶或七叶作一茎。排生、叶茎脚上又有小芽，叶两两对生，稍间出穗，开五瓣小圆黄花，结青毛菁葵，有子大如黍粒，味甜。"其描述与附图都与现今的龙牙草相似。《纲目拾遗》引《百草镜》谓："龙芽草生山上，立夏时发苗布地，叶有微毛，起茎高一二尺，寒露时开花成穗，色黄而细小，根有白芽，尖圆似龙牙，顶开黄花，故名金顶龙芽，一名铁胡蜂，以其老根黑色，形似之。"赵学敏以龙芽草并入"石打穿"条，并引《药镜·拾遗赋》中之歌为证，歌曰："谁人识得石打穿，绿叶深纹锯齿边，阔不盈寸长更倍，圆茎枝抱起相连，秋发黄花细瓣五，结实扁小针刺攒，宿根生本三尺许，子发春苗随第肩，"大叶中间夹小叶，层层对比相新鲜。这些文字生动地描述了石打穿的植物形态，特别如歌中所述大叶中间夹小叶以及秋开黄花和结实有针刺的情况等等，可以考定这种石打穿就是蔷薇科植物龙芽草。

孙宝惠 经验

从上述诸家本草对其形态描述或附图来看，古今药用的龙牙草都与现今仙鹤草一致。

【来源】为蔷薇科植物龙芽草 *Agrimonia pilosa* Ledeb. 的干燥地上部分。

【植物形态】多年生草本植物。根多呈块茎状，周围长出若干侧根，根茎短，基部常有 1 至数个地下芽。茎高 30~120cm，被疏柔毛及短柔毛，稀下部被稀疏长硬毛。叶为间断奇数羽状复叶，通常有小叶 3~4 对，稀 2 对，向上减少至 3 小叶，叶柄被稀疏柔毛或短柔毛；小叶片无柄或有短柄，倒卵形，长 1.5~5cm，宽 1~2.5cm，顶端急尖至圆钝，稀渐尖，基部楔形至宽楔形，边缘有急尖到圆钝锯齿，上面被疏柔毛，下面通常脉上伏生疏柔毛，有显著腺点；托叶草质，绿色，镰形，稀卵形，顶端急尖或渐尖，边缘有尖锐锯齿或裂片，稀

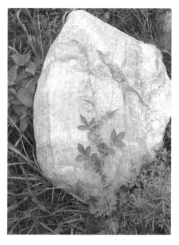

图 124-1　龙牙草（拍摄于河北省五岳寨）

全缘，茎下部托叶有时卵状披针形，常全缘。花序穗状总状顶生，分枝或不分枝，花序轴被柔毛，花梗长 1~5mm，被柔毛；果实倒卵圆锥形，外面有 10 条肋，被疏柔毛，顶端有数层钩刺，幼时直立，成熟时靠合，连钩刺长 7~8mm，最宽处直径 3~4mm。花果期 5~12 月。（图 124-1）

【采收加工】夏、秋二季茎叶茂盛时采割，除去杂质，干燥。

【药材性状】本品长 50~100cm，全体被白色柔毛。茎下部圆柱形，直径 4~6mm，红棕色，上部方柱形，四面略凹陷，绿褐色，有纵沟和棱线，有节；体轻，质硬，易折断，断面中空。单数羽状复叶互生，暗绿色，皱缩卷曲；质脆，易碎；叶片有大小 2 种，相间生于叶轴上，顶端小叶较大，完整小叶片展平后呈卵形或长椭圆形，先端尖，基部楔形，边缘有锯齿；托叶 2，抱茎，斜卵形。总状花序细长，花萼下部呈筒状，萼筒上部有钩刺，先端 5 裂，花瓣黄色。气微，味微苦。（图 124-2）

【饮片炮制】除去残根和杂质，洗净，稍润，切段，干燥。

本品为不规则的段，茎多数方柱形，有纵沟和棱线，有节。切

面中空。叶多破碎，暗绿色，边缘有锯齿；托叶抱茎。有时可见黄色花或带钩刺的果实。气微，味微苦。

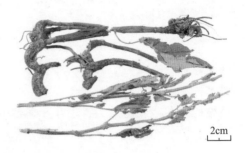

图 124-2　仙鹤草药材

【显微鉴别】本品叶的粉末暗绿色。上表皮细胞多角形；下表皮细胞壁波状弯曲，气孔不定式或不等式。非腺毛单细胞，长短不一，壁厚，木化，具疣状突起，少数有螺旋纹理。小腺毛头部1~4细胞，卵圆形，柄1~2细胞；另有少数腺鳞，头部单细胞，直径约至68μm，含油滴，柄单细胞。草酸钙簇晶甚多，直径9~50μm。

【理化鉴别】见2020版《中国药典》。

【伪劣品】

1.黄龙尾　来源为蔷薇科植物黄龙尾 *Agrimonia pilosa* Ledeb. var. *nepalensis*（D. Don）Nakai 的地上部分。与仙鹤草是同属植物，为其变种。与龙芽草相近似，叶质厚，较大的小叶片5~7枚，倒卵形或椭圆状卵形，先端钝、钝圆或尖，基部渐尖或楔形，两侧各有齿5~10，稍钝。小叶两面密被棕黄色长毛，下面之毛尤为致密，且呈绒毛状，致小叶下面呈灰白色或灰黄色而不为绿色，亦散布有细小腺点。顶端小叶具柄，侧生小叶几无柄，偶有短柄。托叶卵形，长0.5~2cm，边缘有齿。

2.小花龙牙草　来源为同科同属植物 *Agrimonia nipponica.* var. *occidentalis* Skalicky 的全草。鉴别特征：本品的主要特点在于花较小，直径4~5mm；果实较小，连钩刺长仅4~5mm，最宽处直径2~2.5mm，且钩刺在成熟果实上开展而不向内靠合；小叶菱状椭圆形，最宽处在中部，小叶下面脉上横生稀疏长硬毛。叶肉细胞草酸钙结晶为单晶体。

3.托叶龙牙草　来源为托叶龙牙草为同科同属植物 *Agrimonia*

coreana Nakai 的全草。鉴别特征：本种最主要特点在于：托叶扇形或卵圆形，边缘牙齿圆钝，雄蕊数目特多，17~24 枚，以区别于本属其他种类。此外，花疏离，间距较大，为 1.5~4cm；成熟果实钩刺向外开展；小叶下面脉上横生疏柔毛，脉间密被短柔毛。叶肉细胞草酸钙结晶为单晶体。

4. 大花龙牙草　来源为大花龙牙草为同科同属植物 *Agrimonia eupatoria* L. subsp. *asiatica*（Juz.）Skalicky 的全草。鉴别特征：本种最主要特点在于：花大，直径 12~13mm；果实也大，连钩刺长 8~10mm，最宽处直径 5mm；最外层钩刺向外反折；小叶下面密被短柔毛及疏柔毛，叶肉细胞内草酸钙结晶为单晶体。

5. 劣品　全草切片。

（木盼盼　李　昌）

冬凌草

RABDOSIAE RUBESCENTIS HERBA

【本草考证】未有本草记载。自 1972 年以抗癌草药从民间发掘出来后，国内外学者从化学成分、构效关系、药理作用、临床应用等多个角度对其进行了研究。1977 年，冬凌草被收入《中华人民共和国药典》，并编入《全国中草药汇编》，1991 年我国卫生部部颁中药材标准将其地上部分作为中药材。由于该药疗效显著，为临床常用药材并且在药物制剂中大量使用，而且是开发山区治理水土流失的很好的水土保持植物，故此受到农林科技人员和医药工作者的广泛重视和深入研究。

【来源】为唇形科植物碎米桠 *Rabdosia rubescens*（Hemsl.）Hara 的干燥地上部分。

【植物形态】小灌木，高 0.5~1m；根茎木质，有长纤维状须根。茎直立，多数，基部近圆柱形，灰褐色或褐色，无毛，皮层纵向剥落，上部多分枝，分枝具花序，茎上部及分枝均四棱形，具条纹，褐色或带紫红色，密被小疏柔毛，幼枝极

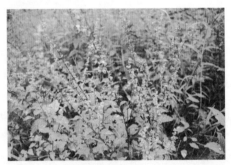

图 125-1　碎米桠

密被绒毛，带紫红色。茎叶对生，卵圆形或菱状卵圆形，长 2~6cm，宽 1.3~3cm，先端锐尖或渐尖；聚伞花序 3~5 花，最下部者有时多至 7 花，具长 2~5mm 的总梗，在茎及分枝顶上排列成长 6~15cm 狭圆锥花序，总梗与长 2~5mm 的花梗及序轴密被微柔毛，但常带紫红色；小坚果倒卵状三棱形，长 1.3mm，淡褐色，无毛。花期 7~10月，果期 8~11 月。（图 125-1）

孙宝惠 经验

冬凌是变异幅度极大的种，变化最大的是叶形、叶被毛的情况及幼枝毛茸的多少。

【采收加工】春、秋二季茎叶茂盛时采割，晒干。

【药材性状】本品茎基部近圆形，上部方柱形，长 30~70cm。表面红紫色，有柔毛；质硬而脆，断面淡黄色。叶对生，有柄；叶片皱缩或破碎，完整者展平后呈卵形或卵形菱状，长 2~6cm，宽 1.5~3cm；先端锐尖或渐尖，基部宽楔形，急缩下延成假翅，边缘具粗锯齿；上表面棕绿色，下表面淡绿色，沿叶脉被疏柔毛。有时带花，聚伞状圆锥花序顶生，花小，花萼筒状钟形，5 裂齿，花冠二唇形。气微香，味苦、甘。

【饮片炮制】除去杂质，切段，干燥。（图 125-2）

【显微鉴别】本品叶表面观：上表皮细胞呈多角形或不规则形；垂周壁波状弯曲。腺鳞头部圆形或扁圆形，4 细胞。腺毛头部 1~2 细胞，柄单细胞。非腺毛 1~5 细胞，外壁具疣状突起。下表皮细胞呈不规则形，垂周壁波状弯曲。非腺毛、腺毛及腺鳞较多。气孔直轴式或不定式。

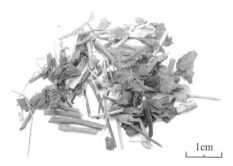

1cm

图 125-2　冬凌草饮片

【理化鉴别】见 2020 版《中国药典》。

【伪劣品】三花莸　马鞭草科植物三花莸 Schnabelia terniflora （Maxim.）P. D. Cantino 的干燥全草。茎呈四棱形，灰褐色或红紫色，质硬而脆，断定对生，有短柄，叶片皱缩或破碎，完整者展平后呈卵形或长卵形，先端渐尖，基部阔楔形，边缘具紫色，两面均被柔

冬凌草　505

毛和腺点，背面较密，气微，味淡。

孙宝惠 经验

冬凌草和三花莸比较相近，但冬凌草属于唇形科香茶菜属；叶基部下延，三花莸基本不是楔形下延的；且冬凌草有木质茎，三花莸草质茎；冬凌草味道很苦，三花莸一点不苦。干燥的冬凌草一般可以保存两三年，存放时间长药效会降低。

（木盼盼　侯芳洁）

石 斛
DENDROBII CAULIS

【本草考证】始载于《神农本草经》被列为上品，一名林兰（木兰一名林兰），味甘平，生山谷。《名医别录》："生六安（陶弘景说六安属庐江，今安徽有六安市）山谷、水旁石上，七月、八月采茎阴干"，"今用石斛出始兴（广东始兴县东北，今广西始安亦出）。生石上，细实，桑灰汤沃之，色如金，形似蚱蜢髀者为佳……间生栎树上者名木斛，其茎形长大而色浅"。《唐本注》："一者是大麦（麦斛），累累相连，头生一叶而性冷；一种大如雀髀，名雀麦斛……亦如麦斛叶在茎端，其实斛如竹，节间生叶也。"《本草衍义》："石斛细若小草，长三四寸，柔韧，折之如肉而实，今人多以木斛浑行，医工亦不能辨……将木斛折之，中虚如禾草，长尺余，但色深黄光泽而已。"并首次提出金钗石斛。《本草纲目》："石斛丛生石上，其根纠结甚繁，干则白软，其茎叶生皆青色，干则黄色开红花，节上自生根须，人亦折下以砂石栽之，或以物盛挂屋下，频浇以水，经年不死，俗称千年润。石斛短而中实，木斛长而中虚，甚易分别，处处有之，以蜀中者为胜。提到其茎如金钗之股，故有金钗石斛之称。"《本草纲目拾遗》："霍石斛，出江南霍山，形较钗斛细小，色黄而形曲不直，有成球者，彼土人以代茶茗……霍石斛嚼之微有浆，粘齿，味甘微咸，形缩者真。"《百草镜》："石斛近时有一种形短只寸许，细如灯芯，色青黄，咀之味甘，微有滑涎，系出六安及颖州府霍山县，名霍山石斛，最佳，嚼之无涎者，系生木上，不可用。"《本草正义》："必以皮色深绿，质地坚实，生嚼之脂膏黏舌，味厚微甘者为上品，名铁皮石斛。"首次提出铁皮石斛。唐代开元年间的《道藏》把石斛、天山雪莲、三两重人参、百二十年首乌、花甲之茯苓、深山野灵芝、海底珍珠、冬虫夏草、苁蓉并称为中华九大仙草。

孙宝惠 经验

经考证可知有历代本草记载石斛种类繁多，主要为石斛属植物，与当今情况基本相似。本草多以石生细黄，嚼之粘牙有浆者为优。金钗石斛自汉代沿用至今，应用广泛。霍山石斛名出《本草纲目拾遗》，实梁代已做石斛用，并认为质量最佳。同科伪品多为石豆兰属或石仙桃属植物。另外有人认为石斛为石斛之误，斛指生病山羊之角，纠曲不直，又小又曲之状，与北部石上优质霍山石斛一致。

【来源】为兰科植物金钗石斛 *Dendrobium nobile* Lindl.、霍山石斛 *Dendrobium huoshanense* C. Z. Tang et S. J. Cheng 鼓槌石斛 *Dendrobium chrysotoxum* Lindl. 或流苏石斛 *Dendrobium fimbriatum* Hook. 的栽培品及其同属植物近似种的新鲜或干燥茎。

【植物形态】

1. 金钗石斛　茎直立，肉质状肥厚，稍扁的圆柱形，粗达 1.3cm，上部多少回折状弯曲，基部明显收狭，不分枝，具多节，节有时稍肿大；节间多少呈倒圆锥形，长 2~4cm，干后金黄色。叶革质，长圆形，长 6~11cm，宽 1~3cm，先端钝并且不等侧 2 裂，基部具抱茎的鞘。花大，白色带淡紫色先端，有时全体淡紫红色或除唇盘上具 1 个紫红色斑块外，其余均为白色。

2. 鼓槌石斛　茎直立，肉质，纺锤形，中部粗 1.5~5cm，具 2~5 节间，具多数圆钝的条棱，干后金黄色，近顶端具 2~5 枚叶。叶革质，长圆形，长达 19cm，宽 2~3.5cm 或更宽，先端急尖而钩转，基部收狭，但不下延为抱茎的鞘。花质地厚，金黄色，稍带香气，花瓣倒卵形，等长于中萼片，宽约为萼片的 2 倍，先端近圆形，具约10 条脉；唇瓣的颜色比萼片和花瓣深，近肾状圆形，长约 2cm，宽 2.3cm，先端浅 2 裂，基部两侧多少具红色条纹，边缘波状，上面密被短绒毛；唇盘通常呈 "∧" 隆起，有时具 "U" 形的栗色斑块。

3.流苏石斛　茎粗壮，质地硬，圆柱形或有时基部上方稍呈纺锤形，长 50~100cm，粗 8~12mm，干后淡黄色或淡黄褐色，节间长 3.5~4.8cm，具多数纵槽。叶二列，革质，长圆形或长圆状披针形，长 8~15.5cm，宽 2~3.6cm，先端急尖，有时稍 2 裂，基部具紧抱于茎的革质鞘。花金黄色，质地薄，开展，稍具香气；花瓣长圆状椭圆形，长 1.2~1.9cm，宽 7~10mm，先端钝，边缘微啮蚀状，具 5 条脉；唇瓣比萼片和花瓣的颜色深，近圆形，长 15~20mm，基部两侧具紫红色条纹并且收狭为长约 3mm 的爪，边缘具复流苏，唇盘具 1 个新月形横生的深紫色斑块，上面密布短绒毛。

【采收加工】全年均可采收，鲜用者除去根和泥沙；干用者采收后，除去杂质，用开水略烫或烘软，再边搓边烘晒，至叶鞘搓净，干燥。霍山石斛 11 月至翌年 3 月采收，除去叶、根须及泥沙等杂质，洗净，鲜用，或加热除去叶鞘制成干条；或边加热边扭成螺旋状或弹簧状，干燥，称霍山石斛枫斗。

【药材性状】

1.鲜石斛　呈圆柱形或扁圆柱形，长约 30cm，直径 0.4~1.2cm。表面黄绿色，光滑或有纵纹，节明显，色较深，节上有膜质叶鞘。肉质多汁，易折断。气微，味微苦而回甜，嚼之有黏性。

2.金钗石斛　呈扁圆柱形，长 20~40cm，直径 0.4~0.6cm，节间长 2.5~3cm。表面金黄色或黄中带绿色，有深纵沟。质硬而脆，断面较平坦而疏松。气微，味苦。（图 126）

3.鼓槌石斛　呈粗纺锤形，中部直径 1~3cm，具 3~7 节。表面光滑，金黄色，

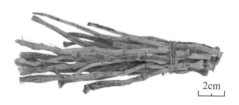

2cm

图 126　金钗石斛

有明显凸起的棱。质轻而松脆，断面海绵状。气微，味淡，嚼之有黏性。

4.流苏石斛　呈长圆柱形，长 20~150cm，直径 0.4~1.2cm，节明

显，节间长 2~6cm。表面黄色至暗黄色，有深纵槽。质疏松，断面平坦或呈纤维性。

【饮片炮制】

1.干石斛　除去残根，洗净，切段，干燥。霍山石斛除去杂质。

本品呈扁圆柱形或圆柱形的段。表面金黄色、绿黄色或棕黄色，有光泽，有深纵沟或纵棱，有的可见棕褐色的节。切面黄白色至黄褐色，有多数散在的筋脉点。气微，味淡或微苦，嚼之有黏性。

2.鲜石斛　鲜品洗净，切段。

呈圆柱形或扁圆柱形的段。直径 0.4~1.2cm。表面黄绿色，光滑或有纵纹，肉质多汁。气微，味微苦而回甜，嚼之有黏性。

孙宝惠 经验

　　实际霍山石斛有广义和狭义之分，广义的也包括黄花霍山、铁皮石斛、紫皮石斛等。黄草和环草实际也是多种石斛品种，仅以粗细、长短、弯曲、软硬来分别。环草茎细、质柔、味甘、黏液多，黄草茎粗、体松、质硬、味淡或苦、黏液少。多数地区淡化环草成细黄草或小黄草，为优质品，量少。

【显微鉴别】本品横切面：金钗石斛　表皮细胞 1 列，扁平，外被鲜黄色角质层。基本组织细胞大小较悬殊，有壁孔，散在多数外韧型维管束，排成 7~8 圈。维管束外侧纤维束新月形或半圆形，其外侧薄壁细胞有的含类圆形硅质块，木质部有 1~3 个导管直径较大。含草酸钙针晶细胞多见于维管束旁。

粉末灰绿色或灰黄色。角质层碎片黄色；表皮细胞表面观呈长多角形或类多角形，垂周壁连珠状增厚。束鞘纤维成束或离散，长梭形或细长，壁较厚，纹孔稀少，周围具排成纵行的含硅质块的小细胞。木纤维细长，末端尖或钝圆，壁稍厚。网纹导管、梯纹导管或具缘纹孔导管直径 12~50μm。草酸钙针晶成束或散在。

【理化鉴别】见 2020 版《中国药典》。

【伪劣品】

1. 石斛混淆品 来源为①兰科植物戟叶金石斛 *Ephemerantha lonchopylla*（Hook. f）P. F. Huntet Summerh 的茎和假鳞茎；②兰科植物流苏金石斛 *Flickingeria fimbriata*（Bl.）Hawkes 的茎和假鳞茎；③兰科植物流苏金石斛带假鳞茎的全草。

2. 果上叶 来源为兰科植物云南石桃仙和细叶石仙桃的根状茎和假鳞茎。

3. 石仙桃类 来源为兰科植物的干燥全草。

4. 石斛增重、染色品 多为进口石斛，市场主流植物来源为流苏石斛类。形似马鞭石斛，多数由缅甸进口。国内切段，增重后染色，形似马鞭石斛，经过增重染色后表面明显可见粉末状黄色异物附着，切面暗黄色，也可见到黄色和白色粉霜附着。体较重，质硬。舌舔断面有清凉感和刺舌感。

孙宝惠 经验

石斛伪品大多表面纹路粗深，纤维多；表皮金黄色、墨绿色；无龙头凤尾结构，或有龙头凤尾但无斗状，或两头细中间粗；断面白色或金黄色；嚼后感觉干枯无味，或没有黏性。根据石斛的味道，味苦：金钗石斛、马鞭石斛、苦草、水草、细茎石斛；味不苦：铁皮石斛、紫皮、刚节、球花石斛。霍山紫皮和霍山铁皮植物来源为铁皮石斛和紫皮石斛，非霍山石斛。

（木盼盼 宋军娜）

薄 荷

MENTHAE HAPLOCALYCIS HERBA

【本草考证】薄荷载于《新修本草》:"薄荷茎方叶似荏而尖长,根经冬不死。"李时珍认为扬雄《甘泉赋》"攒并间与茇葀兮"中之"茇葀"即是薄荷。《本草图经》所称的"钱草""胡薄荷",应是此物。《新修本草》将其列入菜部,在当时属于家蔬,或已有栽种者。至《本草图经》则明确说"故人家多莳之"。《本草纲目》记载薄荷的栽培云:"薄荷人多栽莳。二月宿根生苗,清明前后分之。方茎赤色,其叶对生,初时形长而头圆,及长则尖。吴、越、川、湖人多以代茶。苏州莳者,茎小而气芳,江西者稍粗,川蜀者更粗,入药以苏产为胜。"薄荷以江苏苏州出者最佳,明代王鏊撰《姑苏志》卷十四曰:"薄荷出府学前南园者为佳,谓之龙脑薄荷,岁贡京师。"《药物出产辨》记薄荷产地说:"薄荷产江西吉安府,湖南沅州府,河南禹州府,江苏太仓州。"1940年,陕西西京市(西安市)国药商业同业公会《药材行规》薄荷条记载产地说:"处处有之,江苏多产。"

薄荷商品全部来源于家种,主产于江苏太仓、南通、海门,江西吉安,浙江笕桥、淳安、开化、余杭,安徽六安,河北安国。以江苏太仓出产的薄荷质量最佳,称为"苏薄荷"。

【来源】为唇形科植物薄荷 *Mentha haplocalyx* Briq. 的干燥地上部分。

【植物形态】多年生草本植物。茎直立,高 30~60cm,下部数节具纤细的须根及水平匍匐根状茎,锐四棱形,具四槽,上部被倒向微柔毛,下部仅沿棱上被微柔毛,多分枝。叶片长圆状披针形,披针形,椭圆形或卵状披针形,稀长圆形,长 3~5cm,宽 0.8~3cm,先端锐尖基部楔形至近圆形,沿脉上密生余部疏生微柔毛,或除脉外余部近于无毛,上面淡绿色,通常沿脉上密生微柔毛;叶柄长2~10mm,腹凹背凸,被微柔毛。轮伞花序腋生,轮廓球形,花时径约 18mm，具梗或无梗，具梗时梗可长达 3mm，被微柔毛；小坚果卵珠形，黄褐色，具小腺窝。花期 7~9 月，果期 10 月。（图 127-1）

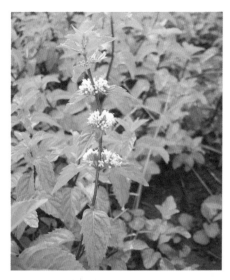

图 127-1　薄荷

【采收加工】夏、秋二季茎叶茂盛或花开至三轮时，选晴天，分次采割，晒干或阴干。

【药材性状】本品茎呈方柱形，有对生分枝，长 15~40cm，直径 0.2~0.4cm；表面紫棕色或淡绿色，棱角处具茸毛，节间长 2~5cm；质脆，断面白色，髓部中空。叶对生，有短柄；叶片皱缩卷曲，完整者展平后呈宽披针形、长椭圆形或卵形，长 2~7cm，宽 1~3cm；上表面深绿色，下表面灰绿色，稀被茸毛，有凹点状腺鳞。轮伞花序腋生，花萼钟状，先端 5

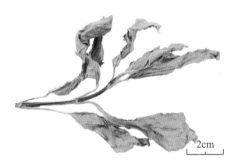

图 127-2　薄荷（下表面被茸毛）

齿裂，花冠淡紫色。揉搓后有特殊清凉香气，味辛凉。（图 127-2）

【饮片炮制】除去老茎和杂质，略喷清水，稍润，切短段，及时低温干燥。

本品呈不规则的段。茎方柱形，表面紫棕色或淡绿色，具纵棱线，棱角处具茸毛。切面白色，中空。叶多破碎，上表面深绿色，下表面灰绿色，稀被茸毛。轮伞花序腋生，花萼钟状，先端 5 齿裂，花冠淡紫色。揉搓后有特殊清凉香气，味辛凉。

【显微鉴别】本品叶表面观：腺鳞头部 8 细胞，直径约至 90μm，柄单细胞；小腺毛头部及柄部均为单细胞。非腺毛 1~8 细胞，常弯曲，壁厚，微具疣突。下表皮气孔多见，直轴式。

【理化鉴别】见 2020 年版《中国药典》。

【伪劣品】

1. 含香芹酮高的薄荷　外观形状与薄荷无明显区别，偶见穗状花序，花表面无毛，叶和梗毛少见，气浓香。含香芹酮的薄荷显微观察结果：腺鳞头部 8 细胞直径 75~100μm；小腺毛头部及柄部均为单细胞。非腺毛 1~8 细胞，常弯曲，壁厚，微具疣状突起。下表皮气孔多见，直轴式。

2. 臭薄荷　叶厚、毛少、齿密网纹明显，气浊。

3. 留兰香　来源为唇形科植物留兰香 *Mentha spicata* Linn 的干燥全草。叶呈卵状长圆形或长圆形、披针形，边缘具尖锐而不规则的锯齿。侧脉约 6~7 对。在叶上面凹陷。绿色或灰绿色。叶绿色或灰绿色。有强烈清凉香气，味辛凉。

（木盼盼　侯芳洁）

半枝莲
SCUTELLARIAE BARBATAE HERBA

【本草考证】半枝莲之名最早见于《外科正宗》，用治毒蛇伤人。蒋仪《药镜拾遗赋》云："半枝莲解蛇伤之仙草"，但均无形态描述，故难以确定为何种植物。《本草纲目拾遗》在"鼠牙半支"条内收藏《百草镜》半枝莲饮所用半枝莲为鼠牙半支。并描述其形态云："鼠牙半枝二月发苗，茎白，其叶三瓣一聚，层积蔓生，花后即枯，四月开花黄色，如瓦松。"据所述特征考证，应为景天科景天属（*Sedum*）植物。

此外，江苏、浙江、云南等地有些地区称唇形科植物韩信草 *Scutellaria indica* L. 为半枝莲，均非本品。

【来源】为唇形科植物半枝莲 *Scutellaria barbata* D.Don 的干燥全草。

【植物形态】根茎短粗，生出簇生的须状根。茎直立，高 12~35cm，四棱形，基部粗 1~2mm，无毛或在序轴上部疏被紧贴的小毛，不分枝或具或多或少的分枝。叶具短柄或近无柄，柄长1~3mm，腹凹背凸，疏被小毛；叶片三角状卵圆形或卵圆状披针形，有时卵圆形，

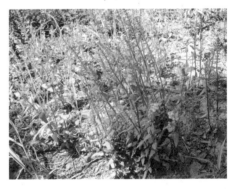

图 128-1　半枝莲

长 1.3~3.2cm，宽 0.5~1cm，先端急尖，基部宽楔形或近截形，边缘生有疏而钝的浅牙齿，上面橄榄绿色，下面淡绿有时带紫色，两面沿脉上疏被紧贴的小毛或几无毛；花单生于茎或分枝上部叶腋内，具花的茎部长 4~11cm；小坚果褐色，扁球形，径约 1mm，具小疣状突起。花果期 4~7 月。（图 128-1）

【采收加工】夏、秋二季枝叶茂盛时采挖，洗净，晒干。

【药材性状】本品长 15~35cm，无毛或花轴上疏被毛。根纤细。茎丛生，较细，方柱形；表面暗紫色或棕绿色。叶对生，有短柄；叶片多皱缩，展平后呈三角状卵形或披针形，长 1.5~3cm，宽 0.5~1cm；先端钝，基部宽楔形，全缘或有少数不明显的钝齿；上表面暗绿色，下表面灰绿色。花单生于茎枝上部叶腋，花萼裂片钝或较圆；花冠二唇形，棕黄色或浅蓝紫色，长约 1.2cm，被毛。果实扁球形，浅棕色。气微，味微苦。（图 128-2）

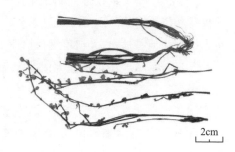

图 128-2　半枝莲药材

【饮片炮制】除去杂质，洗净，切段，干燥。

本品呈不规则的段。茎方柱形，中空，表面暗紫色或棕绿色。叶对生，多破碎，上表面暗绿色，下表面灰绿色。花萼下唇裂片钝或较圆；花冠唇形，棕黄色或浅蓝紫色，被毛。果实扁球形，浅棕色。气微，味微苦。

【显微鉴别】【理化鉴别】见 2020 年版《中国药典》。

【伪劣品】

1. 半边莲　来源为桔梗科植物半边莲 *Lobelia chinensis* Lour. 的干燥全草。根细小、黄色，生有须根。茎细长，多节，灰绿色。叶互生，无柄，叶片多皱缩，绿褐色，展平后呈狭披针形，叶缘具疏而浅的齿。花单生于叶腋，花小，花梗细长、花冠基部筒状，花瓣 5 片。气微特异，有刺激性。味初微甘，后稍辛辣。

2. 直萼黄芩　来源为唇形科植物直萼黄芩 *Scutellaria orthocalyx* Hand.-Mazz. 干燥全草，本品系云南省地区习用半枝莲。另外还作地丁入药，习称"滇紫花地丁"。产云南、四川、云南楚雄。茎直立，四棱形，节间长 1~2cm 叶对生，近无柄。叶卵状披针形，先端锐尖，基部楔形。长 1.0~2.1cm，宽 0.22~0.55cm，叶全缘小坚果，近球形，黄褐色，直径 1mm，具瘤。

3. 长叶并头草　来源为唇形科植物长叶并头草 Scutellaria linarioides C. Y. Wu 的干燥全草，产云南、四川、江苏省调入。

孙宝惠 经验

　　直萼黄芩、长叶并头草与半枝莲为同科属近缘植物，外形相似极易混淆。其中直萼黄芩为地区习惯用药，长叶并头草为错采、错收。半边莲虽非同科植物，外形差异较大，但由于名称相近，疗效相似，故在使用中也常发生混乱。

（木盼盼　李　昌）

益母草

LEONURI HERBA

【本草考证】益母草原名茺蔚，始载于《神农本草经》，被列为上品，有活血调经，利尿消肿，清热解毒的功效。《名医别录》："叶如荏（指白苏），方茎，子形细长，具三棱。"《本草图经》："叶似荏，方茎白华。"再结合《证类本草》的附图看，它与唇形科錾菜相符合，因其叶呈卵形，有些并不分裂。《救荒本草》："本草茺蔚子是也，一名益母……节节开小百花，结子黑茶褐色，三棱细长"，并有附图，与夏至草相似，而《救荒本草》中的透骨草则与益母草相似。本草中记载开淡紫花益母草的是《本草纲目》，且描述"亦有以全草具有臭气、夏至后即枯的夏至草充之者"。李时珍将白花与红花分列，主要是从疗效来考虑，"白者能入气分，红者能入血分，别而用之可也"。他的论断与现时药用情况相符。《植物名实图考》就是记载的这一种。

孙宝惠 经验

《本草纲目》的益母草与现时相符，为益母草正品。白花益母草则说法不一，古代的白花益母草有的指錾菜，有的指夏至草，还有的指野芝麻等，而现时的白花益母草是益母草的一个变种，它与益母草同供药用。

【来源】为唇形科植物益母草 *Leonurus japonicus* Houtt. 的新鲜或干燥地上部分。

【植物形态】一年生或二年生草本植物，有于其上密生须根的主根。茎直立，通常高 30~120cm，钝四棱形，微具槽，有倒向糙伏毛，在节及棱上尤为密集，在基部有时近于无毛，多分枝，或仅于茎中部以上有能育的小枝条。叶轮廓变化很大，茎下部叶轮廓为卵形，掌状 3 裂；茎中部叶轮廓为菱形，较小，通常分裂成 3 个或偶有多个长圆状线形的裂片；花序最上部的苞叶近于无柄，线形或线状披针形。轮伞花序腋生，具 8~15 花，轮廓为圆球形，径 2~2.5cm，多数远离而组成长穗状花序；小坚果长圆状三棱形，长 2.5mm，顶端截平而略宽大，基部楔形，淡褐色，光滑。花期通常在 6~9 月，果期 9~10 月。（图 129-1）

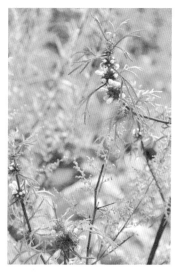

图 129-1 益母草

【采收加工】鲜品春季幼苗期至初夏花前期采割；干品夏季茎叶茂盛、花未开或初开时采割，晒干，或切段晒干。

【药材性状】

1. **鲜益母草** 幼苗期无茎，基生叶圆心形，5~9 浅裂，每裂片有 2~3 钝齿。花前期茎呈方柱形，上部多分枝，四面凹下成纵沟，长 30~60cm，直径 0.2~0.5cm；表面青绿色；质鲜嫩，断面中部有髓。叶交互对生，有柄；叶片青绿色，质鲜嫩，揉之有汁；下部茎生叶掌状 3 裂，上部叶羽状深裂或浅裂成 3 片，裂片全缘或具少数锯齿。气微，味微苦。

2. **干益母草** 茎表面灰绿色或黄绿色；体轻，质韧，断面中部有髓。叶片灰绿色，多皱缩、破碎，易脱落。轮伞花序腋生，小花淡紫色，花萼筒状，花冠二唇形。切段者长约 2cm。

【饮片炮制】

1. **鲜益母草** 除去杂质，迅速洗净。

2. **干益母草** 除去杂质，迅速洗净，略润，切段，干燥。

本品呈不规则的段。茎方形，四面凹下成纵沟，灰绿色或黄绿色。切面中部有白髓。叶片灰绿色，多皱缩、破碎。轮伞花序腋生，

花黄棕色，花萼筒状，花冠二唇形。气微，味微苦。（图129-2）

孙宝惠 经验

因采收期的原因，不应看到果实或果实脱落的痕迹。

【显微鉴别】本品茎横
切面：表皮细胞外被角质
层，有茸毛；腺鳞头部4、6
细胞或8细胞，柄单细胞；
非腺毛1~4细胞。下皮厚
角细胞在棱角处较多。皮层
为数列薄壁细胞；内皮层明
显。中柱鞘纤维束微木化。
韧皮部较窄。木质部在棱角
处较发达。髓部薄壁细胞较

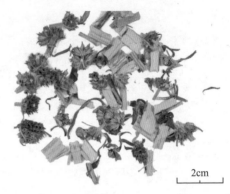

2cm

图 129-2　益母草饮片

大。薄壁细胞含细小草酸钙针晶和小方晶。鲜品近表皮部分皮层薄
壁细胞含叶绿体。

【理化鉴别】见 2020 年版《中国药典》。

【伪劣品】

1. 白花益母草　来源为唇形科植物白花益母草 *Leonurus artemisia*
var. *albiflorus*（Migo）S. Y. Hu 的干燥全草。与正种不同仅在于花冠白
色。花期通常在 6~9 月，果期 9~10 月，产全国各地。

2. 细叶益母草　来源为唇形科植物细叶益母草 *Leonurus sibiricus*
Linn. 的干燥全草。茎常单一，多数从植株基部发出。叶片掌状 3 全
裂，裂片呈狭长圆状菱形，其上再羽状分裂成 3 裂的线状小裂片，
上面疏被糙伏毛，下面被疏糙伏毛及腺点，花序最上部的苞叶 3 全
裂成狭裂片，中裂片通常再 3 裂，小裂片均为线形。轮伞花序腋生，
小苞片刺状，向下反折，被短糙伏毛，小坚果长圆状三棱形，长
2.5mm，顶端截平，基部楔形，褐色。花期 7~9 月，果期 9~10 月，

产于内蒙古、河北北部、山西及陕西北部。

3. 白花细叶益母草　来源为唇形科植物白花细叶益母草 *Leonurus sibiricus* Linn. f. *albiflorus*（Nakai & Kitagawa）C.Y.Wu et H.W.Li 的干燥全草，与正种不同为花冠白色。花期 7~9 月，果期 9 月，产于内蒙古、河北北部、山西及陕西北部。

4. 大花益母草　来源为唇形科植物大花益母 *Leonurus macranthus* Maxim. 的干燥全草。贴生短而硬的倒向糙伏毛。叶形变化很大，最下部茎叶心状圆形，3 裂，裂片上常有深缺刻，先端锐尖，基部心形，叶柄长约 2cm；茎中部叶通常卵圆形，先端锐尖；花序上的苞叶变小，卵圆形或卵圆状披针形，先端长渐尖，边缘具不等大的锯齿，或为深裂，或近于全缘。轮伞花序腋生，无梗，多数远离而组成长穗状；小苞片刺芒状，被糙硬毛。小坚果长圆状三棱形，黑褐色，顶端截平，基部楔形。花期 8~9 月，果期 9~10 月，产于辽宁、吉林及河北北部。

5. 夏至草　来源为唇形科植物夏至草 *Lagopsis supina*（Steph. ex Willd）Ik.–Gal. 的干燥全草。披散于地面或上升，茎高 15~35cm，四棱形，具沟槽，带紫红色。叶轮廓为圆形，先端圆形，基部心形，3 深裂，裂片有圆齿或长圆形犬齿，通常基部越冬叶远较宽大。轮伞花序疏花，小苞片长约 4mm，稍短于萼筒，弯曲，刺状，密被微柔毛。花萼管状钟形，长约 4mm，外密被微柔毛，内面无毛，脉 5，凸出，齿 5，不等大，在果时明显展开，且 2 齿稍大。花冠白色，稀粉红色，稍伸出于萼筒，长约 7mm，外面被绵状长柔毛，内面被微柔毛。小坚果长卵形，长约 1.5mm，褐色，有鳞秕。

（木盼盼　王振江）

积雪草
CENTELLAE HERBA

【本草考证】积雪草最早载于《神农本草经》。《本草纲目》:"积雪草方药不用,想此草以寒冷得名耳。"《天宝单行方》云:"好近水生,经冬不死。"《全国中草药汇编》记载:"全年可采。"可见本品虽经冬寒积雪而不凋,依此习性而有积雪草之名。《徐仪药图》名连钱草。《本草纲目》:"苏恭曰:此草叶圆如钱,荆楚人谓为地钱草。"《滇南本草》称马蹄草,《湖南药物志》名破铜钱,《江西民间草药验方》叫大叶金钱草。以上均是依照形态命名。《本草纲目》:"《别录》曰:积雪草,生荆州川谷。恭曰:此草叶圆大如钱,茎细而劲,蔓生溪涧侧,生处亦稀。颂曰:今处处有之,八九月采苗叶,阴干用。段成式《酉阳杂俎》云:地钱叶圆茎细,有蔓延地,一曰积雪草,一曰连钱草。谨按:《天宝单行方》云:连钱草生咸阳下湿地,亦生临淄郡、济阳郡池泽中,甚香。俗间或云圆叶似薄荷,江东吴越丹阳郡极多,彼人常充生菜食。河北柳城郡尽呼为海苏,好近水生,经冬不死,咸阳、洛阳亦有之。或名胡薄荷,所在皆有。单服疗女子小腹疼。宗奭曰:积雪草南方多有,生阴湿地,不必荆楚。形如水荇而小,面亦光洁,微尖为异。叶叶各生。今人谓之连钱草,盖取象也。"

对于《神农草经》记载的积雪草的植物来源,目前尚有不同的看法。第一种观点认为《神农草经》及历代本草收载的积雪草是属于五加科天胡荽属(*Hydrocotyle*)中的小草的泛称,其中包括从 *Hydrocotyle* 属中独立出来的积雪草 *Centella asiatica*(L.)Urb.。第二种观点认为古人用的积雪草为今唇形科植物活血丹 *Glechoma longituba*(Nakai)Kupr.。第三种观点认为中药积雪草存在名实的演变与分化问题,现在难以给其原植物定性。

【来源】为伞形科植物积雪草 *Centella asiatica*(L.)Urb. 的干燥全草。

在安国药材交易市场习称"落得打"。

【植物形态】多年生草本植物，茎匍匐，细长，节上生根。叶片膜质至草质，圆形、肾形或马蹄形，长1~2.8cm，宽1.5~5cm，边缘有钝锯齿，基部阔心形，两面无毛或在背面脉上疏生柔毛；掌状脉5~7，两面隆起，脉上部分叉；叶柄长1.5~27cm，无毛或上部有

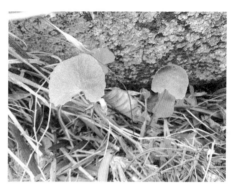

图130　积雪草（摄于厦门）

柔毛，基部叶鞘透明，膜质。伞形花序梗2~4个，聚生于叶腋，长0.2~1.5cm，有或无毛；果实两侧扁压，圆球形，基部心形至平截形，长2.1~3mm，宽2.2~3.6mm，每侧有纵棱数条，棱间有明显的小横脉，网状，表面有毛或平滑。花果期4~10月。（图130）

【药材性状】本品常卷缩成团状。根圆柱形，长2~4cm，直径1~1.5mm；表面浅黄色或灰黄色。茎细长弯曲，黄棕色，有细纵皱纹，节上常着生须状根。叶片多皱缩、破碎，完整者展平后呈近圆形或肾形，直径1~4cm；灰绿色，边缘有粗钝齿；叶柄长3~6cm，扭曲。伞形花序腋生，短小。双悬果扁圆形，有明显隆起的纵棱及细网纹，果梗甚短。气微，味淡。

【饮片炮制】除去杂质，洗净，切段，干燥。

本品呈不规则的段。根圆柱形，表面浅黄色或灰黄色。茎细，黄棕色，有细纵皱纹，可见节，节上常着生须状根。叶片多皱缩、破碎，完整者展平后呈近圆形或肾形，灰绿色，边缘有粗钝齿。伞形花序短小。双悬果扁圆形，有明显隆起的纵棱及细网纹。气微，

味淡。

【显微鉴别】【理化鉴别】见 2020 年版《中国药典》。

孙宝惠 经验

　　广西习用积雪草做凉茶，当地称作雷公根。由于雷公根与雷公藤名称类似，但雷公藤有大毒，不可因二者名称相似混淆使用。

（侯芳洁　温子帅）

青 蒿

ARTEMISIAE ANNUAE HERBA

【本草考证】本品以草蒿始载于《神农本草经》，被列为下品。沈括《梦溪笔谈》谓："青蒿一类，自有二种，一种黄色，一种青色。"李时珍谓："青蒿二月生苗，茎粗如指而肥软，茎叶色并深青，其叶嫩似茵陈，而背面俱青……七八月开细黄花，颇香，结实如麻子，中有细子。"《本草纲目》另载黄花蒿，谓："此蒿与青蒿相似，但此蒿色绿带淡黄，气辛臭。"

【来源】为菊科植物黄花蒿 *Artemisia annua* L. 的干燥地上部分。

【植物形态】一年生草本植物，高 40~150cm，全株具较强挥发油气味。茎直立，具纵条纹，多分枝，光滑无毛。基生叶平铺地面，开花时凋谢；茎生叶互生，幼时绿色，老时变为黄褐色，无毛，有短柄，向上渐无柄；叶片通常为三回羽状全裂，裂片短细，有极细小的粉末状短柔毛，上面深绿色，下面淡绿色，具细小的毛或粉末状斑点；叶轴两侧具窄翅，茎上部的叶向上细小呈条形。晚秋开小黄花，头状花序细小，球形，多数繁密的头状花序组成圆锥状。瘦果椭圆形。（图 131-1）

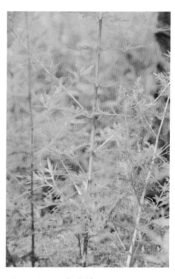

图 131-1 黄花蒿

【药材性状】本品茎呈圆柱形，上部多分枝，长 30~80cm，直径 0.2~0.6cm。表面黄绿色或棕黄色，具纵棱线；质略硬，易折断，断面中部有髓。叶互生，暗绿色或棕绿色，卷缩易碎，完整者展平后为三回羽状深裂，裂片和小裂片矩圆形或长椭圆形，两面被短

毛。气香特异，味微苦。（图
131-2）

以身干、色绿、叶多、香
气浓者为佳。

【饮片炮制】除去杂质，喷
淋清水，稍润，切段，干燥。

本品呈不规则的段，长
0.5~1.5cm。茎呈圆柱形，表面
黄绿色或棕黄色，具纵棱线，
质略硬，切面黄白色，髓白色。
叶片多皱缩或破碎，暗绿色或

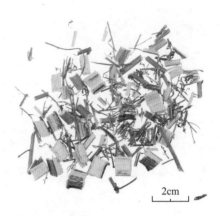

2cm

图 131-2　青蒿

棕绿色，完整者展平后为三回羽状深裂，裂片及小裂片矩圆形或长
椭圆形，两面被短毛。花黄色，气香特异，味微苦。

【显微鉴别】【理化鉴别】见 2020 年版《中国药典》。

【伪劣品】青蒿　来源为菊科二年生草本植物青蒿 *Artemisia
caruifolia* Buch.–Ham. Roxb. ex 的干燥全草。又名：西南青蒿。《滇南
本草》之青蒿为此种，云南以其全草为青蒿。茎中部叶扇形，顶端
3~5 深裂，头状花序球形，可与牡蒿相区别。分布于云南、四川、贵
州、陕西南部等地。

现在全国大部分地区药用的青蒿为黄花蒿，少数地区使用青蒿。

孙宝惠 经验

菊科植物青蒿 *Artemisia caruifolia* 为黄花蒿的相似种，但不是药
用青蒿来源，现在全国大部分地区药用青蒿为黄花蒿，但也有少数
地区使用青蒿。药材名称混乱是造成市场流通青蒿混乱的主要原因。

（郭　梅　张　晟　刘爱朋　李新蕊）

第八章

动物类中药材

地 龙
PHERETIMA

【本草考证】本品原名"白颈蚯蚓",始载于《神农本草经》,被列为下品。地龙之名始见于《圣惠方》,苏颂《本草图经》云:"白颈蚯蚓,生平土,今处处平泽膏壤地中皆有之,白颈是老者耳。三月采,阴干……方家谓之地龙。"李时珍《本草纲目》云:"今处处平泽膏壤地中有之。"并记载其生活习性云:"孟夏始出,仲冬蛰结,雨则先出,晴则夜鸣。"

孙宝惠 经验

通过对古代本草的考证和总结可以得出,在古代药用的蚯蚓不止一种,而是指多个品种的蚯蚓,古代对其品种的区分并不是很明确。

【来 源】为钜蚓科动物参环毛蚓 *Pheretima aspergillum*(E.Perrier)、通俗环毛蚓 *Pheretima vulgaris* Chen、威廉环毛蚓 *Pheretima guillelmi*(Michaelsen)或栉盲环毛蚓 *Pheretima pectinifera* Michaelsen 的干燥体。

孙宝惠 经验

1963 年版《中国药典》未有"广地龙""土地龙""沪地龙"之分。1977~1990 年版《中国药典》将参环毛蚓 *Pheretima aspergillum*(E.Perrier)称为"广地龙",将缟蚯蚓(*Allolobophora caliginosa*(Savigny)*trapezoides*(Ant.Duges)称为"土地龙"。在来源上没有发生改变,只是其拉丁名稍有变化。1995~2020 年版《中国药典》地龙的原动物来源发生改变,并将原动物来源为参环毛蚓 *Pheretima aspergillum*(E.Perrier)的干燥体称为"广地龙",将原动物来源为通

俗环毛蚓 *Pheretima vulgaris* Chen、威廉环毛蚓 *Pheretima guillelmi*（Michaelsen）或栉盲环毛蚓 *Pheretima pectinifera* Michaelsen 的干燥体称为"沪地龙"。将"土地龙"品种去除，不再被《中国药典》收载。

【采收加工】广地龙春季至秋季捕捉，沪地龙夏季捕捉。用铁锹或其他工具采挖，将捕捉到的地龙用草木灰呛死后及时剖开腹部，去除内脏和泥沙，晒干或低温干燥。

1963 年版《中国药典》规定其采收季节为"春、夏、秋"三季均可捕捉，之后的历版《中国药典》对不同品种的采收季节做了明确规定。历版《中国药典》加工方法未有明显的变化。

【药材性状】

1. 广地龙　呈长条状薄片，弯曲，边缘略卷，长 15~20cm，宽 1~2cm。全体具环节，背部棕褐色至紫灰色，腹部浅黄棕色；第 14~16 环节为生殖带，习称"白颈"，较光亮。体前端稍尖，尾端钝圆，刚毛圈粗糙而硬，色稍浅。雄生殖孔在第 18 环节腹侧刚毛圈一小孔突上，外缘有数环绕的浅皮褶，内侧刚毛圈隆起，前面两边有横排（一排或二排）小乳突，每边 10~20 个不等。受精囊孔 2 对，位于 7/8 至 8/9 环节间一椭圆形突起上，约占节周 5/11。体轻，略呈革质，不易折断，气腥，味微咸。（图 132-1~ 图 132-3）

2. 沪地龙　长 8~15cm，宽 0.5~1.5cm。全体具环节，背部棕褐色至黄褐色，腹部浅黄棕色；第 14~16 环节为生殖带，较光亮。第 18 环节有一对雄生殖孔。通俗环毛蚓的雄交配腔能全部翻出，呈花菜状或阴茎状；威廉环毛蚓的雄交配腔孔呈纵

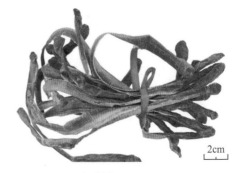

2cm

图 132-1　地龙药材

向裂缝状；栉盲环毛蚓的雄生殖孔内侧有 1 或多个小乳突。受精囊孔 3 对，在 6/7 至 8/9 环节间。

【饮片炮制】除去杂质，洗净，切段，干燥。

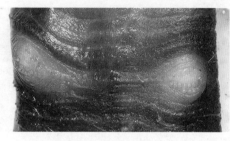 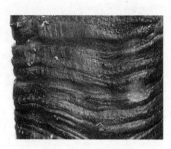

图 132-2　广地龙（雄孔）　　　　　图 132-3　广地龙（受精囊孔）

【显微鉴别】【理化鉴别】见 2020 年版《中国药典》。

【伪劣品】

孙宝惠 经验

地龙在药材行业经营中，分有广地龙与土地龙两种。广地龙为广东有名道地药材之一，品质优良，向为国内外同行业所公认，除内销外，还有不少出口。土地龙产于华东各省，品质不及广地龙，其来源为缟蚯蚓（*Allolobophora caliginosa trapezoides*）。广地龙品质远优于土地龙，在虫体大小，体壁厚薄，腹内泥土除净等方面均有明显区别，出口固然一定要广地龙，即使是在京、津、沪以及江浙的大药店亦要销广地龙而少售土地龙，这两种商品质量明显有很大的差距。目前市场上还存在其同科属相近的动物干燥体，作为伪品出现在市场上，常见的伪品有直隶环毛蚓 [*Pheretima tshiliensis* （Michaelsen）]、保宁环毛蚓（ *Pheretima magna* Chen ）、壮伟环毛蚓 [*Pheretima robusta* (E.Perrier)]、白颈环毛蚓 (*Pheretima californica* Kinberg)。

1. 灰分超标品种　未去除干净内脏及泥土。

2. 来源不明品种　个体比较小，未见较硬的刚毛圈，有的未见"白颈"。

3. 直隶环毛蚓　来源为钜蚓科动物直隶环毛蚓 *Pheretima tshiliensis*（Michaelsen）的干燥虫体。又称直隶腔蚓。市场上多从越南进口，浸出物一般不符合《中国药典》规定。体长较长，背孔自第 12~13 环节节间开始。生殖环带指环形闭合，位于 14~16 环节，共占 3 个环节，腹面无刚毛。受精囊孔 3 对，位于 6~7/7~8/8~9 环节节间一浅腔内，腔内无乳头突。雄性生殖孔 1 对位于第 18 环节腹面两侧，周围浅皱褶形成马蹄形。（图 132-4）

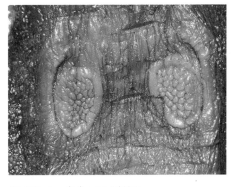

图 132-4　直隶环毛蚓雄孔

4. 保宁环毛蚓　来源为钜蚓科动物保宁环毛蚓 *Pheretima magna* Chen 的干燥虫体。体长较长，背孔自第 12~13 环节节间始。生殖环带指环形闭合，位于 14~16 环节，占三个环节，腹面无刚毛。环带上部的环节比较宽，分节明显，下部的环节相对来说比较密。受精囊孔 2 对，位于 7~8/8~9 环节节间，周围有约 3 个圆形乳突。雄性生殖孔 1 对位于第 18 环节腹面两侧，外围有数层环脊环绕，内侧有一大乳突。（图 132-5）

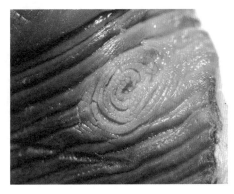

图 132-5　保宁环毛蚓雄孔

5. 壮伟环毛蚓　来源为钜蚓科动物壮伟环毛蚓 *Pheretima robusta*（E.Perrier）的干燥虫体。体长短，背孔自第 12~13 环节间开始。生

殖环带指环形闭合，腹面无
刚毛，位于第 14~16 环节，
共占据 3 个环节。受精囊孔
2 对，位于 7~8/8~9 环节节
间，在节间的一梭形突上，
孔内常有乳突一二。雄性生
殖孔 1 对，位于第 18 环
节腹面两侧，雄生殖孔，在圆
形的平乳突上，在周围有数
层褶皱环绕。近雄孔内侧有

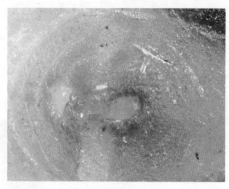

图 132-6　壮伟环毛蚓雄孔

一两个乳头突。雌性生殖孔 1 个，位于第 14 环节正中间，即生殖环
带第一环节正中间。（图 132-6）

6. 白颈环毛蚓　来源
为钜蚓科动物白颈环毛蚓
Pheretima californica Kinberg
的干燥虫体。又称白颈腔
蚓。体长短，生殖环带指环
形闭合，腹面无刚毛，位于
第 14~16 环节，共占 3 个
环节。受精囊孔 2 对，位于
7~8/8~9 环节节间，周围无
乳头突。雄性生殖孔一对位
于第 18 环节腹面两侧，呈
锥状，附近无其他乳头突。
（图 132-7）

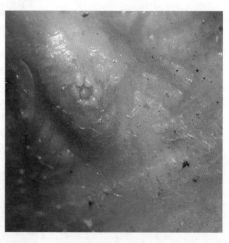

图 132-7　白颈环毛蚓雄孔

孙宝惠 经验

　　市场上地龙品种混乱，多数重金属超标，灰分超标，总灰分
测定跟地龙药材洁净度和开口长度有关系，药材越干净、开口长度

越长其灰分数值就越小。另外越南产的地龙普遍比较脏，内脏清除不干净，腥臭味也特别重，其总灰分相对较高。重金属检测结果显示广西产的地龙不合格。一般广西产的地龙大多数重金属含量不合格，这与其生活习性有关系，如威廉环毛蚓喜欢生活在金属含量较高的环境，经检验威廉环毛蚓的金属含量较高，甚至有些蚯蚓具有重金属离子超富集作用。

【规格等级】市场上一般将地龙分为两种规格。

一等（大开）：通体全部剖开，内脏去除干净，平展，无杂质。

二等（中开）：体中部剖开，头、尾部未剖开，内脏去除不干净。

（郭利霄　侯芳洁）

牡 蛎

OSTREAE CONCHA

【本草考证】牡蛎始载于《神农本草经》被列为上品。《神农本草经》中记载："一名蛎蛤。生池泽。"《蜀本草》中记载："海中蚌属，以牡者良。今莱州昌阳县海中多有，二月、三月采之。"《本草图经》中记载："牡蛎，生东海池泽，今海旁皆有之，而海南、闽中及通泰间居多。此物附石而生，块垒相连如房，故名蛎房……初生海边才如拳石，四面渐长，有一二丈者，展岩如山。每一房内有蚝肉一块，肉之大小随房所生，大房如马蹄，小者如人指面。每潮来则诸房皆开，有小虫入，则合之以充腹……十一月采左顾者入药。"《宝庆折衷本草》中记载："一名蛎蛤、一名蛎房，一名蚝山，一名蚝蒲。"又云："一名左顾牡蛎。生东海池泽，附石而生，及南海。及永嘉、晋安、闽中及通、泰、莱、泉州。今海旁有之。采壳无时。或二、三、十一月采。肉名蚝肉。"《神农本草经汇通》中记载："一名蛎蛤，一名牡蛤。入药火煅用。以左顾者是雄，故名，以腹向南视之，口邪向东，是则。或云：以尖头为左者，未详孰是。"《本草纲目》中记载："蛤蚌之属，皆有胎生、卵生。独此化生，纯雄无雌，故得牡名。曰蛎曰蚝，言其粗大也……其真牡蛎，用火煅过，以醢试之，随手走起者是也。醢乃千年琥珀。"《药性论》中记载："药比来取左顾者。"《名医别录》中记载："生东海池泽，采无时。"《本草述》中记载："生东海池泽，及海南、广、闽、永嘉海旁皆有之。初生时假水沫傍石，向日者渐结成型，大如拳石，四面皆渐长至数丈，或数十丈，块垒如房，房多左顾，展岸如山，连络不动，房中有肉，大者如马蹄，小者如指面，名曰蛎黄。潮来房开，潮去房合，合时纳入小虫以充腹。"《本草汇》中记载："牡蛎，海气结成者也。蛤蚌之属，皆有胎生卵生，独此化生，纯雄无雌，故得牡名。"

综上，历代本草记载牡蛎产地主要为：东海、永嘉、晋安（今福建东部及南部）、海南、通泰、莱、泉州。采收时间为：二、三、十一月采或全年均可采收。炮制方法为：打碎或煅用。牡蛎别名为：牡蛎、蚝、牡蛤、蛎蛤、蛎房、蚝山。

根据历代本草所记载的形态、生活环境以及产地描述，与现在2020年版《中国药典》基本一致。现在市场上牡蛎多为长牡蛎。

【来源】为牡蛎科动物长牡蛎 Ostrea gigas Thunberg、大连湾牡蛎 Ostrea talienwhanensis Crosse 或近江牡蛎 Ostrea rivularis Gould 的贝壳。

【采收加工】全年均可捕捞，去肉，洗净，晒干。

【药材性状】

1. 长牡蛎　呈长片状，背腹缘几平行，长 10~50cm，高 4~15cm。右壳较小，鳞片坚厚，层状或层纹状排列。壳外面平坦或具数个凹陷，淡紫色、灰白色或黄褐色；内面瓷白色，壳顶两侧无小齿。左壳凹陷深，鳞片较右壳粗大，壳顶附着面小。质硬，断面层状，洁白。气微，味微咸。（图 133-1，图 133-2）

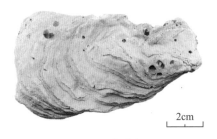

图 133-1　长牡蛎右壳外表面　　　　图 133-2　长牡蛎右壳内表面

2. 大连湾牡蛎　呈类三角形，背腹缘呈八字形。右壳外面淡黄色，具疏松的同心鳞片，鳞片起伏成波浪状，内面白色。左壳同心鳞片坚厚，自壳顶部放射肋数个，明显，内面凹下呈盒状，铰合面小。（图 133-3）

3. 近江牡蛎　呈圆形、卵圆形或三角形等。右壳外面稍不平，有灰、紫、棕、黄等色，环生同心鳞片，幼体者鳞片薄而脆，多年生

长后鳞片层层相叠，内面白色，边缘有的淡紫色。（图133-4）

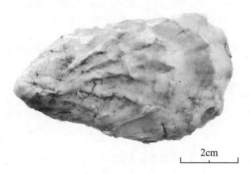

2cm

图133-3　大连湾牡蛎右壳外表面

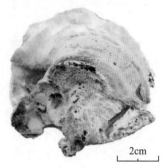

2cm

图133-4　近江牡蛎右壳外表面

【饮片炮制】洗净，干燥，碾碎。

本品为不规则的碎块。白色。质硬，断面层状，气微，味微咸。

【显微鉴别】【理化鉴别】见2020年版《中国药典》。

孙宝惠 经验

①由于粉碎太过于细，显微鉴别中棱柱层不易见，棱柱层一般呈棱柱状，一端平截，而其表面有细小纹理的部分就是珍珠层。煅牡蛎的粉末特征相对来说更不明显。所有的贝壳类药材一般从外到内依次分为角质层、棱柱层和珍珠层，珍珠层在太阳光下可见珍珠样光泽。角质层一般在加工过程中破损。牡蛎的质量判断不是通过判断$CaCO_3$的含量来判断，而是通过显微结构来判断。②理化鉴别中一般含量都是合格的，都能有相应的斑点。但市场上有一种较为薄的饮片，检验一般都不合格。饮片较为厚的一般检验都合格。

【伪劣品】密鳞牡蛎　为牡蛎科动物牡蛎属动物密鳞牡蛎 *Ostrea denselamellosa* Lischke 的贝壳。贝壳大而坚厚，圆形或卵圆形。长7~14cm，高6~12cm，两壳壳顶前后常有耳。右壳较平坦，顶部较光滑，其他部分生有呈覆瓦状排列的鳞片，舌状，鳞片密，薄而脆。

壳面有放射肋多条。铰合部两侧常有小齿 1 列。左壳壳顶不规则，腹缘环生坚厚的同心环状鳞片，放射肋粗大。壳顶小齿 5~8 个。

孙宝惠 经验

①牡蛎分左右壳，左壳大而深凹，右壳小而平。右壳有明显的闭壳肌痕，可以通过闭壳肌痕来判断牡蛎的左右壳。②长牡蛎：为长条形，长度可达 35cm，鳞片坚厚呈层状、质硬，断面层状洁白，腹面和背面接近于平行。近江牡蛎：多呈类圆形或卵圆形，鳞片呈同形环状，层层相叠。低龄鳞片不明显，高龄鳞片明显。大连湾牡蛎：为类三角形，鳞片稍坚，呈水波状。自壳顶部射出数条粗壮的放射肋，闭壳肌明显。三者形状迥异，比较容易区分。右壳在上，左壳在下，右壳小而平，左壳大而隆起。牡蛎经炮制后发白的一般为大连湾牡蛎。③由于牡蛎生长环境的原因，会有很多其他的贝壳类的动物附着在上面，因此也会有混入牡蛎药材中的现象。④牡蛎的主要成分为碳酸钙，在消化科经常用生牡蛎治疗消化类的疾病。牡蛎具有重镇安神、潜阳补阴的作用，其生活习性是左壳固定，在下方一般固定不动，中医认为左牡蛎重镇潜阳的效果更好一些。这与古代本草记载的"左顾者入药"相对应。

（郭利霄　郑　倩　任亚岚）

僵 蚕
BOMBYX BATRYTICATUS

【本草考证】

（1）名称：僵蚕又名白僵蚕，始载于《神农本草经》，被列为中品。其载"白僵蚕"主要记载了僵蚕的性味和功效。

《本草纲目》中则详细记载了其名称来源，曰："蚕病风死，其色自白，故曰白僵"。注解为蚕染病菌而死者，体僵而直，被有白粉，故名白僵蚕。

《名医别录》中记载："白僵蚕"；《日华子诸家本草》称之为蚕蛹子，并记载："蚕蛹子，食治风及劳瘦。"《本草择要纲目》中名为僵蚕；《药材资料汇编》记其别名为天虫、死冰，习称为僵虫。而天虫者，即是"蚕"字一分为二。

孙宝惠 经验

大多称其为白僵蚕，部分称其为僵蚕，两者为同一品种，僵蚕的别名较少。

（2）基原：《神农本草经》收载了僵蚕，但未提及其基原。

《名医别录》与《本草经集注》分别指出："四月取自死者，勿令中湿，湿有毒，不可用"，"人家养蚕时，有合箔皆僵者，即曝燥都不坏。今见小白色，似有盐度者为好"，指出僵蚕来源于"人家养蚕时，四月自死者"，具有"僵"（合箔皆僵，曝燥都不坏）与"白"（小白色，似有盐度者）的特征。唐代《新修本草》、宋代《证类本草》、元代《汤液本草》与明代《本草品汇精要》均沿用上述说法。

明代《本草纲目》中总结："蚕，孕丝虫也。凡蚕类入药，俱用食桑者。"又指出："蚕病风死，其色自白，故曰白僵（死而不朽曰僵）。"同时李时珍并未强调要取"四月自死者"。

清代《本草备要》《本草崇原》《本草从新》等本草均沿用李时珍的观点，即"蚕病风做僵，其色自白，死且不朽也。"

《中国药学大辞典》记载："当未成蛾之时，因有一种细菌寄生其体，遂患疾病而死，体亦从而僵硬之蚕"，同时还指出"既而菌之繁殖愈盛，即丝膜、脂肪、筋肉等俱被侵袭，贯通蚕体之皮肤，抽出丝状体。至是蚕体内外，均为白色之粉末（此即芽孢）所包围，坚硬而僵毙。"

孙宝惠 经验

《神农本草经》未记载其基原，但是人们常理推断最初的僵蚕应该是源自当时养蚕中自发感染白僵菌的副产物。民国后西学东渐，微生物学的研究进展使得对僵蚕基原有了更深刻的认识。在《中国药学大辞典》中有了较为详细的描述。因此"蚕病风作僵"实则由真菌寄生引起，僵蚕实质是由真菌和家蚕的复合体，色白是因其体表覆盖了一层白色菌丝体和分生孢子所致。

（3）产地：秦汉时期，僵蚕主产于河南禹县（今禹州市）一带。

《神农本草经》记载：僵蚕"生平泽"，为颍川郡平泽（今河南禹州市一带）。历史上，河南南部、东北部均为卫国属地，盛产卫锦，春秋战国时即为我国丝织业重心，《诗·卫风·泯》因此有"抱布贸丝"之说。古时禹县一带因养蚕业的发达而成为僵蚕的主产地合乎情理。

《名医别录》与《本草经集注》记载：僵蚕"生颍川"与"生颍川平泽"，佐证了上述分析。

唐宋时期，僵蚕主产于河南与山东一带。

《本草图经》记载：僵蚕"生颍川平泽，今所在养蚕处皆有之。"《证类本草》记载："生颍川平泽"，同时附有"棣州白僵蚕"的图例。

元明清时期，僵蚕的主产地南迁至江浙一带。《本草崇原》记载："蚕处处可育，而江浙尤多。"

《中国药学大辞典》记载："白僵蚕各省均有出。但以江苏省常州府为最。"因此时江浙地区养蚕业发达，兼之这一带雨量充沛，湿气较重容易导致僵病发生，因此成为僵蚕的主要产区。而北方各省因年降雨量转小，气候趋于干燥，河南及山东的植桑育蚕乃至丝织品的数量和质量都日趋衰落，僵病也少有发生而不再成为僵蚕的主要产区。

孙宝惠 经验

历史上，唐宋时山东的丝织业位居全国前列。唐代《太平寰宇记》记载：棣州"贡绢，地出丝蚕"。宋代时，山东绢称为"东绢"，与"蜀锦"并誉为"天下第一"。因此，虽然唐宋各本草文献中没有文字记载，山东尤棣州（今山东阳信、惠民一带）应为除河南外事实上的僵蚕主产地之一。

1949年以后江浙一带土地资源紧缺，养蚕业逐渐没落。四川、广东等地养蚕业逐步兴盛，同时这两地具有高温高湿的特点，容易引发僵病，成为僵蚕的重要产区。人工感染技术的建立及完善进一步扩大了僵蚕的产区。

目前我国太湖流域沿长江三角洲的养蚕区，同时安徽宣城、青阳、泾县；四川宜宾、内江、绵阳、南充、广安，以及广东等地均有僵蚕出产，且以四川省产量最大质量最好。

（4）炮制历史考证：僵蚕的净制始见于南北朝刘宋时期《雷公炮炙论》，曰："以布净试蚕上黄肉毛并黑口甲了"。

唐代《仙授理伤续断秘方》记曰："去丝嘴"。

宋代《小儿药证真诀》为："去头教丝"。

明代《普济方》载为："水浸，刷尽灰"。

由此可见，历代对净制方法的描述基本相同，均为除去非药用部位或杂质，唐代和宋代均为去丝，明代则是在去灰的基础上增加了水浸，其目的是更好地除去杂质。

僵蚕的切制见于南北朝刘宋时期《雷公炮炙论》，曰："研成细末"。

明代《普济方》炮制方法与南北朝刘宋时代相同。

清代《握灵本草》载为："锉粉用"。

清代《幼幼集成》为："为末"。

僵蚕的炒制见于唐代《备急千金要方》记载："入药除绵丝并子尽，均炒用。炒令黄色，拭去蚕上黄肉毛，为末"。对僵蚕炮制方法记载较为详细，先净制除去非药用部位之后再进行炒制，最后切制为末。

宋代《太平惠民和剂局方》记载："炒去丝嘴方用"，其记载的方法主要是直接通过炒制去除丝嘴。

《圣济总录》记载为："麸炒令黄"，在清炒的基础上增加了辅料麦麸炒。

明代《普济方》载其："拣治净，洗，炒散黄色，捣罗为末"，麸炒为："麸炒赤色，去麸"。

清代《幼幼集成》为："水洗三次，去石灰净，晒干，炒枯"。清代炒制的标准和其他古籍的记载存在一定的差异，清代的标准为炒枯，而其他文献的记载主要是炒黄。

孙宝惠 经验

从历代本草对僵蚕炮制的描述可以看出，南北朝出现了净制、切制、米泔制；唐代增加了熬制、炒制；宋代在唐代基础上增加的炮制方法较多，如姜汁制、麸炒制、酒炒、蜜制、盐制、油制等；清代则增加了制炭、红枣制等。从历代对切制的描述可以看出僵蚕切制法的炮制过程都基本相同，均是把僵蚕炮制成细末。

【来源】蚕蛾科昆虫家蚕 *Bombyx mori* Linnaeus 4~5 龄的幼虫感染（或人工接种）白僵菌 *Beauveria bassiana*（Bals.）Vuillant 而致死的干燥体。

【原动物形态】幼虫呈圆筒形，有足8对，腹部腹面有雄、雌性生殖芽。刚孵化时为黑褐色，形似蚂蚁，俗称蚁蚕。后逐渐长大为小蚕或稚蚕，再长大些则为大蚕，体色逐渐变为灰白色，有暗色条纹，疏生黄褐色短毛。幼虫除头部外，由13个体节组成。其头部小而坚硬，有单眼和触角、唇腭及吐丝管。成长发育至末龄期，逐渐停食，躯体收缩，渐呈透明，变成"熟蚕"，开始吐丝结茧。

【药材性状】略呈圆柱形，多弯曲皱缩。长2~5cm，直径0.5~0.7cm。表面灰黄色，被有白色粉霜状的气生菌丝和分生孢子。头部较圆，足8对，体节明显，尾部略呈二分歧状。质硬而脆，易折断，断面平坦，外层白色，中间有亮棕色或亮黑色的丝腺环4个。气微腥，味微咸。（图134-1，图134-2）

【饮片炮制】取净僵蚕，照麸炒法炒至表面黄色。

本品形如药材。表面黄棕色或黄白色，偶有焦斑。气微腥，有焦麸气，味微咸。

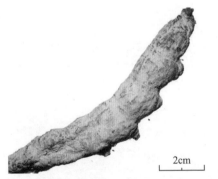

图134-1 僵蚕药材

2cm

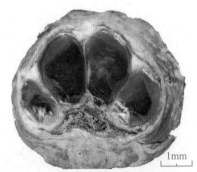

图134-2 僵蚕丝腺环

1mm

【显微鉴别】见2020年版《中国药典》。

【伪劣品】

孙宝惠 经验

①僵蚕有增重，虫体较扁，在体式显微镜下看油颗粒状物

覆盖，较重；也有用糊粉粒增重的现象。炒僵蚕也有加糖增重的现象。

②病死的僵蚕：指没有完全僵化就病死的僵蚕，丝腺环没有僵化，所以虫体多数扭曲、皱缩、干瘪。

③僵蚕裹石灰粉：为僵蚕、未完全僵化患黄水病的蚕或活蚕闷死后裹石灰粉制成。略呈圆柱形、扁圆柱形，多弯曲皱缩，有的较瘦小。表面被有较厚的白色或灰白色粉末，弯曲处尤为明显，手刮易剥落，手捻有砂粒感。粉末脱落处表面褐色或棕褐色。质坚而脆，断面有的可见亮棕色或亮黑色的丝腺环，有的有空隙，多有未消化的绿黑色桑叶组织。气微腥或腥臭。显微特征：可见大量不规则块状物，棱角明显。加稀盐酸后溶解并产生大量气泡。

（郭利霄　李　昌）

蝉 蜕
CICADAE PERIOSTRACUM

【本草考证】蝉类药，主要指蝉蜕而言，但人们最早用于治病的却是蝉的成虫全体蚱蝉，其次是蝉蜕，蝉最早记载见于《诗经》。蚱蝉始载于《神农本草经》被列为中品，谓治"小儿惊痫，夜啼，癫病，寒热"。《名医别录》谓："味甘、无毒。主治惊悸，妇人乳难，胞衣不出，又堕胎。五月采，蒸干之"。首次提出蚱蝉的炮制方法。《本草纲目》谓："咸、甘，寒，无毒。主治小儿惊痫夜啼，癫病寒热。惊悸，妇人乳难，胞衣不出，能堕胎。小儿痫绝不能言。小儿惊哭不止，杀疳虫，去壮热，治肠中幽幽作声"。并提出治"破伤风病"。蝉蜕始载于《名医别录》，附于蚱蝉条下；《本草纲目》中性味同蚱蝉，主治除同《名医别录》所载外，又提出"治哑病，除目昏障翳。治小儿疮疹出不快甚良。治头风眩晕，皮肤风热，痘疹作痒，破伤风及疔肿毒疮，大人失音，小儿惊哭夜啼，阴肿"。李时珍还指出："古人用身，后人用蜕，大抵治脏腑经络，当用蝉身；治皮肤疮疡风热，当用蝉蜕"。说明蚌蝉与蝉蜕各有侧重，摒弃蚱蝉，殊为可惜。《证类本草》转《本草经集注》中即有"蝉类甚多"的字样，并提到螗蚼等五个品种。古人在长期的观察和医疗实践中提出了入药的正品，《证类本草》转《本草图经》云："然而《尔雅》所谓马蜩，诗人所谓鸣蜩，《月令》礼家所谓蝉，本草所谓蚱蝉，其实一种。蝉类虽众而为时用者独此一种耳。又医方多用蝉壳，亦此蝉所蜕壳也"。并提出了体大、色黑、鸣声亦大为其主要特征。《本草衍义》蚱蝉条下精确地记载道"夏月身与声皆大者是。始终如一般声……"清代汪昂在《本草备要》蝉蜕条下明确指出："惟大而黑者入药"。

孙宝惠 经验

我国蝉类繁多，蝉科已知达 3000 多种，我国已知 120 种以上。

早在古本草中就有蝉的混淆品蟪蛄的记载，在实践过程中提出入药正品。据历代本草的记载可以确定古代所用蚱蝉为蝉蜕的原动物为蝉科昆虫黑蚱 *Cryptotympana pustulata* Fabricius 与现行《中国药典》所载蝉蜕的原动物相同。

【来源】为蝉科昆虫黑蚱 *Cryptotympana pustulata* Fabricius 的若虫羽化时脱落的皮壳。

【药材性状】本品略呈椭圆形而弯曲，长约 3.5cm，宽约 2cm。表面黄棕色，半透明，有光泽。头部有丝状触角 1 对，多已断落，复眼突出。额部先端突出，口吻发达，上唇宽短，下唇伸长成管状。胸部背面呈十字形裂开，裂口向内卷曲，脊背两旁具小翅 2 对；腹面有足 3 对，被黄棕色细毛，前足副刺与端刺之间呈梯形。腹部钝圆，共 9 节。体轻，中空，易碎。气微，味淡。（图 135-1~图 135-6）

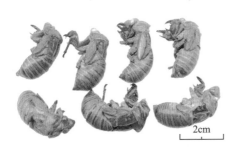

图 135-1　蝉蜕

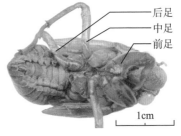

后足
中足
前足

图 135-2　蝉蜕

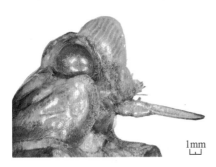

图 135-3　蝉蜕头部

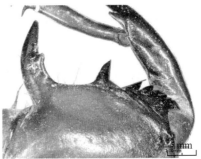

图 135-4　蝉蜕足部

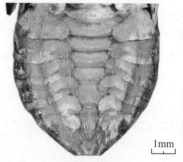
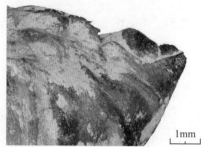

图 135-5　蝉蜕腹部　　　　　　图 135-6　蝉蜕尾器

【饮片炮制】除去杂质，洗净，干燥。

本品形如药材。气微，味淡。

【伪劣品】

1. 焰螽蝉 *Tibicen flammatus*（Dist）. 又叫山蝉蜕，整体略呈椭圆形而稍弯曲，体形较瘦，表面黄棕色，透明，有光泽。长约 3cm，宽约 1.5cm。头上触角多已断落，复眼突出在额头两侧。额从头的腹面可见，凸起，顶部稍圆，额上有稍浅的纹理，密被短刚毛，刚毛较硬；上唇位于额头下，密被长刚毛，刚毛较硬，刚毛孔明显；下唇呈吸管状，喙管长。前足主刺尖锐，侧刺不明显，副刺和端刺间呈锐角，端刺基部稍联合，掌部有明显的锯齿 1 个。腹部腹面接近于平行，有刚毛，长，粗，且多，气门不明显。腹板 6 枚，侧板 6 枚，侧板近半椭圆形。背板 9 枚，环节明显，每块背板上都有一条深棕色环，背板边缘浅黄白色。尾部尾器侧面观稍平直，钝圆，呈短瓣状分离。

2. 山蝉 *Cicada flammata* Dist. 又名金蝉衣。整体略呈椭圆形弯曲，体型较细瘦，腹部狭长，颜色稍深，呈红棕色，不透明，略有光泽。长 4.5~5.3cm，宽 1.5~1.8cm。头上触角多已断落，复眼突出在头的两侧。额从头的腹面可见，明显凸起，顶部稍圆，横沟明显，额头上几乎没有刚毛。上唇位于额头下，稀疏刚毛，刚毛较硬。刚毛孔明显。下唇呈吸管状，喙短。前足主刺钝，侧刺不明显，副刺和端刺间呈锐角，端刺基部稍联合，掌部有刺 2 个。腹部腹面接近于平行，有刚毛。有明显气门 6 对，5 对明显可见，第 1 对常被腹足遮挡。腹板 6 枚，侧板 6 对，侧板近半圆形。背板 7 枚，环节明显，背板边缘有一深棕色的环。尾部尾器侧面观尖锐，侧面观呈长瓣状分离。

3. 北京僚蝉 *Lyristes pekinensis* Haupt. 整体呈椭圆，圆形稍弯曲，呈浅黄色，体轻，透明，有光泽，背部有明显的黑色横纹 2 条。头上触角多已断落，复眼突出在头的两侧。长约 2.5cm，宽约 1.5cm。额从头的腹面可见，明显凸起，顶部尖，横沟颜色浅，有长刚毛，较柔软。上唇藏于额下，不明显，体积较小，密被长刚毛，刚毛柔软，刚毛孔不明显。下唇呈吸管状，喙管较短。前足主刺钝，侧刺明显，副刺和端刺间呈钝角，端刺基部呈联合状；掌部有刺 4 个。腹部腹面接近于平行，气门不明显，有少量的刚毛存在。腹板 6 枚，侧板 5 枚，侧板呈鱼鳞状。背板 9 枚，边缘无棕色的环。尾部尾器侧面观上翘，钝圆，呈短瓣状分离。

4. 螗蛄 *Platypleura kaempferi.* 体中型，粗短，全长 17mm，宽 10mm。由于体形相差较大，相比以上混淆品较为容易区别。

孙宝惠 经验

　　除了上述混淆品之外，经调查发现目前市场上蝉蜕有增重现象，一种是在蝉蜕的表面刷一层薄而透明的胶状物，整个蝉蜕比较硬，用手指轻轻按压不易破碎；还有一种是直接在蝉蜕的壳内加沙土。市场上还有经过提取的蝉蜕，多已经被压扁，不易破碎。不同产地的蝉蜕由于土壤的颜色不同其表面的颜色有所不同，陕西、山西产的蝉蜕颜色较深，河北等地产的蝉蜕表面颜色稍浅。

（郭利霄　段绪红）

全 蝎

SCORPIO

【本草考证】全蝎又名钳蝎、全虫、蝎子，问荆蝎。全蝎古名为"虿""虿尾虫""虰虫祁""蠍"。"虿"最早见于《诗经·小雅·都人士》："彼君子女，卷发如虿。"用蝎尾上翘来形容西周贵妇人的发型。最早将全蝎收入本草的《蜀本草》称"虰虫祁""主簿虫"，《开宝本草》称："蠍""杜伯"，其后的本草著作均称"蠍"。蝎为蠍的简化。药材名为全虫。

（1）产地考证：全蝎作为中药首载于唐末五代后蜀时期的《蜀本草》。《开宝本草》：蝎出青州，形紧小者良。是较早提出全蝎道地产地的本草。《本草图经》：今京东西及河、陕州郡皆有之。采无时。《证类本草》：形紧小者良。出青州者良。采无时。今人捕得，皆火逼干死收之。《本草蒙筌》：陕西江北具多，青州出者独胜。

古时均以出产在山东青州（今山东潍坊一带）的为好，青州为道地产区。

（2）基原考证：《证类本草》中所引用宋以前的本草类文献，对全蝎的形态描述主要有2种。即出青州的"形紧小者"和出陈州古仓的"形如钱，螫人必死"。"形紧小者"仅在全蝎种群间比较瘦小的；"形如钱"说明了全蝎的身体轮廓像古代刀币的形状。《本草纲目》中描述为："蝎形如水蛅，八足而长尾，有节色青。"

除1953年版《中国药典》未收录全蝎，1977年版之前的历代药典记载全蝎来源均为钳蝎科动物问荆蝎的干燥体；之后将中文名改为"东亚钳蝎"，并沿用至今。此外，古代本草与现在中药学书籍所绘图形一致，由此也可表明古时历代所用全蝎与现今一致。

孙宝惠 经验

古今所用全蝎均为同一种基原，即钳蝎科动物东亚钳蝎 *Buthus*

martensii Karsch。历代对于全蝎的规格等级划分强调产地质量，以"东全蝎"和"南全蝎"为道地药材，分为"盐全蝎"和"淡全蝎"两个规格，并在此基础上结合性状，如身干、色鲜、完整、黄绿色、腹中少泥、盐、杂质等进行评价。产地以山东、河南产的为道地药材。

【来源】本品为钳蝎科动物东亚钳蝎 *Buthus martensii* Karsch 的干燥体。

【动物形态】国内分布较多的是东亚钳蝎，通常是在农村饲养用作药用。身体一般可分为 3 部分，即头胸部、前腹部和后腹部。头胸部和前腹部合在一起，称为躯干部，呈扁平长椭圆形；后腹部分节，呈尾状，又称为尾部。整个身体极似琵琶状，全身全表面为高度几丁质化的硬皮。

体长约 60mm，躯干（头胸部和前腹部）为绿褐色，尾（后腹部）为土黄色。头胸部背甲梯形。侧眼 3 对。胸板三角形，螯肢的钳状上肢有 2齿。触肢钳状，上下肢内侧有 12 行颗粒斜列。第 3、第4 对步足胫节有距，各步足跗节末端有 2 爪和 1 距。前腹部的前背板上有 5 条隆脊线。生殖厣由 2 个半圆形甲片组成。栉状器有 16~25 枚

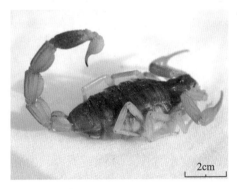

图 136-1　东亚钳蝎

齿。后腹部节上有隆脊线，第 6 节毒针下方无距。（图 136-1）

【采收加工】春末至秋初捕捉，除去泥沙，置沸水或沸盐水中，煮至全身僵硬，捞出，置通风处，阴干。

【药材性状】本品头胸部与前腹部呈扁平长椭圆形，后腹部呈尾状，皱缩弯曲，完整者体长约 6cm。头胸部呈绿褐色，前面有 1 对

短小的螯肢和 1 对较长大的钳状脚须，形似蟹螯，背面覆有梯形背甲，腹面有足 4 对，均为 7 节，末端各具 2 爪钩；前腹部由 7 节组成，第 7 节色深，背甲上有 5 条隆脊线。背面绿褐色，后腹部棕黄色，6 节，节上均有纵沟，末节有锐钩状毒刺，毒刺下方无距。气微腥，味咸。（图 136–2）

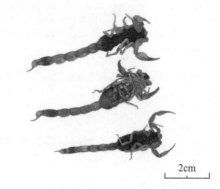

2cm

图 136–2　全蝎药材

【饮片炮制】除去杂质，洗净，干燥。

【规格等级】

一等：干货。虫体干燥得当，干而不脆，个体大小均匀，虫体较完整，颜色纯正，气微腥，无异味。"淡全蝎"舌舔无盐味。"盐全蝎"无盐霜、无盐粒、无泥沙等杂质。体长大于 5.5cm。破碎的虫体比例不超过 20%。

二等：干货。虫体干燥得当，干而不脆，个体大小均匀，虫体较完整，颜色纯正，气微腥，无异味。"淡全蝎"舌舔无盐味。"盐全蝎"无盐霜、无盐粒、无泥沙等杂质。体长约 4.5~5.5cm。破碎的虫体比例不超过 50%。

统货：干货。颜色纯正，气微腥，无异味。"淡全蝎"舌舔无盐味。"盐全蝎"无盐霜、无盐粒、无泥沙等杂质。个体大小不一，完整者体长大于 4.5cm。破碎的虫体比例不超过 50%。

孙宝惠 经验

①全蝎商品分"盐全蝎"和"淡全蝎"两种规格，规格以下均为统货。当前药材市场全蝎规格按照产地加工过程中用盐与否进行划分，有盐的为"盐全蝎"，无盐的为"淡全蝎"；还有的将"盐全

蝎"用清水洗过称为"水洗全蝎",价格介于二者之间。市场上的全蝎等级是根据完整程度、大小进行划分的,干货,完整、体长,体内杂质少的价高。"淡全蝎"比"盐全蝎"价高。②药典对"盐全蝎"的含盐量没有给予规定,只有《上海市中药饮片炮制规范》(2008年版)和《江西省中药饮片炮制规范》(2008年版)规定了含盐量,不得过3.0%。而目前市场上"盐全蝎"比例较大。这是商家为了增重。实际用全蝎量大的企业要求全蝎都是无盐的。而且临床要求"盐全蝎"用时要洗去盐分。现在冷冻技术和条件都比较成熟,全蝎在加工过程中完全不用加盐来防腐保存。大量的放在冷库保存,小量的放在冰柜保存,用时干燥,可长时间保存。

【显微鉴别】见2020年版《中国药典》。

【伪劣品】

1. 细尖狼蝎　来源为钳蝎科狼蝎属细尖狼蝎的干燥体,为东南亚地区钳蝎科的优势种类,分布极广,我国海南、云南、广西,国外越南、马来西亚、老挝、柬埔寨、印度尼西亚、泰国、缅甸、印度都有分布。体中型,雄性体长38.0~44.2mm,雌性40.8~47.4mm;基本体色为浅棕黄色。全身表面均间杂黑色斑,背甲和背板表面间杂有深褐色到黑色斑纹;背部中脊两侧常有对称黄色圆斑。步足浅黄色带有褐色到深褐色的斑纹,步足胫节距小,前侧足距为非对称的二叉形。前体:背甲密布细微的颗粒。背甲前缘光滑,中间凹陷,散布少量刚毛。表面光滑,散布刚毛;亚毒刺无脊,内面有一对细小圆突,基部两侧各具一粗壮长刚毛。雄性触肢螯固定指基部呈弓形,螯指基部黑色,端部土黄色,步足爪红褐色。

2. 藏全蝎　据说来自西藏。个大,体长8~10cm,体色、肢节数及形状均与东亚钳蝎一致。

3. 增重品

(1) 盐分增重:全蝎在加工过程中置沸水或沸盐水中,煮至全身僵硬,捞出,置通风处,阴干。加盐水煮的主要目的是防止腐败、虫蛀。在调剂使用时应除去杂质，洗净盐分，干燥。全蝎使用时应是干燥、洁净、无盐的。现在市场调剂使用的全蝎大多是盐水蝎，表面被有盐霜，严重者整体附有盐的颗粒，严重者盐分占其重量的1/3~1/2左右。

（2）腹内充异物增重：正常水煮的全蝎干燥后，腹背塌陷、抽沟、干瘪。重量轻。腹部充斥食物或异物的，腹部饱满、腹背向外凸起，质量重。

（3）水分超标:《中国药典》明确规定：除另有规定外，饮片水分通常不得超过13%。水分过高是目前最常见的掺假方式。全蝎水分超标比较普遍，用手挤压蝎子腹部，有的甚至可以挤出水来。

4.染色 正常干燥后的全蝎应头胸、背呈绿褐色，后腹部呈棕黄色。染色全蝎呈黄绿色，色泽鲜艳，不自然。

孙宝惠 经验

①全蝎药材头胸部呈绿褐色，背面绿褐色，后腹部棕黄色。但市售部分全蝎颜色有所变化，如偏淡发白、黄色加深，甚至为黄绿色，可能来源于中亚和东南亚进口货源。能否替代国内全蝎使用，有待进一步研究。②市场上全蝎药材包装极其不规范，多数商铺用塑料袋进行包装，散装销售，且多数全蝎来源不明，调查中还发现全蝎在流通过程中存在产地混淆，所以全蝎药材迫切需要明确来源和产地，推行中药材流通追溯体系，以明确全蝎药材生产、流通规范化，真正做到全蝎药材的来源可追溯、去向可查证、责任可追究。

（木盼盼　段绪红）

龟 甲

TESTUDINIS CARAPAX ET PLASTRUM

【本草考证】龟甲始载于《神农本草经》，谓其"生南海池泽"。《本草经集注》云："此用水中神龟。长一尺二寸者，为善。"《蜀本草》云："江河湖水龟也。湖州、江州、交州者，皆骨白而厚，色分明。并堪卜，其入药者得便堪用。今所在皆有，肉亦堪酿酒也。"《本草纲目》云："《本经》龟甲止言水中者，而诸注始用神龟。然神龟难得，今人惟取水中常龟入药。"又曰："龟甲，古者上下甲皆用之，至《日华子本草》始用龟板，而后人遂主之矣。"从历代本草记载来看，药用水龟为主，上下甲皆可用。本品入药，清代以前多数从《神农本草经》称为龟甲，上甲与下甲同用，不知何故，清代开始，改名"龟板"，遂仅以下甲入药。本草记载龟甲生南海池泽及湖水中，《蜀本草》记载湖州（今浙江湖州）、江州（今江西九江）、交州（越南北、中部和中国广西的一部分）产龟甲。《大清一统志》注释云："长汀县出，《寰宇记》汀州土产龟甲。"即今福建亦产龟甲。《江西通志》注释记载"沅江出龟甲"，即龟甲亦产今湖南。

【来源】为龟科动物乌龟 Chinemys reevesii（Gray）的背甲及腹甲。

【动物形态】背甲具三脊棱；甲桥与腹甲颜色一致。头适中，宽约为背甲宽的1/4~1/3；吻端向内下侧斜切，下颚两侧齿骨之交角小于90度，肱胸盾缝横切至内腹板的后部1/4处。

【采收加工】全年均可捕捉，以秋、冬二季为多，捕捉后杀死，或用沸水烫死，剥取背甲和腹甲，除去残肉，晒干。

【药材性状】本品背甲及腹甲由甲桥相连，背甲稍长于腹甲，与腹甲常分离。背甲呈长椭圆形拱状，长7.5~22cm，宽6~18cm；外表面棕褐色或黑褐色，脊棱3条；颈盾1块，前窄后宽；椎盾5块，第1椎盾长大于宽或近相等，第2~4椎盾宽大于长；肋盾两侧对称，各 4 块；缘盾每侧 11 块；臀盾 2 块。腹甲呈板片状，近长方椭圆形，长 6.4~21cm，宽 5.5~17cm；外表面淡黄棕色至棕黑色，盾片 12 块，每块常具紫褐色放射状纹理，腹盾、胸盾和股盾中缝均长，喉盾、肛盾次之，肱盾中缝最短；内表面黄白色至灰白色，有的略带血迹或残肉，除净后可见骨板 9 块，呈锯齿状嵌接；前端钝圆或平截，后端具三角形缺刻，两侧残存呈翼状向斜上方弯曲的甲桥。质坚硬。气微腥，味微咸。

【饮片炮制】

1. **龟甲** 置蒸锅内，沸水蒸 45 分钟，取出，放入热水中，立即用硬刷除净皮肉，洗净，晒干。（图 137–1，图 137–2）

2. **醋龟甲** 取净龟甲，照烫法（通则 0213）用砂子炒至表面淡黄色，取出，醋淬，干燥用时捣碎。每 100kg 龟甲，用醋 20kg。

本品呈不规则的块状。背甲盾片略呈拱状隆起，腹甲盾片呈平板状，大小不一。表面黄色或棕褐色，有的可见深棕褐色斑点，有不规则纹理。内表面棕黄色或棕褐色，边缘有的呈锯齿状。断面不平整，有的有蜂窝状小孔。质松脆。气微腥，味微咸，微有醋香气。

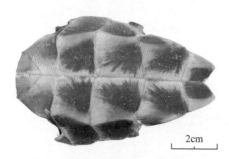

图 137–1　龟甲（背面观）　　　图 137–2　龟甲（腹面观）

【理化鉴别】见 2020 年版《中国药典》。

【伪劣品】

1. **龟甲劣品** 未去表皮。

2. **增重品** 浸油增重。

3. **黄缘闭壳龟腹甲** 单枚肛盾的前端有不达末端的中缝。

4. **印度棱背龟** [*Kachuga techtum*（Gray）] **腹甲** 板前端略圆，后端具深凹缺。喉盾间的中缝最短。盾片具不规则的大斑块。

5. **缅甸陆龟**（*Indotestudo elongata*）**背甲** 臀盾单枚，向下内包。缘盾 11 枚，后略呈锯齿状。盾片同心纹明显，表面具黑色斑块。

6. **星龟**（*Geochelone elegans* Gray）**背甲** 表面具"渔网纹"。

7. **眼斑水龟属**（*Sacalia*）**背甲或腹甲** 背、腹甲以骨缝相连，其间无韧带组织。背甲仅有一脊棱。上腭咀嚼狭窄。头顶后背具 1~2 对眼状斑。腹甲仅有黑色斑块、条纹或虫蚀纹。

8. **红耳彩龟**（*Trachemys scripta elegans*）**的背甲及腹甲** 头部绿色，具数条淡黄色织条纹，眼后有一条红宽条纹。龟体多较小，体背甲绿色，有数条淡黄色与黑色相互镶嵌的条纹。颈部、四肢、背甲盾片表面具黄、绿、棕等多色条纹。腹甲浅黄色，每个盾片中央具花色圆斑。

（木盼盼　谭喆天）

海螵蛸

SEPIAE ENDOCONCHA

【本草考证】始载于《神农本草经》，名"乌贼鱼骨"，生东海池泽，《本草纲目》云："乌鲗，无鳞有须，黑皮白肉，大者如蒲扇。炸熟以姜醋食之，脆美。背骨名海螵蛸，形似樗蒲子而长，两头尖，色白，脆如通草，重重有纹，以指甲可刮为末。"历代药用皆是乌贼科动物的干燥内壳。据《千金翼方·药出州土》，乌贼鱼出莱州，今渤海湾所产。稍晚的《元和郡县图志》，则记明州土贡乌贼骨，产地向浙江转移。《药物出产辨》云："海螵蛸即墨鱼骨也。凡咸水海有出……北海、平海、汕尾、水东等为大只。日本、山东亦有出产。"

孙宝惠 经验

　　海螵蛸最初名乌贼鱼骨，形态特征为两头尖，色白，脆如通草，重重有纹，以指甲可刮为末。现今使用的海螵蛸为乌贼科动物无针乌贼 *Sepiella maindroni* de Rochebrune 或金乌贼 *Sepia esculenta* Hoyle 的干燥内壳，主产于浙江、福建、广东、山东、江苏、辽宁等沿海地区。金乌贼头的前端着生有腕，其中有 1 对较长。无针乌贼各腕长度相近，吸盘大小亦相近，其角质环外缘具尖锥形小齿。

【来源】为乌贼科动物无针乌贼 *Sepiella maindroni* de Rochebrune 或金乌贼 *Sepia seculenta* Hoyle 的干燥内壳。

孙宝惠 经验

　　1977~2020 年版《中国药典》来源新增无针乌贼，药材既可晒干也可干燥。

【采收加工】收集乌贼鱼的骨状内壳，洗净，干燥。

【药材性状】

1.无针乌贼 呈扁长椭圆形，中间厚，边缘薄，长9~14cm，宽2.5~3.5cm，厚约1.3cm。背面有瓷白色脊状隆起，两侧略显微红色，有不甚明显的细小疣点；腹面白色，自尾端到中部有细密波状横层纹；角质缘半透明，尾部较宽平，无骨针。体轻，质松，易折断，断面粉质，显疏松层纹。气微腥，味微咸。

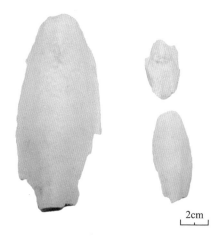

图 138 海螵蛸（左：金乌贼，右：无针乌贼）

2.金乌贼 长 13~23cm，宽约 6.5cm。背面疣点明显，略呈层状排列；腹面的细密波状横层纹占全体大部分，中间有纵向浅槽；尾部角质缘渐宽，向腹面翘起，末端有 1 骨针，多已断落。（图 138）

以色白、完整不破碎者为佳。

孙宝惠 经验

两者主要鉴别要点：金乌贼长 13~23cm，宽约 6.5cm，没有厚度要求。无针乌贼长 9~14cm，宽 2.5~3.5cm，厚约 1.3cm。

【饮片炮制】除去杂质，洗净，干燥，砸成小块。

本品为不规则形或类方形小块，类白色或微黄色，气微腥，味微咸。

【显微鉴别】【理化鉴别】见 2020 年版《中国药典》。

【伪劣品】

1.白斑乌贼（*Sepia latimanus*） 胴部盾形。胴长约为胴宽的 2 倍。胴背中央区有很多大小相间的灰白色斑，两侧具一些短的横条纹。

肉鳍较宽，最大宽度略小于胴宽的 1/4，位于胴部两侧全缘，在后端分离。无柄腕长度一般为 4 > 3 > 2 > 1，吸盘 4 行，角质环具齿或不具齿。雄性左侧第四腕茎化。触腕穗肾形，吸盘 6~7 行，大小不等，角质环不具齿。

2. **目乌贼**（*Sepia aculeata*） 胴部盾形，胴长约为胴宽的 2 倍；胴背具稀疏的粗点斑，与致密的细点斑相间，并杂有一些细横条斑。肉鳍较宽，最大宽度略小于胴宽的四分之一，位于胴部两侧全缘，在后端分离。无柄腕长度略有差异，腕式一般为 4 > 3 > 2 > 1，吸盘 4 行，各腕吸盘大小相近，基部吸盘角质环具长板齿，顶部吸盘角质环具钝头小齿，雄性左侧第 4 腕茎化，全腕基部的吸盘骤然变小并稀疏；触腕穗狭长，约为全腕长度的五分之一，吸盘小而密，约 10 行，大小相近，吸盘角质环具尖齿。内壳椭圆形，长度约为宽度的 2.5 倍，背面具同心环状排列的石灰质颗粒，有 3 条纵肋，腹面的横纹面中间凹，两边凸，略呈双峰形，峰顶微圆，峰底甚广，壳的后端骨针粗壮。

（郑　倩　温子帅　齐兰婷）

土鳖虫

EUPOLYPHAGA STELEOPHAGA

【本草考证】始载于《神农本草经》被列为中品:"原名䗪虫,一名地鳖。味咸寒,生川泽。治心腹寒热,血积,癥瘕,破坚,下血闭,生子大良。"《名医别录》记载:"䗪虫,生河东(山西西南)川泽及沙中,人家墙壁下土中湿处。十月采,曝干。"《新修本草》载:"状似鼠妇,而大者寸余,形小似鳖无甲,但有鳞也。"《本草纲目》:"行产后血积,折伤瘀血,治重舌,木舌,口疮,小儿腹痛夜啼。"《本草衍义》曰:"䗪虫,今人谓之簸箕虫,为其象形也。"《本草从新》:"䗪虫,一名地鳖虫。寒咸有毒。去血积,搜剔极周,主折伤,补接至妙。"经本草考证,古今所用土鳖虫基本一致,但未见只用雌虫记载。

【来源】为鳖蠊科昆虫地鳖 *Eupolyphaga sinensis* Walker 或冀地鳖 *Steleophaga plancyi*(Boleny)的雌虫干燥体。

【生活习性】有触角,背有横节,覆瓦状排列,足三对,上生许多细毛刺,雄虫轻小赤褐色,有双翅能飞善走,雌虫身体较肥大,无翅。地鳖虫喜安静阴湿的环境,好动、喜爬、怕光、怕震动。为昼伏夜出。全年可活动 7 个月,最适宜温度 15~30℃,10℃以下即冬眠,成虫 6~9 月份交配,7~9 月份产卵。雄虫最后一次蜕皮后长出双翅,即可寻找配偶交配,一只雄虫可交配 10 只左右的雌虫,7 天后该雄虫即自行死亡,交配后的雌虫 7 天后产卵,卵如豆荚形,4 天产一个,每一雌虫可产 10 个左右,每个卵鞘可孵化 10 个左右的幼虫。适宜孵化温度 25~30℃,约需 40 天,刚孵化的幼虫乳白色,稍后便能活动,幼虫经过 9~11 次脱壳即成为成虫。

【养殖加工】原则不宜多,大小分档,否则造成大吃小的残杀现象。产卵季节每隔约 20~30 天把养殖土过筛一次,筛出虫卵,否则,成虫会吃掉虫卵造成浪费。蜕皮主要在后半夜,卵壳暴露至完全脱离母体需要一周左右，筛选过程会对卵壳和母体造成损伤。把它的每一次蜕皮计为1龄。雄土鳖虫蜕皮9次便成熟，而雌土鳖虫需蜕11次皮才成熟。之前的盐水煮后的土鳖虫药效减弱，梅雨季节易返潮发霉，且市场上少有人要，售价较低，已不采用。不能及时出售时，可将土鳖虫晒干后冷却透，用不破不漏的塑料袋装好，袋内放置磷化铝片剂或粉剂防止生虫。需要注意的是，磷化铝毒性较大，用药后应远离住房以防人误吸中毒。冬季温度较低，保存成品无须用药。

【药材性状】

1.地鳖（苏土元）呈扁平卵形，长1.3~3cm，宽1.2~2.4cm。前端较窄，后端较宽，背部紫褐色，具光泽，无翅。前胸背板较发达，盖住头部；腹背板9节（第8、9两腹板缩藏于第7

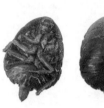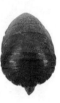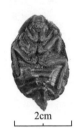

2cm

图139-1 雌虫带卵块

腹板之内），呈覆瓦状排列。腹面红棕色，头部较小，有丝状触角1对，常脱落，胸部有足3对，具细毛及刺。腹部有横环节。质松脆，易碎。气腥臭，味微咸。（图139-1）

2.冀地鳖（大土元）长2.2~3.7cm，宽1.4~2.5cm。背部黑棕色，通常在边缘带有淡黄褐色斑块及黑色小点。

【显微鉴别】【理化鉴别】见2020年版《中国药典》。

【伪劣品】

1.雄虫 体形稍小，身材修长，有翅膀，胸背部第二、三条横纹弯弧较大，腹部六条纹路到底，爬行时六足竖起，腹尾纹与横纹相连。（图139-2）

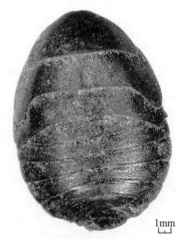

1mm

图139-2 雄虫背面

2. 增重品　食盐增重：手感潮湿，返卤现象，重，舌舐味咸；白矾增重：手感干燥，重，舌舐味涩；泥沙增重表面可见沙土颗粒，腹面较多。最常见的为食物增重，肚子大，灰分超标。野生的肚子瘪。有时晾晒过程吹入风沙，并非刻意增重。

3. 赤边土鳖　呈扁椭圆形而弯曲，长约 3cm，宽约 2cm；背面黑棕色，腹面红棕色；前腹背板前缘有一黄色镶边。

4. 东方潜龙虱　呈长卵形，全体有光泽。背面黑色。鞘翅边缘有棕黄色狭边。除去鞘翅，可见浅色的膜质翅 1 对。腹面红褐色至黑褐色。腹部有横纹。质松脆，气腥，味微咸。

孙宝惠 经验

雌、雄幼若虫鉴别要点：①5 龄后的雄若虫中、后胸背板翅芽形成 45° 角的直行曲线状，雌若虫的中、后胸背板翅芽退化，形成 60° 角的弧形曲线状；②雄虫生殖口盖较小，雌虫较大；③雄虫腹下横线 6 条，雌虫 4 条。

（薛紫鲸　李新蕊）

鳖　甲

TRIONYCIS CARAPAX

【本草考证】鳖甲始载于《神农本草经》被列为中品。《名医别录》记载："鳖甲生丹阳（今陕西、河南二省间，丹江以北地区）池泽。"《本草经集注》记载："生取甲，剔去肉为好，不用煮脱者，今看有连厌及干岩便好，若上有甲，两边骨出，已被煮也，用之当炙。"唐《食疗本草》记载："其甲，岳州昌江（江平）者为上。"宋《嘉祐本草》记载："以绿色仍重七两以上者，置醋五升于中，缓火逼之令尽，然后去裙捣入。"宋《本草图经》记载："鳖，生丹阳（今陕西、河南二省间，丹江以北地区）池泽，今处处有之。以岳州（今湖南岳阳市）、沅江（今湖南沅江市）其甲有九肋者为胜。取无时，仍生取甲，剔去肉为好，不用煮脱者，但看有连厌及干岩便真，若上两边骨出，是已被煮也……其最大者为鼋（yuan），江中或有阔一二丈者，南人亦捕而食之。云其肉有无色而白多，卵大如鸡、鸭子，一产一二百枚，人亦掘取。又下有鼍（tuo），生南海池泽，今江湖极多，即鼍（tuo）也，形似守宫、陵鲤辈，而长一二丈，背、尾具有鳞甲……"雷公曰："凡使，要绿色、九肋、多裙、重七两者为上。"《本草衍义》记载："鳖甲，九肋者佳，煮熟者不如生用者……"《本草蒙筌》记载："鳖甲，深潭生，岳州胜，绿色、七两为佳，裙多九肋盖妙。"《本草纲目》记载："鳖，甲虫也，水居陆生，穹脊连肋，与龟同类。四缘有肉裙，故曰：龟，甲里肉，鳖，肉里甲。无耳，以目为听。鼋，大鳖也。"

【来源】为鳖科动物鳖 *Trionyx sinensis* Wiegmann 的背甲。

【动物形态】吻长，呈短管状，上下颌均无齿，眼小。颈较长，头和颈可自由伸缩于甲腔内。体表无角质板而被以革质皮肤；滑板不发达，背腹面边缘有较厚的结缘组织。背面皮肤有小疣，呈纵行棱起。背面褐色，两侧及腹面有黄色条纹。背部橄榄绿色，具有黑斑；腹部肉黄色，有浅绿色斑。钳制 5 指，内侧 3 趾具爪，后肢亦然。指、趾间的蹼厚且发达，雄鳖较雌鳖体稍扁平。体呈椭圆形或卵圆形，体长达 300~400mm。除宁夏、甘肃、青海、西藏外，全国各地均有分布。

【药材性状】本品呈椭圆形或卵圆形，背面隆起，长 10~15cm， 宽 9~14cm。外表面黑褐色或墨绿色，略有光泽，具细网状皱纹和灰黄色或灰白色斑点，中间有一条纵棱，两侧各有左右对称的横凹纹 8 条，外皮脱落后，可见锯齿状嵌接缝。内表面类白色，中部有突起的脊椎骨，颈骨向内卷曲，两侧各有肋骨 8 条，伸出边缘。质坚硬。气微腥，味淡。

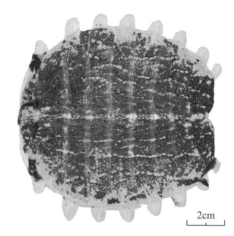

2cm

图 140　鳖甲外表面

【饮片炮制】

1.鳖甲　置蒸锅内，沸水蒸 45 分钟，取出，放入热水中，立即用硬刷除去皮肉，洗净，干燥。

2.醋鳖甲　取净鳖甲，照烫法（通则 0213）用砂烫至表面淡黄色，取出，醋淬，干燥。用时捣碎。每 100kg 鳖甲，用醋 20kg。

【伪劣品】

1.软鳖　*Trionyx cartilaginens*（Boddadert）的背甲。卵形或椭卵形而大，长 20~60cm，宽 28~56cm。外表面有不规则粗大蠕虫状凹坑纹理。前端圆，后端平截，侧缘波状。

2.山瑞鳖　*Trionyx steindachneri* Siebenrock 的背甲。背面锅状隆起较高，0.2~3.5cm。外表面黄白色或灰绿色，网眼凹入较深。中间有一条纵棱，两侧各有左右对称的横纹 8 条，锯齿状接缝。内表面类白色，中部有突起的脊椎骨，两侧各有肋骨明显伸出肋板之外。两侧边缘呈波浪状。质坚硬，气微腥，味淡。

3. 鼋甲　来源为鳖科动物鼋 *Pelochelys bibroni*（Owen）的背甲。呈类圆形而大，长 15~129cm，宽 15~74cm。表面粗糙，有不规则较大的网状纹理，或似蠕虫状凹坑纹理，网纹凹入较深。颈板、椎板、肋板粗大而厚。

4. 双氧水洗过的鳖甲　颜色明显发白。

5. 掺杂品　带皮肉、掺龟的背甲和动物骨骼。

6. 药渣　提取后的鳖甲和骨骼。

孙宝惠 经验

①强调鳖甲药材宽度必须大于 9cm，且肋骨（两侧各 8 条）要伸出边缘。②买回来的鳖甲药材需要置蒸锅内，沸水蒸 45 分钟，取出，放入热水中，立即用硬刷除去皮肉，洗净，干燥。③甲鱼与乌龟的不同点：咬合力比大部分龟强；甲鱼的壳边缘有肉裙，而乌龟没有；乌龟可以把全身缩起来，甲鱼却无法做到。④经查阅相关文献，古代所用鳖甲与现在《中国药典》所用的鳖是一个来源。

（郑　倩　李新蕊）

第九章

矿物类中药材

石膏
GYPSUM FIBROSUM

【本草考证】石膏始载于《神农本草经》，被列为中品。《名医别录》云："细理白泽者良，黄者令人淋。生齐山山谷及齐卢山、鲁蒙山，采无时。"《本草图经》云："石膏自然明莹如玉石，此有异也。"《本草纲目》曰："石膏有软硬二种：软石膏，大块生于石中，作层如压扁米糕形，每层厚数寸，有红白二色，红者不可服，白者洁净、细文短密如束针，正如凝成白蜡状，松软易碎，烧之即白烂如粉。又曰今人以石膏收豆腐，乃昔人所不知。"《图经衍义本草》："陶隐居云：二郡之山，即青州（今山东青州）、徐州（今江苏徐州）也。今出钱塘县，皆在地中，雨后时时自出，取之皆如棋子，白澈最佳。彭城者亦好。"而陈藏器云："陶云出钱塘县中。按钱塘在平地，无石膏，陶为错注。"《本草图经》曰："石膏，生齐山山谷及齐卢山、鲁蒙山，今汾、孟、虢、耀州，兴元府亦有之。"据《山西通志》记载，入贡者为山西石膏。

孙宝惠 经验

石膏在运用历史中有多个名字，如"寒水石""细石""软石膏"等。经本草考证发现古时所用石膏来源比较混乱，多将石膏、寒水石、方解石、理石、长石等矿物药混用。现多认为《伤寒论》中所用石膏应为今之石膏。

石膏品种古今变化不大，早期以江苏徐州为其道地产区。清初以来，公认湖北应城石膏为道地品，现在主产于湖北应城、安徽凤阳、山东、河南、山西等地。

【来源】为硫酸盐类矿物硬石膏族石膏，主含含水硫酸钙（$CaSO_4 \cdot 2H_2O$）。

【采收加工】采挖后，除去杂石及泥沙。

【药材性状】本品为纤维状的集合体，呈长块状、板块状或不规则块状。白色、灰白色或淡黄色，有的半透明。体重，质软，纵断面具绢丝样光泽。气微，味淡。（图141）

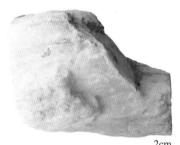

图 141　石膏药材（河南三门峡）

【饮片炮制】

1.生石膏　打碎，除去杂石，粉碎成粗粉。

2.煅石膏　取石膏，照明煅法（通则0213）煅至酥松。

本品为白色的粉末或酥松块状物，表面透出微红色的光泽，不透明。体较轻，质软，易碎，捏之成粉。气微，味淡。

【理化鉴别】见 2020 版《中国药典》。

【伪劣品】

1.透明石膏　晶型完整，量少，主产于贵州。石膏晶型纤维状，纤维交叉，晶型不完整。

2.硬石膏　为硫酸盐类矿物硬石膏的矿石。不规则块状、柱状、纤维状的集合体。表面无色或白色，夹有浅红、浅蓝、浅紫色，凹凸不平，质硬，砸之较难破裂，断面呈不整齐的菱形或尖棱柱状。气微，味淡。

3.方解石　为三方晶系主要含 $CaCO_3$，呈规则斜方柱形或板状菱面体白色或乳白色，表面平滑，有玻璃样光泽，透明或不透明，有完全的解理，可沿三个不同方向劈开，质坚硬而脆，硬度3，比重2.7，用小刀可以刻画，条痕白色或淡灰色，敲击暂多呈小块斜方体碎裂，解离面平坦，显玻璃样或珍珠样光泽，气微，味淡。

（木盼盼　侯芳洁）

龙　骨
OS DRACONIS

【本草考证】龙骨始载于《神农本草经》，被列为上品。《吴普本草》："龙骨，色青白者善。"《雷公炮炙论》："龙骨，剡州生者、仓州太原者上，其骨细文广者是雌，骨粗文狭者是雄，骨五色者上，白色者中，黑色者次，黄色者稍得，经落不净之处不用。"《名医别录》记载："生晋地川谷及太山岩水岸土穴中死龙处。采无时。"《本草经集注》曰："今多出益州梁州间，巴中亦有。骨欲得脊胫，作白地锦文，舔之着舌者良。"《新修本草》记载："今并出晋地，生硬者不好，五色具者良。"

孙宝惠 经验

现代研究表明，药用龙骨系第三纪后期和第四纪哺乳动物象、犀牛、三趾马、羚羊等的骨骼化石。从动物骨骼到骨骼化石这一石化过程，也就是无机物逐渐取代有机物的过程，最后有机物几乎完全被取代。经鉴定，这些无机物主要由磷灰石、方解石及黏土矿物组成。黏土具有较强的吸附性，此与"舔之着舌者良"相符合。

【来源】本品为古代哺乳动物如三趾马、犀类、鹿类、牛类、象类等的骨骼化石或象类门齿的化石，前者习称"龙骨"，后者习称"五花龙骨"。

【采收加工】挖出后除去泥沙及杂质。五花龙骨极易破碎，常用毛边纸粘贴。

【药材性状】

1. 龙骨　呈骨骼状或已破碎呈不规则的块状，大小不一。表面白色，灰白色或淡棕色，较多平滑，有的具纹理与裂隙或棕色条纹和斑点。质硬，断面不平坦，关节处有多数蜂窝状小孔。吸湿性强。

无臭，无味。（图 142-1，图 142-2）

2.五花龙骨　呈不规则块状，大小不一；有的呈圆柱状，长短不一，直径 5~25cm。淡灰白色、淡黄白色或淡黄棕色，夹有蓝灰色及红棕色深浅粗细不同的花纹，偶有不具花纹者。表面平滑，时有小裂隙。质硬，较酥脆，易成片状剥落。

龙骨以质硬，色白、吸湿性强者为佳。五花龙骨以体较轻、质酥脆、分层、有花纹、吸湿性强者为佳。断面无吸湿性、烧之发烟有异臭者不可供药用。

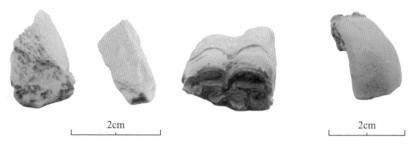

2cm   2cm

图 142-1　白龙骨（甘肃）　　图 142-2　白龙骨（山西）

【饮片炮制】

1.龙骨　除去杂质及泥沙，打碎。

2.煅龙骨　取净龙骨，照煅法煅至红透，放凉，取出，碾碎。

【显微鉴别】不规则碎块无色，大小不等，表面有细密针眼状孔隙，有的伴有细长梭形裂隙及类圆形骨陷窝，骨小管不明显。碎块呈不规则形，类白色，稍有光泽，表面有细点状孔隙，有的表面可见褐色斑点。遇稀酸溶解，并发生气泡。骨碎片不规则形，无色，大小不一，表面有不规则细小裂纹；骨陷窝细长梭形或长圆形，骨小管隐约可见。

【伪劣品】伪品龙骨　为其他动物的骨骼加工品。质地酥脆，体轻，捏之即碎。颜色较为一致（黄白色）。

孙宝惠 经验

　　五花龙骨为古代哺乳动物象门齿的化石（距今发现的猛犸象化石全部带有门齿）。龙骨主产于甘肃、山西、青海、宁夏、内蒙古等地。销往全国并出口。现在市场货源以宁夏货为主流，性状与其他产地无明显差别。龙骨的采收加工：全年可采收。挖出后，拣去杂质既得。五花龙骨出土后风吹易风化。在过去须用毛边纸将五花龙骨封固，只留下花纹供识别，现在多以牛皮纸与透明胶带封固，防止风化碎裂，影响其美观及经济价值。

　　常见龙骨的市场商品规格（部分商品名称及规格是在市场上的习称）：龙骨（又名土龙骨）、粉龙骨（一般经过水洗）、五花龙骨、青龙骨、黄龙骨（较少）、钙化龙骨（较少）。

（木盼盼　谭喆天　任亚岚）

第十章

其他类中药材

茯 苓
PORIA

【本草考证】本品始载于《神农本草经》，被列为上品。陶弘景谓："今出郁州。大者如三四升器，外皮黑而细皱，内坚白。"苏颂谓："今太华、嵩山皆有之。出大松下，附根而生，无苗、叶、花、实，作块如拳在土底，大者至数斤，有赤、白二种。"据历代本草所载和《本草图经》《本草纲目》附图，说明茯苓古今药用品种相同。

【来源】为多孔菌科真菌茯苓 *Poria* cocos（Schw.）Wolf 的干燥菌核。

1963~2005 年版《中国药典》茯苓项下均收载茯苓皮。2010 版以后，茯苓皮单独收载。

【菌核形态】茯苓系腐生真菌，无根无苗。有无数的菌丝体寄生在松属植物较老根部，形成不规则圆球形或块状的菌核。茯神抱松根而生。小者如拳，大者如斗，鲜时较软，干后坚硬。外表皮壳状，呈瘤状皱缩，野生黑褐色、栽培黄褐色；内部由无数菌丝体组成，粉性、颗粒状，外层淡棕色，内层白色或浅褐色。鲜时有特异臭气。

【采收加工】野生茯苓一般生长 1~3 年成熟，一年四季可采挖，但以立秋后采挖者质量好。栽培茯苓外皮黄褐色即为成熟，过黑熟透易烂，黄白色未成熟，应再养一段时间。采挖茯苓要选择晴天。挖出后不可日晒、风吹。刷去外表泥土，堆放在不通风的室内，下铺稻草或青松毛，分层排齐往上推，上盖厚麻袋使其"发汗"。隔3~4 天上下翻动一次，皮壳外如有水珠或白色菌丝应刷去，如此反复3 次，取出置放在阴凉处，至外表皮起黑褐色被纹时，即可按照规格进行切块（片）加工。经过"发汗"的茯苓，内心结实，黏性强，切成片、块不易破碎。现在新产区，多数都不"发汗"，挖起后就直接生切，所以成品松而易碎。

孙宝惠 经验

15kg 松木（针叶树，实地采集松叶为马尾松）出一个茯苓。当地老乡称："一窖"，每个 8~10 斤鲜货，10 斤鲜货出 4 斤干货。茯苓生长期 3 个月，最好采收期是立冬。随种随采。松树节长约 20cm，直径约 10cm，一端绑上菌种。

由于茯苓皮几块钱一千克，价格相对茯苓便宜得多，2010 年以前又被药典收载于茯苓项下，药厂为节约成本，大多都用茯苓皮投料生产。实际上茯苓皮的功效为"利水消肿。用于水肿，小便不利"。与茯苓利水渗湿，健脾，宁心的功效有差距。2010 版药典分开收载后，药厂投料使用茯苓皮的现象逐渐减少。

茯苓规格多，传统加工方法也复杂。"发汗"后整个阴干，时间约 2~3 月，即为个苓。片、块苓切制方法则有生切、熟切之分。"发汗"后及时加工。生切：将茯苓个削去外皮，按不同形态、体积，切成片或块。阴干为主，如欲日晒，只宜每天晒 2~4 小时。熟切：将茯苓个放在蒸笼里蒸 4 小时，焖 12 小时，削去外皮，按不同形状、体积，切成块或立方块。阴干或低温烘、晒干。生切色泽鲜艳，但易碎。熟切体结、方正，不易碎，但色萎。

据调查表明，产地初加工有以下规格。

生片：鲜时去皮，切厚片，再切骰方块儿，过硫。

生丁：鲜时去皮，切丁。

熟丁：采集后用热蒸汽蒸，然后去皮，切片，再切股方块儿。好处是不易破碎，色泽也好，每千克比"生片"贵 1 元。

注意：①《中国药典》来源项下并未规定产地加工用热蒸汽蒸。②《中国药典》来源项规定去皮后切片、切块，但都是阴干，产地加工的块片是药材范畴，不属于"炮制"。

【药材性状】

1. 茯苓个　呈类球形、椭圆形、扁圆形或不规则团块，大小不一。外皮薄而粗糙，棕褐色至黑褐色，有明显的皱缩纹理。体重，质坚实，断面颗粒性，有的具裂隙，外层淡棕色，内部白色，少数淡红色，有的中间抱有松根。气微，味淡，嚼之粘牙。

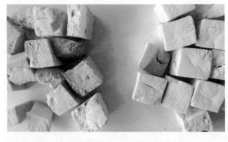

图 143　左：生丁，右：熟丁

2.茯苓块　为去皮后切制的茯苓，呈立方块状或方块状厚片，大小不一。白色、淡红色或淡棕色。（图 143）

3.茯苓片　为去皮后切制的茯苓，呈不规则厚片，厚薄不一。白色、淡红色或淡棕色。

孙宝惠 经验

茯苓饮片项下规定：取茯苓个，浸泡，洗净，润后稍蒸，及时削去外皮，切制成块或切厚片，晒干。其中描述的稍蒸是为了去皮方便。但药典中茯苓药材项下规定的"阴干"与饮片项下的"晒干"矛盾。

【饮片炮制】取茯苓个，浸泡，洗净，润后稍蒸，及时削去外皮，切制成块或切厚片，晒干。

【规格等级】

1.个苓

一等：干货。呈不规则圆球形或块状。表面黑褐色或棕褐色。体坚实、皮细。断面白色。味淡。大小圆扁不分。无杂质、霉变。

二等：干货。呈不规则圆球形或块状。表面黑褐色或棕色。体轻泡、皮粗、质松。断面白色至黄赤色。味淡。间有皮沙、水锈、破伤。无杂质、霉变。

2. 白苓片

一等：干货。为茯苓去净外皮，切成薄片。白色或灰白色。质细。毛边（不修边）。厚度每片7cm，片面长宽不得小于3cm。无杂质、霉变。

二等：干货。为茯苓去净外皮，切成薄片。白色或灰白色。质细。毛边（不修边）。厚度每片5cm，片面长宽不得小于3cm。无杂质、霉变。

3. 白苓块　统货：干货。为茯苓去净外皮切成扁平方块。白色或灰白色。厚度0.4~0.6cm之间，长度4~5cm，边缘苓块，可不成方形。间有1.5cm以上的碎块。无杂质、霉变。

4. 赤苓块　统货：干货。为茯苓去净外皮切成扁平方块。赤黄色。厚度0.4~0.6cm之间，长度4~5cm，边缘苓块，可不成方形。间有1.5cm以上的碎块。无杂质、霉变。

5. 茯神块　统货：干货。为茯苓去净外皮切成扁平方形块。色泽不分，每块含有松木心。厚度0.4~0.6cm，长宽4~5cm。木心直径不超过1.5cm。边缘苓块，可不成方形。间有1.5cm以上的碎块，无杂质、霉变。

6. 骰方　统货：干货。为茯苓去净外皮切成立方形块。白色。质坚实。长、宽、厚在1cm以内，均匀整齐。间有不规则的碎块，但不超过10%。无粉末、杂质、霉变。

7. 白碎苓　统货：干货。为加工茯苓时的白色或灰白色的大小碎块或碎屑，均属此等。无粉末、杂质、虫蛀、霉变。

8. 赤碎苓　统货：干货。为加工茯苓时的赤黄色大小碎块或碎屑，均属此等。无粉末、杂质、虫蛀、霉变。

9. 茯神木　统货：干货。为茯苓中间生长的松木，多为弯曲不直的松根，似朽木状。色泽不分，质松体轻。每根周围必须带有2/3的茯苓肉。木杆直径最大不超过2.5cm。无杂质、霉变。

备注：

（1）为了适应机器的需要，增加了"骰方"规格，希望产地试行加工试销。

（2）赤苓产销量均小，只加工一种赤苓块，在加工白茯苓片（块）时有赤色或黄色的，可改切成为赤苓块，不必再加工赤苓片。

（3）应辅导农民学会加工块片货，逐步改变交售个苓的做法。

【显微鉴别】本品粉末灰白色。不规则颗粒状团块和分枝状团块无色，遇水合氯醛液渐溶化。菌丝无色或淡棕色，细长，稍弯曲，有分枝，直径 3~8μm，少数至 16μm。

【理化鉴别】见 2020 年版《中国药典》。

【伪劣品】

1.假茯苓　淀粉质植物切制而成，粉质细，不显颗粒性。加碘酒立即变黑。

2.假茯神　系用松根硬插进茯苓内充作茯神。自然生长的茯神，松根与茯苓紧贴而粘牢，推出松木，木孔四周粘有根皮或根木皮纹。假者松木易推出，木孔四周光滑，日久自行脱落。

附：

茯苓皮 Poriae Cutis。本品为茯苓菌核的干燥外皮。药材呈长条形或不规则块片，大小不一。外表面棕褐色至黑褐色，有疣状突起，内表面淡棕色并常带有白色或淡红色的皮下部分。质较松软，略具弹性。气微，味淡，嚼之粘牙。性平，味甘，淡。利水消肿。

（郑　倩　刘爱朋　温子帅　郭　梅）

神 曲

MASSA MEDICATA FERMENTATA

【本草考证】神曲又名六曲、六神曲，最早收载于《药性论》："化水谷宿食、癥结积滞，健脾暖胃。"由小麦、鲜苍耳草、赤小豆、鲜辣蓼、苦杏仁、鲜青蒿六种中药加工而成，宋代唐慎微《证类本草》云神曲："味甘，大暖。"金代的李果在《新编补注雷公药性赋》中云："神曲味甘，消食下气。"元代王好古在《汤液本草》中记载神曲："气暖，味甘，入足阳明经。"明代李中梓的《雷公炮炙药性解》云神曲："气味甘性温无毒，入脾胃二经。"明代张景岳《本草正》中记载神曲："味甘气平，炒黄入药，善助中焦土脏，健脾暖胃，消食下气，化滞调中，逐痰积。"明代缪希雍《神农本草经疏》云神曲："使，无毒，能化水谷宿食，癥气，健脾暖胃。"《本草新编》："化水谷，消宿食，破癥结，逐积痰。疗妇人胎动不安，治小儿胸腹坚满，行而不损，与健脾胃之药同用，多寡勿忌。但世人所造神曲之法欠妙。"清代吴仪洛《本草从新》云神曲："治痰逆瘤结，腹痛泻痢，胀满翻胃，回乳。"清代叶天士《本草再新》云神曲："温中开胃，消食破积，化痰理气，止泻痢疟疾，消痕病疽瘤，兼能堕胎。"清代汪昂《本草备要》云神曲："治痰逆，结泻痢胀满，回乳，下胎，亦治目病。"清代凌奂《本草害利》："神曲健脾消谷，食停腹痛无虞，下气行痰，泻痢反胃有藉，亦能损胎。"

经考证，本草中神曲的制法基本相同，制作时间为五月五日、六月六日或三伏天，所用材料为白面、青蒿、赤小豆、杏仁、苍耳、野蓼（即红蓼），青蒿、苍耳和野蓼取汁，共做饼发酵而得。由此可知历代所用材料与当今所用基本相同。

【来源】六神曲为辣蓼、青蒿、杏仁等药加入面粉混合后经发酵而成的曲剂。一般为苦杏仁、赤豆、麦粉、麸皮为基质加入鲜苍耳草、鲜辣蓼、鲜青蒿的液汁拌制，经发酵后制得的干燥曲块。

【**药材性状**】本品呈方形或不规则块状。外表灰黄色，粗糙，质脆易断。断面黄白色，渣状，可见未被粉碎的残渣及发酵后的空洞。有发酵的特异香气，味微苦辛。（图 144-1）

【**饮片炮制**】

1.炒神曲　将神曲块投入热锅内，用文火加热，不断翻炒，至表面呈微黄色，取出，放凉。

本品表面微黄色，偶有焦斑，质坚脆。

2.麸炒神曲　取麦麸皮均匀撒于热锅内，待烟起，将神曲倒入，快速翻炒至神曲表面呈棕黄色，取出，筛去麸皮，放凉；或用清炒法，炒至棕黄色。每 100kg 神曲，用麦麸 10kg。

本品表面棕黄色，有麸香气。

3.焦神曲　将神曲块投入热锅内，用文火加热，不断翻炒，至表面呈焦褐色，内部微黄色，有焦香气时，取出，摊开放凉。

本品表面焦黄色，内部微黄色，有焦香气。

孙宝惠 经验

神曲的主要问题在于各地方标准的不统一，导致不同炮制方法下的神曲性状差异较大，市场上存在较多未经发酵或发酵不充分的神曲，在各地方标准中比较有代表性的如北京、浙江、四川等地方标准或炮制规范。

【**伪劣品**】未经发酵的神曲。（图 144-2）

2cm

2cm

图 144-1　方形神曲

图 144-2　未经发酵六神曲的原料

附：

六神曲（《北京市中药饮片炮制规范》2008 年版）

【药材来源】本品为辣蓼、青蒿、苦杏仁等药与面粉混合，经发酵制成的干燥曲块。以色黄棕、块整，具香气者为佳。

【饮片炮制】

方法一　取赤小豆加工成粗粉，加水煎煮 2 小时成粥状（约20kg），发酵 2 天，备用。另取苦杏仁、青蒿、辣蓼、苍耳秧分别粉碎成粗粉，与面粉和赤小豆粥混均，制成握之成团、掷之即散的软材。置适宜容器内，上盖苘麻叶，保持温度 30~35℃、湿度70%~80%，发酵 2~3 天（约 60 小时），待表面生出白霉衣时，取出，除去苘麻叶。搓条，切成圆形或 6~9mm 立方块，烘干（70~75℃）。

配方：面粉 100kg，苦杏仁 4kg，赤小豆 4kg，鲜辣蓼 7kg（干品2.3kg），鲜青蒿 7kg（干品 2.3kg），鲜苍耳秧 7kg（干品 2.3kg）。

方法二　取赤小豆、苦杏仁粉碎成粗粉，与面粉混匀，加入鲜青蒿、鲜辣蓼、鲜苍耳秧煎液（鲜青蒿、鲜辣蓼、鲜苍耳秧各 7kg，切碎，加入 8 倍量的水煎煮，待煮沸 10 分钟后，滤过，滤液浓缩至约20kg），搅拌均匀，制成握之成团、掷之即散的软材。装入模内，压实成块，取出；置适宜容器内，另取鲜青蒿与曲块层层相间堆放，保持温度 30~35℃、湿度 70%~80%，发酵 2~3 天（约 60 小时），待表面生出白霉衣时，取出，切成 6~9mm 的立方块，烘干（70~75℃）。

配方：面粉 100kg，苦杏仁 4kg，赤小豆 4kg，鲜辣蓼 7kg，鲜青蒿 7kg，鲜苍耳秧 7kg。

【性状】本品为约 1.5cm 立方形小块或直径约 1.5cm 圆柱形的段。表面灰黄色，粗糙，常有裂纹和浅红绿色斑点。断面不平坦，呈颗粒状，可见未被粉碎的褐色残渣及发酵后的空洞。质硬脆，易破碎。有发酵气，味苦。

（郑　倩　薛紫鲸）

汉语拼音药名索引

B

白花蛇舌草 …… 472
白茅根 …… 210
白芍 …… 7
白术 …… 40
白鲜皮 …… 288
白芷 …… 113
百合 …… 105
板蓝根 …… 242
半夏 …… 55
半枝莲 …… 515
薄荷 …… 512
北败酱 …… 475
北沙参 …… 163
鳖甲 …… 562
槟榔 …… 431
补骨脂 …… 442

C

苍术 …… 143
柴胡 …… 16
蝉蜕 …… 544
车前子 …… 435
陈皮 …… 332

赤芍 …… 82
川牛膝 …… 188
川芎 …… 28

D

大青叶 …… 307
大血藤 …… 261
丹参 …… 65
淡竹叶 …… 304
当归 …… 2
党参 …… 99
地肤子 …… 449
地骨皮 …… 291
地黄 …… 76
地龙 …… 528
地榆 …… 225
冬凌草 …… 504
豆蔻 …… 422
杜仲 …… 282

E

莪术 …… 159

F

防风 …… 86

茯苓························ 572

G

甘草························ 21
干姜······················· 192
葛根······················· 122
枸杞子····················· 387
瓜蒌······················· 346
广藿香····················· 487
龟甲······················· 553
桂枝······················· 248

H

海螵蛸····················· 556
合欢花····················· 327
合欢皮····················· 279
何首乌····················· 228
红花······················· 315
红景天····················· 218
厚朴······················· 264
虎杖······················· 240
黄柏······················· 276
黄精······················· 195
黄连························· 32
黄芪························· 46
黄芩························· 12
火麻仁····················· 457

J

鸡血藤····················· 251

积雪草····················· 522
蒺藜······················· 446
僵蚕······················· 538
金银花····················· 312
荆芥······················· 477
桔梗······················· 134
菊花······················· 318

K

苦参······················· 173
苦杏仁····················· 396

L

莱菔子····················· 378
荔枝核····················· 439
连翘······················· 354
龙骨······················· 568
芦根······················· 184

M

麻黄······················· 491
麦冬······················· 118
麦芽······················· 357
墨旱莲····················· 485
牡丹皮····················· 271
牡蛎······················· 534
木香························· 95

N

牛蒡子····················· 451

牛膝·····················126
女贞子·················380

P

佩兰·····················481
蒲公英·················466

Q

青蒿·····················525
青皮·····················392
全蝎·····················548

S

三七·····················153
桑白皮·················286
桑寄生·················253
桑叶·····················300
砂仁·····················340
山药·····················129
山楂·····················413
山茱萸·················364
神曲·····················577
升麻·····················235
石菖蒲·················· 72
石膏·····················566
石斛·····················507
首乌藤·················257
酸枣仁·················374

T

太子参·················167
桃仁·····················403
天花粉·················214
天麻·····················205
葶苈子·················460
土鳖虫·················559
土茯苓·················176
菟丝子·················408

W

王不留行·············454
威灵仙·················221
乌药·····················138
五味子·················383

X

细辛·····················200
夏枯草·················420
仙鹤草·················500
香附····················· 51
香橼·····················425
徐长卿·················232
续断·····················170
玄参·····················147

Y

延胡索··················· 91
益母草·················518

薏苡仁·························· 351

茵陈··························· 469

鱼腥草························· 496

郁金··························· 60

预知子························· 428

远志··························· 179

Z

泽泻··························· 140

浙贝母························· 110

知母··························· 150

栀子··························· 360

枳壳··························· 367

枳实··························· 336

紫苏叶························· 296

紫苏子························· 417

参考文献

［1］赵燏黄. 本草药品实地之观察［M］. 福州：福建科学技术出版社，2006.

［2］谢宗万. 中药品种理论与应用［M］. 北京：人民卫生出版社，2008.

［3］金世元. 金世元中药材传统鉴别经验［M］. 北京：中国中医药出版社，2010.

［4］彭成. 中华道地药材［M］. 北京：中国中医药出版社，2013.

［5］冯耀南. 中药材商品规格质量鉴别［M］. 广东：暨南大学出版社，1995.

［6］康廷国，吴启南. 中药鉴定学［M］. 中国中医药出版社，2015.

［7］胡世林. 中国道地药材［M］. 黑龙江：黑龙江科学技术出版社，1989.

［8］全国中草药汇编编写组. 全国中草药汇编［M］. 北京：人民卫生出版社，1975.